Atlas der Botulinumtoxin-Injektion

Dosierung | Lokalisation | Anwendung

Über den Autor

Prof. Dr. med. Wolfgang Jost ist Arzt für Neurologie/spezielle Schmerztherapie und Chefarzt der Parkinson-Klinik Ortenau in Wolfach. Zu seinen fachlichen Schwerpunkten zählen unter anderem der Morbus Parkinson und andere Bewegungsstörungen sowie Migräne/Kopfschmerzen. Wolfgang Jost verfügt über langjährige praktische Erfahrung in der Botulinumtoxin-Therapie, insbesondere zur Diagnostik und Therapie von Dystonie und Spastik. Er führt regelmäßig Anatomiekurse durch und ist erfahren in der Elektromyografie und Sonografie. Zudem ist er Autor und Herausgeber zahlreicher Publikationen und Fachbücher. Wolfgang Jost ist Mitglied der Gesellschaft für Neurologie, der Deutschen Parkinson Gesellschaft und des Arbeitskreises Botulinumtoxin.

Atlas der Botulinumtoxin-Injektion

Dosierung | Lokalisation | Anwendung

Die Deutsche Nationalbibliothek verzeichnet diese Publikation in der Deutschen Nationalbibliografie; detaillierte bibliografische Daten sind im Internet über *http://dnb.d-nb.de* abrufbar.

Anschrift des Verlags:
KVM – Der Medizinverlag
Dr. Kolster Verlags-GmbH
Ifenpfad 2–4
12107 Berlin

Korrespondenz per E-Mail:
info@kvm-verlag.de

Anschrift des Verfassers:
Prof. Dr. med. Wolfgang Jost
Parkinson-Klinik Ortenau
Kreuzbergstraße 12–16
77709 Wolfach

Unter Mitarbeit von:
Dr. rer. nat. Dr. med. K.-P. Valerius
Institut für Anatomie und Zellbiologie
Justus-Liebig-Universität Gießen
Aulweg 123
35385 Gießen

Bildquellen:
– S. 220 (Kehlkopf): fotolia.com © Sebastian Kaulitzki
– Alle im Buch abgebildeten Ultraschallaufnahmen sind Eigentum von Wolfgang Jost

www.kvm-medizinverlag.de

1. Auflage 2007
1. englische Auflage 2008
2. Auflage 2009
2. englische Auflage 2012
3. Auflage 2018

Lektorat: Renate Mannaa, Berlin
Fotos: Martin Kreutter, Marburg
Grafiken: David Kühn und Karl H. Wesker, Berlin
Gesamtherstellung: KVM – Der Medizinverlag, Berlin
Druck: GZH d.o.o. (www.ghz.hr), Zagreb
Printed in Croatia

ISBN: 978-3-86867-384-5

Wichtige Hinweise:

Wie jede Wissenschaft ist die Medizin ständigen Entwicklungen unterworfen. Forschung und klinische Erfahrung erweitern unsere Erkenntnisse. Soweit in diesem Werk Behandlungsempfehlungen gegeben werden, darf der Leser darauf vertrauen, dass Autoren, Herausgeber und Verlag große Sorgfalt darauf verwandt haben, dass diese Angabe dem Wissensstand bei Fertigstellung des Werkes entspricht.

Für Angaben über Anwendungsformen, -techniken und -häufigkeiten kann vom Verlag jedoch keine Gewähr übernommen werden. Jeder Benutzer ist angehalten, beim Verwenden von Präparaten durch sorgfältige Prüfung der Beipackzettel und gegebenenfalls nach Konsultation eines Spezialisten festzustellen, ob die dort gegebene Empfehlung für Dosierungen oder die Beachtung von Kontraindikationen gegenüber der Angabe in diesem Buch abweicht. Eine solche Prüfung ist besonders wichtig bei seltenen Indikationen, Lokalisationen oder selten verwendeten Präparaten oder solchen, die neu auf den Markt gebracht worden sind. Jede Behandlung erfolgt auf eigene Gefahr des Benutzers. Autoren und Verlag appellieren an jeden Benutzer, dem Verlag ihm etwa auffallende Ungenauigkeiten mitzuteilen.

Aus Gründen der besseren Lesbarkeit wird auf die gleichzeitige Verwendung männlicher und weiblicher Sprachformen verzichtet. Sämtliche Personenbezeichnungen gelten gleichermaßen für jedes Geschlecht.

Atlas der Botulinumtoxin-Injektion

Dosierung | Lokalisation | Anwendung

Wolfgang Jost

Unter Mitarbeit von Klaus-Peter Valerius

3., überarbeitete und erweiterte Auflage

Mit 590 Abbildungen

K|V|M

Über den Autor

Prof. Dr. med. Wolfgang Jost ist Arzt für Neurologie/spezielle Schmerztherapie und Chefarzt der Parkinson-Klinik Ortenau in Wolfach. Zu seinen fachlichen Schwerpunkten zählen unter anderem der Morbus Parkinson und andere Bewegungsstörungen sowie Migräne/Kopfschmerzen. Wolfgang Jost verfügt über langjährige praktische Erfahrung in der Botulinumtoxin-Therapie, insbesondere zur Diagnostik und Therapie von Dystonie und Spastik. Er führt regelmäßig Anatomiekurse durch und ist erfahren in der Elektromyografie und Sonografie. Zudem ist er Autor und Herausgeber zahlreicher Publikationen und Fachbücher. Wolfgang Jost ist Mitglied der Gesellschaft für Neurologie, der Deutschen Parkinson Gesellschaft und des Arbeitskreises Botulinumtoxin.

Vorwort zur 3. Auflage

Der Botulinumtoxin-Atlas erschien erstmals vor über zehn Jahren. Damals gingen wir davon aus, dass ein entsprechendes Werk lange Bestand haben würde, wie dies für die meisten Anatomieatlanten gilt. Sehr schnell mussten wir jedoch erkennen, dass wir bei der Therapie mit Botulinumtoxin viele neue Erkenntnisse gewinnen, die unsere tägliche Arbeit beeinflussen und verbessern. Einerseits haben wir uns intensiv mit der Anatomie beschäftigt und feststellen dürfen, dass manche anatomische Angaben modifiziert werden müssen, andererseits bekamen wir durch den Einsatz der Sonografie ganz neue Befunde. Bei der Behandlung der zervikalen Dystonie führte die Einführung des Col-Cap-Konzepts zu einem Paradigmenwechsel. Wir beurteilen den klinischen Befund anders und injizieren auch andere Muskeln und Dosierungen als früher. Ein weiterer Fortschritt waren etliche neue Studien und erfreulicherweise auch neue Zulassungen.

Wir haben uns bemüht, alle diese Punkte in die vorliegende Neuauflage einfließen zu lassen. Gleichzeitig wollten wir aber keinen Ultraschallatlas schreiben, sondern hielten an dem bewährten Konzept fest, nach dem der Atlas zur Injektion ohne Hilfsmittel, aber mit Unterstützung der Elektromyografie und der Ultraschallkontrolle Hilfestellung bieten soll. Die Ultraschallbilder folgen auch der täglichen Praxis und nicht einem Ultraschall-Curriculum. Die meisten Ultraschalluntersuchungen wurden mit ACUSON S2000 durchgeführt. Wir hoffen, dass die zahlreichen neu aufgenommenen Aspekte in der Anwendung von Botulinumtoxin für Ihre therapeutische Arbeit nützlich sind und den Praxisalltag erleichtern.

Wie bei den ersten beiden Auflagen gilt es auch jetzt wieder vielen Beteiligten zu danken. Dies sind die Mitarbeiter des KVM-Verlags, vor allem dem Grafiker, Herrn David Kühn, der Lektorin, Renate Mannaa, Herrn Dr. Dr. K.-P. Valerius, dem Fotografen Martin Kreutter, der Fotografin Margot Schönrock-Kimmich, meinen Kollegen Gerhard Reichel und Laurent Tatu, den Fotomodellen Nadine Mönchemeyer, Katrin Möller, Nina-Carissima Schönrock, Malte Schäfer, Steffen Schwinn, Junes Amini, Florian Kottirsch (Ultraschall) sowie meiner Mitarbeiterin Frau Tanja Fiesel. Alle haben viel Zeit, Kraft und Geduld aufgebracht und mein Name steht nur stellvertretend für das ganze Team.

Wir wünschen Ihnen viel Freude an der Neuauflage.

Wolfach, im August 2018

Wolfgang Jost

Inhaltsverzeichnis

Abkürzungen und Symbole

In diesem Buch wurden folgende Abkürzungen und Symbole verwendet:

Wirbelsäulen-segmente:	**C**	Bezeichnung für die zervikalen Wirbel
	T	Bezeichung für die thorakalen Wirbel
	L	Bezeichnung für die lumbalen Wirbel
	S	Bezeichnung für die Abschnitte der Sakralregion

Sonstige:	**A.**	Arteria
	Aa.	Arteriae
	BoNT	Botulinum Neurotoxin
	CT	Computertomografie
	EMG	Elektromyografie
	LWK	Lendenwirbelkörper
	M.	Musculus
	Mm.	Musculi
	MCL	Medioklavikularlinie
	ML	Medianlinie
	MU	Mouse Unit
	N.	Nervus
	Nn.	Nervi
	V.	Vena
	Vv.	Venae
	VAL	vordere Axillarlinie

⟶	Bewegungsrichtung
·················· ———	gedachte und im Text beschriebene Hilfslinien
● ○	Punktionsstellen
X	Orientierungspunkt

1 Einleitung

Die Behandlung mit Botulinumtoxin

In den letzten 30 Jahren hat sich die lokale Injektionsbehandlung mit Botulinumtoxin bei Erkrankungen mit einem erhöhten Muskeltonus quergestreifter oder glatter Muskulatur oder bei Erkrankungen mit krankhaft vermehrter Sekretion von Drüsen als ein effektives symptomatisches Therapieverfahren bewährt.

Nach lokaler Injektion reduziert Botulinumtoxin wirkungsvoll den Muskeltonus für mehrere Monate und reduziert die Sekretion von Schweiß-, Tränen- oder Speicheldrüsen.

Voraussetzung für den Therapieerfolg ist die sachgerechte Applikation des Wirkstoffs. Die dazu erforderlichen Informationen bezüglich Topographie, Dosierung, Muskelfunktion, Lokalisation und Stichtechnik werden übersichtlich für die einzelnen Muskeln dargestellt.

In Deutschland waren bei Drucklegung dieses Atlas sieben Botulinumtoxin-Präparate zugelassen:

- **Botox® (Serotyp A-Toxin)**
- **Dysport® (Serotyp A-Toxin)**
- **Xeomin® (Serotyp A-Toxin)**
- **NeuroBloc® (Serotyp B-Toxin)**
- **Azzalure® (Serotyp A-Toxin)**
- **Bocouture® (Serotyp A-Toxin)**
- **Vistabel® (Serotyp A-Toxin)**

Es bestehen unterschiedliche Arten der Toxinformulierung z.B. hinsichtlich des Anteils nicht toxischer Proteinanteile, deren Vor- oder Nachteile nicht ausreichend empirisch belegt wurden.

Für die Dosierung ist die biologische Aktivität des Serotyps maßgeblich, nicht sein Gewicht. Diese wurde in einem Maus-Letalitätsassay definiert und in biologischen Einheiten (mouse units; MU) angegeben. Eine MU entspricht der Menge Toxin, bei der nach intraperitonealer Applikation die Hälfte der vergifteten Tiere einer bestimmten Mäusepopulation verstirbt (LD 50). Mittlerweile wird meist auf ein Maus-Letalitätsassay verzichtet.

Wichtiger Hinweis
Weitergehende Hinweise zu Indikationen, Kontraindikationen, Wechselwirkungen, Dosierung und Gegenanzeigen finden sich in den einschlägigen Produktmonografien der Präparate und in den Pflichttexten auf Seite 276 ff.

Zulassungen der Botulinumtoxin-A-Präparate und Indikationen

Zugelassen sind in Deutschland (in alphabetischer Reihenfolge, s. auch Tabelle 1):

Abobotulinumtoxin A (Dysport®)
Zugelassen für die Indikationen:

- Idiopathischer Blepharospasmus (bei Behandlungsbeginn 40 Einheiten pro Auge, bis max. 120 Einheiten pro Auge; nicht häufiger als alle 12 Wochen)
- Hemifazialer Spasmus und koexistierende fokale Dystonien (bis max. 120 Einheiten; nicht häufiger als alle 12 Wochen)
- Zervikale Dystonie (Torticollis spasmodicus) (Beginn mit 500 Einheiten, bis max. 1.000 Einheiten im Verlauf, M. sternocleidomastoideus nicht mehr als 300 Einheiten; nicht häufiger als alle 12 Wochen)
- Fokale Spastik der oberen Extremität bei Erwachsenen (bis 1.000 Einheiten, respektive 1.500 Einheiten, wenn bis zu 500 Einheiten davon in die Schultermuskeln injiziert werden; nicht häufiger als alle 12 Wochen)
- Fokale Spastik des Fußgelenks bei erwachsenen Patienten nach Schlaganfall oder Schädel-Hirn-Trauma (bis 1.500 Einheiten; nicht häufiger als alle 12 Wochen)
- Fokale Spastik mit dynamischer Spitzfußstellung der unteren Extremitäten bei gehfähigen Patienten mit infantiler Zerebralparese ab zwei Jahren (max. 15 Einheiten/kg Körpergewicht unilateral oder 30 Einheiten/kg Körpergewicht bilateral oder bis 1.000 Einheiten; nicht häufiger als alle 12 Wochen)

Incobotulinumtoxin A (Xeomin®)
Zugelassen für die Indikationen:

- Blepharospasmus (bis max. 100 Einheiten; alle 12 Wochen; Behandlungsintervalle sollten nach dem individuellen Bedarf jedes Patienten festgelegt werden)
- Zervikale Dystonie mit überwiegend rotatorischer Komponente (Torticollis spasmodicus) (Beginn mit 200 Einheiten, bis max. 300 Einheiten im Verlauf, pro Injektionsstelle nicht mehr als 50 Einheiten; Behandlungsintervalle unter 10 Wochen werden nicht empfohlen; die Behandlungsintervalle sollten nach dem individuellen Bedarf jedes Patienten festgelegt werden)
- Spastik der oberen Extremitäten (bis max. 500 Einheiten im Verlauf, einzelne Muskeln nicht mehr als 500 Einheiten, Schultermuskeln nicht mehr als 250 Einheiten; Behandlungsintervalle unter 12 Wochen werden nicht empfohlen; die Behandlungsintervalle sollten nach dem individuellen Bedarf jedes Patienten festgelegt werden)

Onabotulinumtoxin A (Botox®)
Zugelassen für die Indikationen:

- Fokale Spastizität in Zusammenhang mit dynamischer Spitzfußstellung infolge von Spastizität bei gehfähigen Patienten mit infantiler Zerebralparese, die zwei Jahre oder älter sind (anfänglich empfohlene Dosis: 4 Einheiten/kg Körpergewicht bei Hemiplegie bzw. 6 Einheiten/kg Körpergewicht bei Diplegie; bis 200 Einheiten Gesamtdosis; nicht häufiger als alle 3 Monate)

- Fokale Spastizität des Handgelenks und der Hand bei erwachsenen Schlaganfallpatienten (200–240 Einheiten; alle 12 Wochen)

- Fokale Spastizität des Fußgelenks bei erwachsenen Schlaganfallpatienten, (300 Einheiten, aufgeteilt auf 3 Muskeln, Reinjektion nicht früher als 12 Wochen)

- Blepharospasmus/hemifazialer Spasmus und koexistierende fokale Dystonien (initial 25 Einheiten, bei Folgeinjektionen darf eine Gesamtdosis in 100 Einheiten alle 12 Wochen nicht überschritten werden)

- Zervikale Dystonie (Torticollis spasmodicus) (Gesamtdosis von 300 Einheiten darf nicht überschritten werden; Behandlungsintervalle von weniger als 10 Wochen werden nicht empfohlen)

- Linderung der Symptome bei erwachsenen Patienten, die die Kriterien einer chronischen Migräne erfüllen (Kopfschmerzen an ≥ 15 Tagen pro Monat, davon mindestens 8 Tage mit Migräne) und die auf prophylaktische Migränemedikation nur unzureichend angesprochen oder diese nicht vertragen haben (155–195 Einheiten; alle 12 Wochen)

- Idiopathische überaktive Blase mit den Symptomen Harninkontinenz, imperativer Harndrang und Pollakisurie bei erwachsenen Patienten, die auf Anticholinergika nur unzureichend angesprochen oder diese nicht vertragen haben (100 Einheiten; nicht vor Ablauf von 3 Monaten)

- Harninkontinenz bei Erwachsenen mit neurogener Detrusorhyperaktivität bei neurogener Blase infolge einer stabilen subzervikalen Rückenmarksverletzung oder Multipler Sklerose (200 Einheiten; nicht vor Ablauf von 3 Monaten)

- Starke, fortbestehende primäre Hyperhidrosis axillaris, die störende Auswirkungen auf die Aktivitäten des täglichen Lebens hat und mit einer topischen Behandlung nicht ausreichend kontrolliert werden kann (50 Einheiten pro Achsel, nicht häufiger als alle 16 Wochen)

Zugelassen für ästhetische Indikationen sind:

Abobotulinumtoxin A (Azzalure®)

- Zur Verbesserung des Erscheinungsbildes, wenn das Ausmaß der Falten eine erhebliche psychische Belastung für den Patienten darstellt: mittelstarke bis starke Glabellafalten (vertikale Falten zwischen den Augenbrauen) bei maximalem Stirnrunzeln (5 x 10 Einheiten) und/oder laterale Augenfalten (Krähenfüße) bei maximalem Lächeln bei erwachsenen Patienten unter 65 Jahren (3 x 10 Einheiten pro Seite)

Incobotulinumtoxin A (Bocouture®)

- Zur Verbesserung des Aussehens von Falten der oberen Gesichtshälfte bei Erwachsenen im Alter unter 65 Jahren, wenn das Ausmaß dieser Falten eine erhebliche psychologische Belastung für den Patienten darstellt: mittelstarke bis starke vertikale Falten zwischen den Augenbrauen (Glabellafalten) bei maximalem Stirnrunzeln (20–30 Einheiten) und/oder mittelstarke bis starke seitliche Kanthalfalten (Krähenfüße) bei maximalem Lächeln (empfohlene Standarddosis: 12 Einheiten pro Seite) und/oder mittelstarke bis starke horizontale Stirnfalten bei maximaler Kontraktion (10–20 Einheiten)

Onabotulinumtoxin A (Vistabel®)

- Zur Verbesserung des Aussehens von Falten der oberen Gesichtshälfte: moderate bis starke vertikale Falten zwischen den Augenbrauen (Glabellafalten) bei maximalem Stirnrunzeln (bis zu 20 Einheiten; nicht öfter als alle 3 Monate) und/oder moderate bis starke seitliche Kanthalfalten (Krähenfüße) bei maximalem Lächeln (bis zu 20 Einheiten; nicht öfter als alle 3 Monate)

Jahr	Präparat	Indikation
1993	**Abo**	Spasmus hemifacialis
1993	**Abo**	Blepharospasmus
1993	**Ona**	Blepharospasmus
1993	**Ona**	Spasmus hemifacialis
1995	**Abo**	Zervikale Dystonie (Torticollis)
1996	**Ona**	Zervikale Dystonie (Torticollis)
1998	**Ona**	Dynamischer Spitzfuß bei ICP
2001	**Ona**	Spastik der oberen Extremität (Handgelenk und Hand) nach Schlaganfall
2002	**Abo**	Spastik der oberen Extremität (Arm) nach Schlaganfall
2003	**Ona**	Axilläre Hyperhidrosis
2005	**Inco**	Blepharospasmus
2005	**Inco**	Zervikale Dystonie (Torticollis)
2006	**Ona**	Glabellafalten
2009	**Abo**	Glabellafalten
2009	**Inco**	Glabellafalten

2010	**Inco**	Spastik obere Extremität (Arm) nach Schlaganfall
2011	**Ona**	Chronische Migräne
2011	**Ona**	Neurogene Detrusorhyperaktivität
2012	**Abo, Ona**	Spasmodische Dysphonie (Laryngeale Dysphonie) [erstattungsfähige Off-Label-Indikation]
2013	**Ona**	Idiopathische Detrusorhyperaktivität
2013	**Ona**	Glabellafalten und/oder Krähenfüße
2014	**Inco**	Seitliche Kanthalfalten (Krähenfüße)
2014	**Ona**	Spastik des Fußgelenks nach Schlaganfall
2015	**Abo**	Spastik der obere Extremität (Arm), unabhängig von der Ätiologie
2016	**Abo**	Spastik der oberen Extremität, mit Schulter
2016	**Abo**	Dynamischer Spitzfuß bei ICP
2016	**Abo**	Spastik der unteren Extremität nach Schlaganfall oder Schädel-Hirn-Trauma
2016	**Inco**	Falten der oberen Gesichtshälfte (Horizontale Stirnfalten, Krähenfüße, Glabellafalten)
2017	**Inco**	Spastik der oberen Extremitäten, mit Schulter, unabhängig von der Ätiologie
2017	**Abo**	Laterale Augenfalten (Krähenfüße)
2018	**Ona**	Stirnfalten (Moderate bis starke Stirnfalten, sichtbar bei maximalem Anheben der Augenbrauen)
2018	**Inco**	Sialorrhoe (USA, EU beantragt)

Tabelle 1: Jahr der Zulassung und Indikation für die Wirkstoffe Abobotulinumtoxin A (Abo), Onabotulinumtoxin A (Ona) und Incobotulinumtoxin A (Inco) (s. S. 276 ff., aktuelle Fachinformationen Azzalure®, Bocouture®, Botox®, Dysport®, Vistabel® und Xeomin®, Stand: 1.3.2018)

Off-Label-Anwendung

In Deutschland besteht keine offizielle Zulassung von Botulinumtoxin für eine Reihe verschiedener Erkrankungen, bei denen jedoch wissenschaftlich der Nachweis der Wirksamkeit erbracht worden ist und für die teilweise auch in anderen europäischen Ländern Zulassungen bestehen. Die Rechtsprechung zur sog. „Off-Label-Verordnung" ist teilweise widersprüchlich. Nachdem in der Rechtsprechung auch der Beurteilung einer eventuell gegebenen Indikation durch „einschlägige Fachkreise" eine wichtige Rolle zugewiesen wird, sieht der „Arbeitskreis Botulinumtoxin e. V." in der „Deutschen Gesellschaft für Neurologie" als wissenschaftliches Fachgremium im Konsens mit der medizinischen Literatur die Voraussetzungen im Falle der Anwendung von Botulinumtoxin für eine Reihe von Indikationen als erfüllt.

Dystonien

In Analogie zu den zugelassenen Formen fokaler Dystonien ist die lokale Injektion von Botulinumtoxin auch bei allen folgenden, nicht offiziell zugelassenen, fokalen und segmentalen Dystonien die Behandlung der „ersten Wahl" zur symptomatischen Behandlung. Der erfolgreiche Wirkmechanismus ist allein aus der Analogie zu den zugelassenen Indikationen plausibel und der Nutzen ist wissenschaftlich in kontrollierten Studien oder Fallserien geprüft worden.

In den Leitlinien „Dystonie" der „Deutschen Gesellschaft für Neurologie e. V." wird die Behandlung fokaler Dystonien unter Verweis auf den hohen Evidenzgrad empfohlen (DGN, Leitlinie „Dystonie", 2012). Solche Dystonien sind:

- Oromandibuläre oder linguale Dystonie (Tan et al., 1999) ←→
- Laryngeale Dystonie (Spasmodische Dysphonie; Botsen et al., 2002; Benninger et al., 2001) ↑
- Extremitätendystonien an Bein/Fuß und Arm/Hand, insbesondere aufgabenspezifische Dystonien (z. B. Schreibkrampf, Musikerdystonie; Cole et al., 1995; Tsui et al., 1993; Wissel et al., 1996) ↑↑
- Rumpfdystonien (z. B. Kamptokormie; Reichel et al., 2001; Comella et al., 1998) ←→

Bei multifokalen, halbseitigen oder generalisierten Dystonien wird im Allgemeinen ein fokaler Schwerpunkt bei der Injektion gelegt und entspricht damit der o. g. Indikationsstellung (↑).

Spastik

So wie Botulinumtoxin bei der zugelassenen Indikation Arm- oder Handspastik nach Schlaganfall bzw. bei der zugelassenen Indikation spastischer Spitzfuß bei infantiler Zerebralparese wirkt, wirkt es analog aus plausiblen Gründen auch bei Arm- oder Handspastik anderer Ursachen als durch Schlaganfall bzw. bei Beinspastik auch aus anderen Ursachen als durch infantile Zerebralparese. Solche anderen Ursachen sind beispielsweise Schädel-Hirn-Traumen, Hirnentzündungen (z. B. Multiple Sklerose), Hirntumoren oder Schädigungen bzw. Erkrankungen des Gehirns und Rückenmarks. Der Nutzen ist wissenschaftlich in kontrollierten Studien oder Fallserien geprüft worden (Moore, 2002; Burbaud et al., 1996; Hyman et al., 2000; Pavesi et al., 1998; Reichel, 2002; Smith et al., 2000; Simpson, 1997; Yablon et al., 1996).

In den Leitlinien „Spastik" der „Deutschen Gesellschaft für Neurologie e. V." wird die Behandlung der fokalen Spastik unter Verweis auf den hohen Evidenzgrad ↑↑ empfohlen (DGN, Leitlinie „Spastik", 2012). In anderen europäischen Ländern existieren sinnvollerweise Zulassungen für die „Spastik" als Syndrom ohne Bedeutung der Ursache. Erfreulicherweise wurden die Zulassungen in Deutschland in den letzten Jahren auch erweitert.

Armspastik	Muster I	Muster II	Muster III	Muster IV	Muster V
	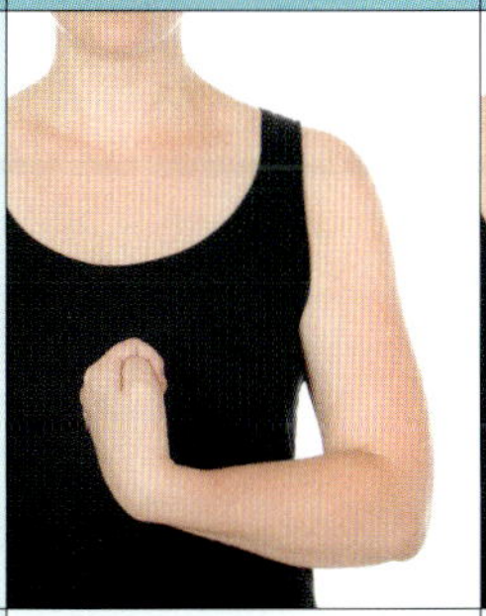	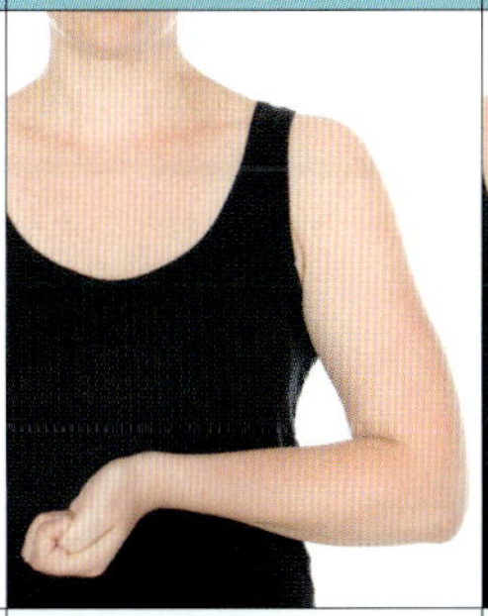	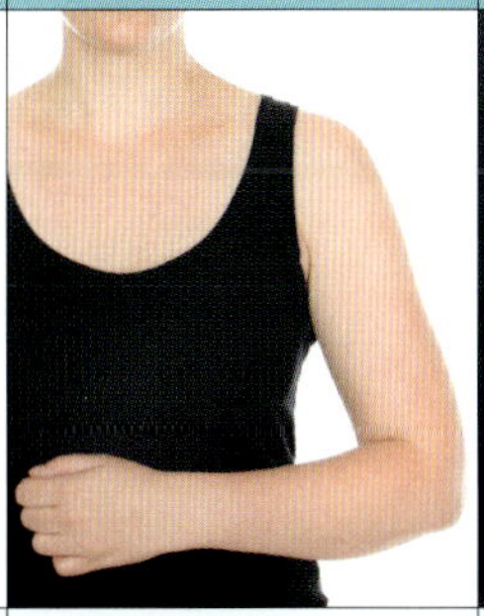	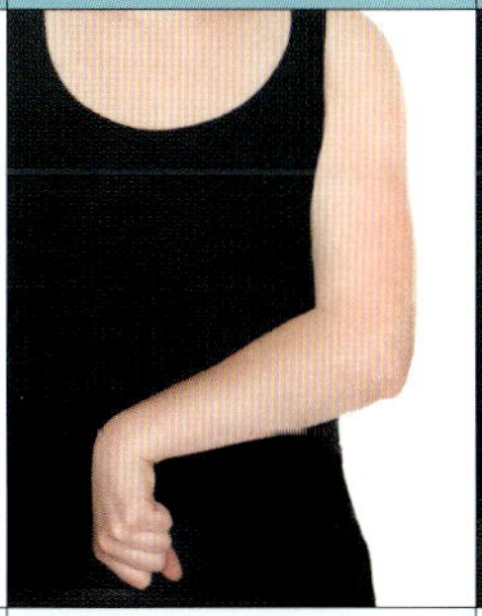	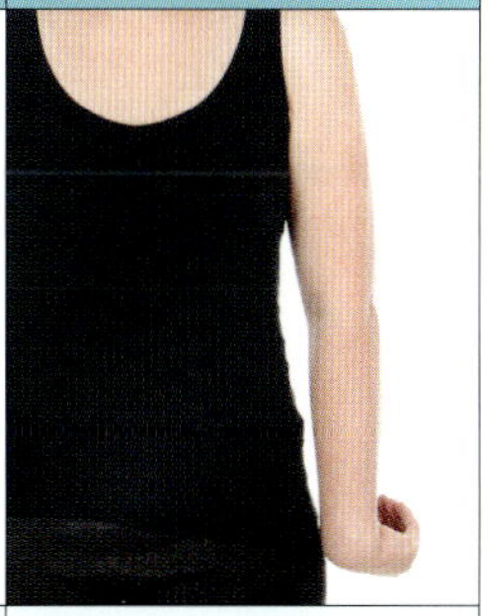
Schulter	*Innenrotation/ Adduktion*	*Innenrotation/ Adduktion*	*Innenrotation/ Adduktion*	*Innenrotation/ Adduktion*	*Innenrotation/ Retroversion*
Ellenbogen	*Flexion*	*Flexion*	*Flexion*	*Flexion*	*Extension*
Unterarm	*Supination*	*Supination*	*neutral*	*Pronation*	*Pronation*
Handgelenk	*Flexion*	*Extension*	*neutral*	*Flexion*	*Flexion*
Handtypen	**Spastisch flektierte Hand**	**Greif-/ Krallenhand**	**Lumbrikalhand**		
	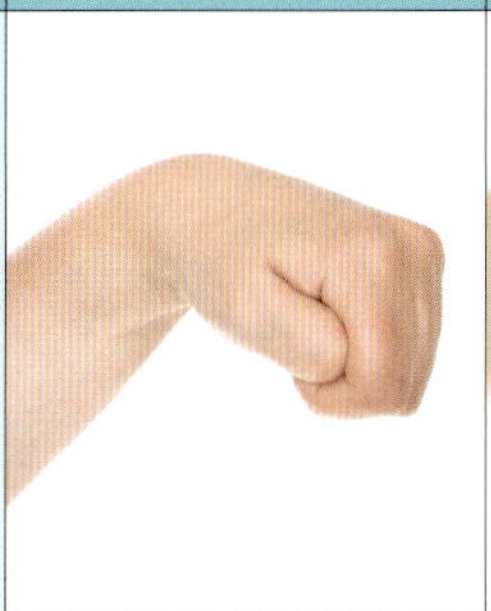	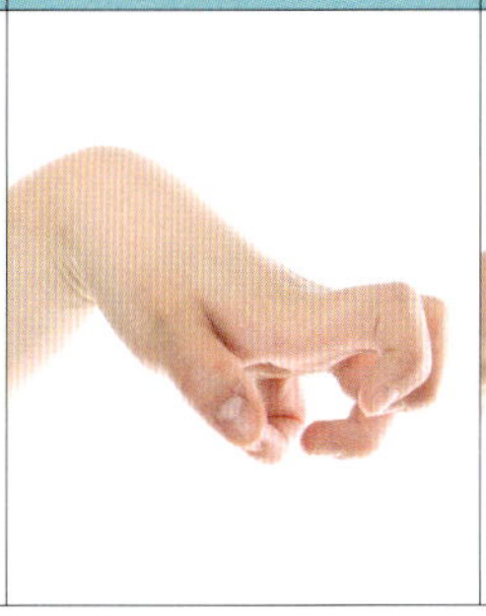	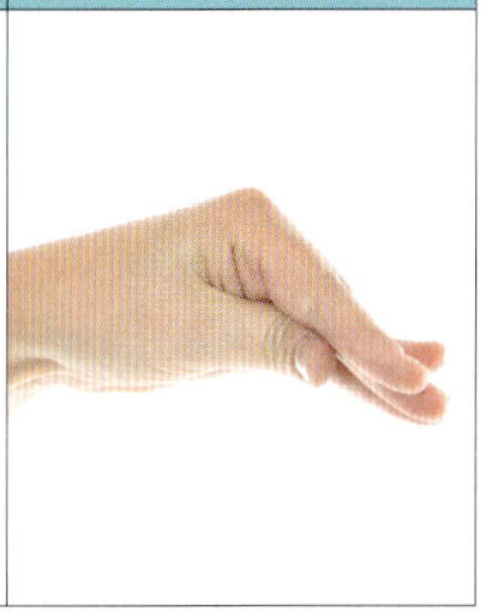		

Tabelle 2: Die verschiedenen Typen der Arm- und Handspastik (nach Jost WH, Hefter H, Reißig A, Kollewe K, Wissel J: Efficacy and safety of botulinum toxin A (Dysport®) for the treatment of post-stroke arm spasticity – Results of the German-Austrian open-label post-marketing surveillance prospective study).

Drüsensekretion

Übermäßige Sekretion unterschiedlicher Drüsen (Schweißdrüsen = Hyperhidrose; Speicheldrüsen = Hypersalivation, Tränendrüsen = Hyperlakrimation) können zu erheblichen Beschwerden von Krankheitswert führen. Botulinumtoxin blockiert die Übersekretion sicher und effektiv (Heckmann et al., 2001; Naumann et al., 2001; Palmar Saadia et al., 2001; Giess et al., 2002; Pal et al., 2000). Bei Versagen anderer Therapiemöglichkeiten und kritischer Prüfung der Indikation und der Schwere der Erkrankung ist die Injektion indiziert und als wirtschaftlich und zweckmäßig anzusehen.

In Deutschland besteht für das Präparat „Botox" die Zulassung für die axilläre Hyperhidrose, wenn sie „stark und fortbestehend" ist und durch eine topische Behandlung nicht ausreichend kontrolliert werden kann. Es bestehen folgende Evidenzgrade:

- Axilläre Hyperhidrose ↑↑
- Frey-Syndrom ↑↑
- Palmare Hyperhidrose ↑↑
- Hypersalivation ↑↑
- Hyperlakrimation ↑

Andere Erkrankungen mit Muskelkontraktionen

Da Botulinumtoxin grundsätzlich rein symptomatisch Kontraktionen von Muskeln löst, können sich im Einzelfall sinnvolle Einsatzmöglichkeiten bei Krankheitserscheinungen unterschiedlicher Art und Ursache ergeben (Brin et al., 2001; Göbel et al., 2001; Naumann et al., 1999; Jost und Kohl, 2001; Münchau und Bhatia, 2000). Je nach Schwere der Erkrankung ist im Einzelfall die Injektion indiziert und als wirtschaftlich und zweckmäßig anzusehen.

Es existiert also eine Vielzahl von krankhaften Muskelkontraktionen und Störungen des autonomen Nervensystems für die – obwohl allesamt außerhalb der Zulassungen, für die vier in Deutschland erhältlichen Produkte stehend – Botulinumtoxin eine effektive, wirtschaftliche und zweckmäßige Therapie darstellt und bei der eine Verordnung und Kostenerstattung durch die Krankenkassen die Bedingungen des Urteils des Bundessozialgerichts vom 19.3.2002 erfüllen.

Wichtiger Hinweis
In jedem Fall besteht bei der Off-Label-Anwendung der aufgeführten Präparate jedoch kein Kostenerstattungsanspruch gegenüber den Krankenkassen. Ferner muss der Arzt den Patienten besonders sorgfältig über mögliche Risiken der Behandlung aufklären, da für ihn ein erhöhtes Haftungsrisiko besteht. Die Aufklärung sollte im Rahmen einer vom Patienten unterzeichneten Einverständniserklärung dokumentiert werden.

2 Obere Extremität

Musculus trapezius, Pars ascendens

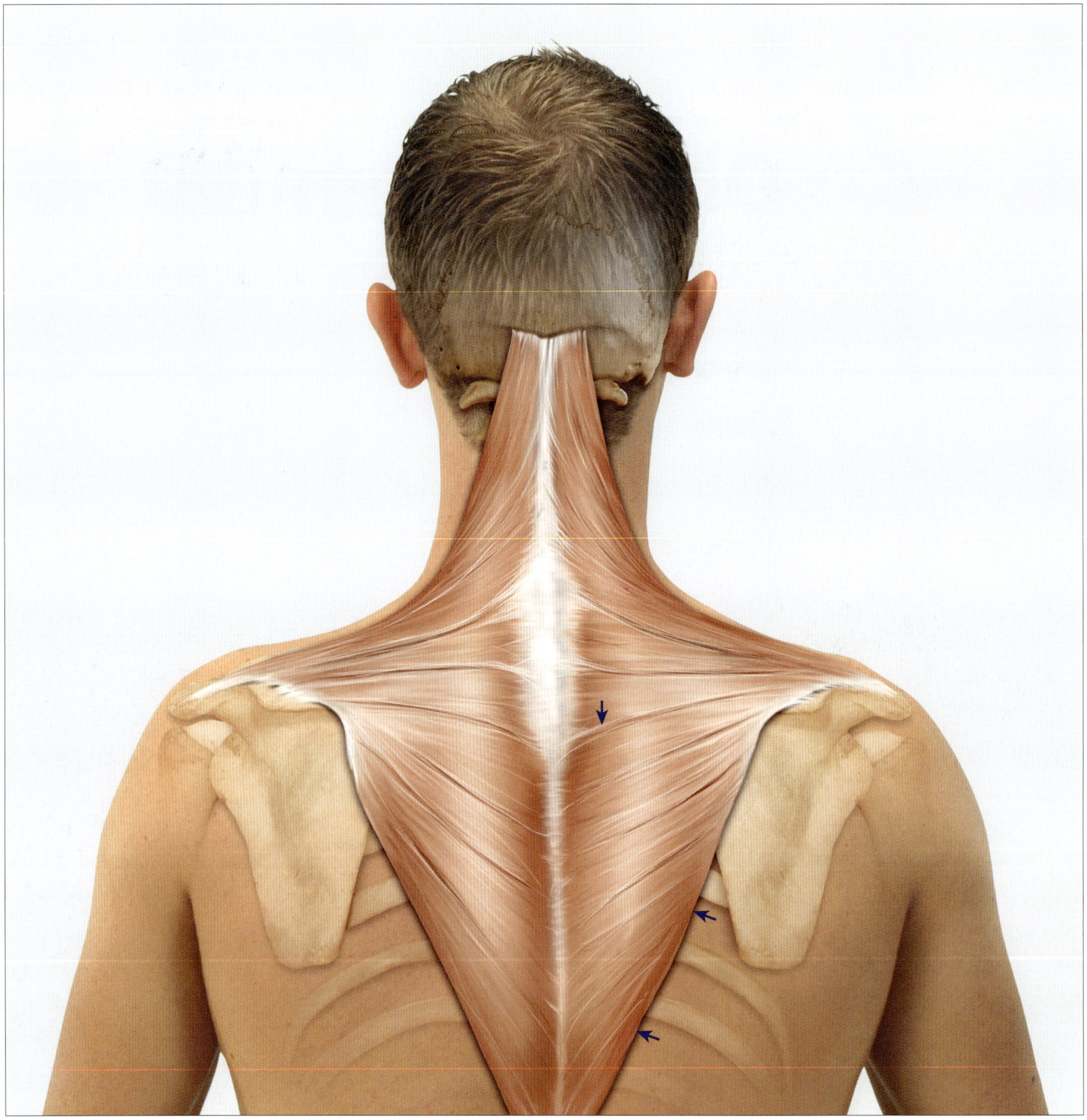

Innervation
Nervus accessorius (XI)
Ursprung
Processus spinosi der 4.–12. Brustwirbel
Ligamentum supraspinale
Ansatz
über eine Aponeurose an der medialen Spina scapulae

Dosierung/Nadel

Xeomin®:	5–10 MU/Injektionsstelle
Botox®:	5–10 MU/Injektionsstelle
Dysport®:	20–40 MU/Injektionsstelle
Injektionsstellen:	2–4/Seite
Nadel:	20–40 mm/27 Gauge

⚠ Bitte die Hinweise zu den zugelassenen Präparaten, zur Off-Label-Therapie (S. 4 ff.) und die einschlägigen Fachinformationen (S. 276 ff.) berücksichtigen.

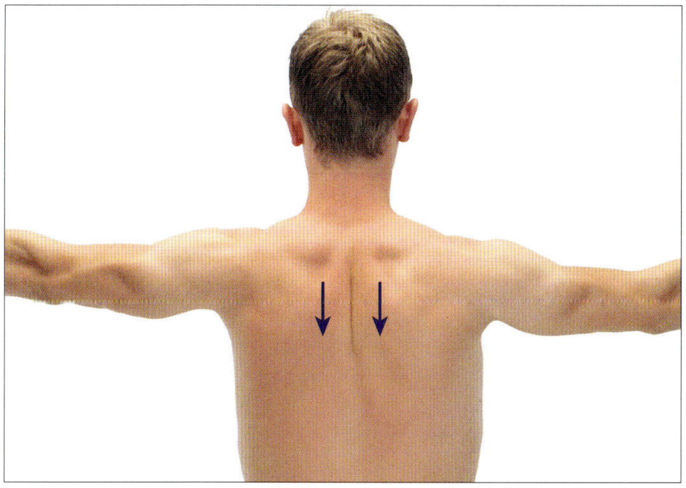

Funktion
Die Pars ascendens des M. trapezius verschiebt die Scapula nach kaudal und kann bei gleichzeitiger Kontraktion der Pars descendens das Schulterblatt so drehen, dass die Facies glenoidalis nach kranial zeigt und der untere Schulterblattwinkel nach lateral wandert (Elevationsstellung).

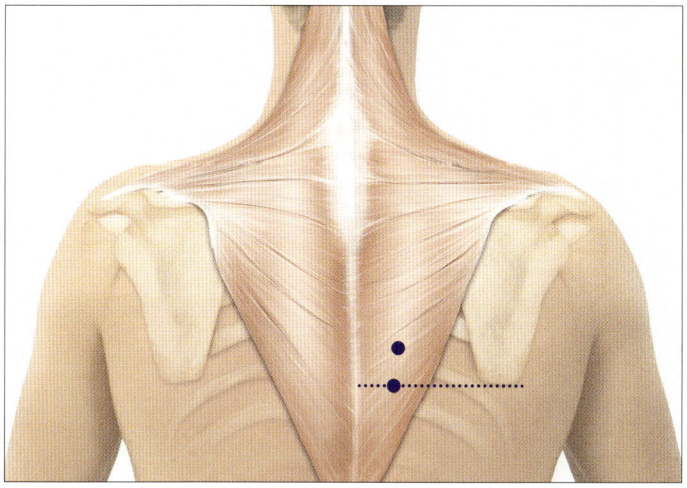

Injektionsschema
Anzahl der Punktionsstellen: 2–4

Bei der Schmerzbehandlung erfolgt die Injektion direkt in die Triggerpunkte, die klinisch durch Palpation lokalisiert werden.
Der M. trapezius ist ein ausgesprochen großer Muskel, der nicht als Ganzes, sondern nur in seinen Einzelfunktionen mit Botulinumtoxin behandelt wird.

Topografische Hinweise
Bei zu weit kaudaler und zu tiefer Injektion Punktion des M. latissimus. Theoretisch besteht bei extrem tiefer und senkrechter Nadelführung die Gefahr eines Pneumothorax.

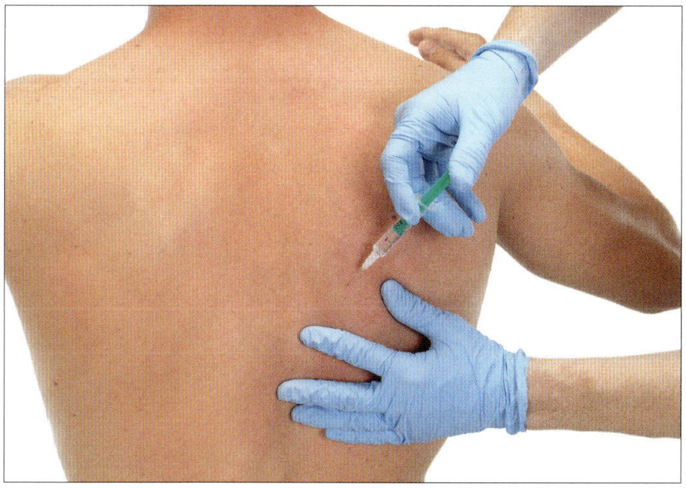

Injektionstechnik
Punktionsstelle: Die Injektion in die Pars ascendens erfolgt in Höhe des Angulus inferior des Schulterblatts, etwa 3–4 cm lateral der Wirbelsäule.
Stichrichtung: senkrecht bzw. im Faserverlauf
Lagerung: Sitz oder Bauchlage, der Arm kann flektiert werden, damit der Angulus inferior weiter nach lateral wandert.

Klinische Hinweise
Eine Trapeziusschwäche nach einer Läsion des Nervus accessorius zeigt sich oft durch ein charakteristisches, flügelartiges Abstehen des Schulterblatts (Scapula alata). Das Abstehen ist bei der Abduktion des Arms im Schultergelenk besonders deutlich sichtbar.
Die Pars ascendens des M. trapezius wird nur selten injiziert.

Eine Schwäche des M. trapezius erschwert die Abduktion und Elevation des Oberarms über Schulterhöhe.
Im Muskel gibt es häufig aktive Triggerpunkte.

Musculus trapezius, Pars transversa

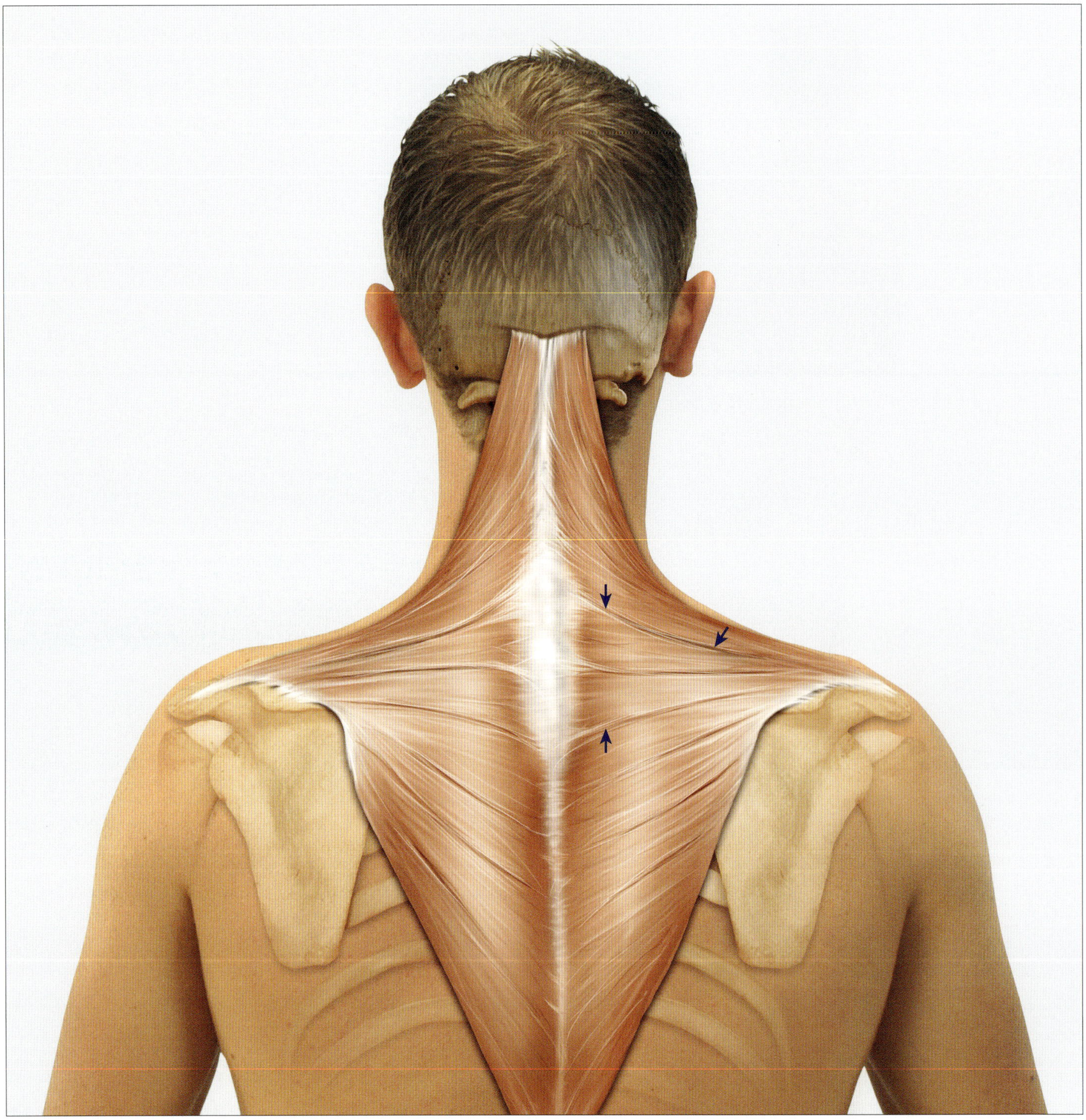

Innervation

Nervus accessorius (XI)

Ursprung

Ligamentum nuchae

Processus spinosus des 5. Hals- und 3. Brustwirbels

Ansatz

Spina scapulae

Acromion

Dosierung/Nadel

Xeomin®:	5–10 MU/Injektionsstelle
Botox®:	5–10 MU/Injektionsstelle
Dysport®:	20–40 MU/Injektionsstelle
Injektionsstellen:	2–4/Seite
Nadel:	20–40 mm/27 Gauge

⚠ Bitte die Hinweise zu den zugelassenen Präparaten, zur Off-Label-Therapie (S. 4 ff.) und die einschlägigen Fachinformationen (S. 276 ff.) berücksichtigen.

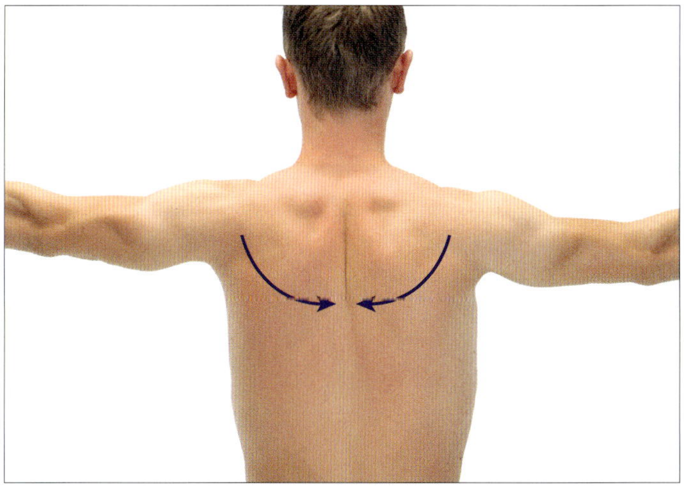

Funktion
Die Pars transversa des M. trapezius verschiebt die Scapula nach medial und fixiert sie am Rumpf.

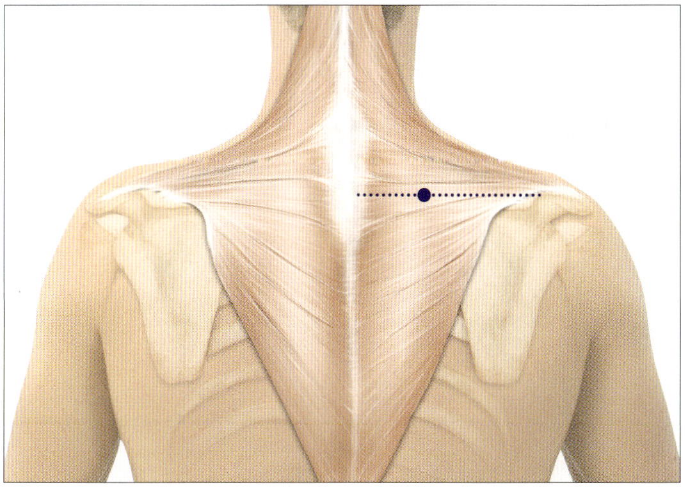

Injektionsschema
Anzahl der Punktionsstellen: 2–4

Bei der Schmerzbehandlung erfolgt die Injektion direkt in die Triggerpunkte, die klinisch durch Palpation lokalisiert werden.

Topografische Hinweise
Bei zu tiefer Injektion Punktion des M. rhomboideus minor.
Theoretisch besteht bei extrem tiefer Injektion die Gefahr eines Pneumothorax.

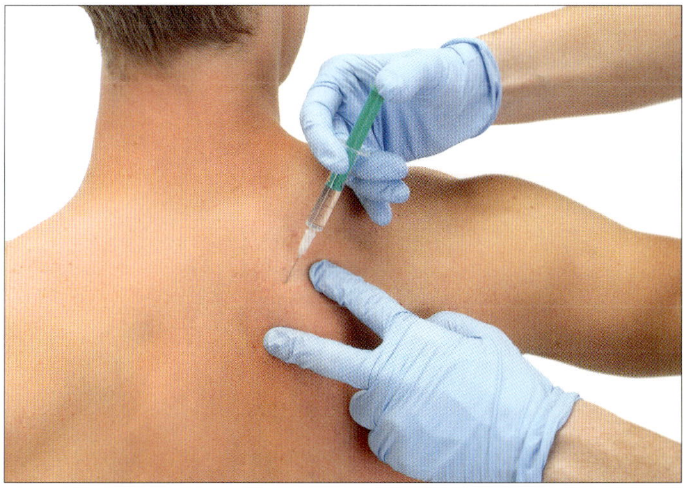

Injektionstechnik
Punktionsstelle: ca. 2 cm medial des Angulus superior auf einer horizontalen Linie zwischen Spina scapulae und Wirbelsäule
Stichrichtung: senkrecht bzw. im Faserverlauf
Lagerung: Sitz oder Bauchlage, der Arm kann in Abduktion gelagert werden.

Klinische Hinweise
Eine Trapeziusschwäche nach einer Läsion des Nervus accessorius zeigt sich oft durch ein charakteristisches, flügelartiges Abstehen des Schulterblatts (Scapula alata). Das Abstehen ist bei der Abduktion des Arms im Schultergelenk besonders deutlich sichtbar.
Eine unilaterale Kontraktion des M. trapezius sieht man gelegentlich bei einer zervikalen Dystonie. Die Pars transversa des M. trapezius wird nur selten injiziert.
Eine Schwäche des M. trapezius erschwert die Abduktion und Elevation des Oberarms über Schulterhöhe.
Im Muskel gibt es häufig aktive Triggerpunkte.

Musculus trapezius, Pars descendens

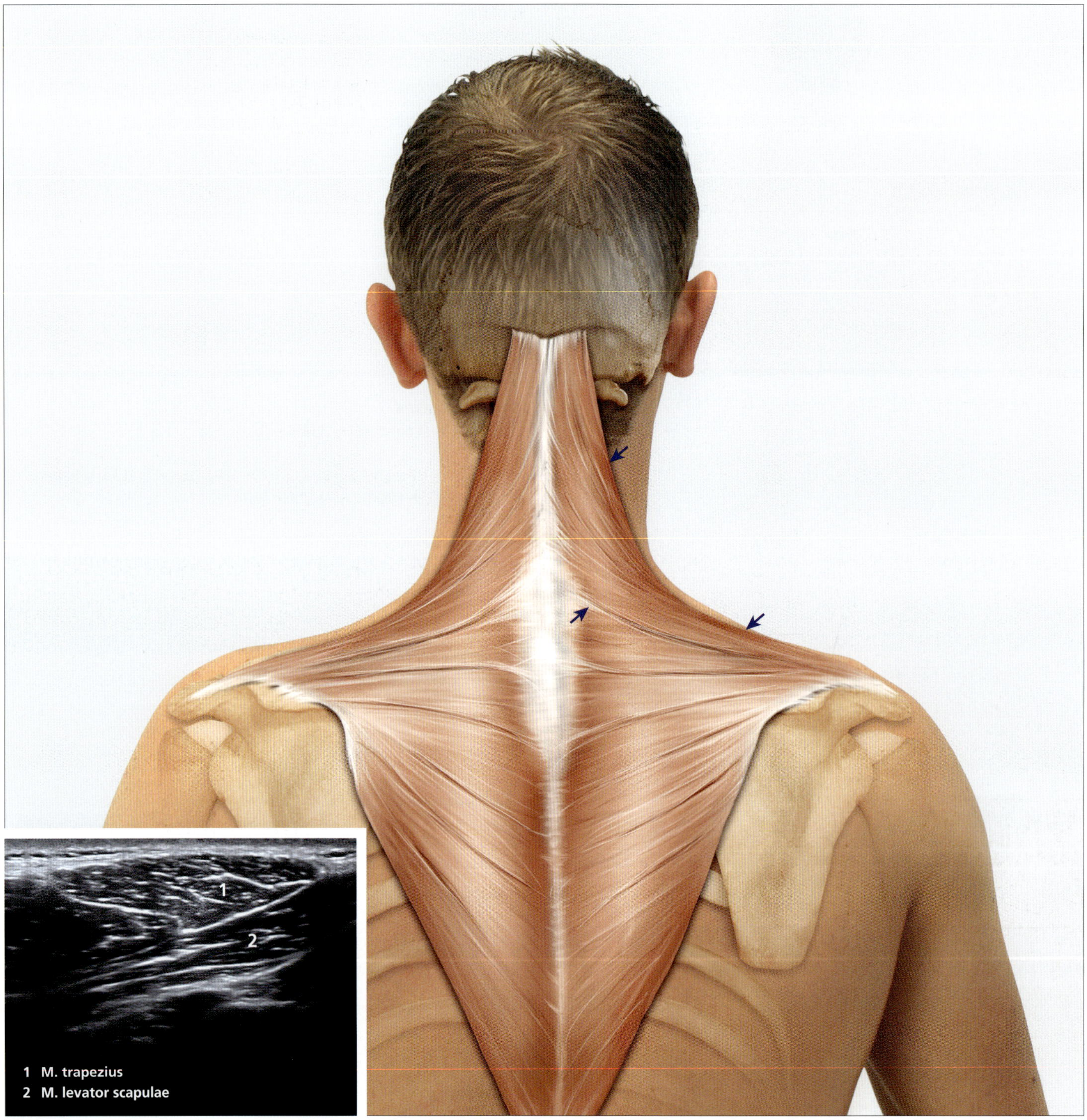

Innervation

Nervus accessorius (XI)

zusätzlich Rami ventrales, C2–C4

Ursprung

Protuberantia occipitalis externa, mediales Drittel der Linea nuchalis superior, Ligamentum nuchae (kranialer Anteil)

Processus spinosi der 1.–4. Halswirbel

Ansatz

laterales Drittel der Clavicula

Acromion

Dosierung/Nadel

Xeomin®:	5–20 MU/Injektionsstelle
Botox®:	5–20 MU/Injektionsstelle
Dysport®:	20–60 MU/Injektionsstelle
Injektionsstellen:	2–6/Seite
Nadel:	20–40 mm/27 Gauge

⚠ Bitte die Hinweise zu den zugelassenen Präparaten, zur Off-Label-Therapie (S. 4 ff.) und die einschlägigen Fachinformationen (S. 276 ff.) berücksichtigen.

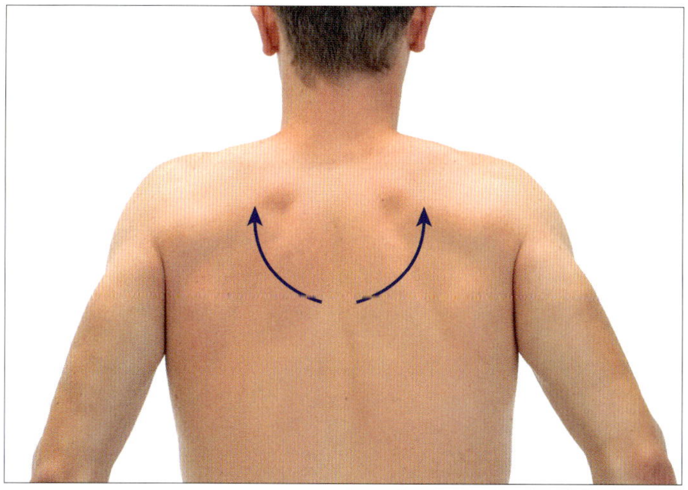

Funktion

Die Pars descendens des M. trapezius verschiebt die Scapula nach kranial. Sie kann gemeinsam mit der Pars ascendens das Schulterblatt so drehen, dass die Facies glenoidalis nach kranial zeigt und der untere Schulterblattwinkel nach lateral wandert (Elevationsstellung). Zusätzlich streckt der Muskel die obere Halswirbelsäule und neigt sie zur gleichen Seite.

Bei der zervikalen Dystonie ist der Muskel vor allem beim Laterocaput (ipsilateral) und Torticaput (kontralateral) beteiligt.

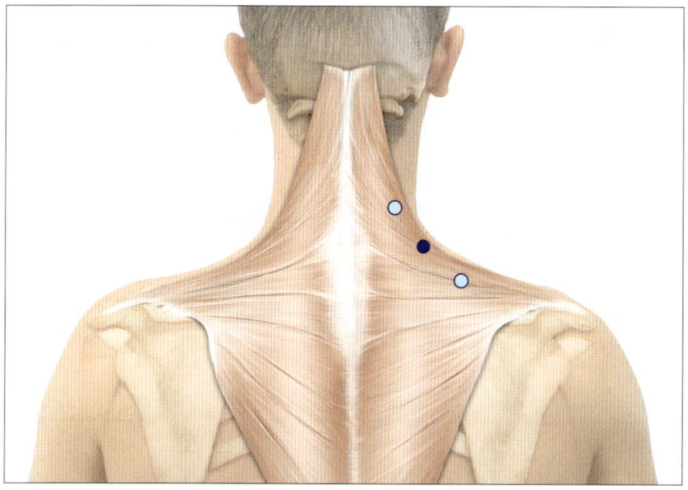

Injektionsschema

Anzahl der Punktionsstellen: 1 (●) oder 2 (○)

Bei der Schmerzbehandlung erfolgt die Injektion direkt in die Triggerpunkte, die klinisch durch Palpation lokalisiert werden.

Topografische Hinweise

Der Muskel ist nur wenige Millimeter dick. Bei zu tiefer Injektion Punktion des M. levator scapulae. Bei zu weit lateraler Injektion Punktion des M. supraspinatus.
Theoretisch besteht bei extrem tiefer und senkrechter Injektion die Gefahr eines Pneumothorax.

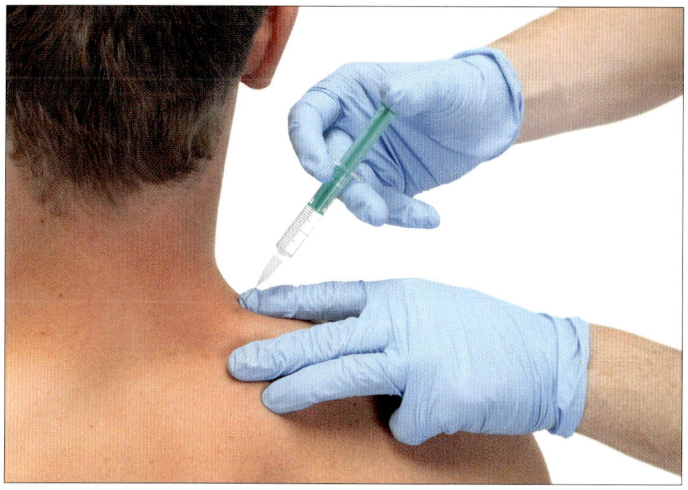

Injektionstechnik

Punktionsstelle: eine Injektionsstelle am Übergang vom Nacken zur Schulter
Die Pars descendens lässt sich gut sehen und tasten.
Stichrichtung: senkrecht bzw. im Faserverlauf
Lagerung: Sitz oder Bauchlage

Klinische Hinweise

Die Pars descendens spielt bei der zervikalen Dystonie eine maßgebliche Rolle, sowohl beim Retrocollis und Laterocaput (neigt nach ipsilateral) als auch, was oft vergessen wird, beim rotatorischen Torticaput (dreht nach kontralateral).
Die Pars descendens ist weiterhin häufig bei Kopfschmerzen/Migräne beteiligt.

Im Muskel können häufig Triggerpunkte nachgewiesen werden.
Der Ansatz des Muskels an der Clavicula kann bis zur Insertion des M. sternocleidomastoideus reichen.

Musculus rhomboideus major

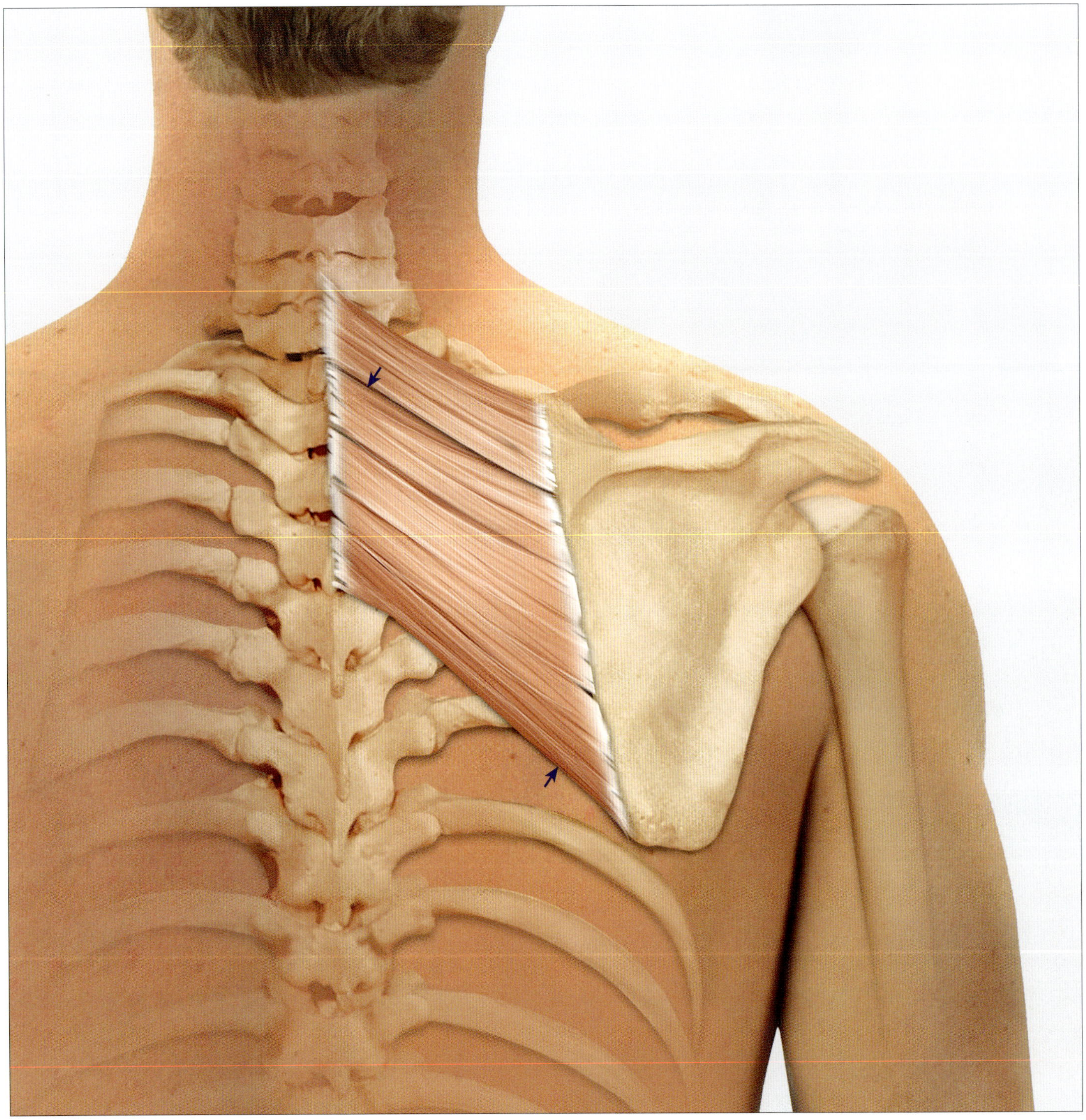

2

Innervation
Nervus dorsalis scapulae, C4–C5

Ursprung
Processus spinosi der 1.–5. Brustwirbel

Ansatz
Margo medialis scapulae zwischen Spina scapulae und Angulus inferior

Dosierung/Nadel

Xeomin®:	5–20 MU/Injektionsstelle
Botox®:	5–20 MU/Injektionsstelle
Dysport®:	20–80 MU/Injektionsstelle
Injektionstellen:	1–3
Nadel:	20–40 mm/27 Gauge

Bitte die Hinweise zu den zugelassenen Präparaten, zur Off-Label-Therapie (S. 4 ff.) und die einschlägigen Fachinformationen (S. 276 ff.) berücksichtigen.

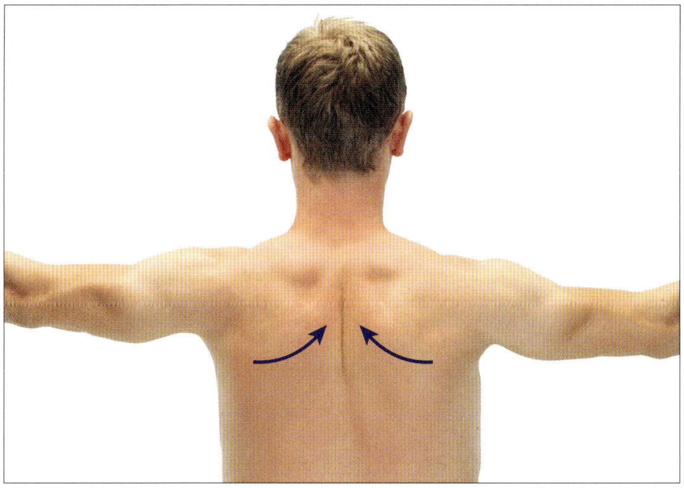

Funktion
Die Mm. rhomboidei heben das Schulterblatt und führen es an die Wirbelsäule heran. Gemeinsam mit dem antagonistischen M. serratus anterior pressen sie den medialen Scapularand auf den Brustkorb und fixieren ihn damit.

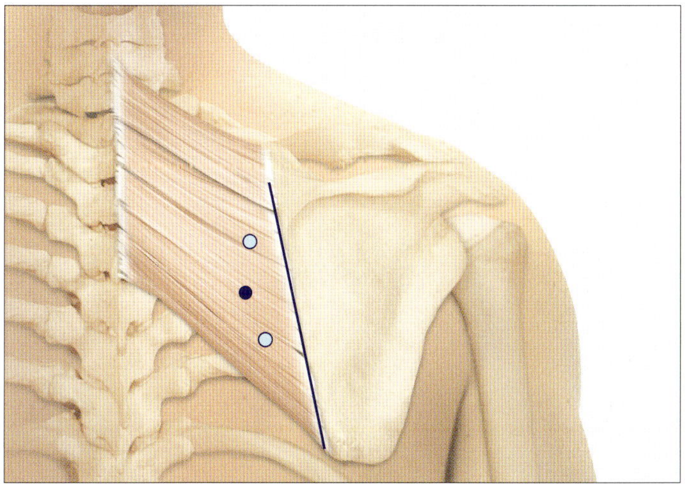

Injektionsschema
Anzahl der Punktionsstellen: 1 (●) oder 2 (○), evtl. auch 3

Topografische Hinweise
Bei zu tiefem Einstich besteht die Gefahr, einen Pneumothorax zu verursachen. Bei zu oberflächlichem Einstich injiziert man in den M. trapezius, bei zu tiefem Einstich in den M. erector spinae. Im kranialen Anteil ist die Abgrenzung zum M. rhomboideus minor kaum möglich.

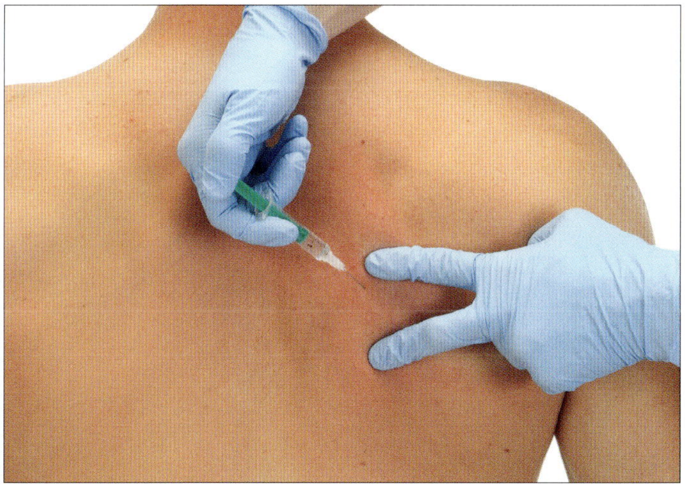

Injektionstechnik
Der Patient wird aufgefordert, die Schulterblätter leicht zusammenzuführen.
Punktionsstelle: medial des Schulterblatts in der Mitte zwischen dem Ansatz der Spina scapulae und dem Angulus inferior
Stichrichtung: senkrecht bzw. im Faserverlauf, alternativ auch Injektion in Richtung Scapularand
Lagerung: Sitz oder Bauchlage

Klinische Hinweise
Eine Schwäche des Muskels kann ein mediales Abstehen der Scapula hervorrufen (Scapula alata).
M. rhomboideus major und minor können auch zu einem gemeinsamen M. rhomboideus verschmolzen sein. Grundsätzlich kann man beide Muskeln als eine Einheit ansehen.
Häufig findet man eine Beteiligung des M. rhomboideus major bei Schmerzsyndromen.

Musculus rhomboideus minor

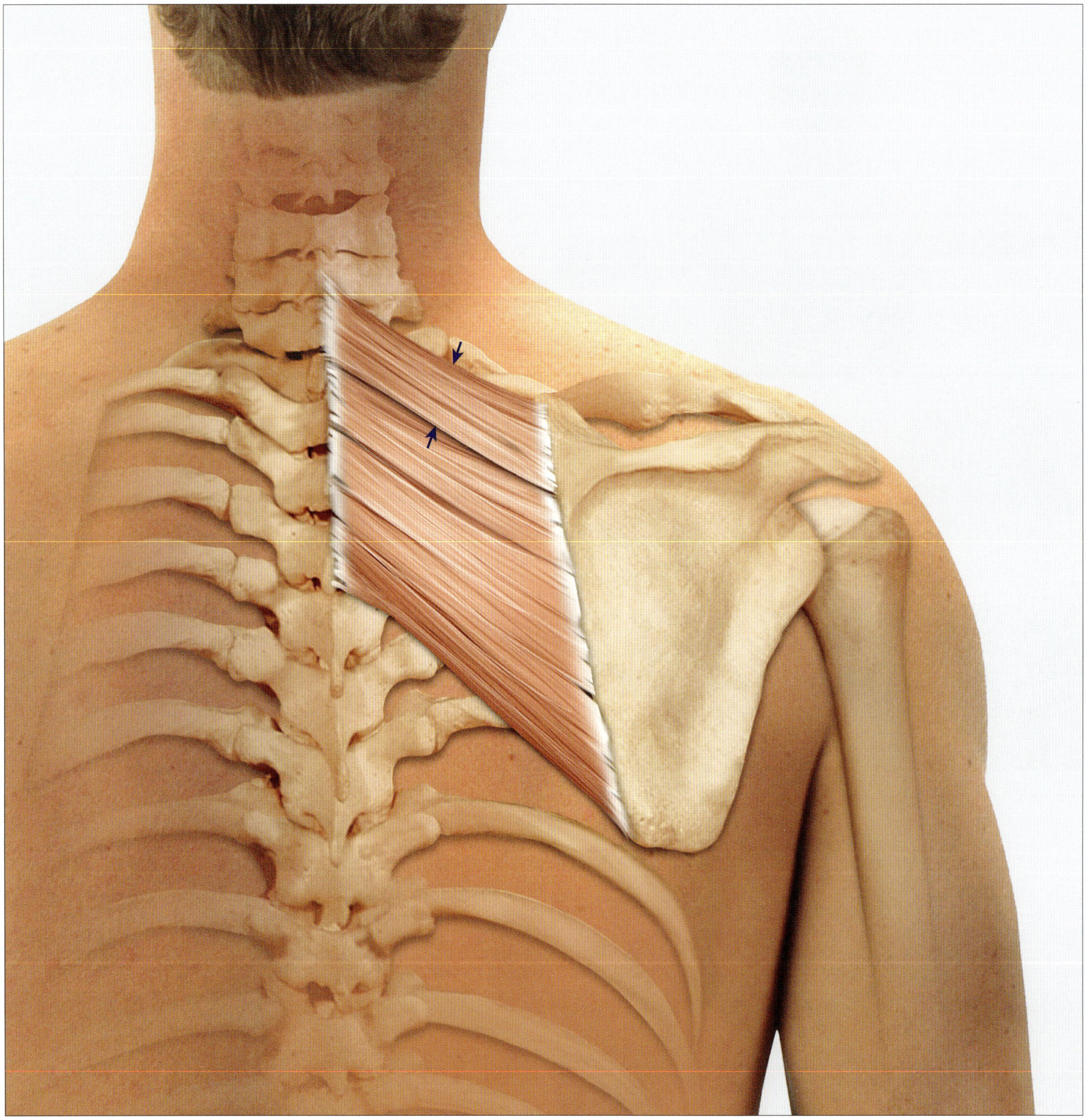

Innervation
Nervus dorsalis scapulae, C4
Ursprung
Processus spinosi des 6.–7. Halswirbel
Ansatz
Margo medialis scapulae im Bereich der Spina scapulae, kranial des M. rhomboideus major

Dosierung/Nadel

Xeomin®:	5–20 MU (selten auch höher)
Botox®:	5–20 MU (selten auch höher)
Dysport®:	20–80 MU (selten auch höher)
Injektionstellen:	1
Nadel:	20–40 mm/27 Gauge

⚠ Bitte die Hinweise zu den zugelassenen Präparaten, zur Off-Label-Therapie (S. 4 ff.) und die einschlägigen Fachinformationen (S. 276 ff.) berücksichtigen.

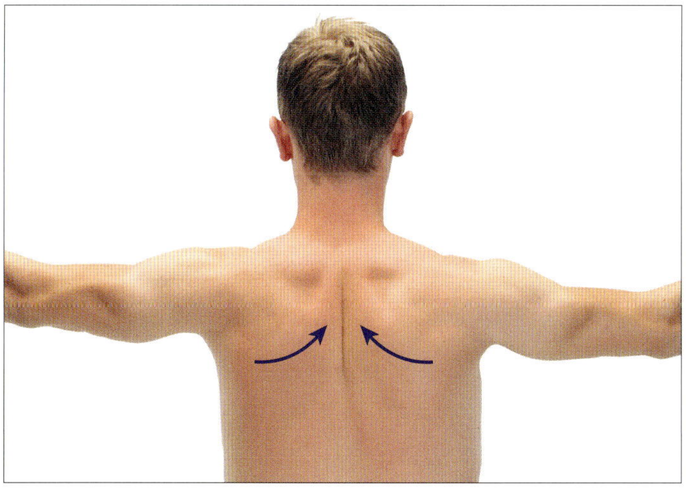

Funktion

Die Mm. rhomboidei heben das Schulterblatt und führen es an die Wirbelsäule heran. Gemeinsam mit dem antagonistischen M. serratus anterior pressen sie den medialen Scapularand auf den Brustkorb und fixieren ihn damit.

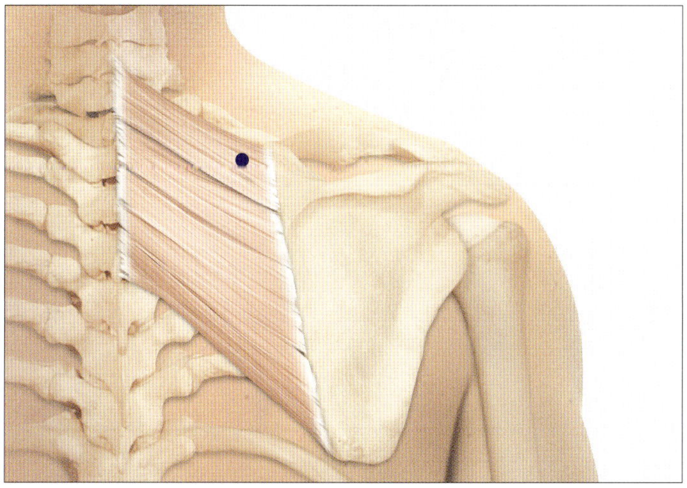

Injektionsschema

Anzahl der Punktionsstellen: eine Stelle

Topografische Hinweise

Der M. rhomboideus minor kann nur schwer vom mittleren Trapeziusanteil abgegrenzt werden. Stellenweise ist der Muskel mit dem M. rhomboideus major verschmolzen.
Bei zu tiefem Einstich injiziert man in den M. serratus anterior.

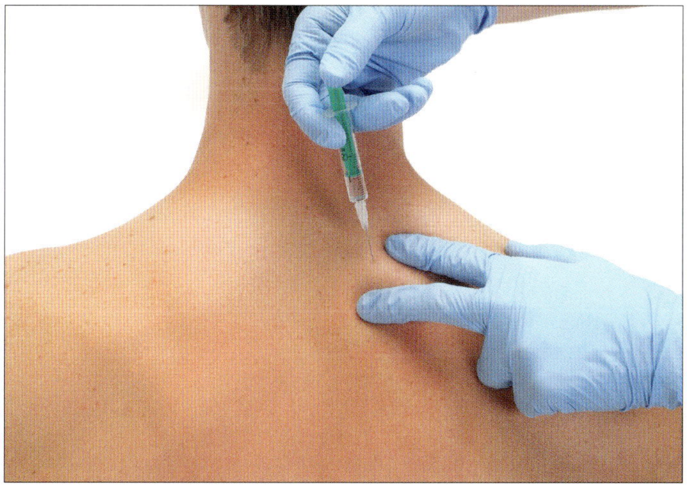

Injektionstechnik

Der Patient führt die Schulterblätter zusammen.
Punktionsstelle: 1–2 cm medial und kranial der Margo medialis scapulae
Stichrichtung: senkrecht bzw. im Faserverlauf, alternativ auch Injektion in Richtung Scapularand
Lagerung: Sitz oder Bauchlage

Klinische Hinweise

Eine Schwäche des Muskels kann ein mediales Abstehen der Scapula hervorrufen (Scapula alata).
M. rhomboideus major und minor können auch zu einem gemeinsamen M. rhomboideus verschmolzen sein. Grundsätzlich kann man beide Muskeln als eine Einheit ansehen.
Häufig findet man eine Beteiligung des M. rhomboideus major bei Schmerzsyndromen.

Musculus serratus anterior

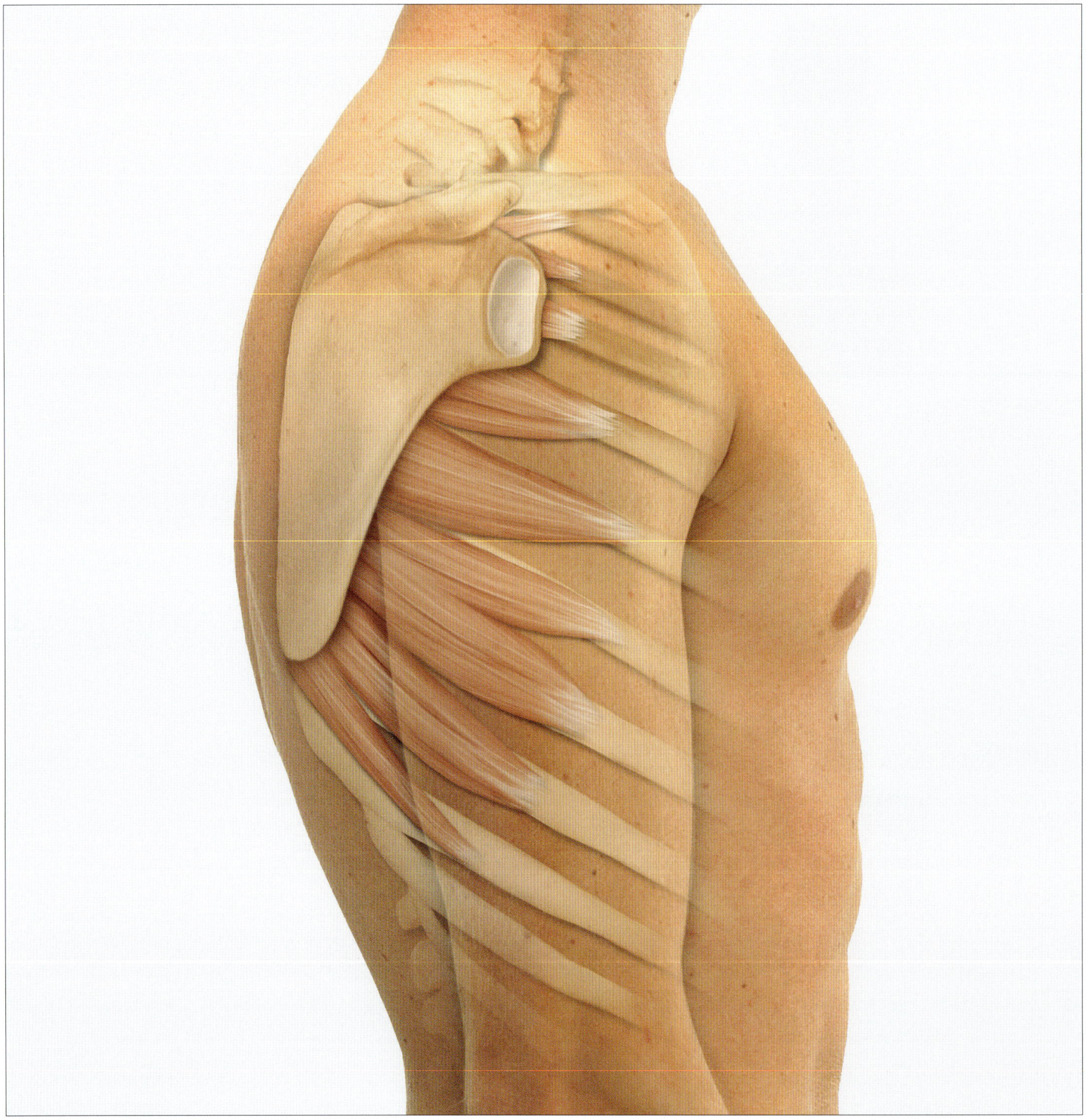

Innervation
Nervus thoracicus longus, C5–C7
Ursprung
1.–9. Rippe, in einem Bogen unterhalb der Achselhöhe entspringend
Ansatz
ventrale Fläche der Margo medialis scapulae zwischen Angulus superior und inferior

Dosierung/Nadel

Xeomin®:	5–10 MU/Injektionsstelle (selten auch höher)
Botox®:	5–10 MU/Injektionsstelle (selten auch höher)
Dysport®:	20–80 MU/Injektionsstelle (selten auch höher)
Injektionsstellen:	1–6/Seite
Nadel:	20–40 mm/27 Gauge

⚠ Bitte die Hinweise zu den zugelassenen Präparaten, zur Off-Label-Therapie (S. 4 ff.) und die einschlägigen Fachinformationen (S. 276 ff.) berücksichtigen.

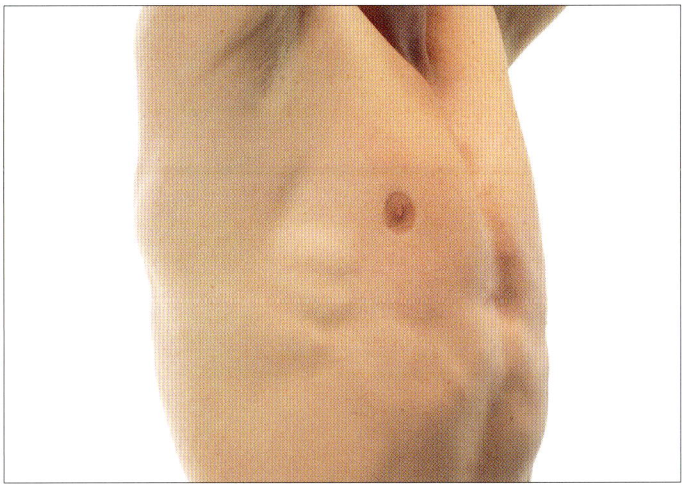

Funktion
Der M. serratus anterior kann das Schulterblatt nach lateral und nach kaudal verlagern und vor allem, gemeinsam mit dem antagonistischen M. trapezius, die Scapula in die Elevationsstellung drehen. Gemeinsam mit den antagonistischen Mm. rhomboidei presst er den medialen Scapularand auf den Brustkorb und fixiert ihn damit.

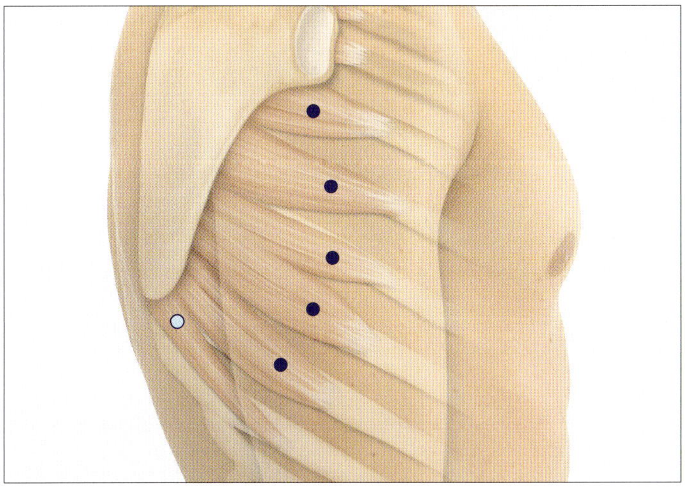

Topografische Hinweise
Bei zu tiefem Einstich, insbesondere zwischen den Rippen, besteht die Gefahr, einen Pneumothorax zu verursachen.
Bei dem Einstich distal des Angulus inferior der Scapula kann bei zu oberflächlichem Einstich versehentlich in den M. latissimus dorsi, bei zu kranialem Einstich in den M. teres major injiziert werden.

Injektionsschema
Anzahl der Punktionsstellen: Da der Muskel aus bis zu zehn Zacken besteht, müssen entsprechend, je nach Indikation und Symptomatik, mehrere Zacken injiziert werden.

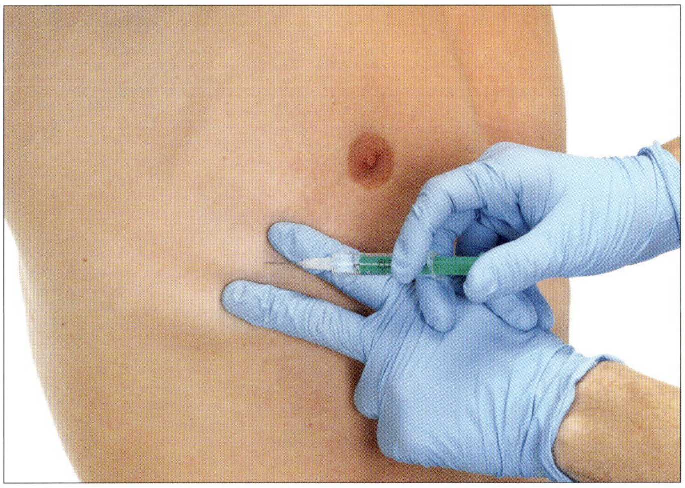

Injektionstechnik
Punktionsstellen: Man tastet die Zacken des Muskels und sticht zwischen mittlerer und vorderer Axillarlinie auf die Rippe zu. Zeige- und Mittelfinger liegen jeweils im kranialen und kaudalen Interkostalraum.

Punktion einer Stelle (O): distal des Angulus inferior der Scapula
Stichrichtung: senkrecht bzw. im Faserverlauf auf die Rippe zu
Lagerung: Sitz oder Bauchlage mit eleviertem Arm

Klinische Hinweise
Zusammen mit den Rippen bildet der M. serratus anterior die mediale Wand der Achselhöhle. Er kann in drei Anteile untergliedert werden (Partes superior, intermedia et inferior).

Eine Lähmung des Muskels führt zur Scapula alata, vor allem des Angulus inferior scapulae.

Musculus pectoralis major

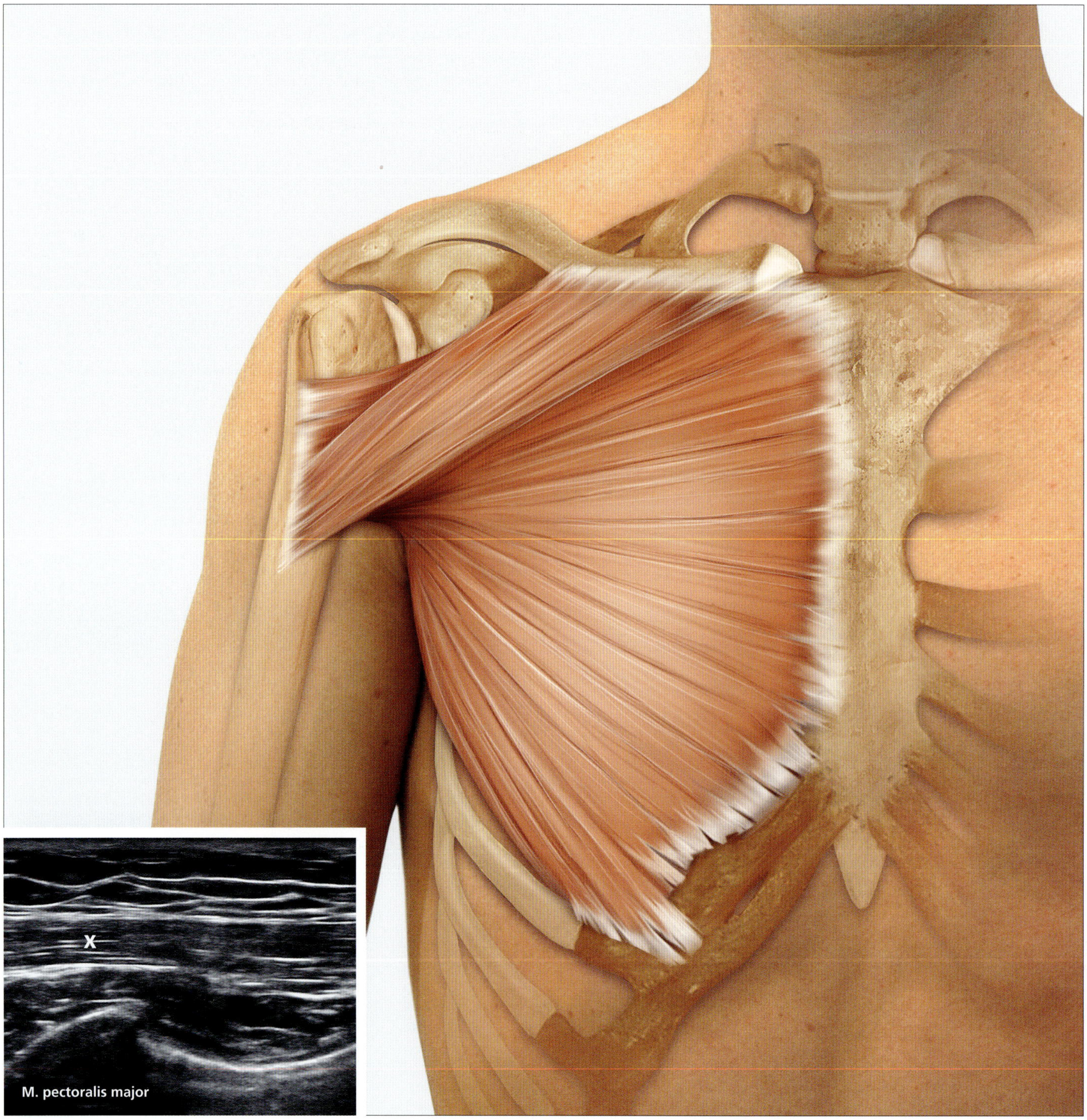

Innervation
Nervus pectoralis medialis, C8–T1

Ursprung

Pars clavicularis:	mediale Hälfte der Clavicula-Vorderfläche
Pars sternocostalis:	ventrale Fläche des Sternums, Knorpel der 6–7. Rippe, Aponeurose des M. obliquus externus abdominis
Pars abdominalis:	vorderes Blatt der Rektusscheide

Ansatz
Crista tuberculi majoris humeri

Dosierung/Nadel

Xeomin®:	20–100 MU
Botox®:	20–100 MU
Dysport®:	80–400 MU
Injektionsstellen:	1–3
Nadel:	40 mm/27 Gauge

⚠ Bitte die Hinweise zu den zugelassenen Präparaten, zur Off-Label-Therapie (S. 4 ff.) und die einschlägigen Fachinformationen (S. 276 ff.) berücksichtigen.

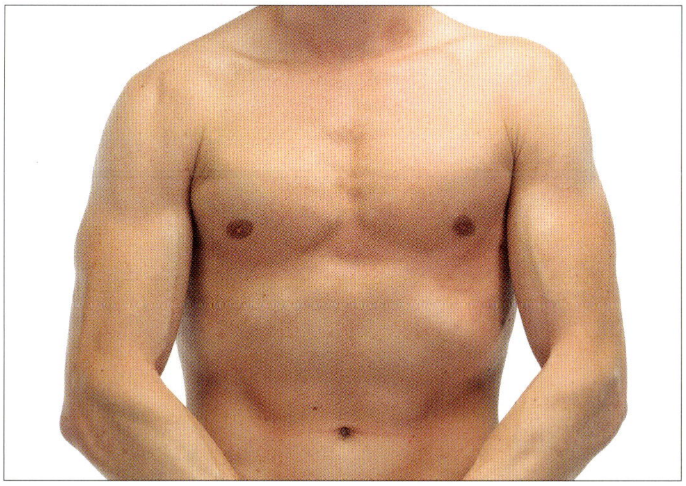

Funktion

Der untere und mittlere Anteil des Muskels (Pars abdominalis, Pars sternocostalis) adduzieren den Humerus im Schultergelenk und rotieren ihn einwärts. Über die adduzierende und innenrotierende Wirkung hinaus kann die isoliert angespannte Pars clavicularis des M. pectoralis major zu einer Anteversion des Humerus im Schultergelenk führen.

Topografische Hinweise

Bei zu tiefem Einstich besteht die Gefahr, einen Pneumothorax zu verursachen. Sticht man zu tief, punktiert man den M. coracobrachialis. Bei kranialem und zu tiefem Einstich können der Plexus brachialis oder axillare Gefäße getroffen werden. Zu weit medial kann man bereits in den M. biceps brachii einstechen.

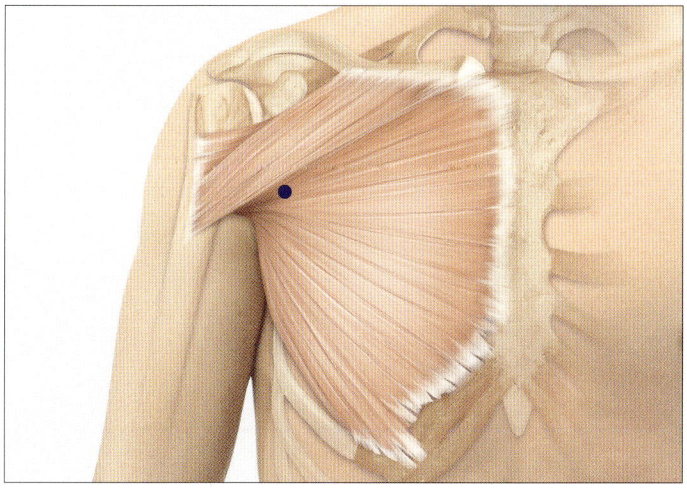

Injektionsschema

Anzahl der Punktionsstellen: 1–3

Lokalisationshinweise

Der Muskel kann lateral und kranial der Mamille gut getastet werden. Man umfasst den Muskel und injiziert im Bereich der vorderen Axillarlinie in den Muskelbauch.

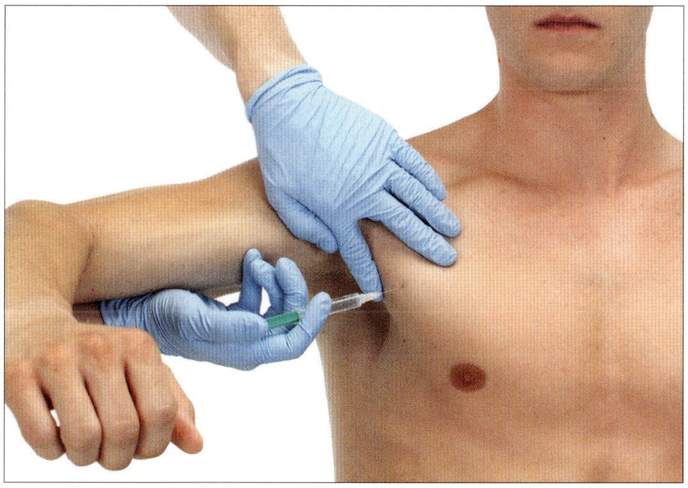

Injektionstechnik

Punktionsstelle: im Bereich der vorderen Achselfalte
Stichrichtung: nach medial, im Faserverlauf
Lagerung: Sitz oder Rückenlage mit 45–90° abduziertem Oberarm

Klinische Hinweise

Der Muskel bildet die vordere Achselfalte. Die Pars sternocostalis des M. pectoralis major bildet die vordere Wand der Achselhöhle.
Die Pars clavicularis des Muskels begrenzt die Fossa infraclavicularis.
Der Muskel kann als Atemhilfsmuskel eingesetzt werden.

Die Pars sternocostalis des M. pectoralis major ist wichtig bei der Benutzung von Gehhilfen.

Musculus pectoralis minor

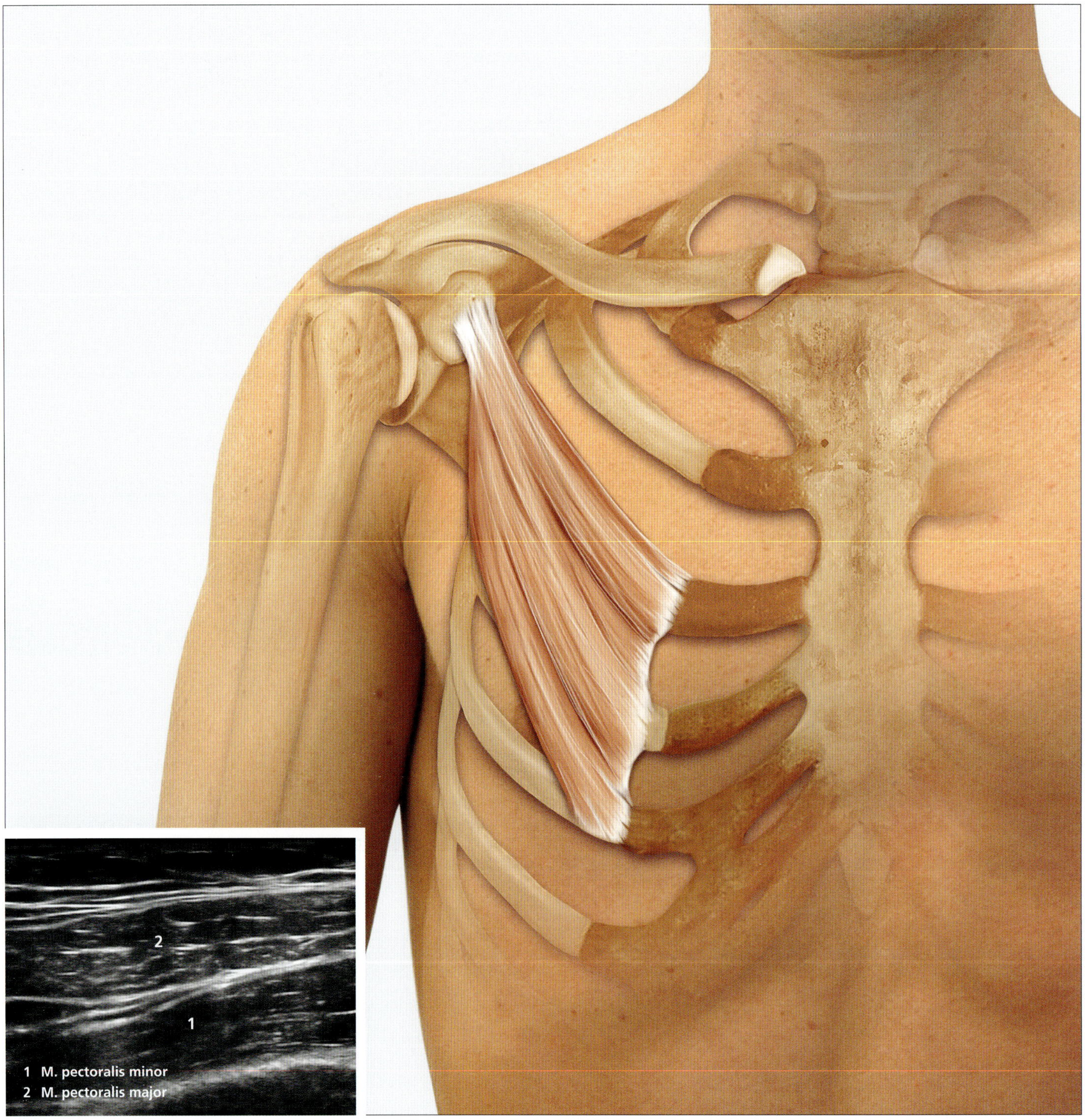

Innervation

Nervi pectorales medialis und lateralis, C6–C8

Ursprung

Oberrand und ventrale Fläche der 3.–5. Rippe, nahe dem Rippenknorpel, Faszie der zugehörigen Interkostalmuskeln

Ansatz

Processus coracoideus

Dosierung/Nadel

Xeomin®:	10–40 MU (selten auch höher)
Botox®:	10–40 MU (selten auch höher)
Dysport®:	40–160 MU (selten auch höher)
Injektionsstellen:	1–2
Nadel:	40 mm/27 Gauge

⚠ Bitte die Hinweise zu den zugelassenen Präparaten, zur Off-Label-Therapie (S. 4 ff.) und die einschlägigen Fachinformationen (S. 276 ff.) berücksichtigen.

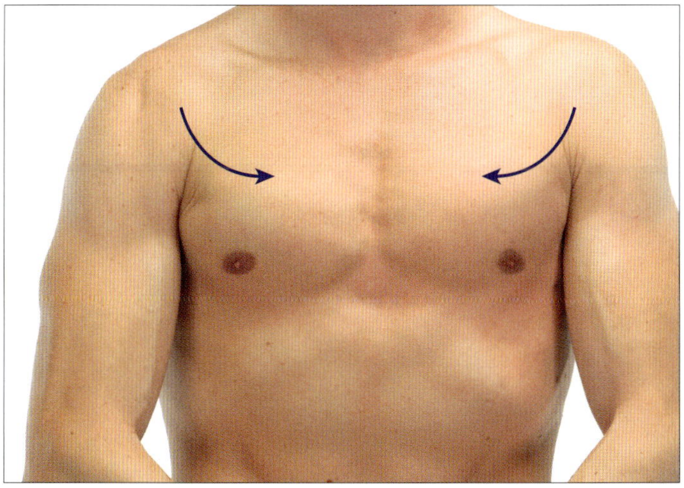

Funktion
Der M. pectoralis minor fixiert das Schulterblatt kraftvoll am Rumpf und wirkt dessen Verschiebung nach dorsal, etwa beim Liegestütz, oder nach kranial, etwa beim Klimmzug, entgegen. Er kann das Schulterblatt also nach kaudal und nach medial ziehen.

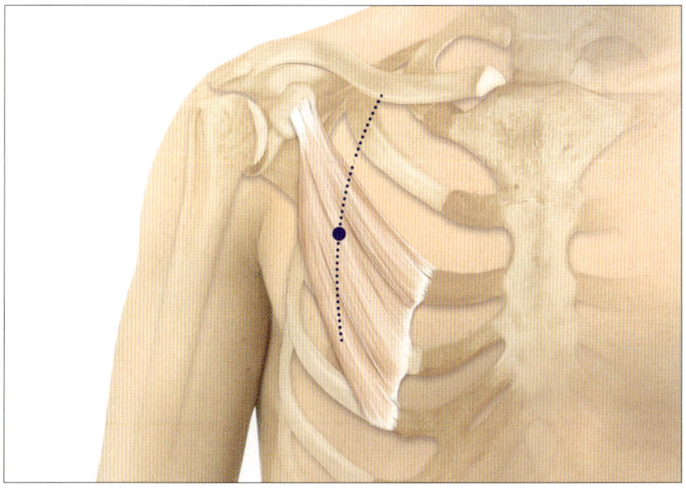

Injektionsschema
Anzahl der Punktionsstellen: 1–2

Topografische Hinweise
Bei zu tiefem Einstich besteht die Gefahr, einen Pneumothorax zu verursachen.
Bei zu oberflächlichem Einstich Punktion des M. pectoralis major.

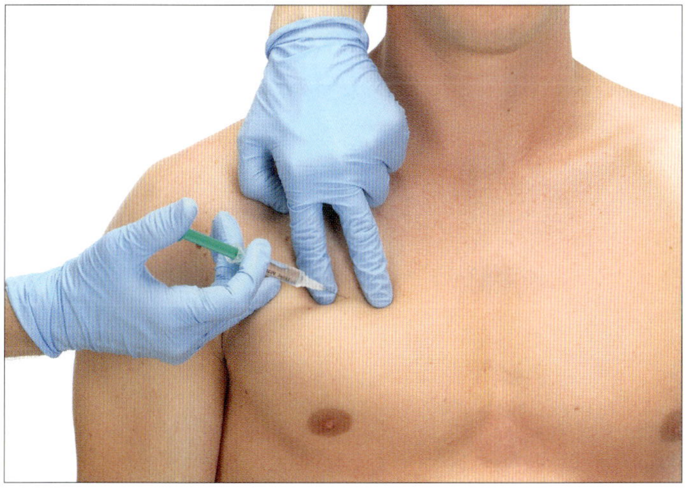

Injektionstechnik
Punktionsstelle: auf der Medioklavikularlinie, in Höhe der 3. Rippe
Stichrichtung: auf die Rippe zu
Lagerung: Sitz oder Bauchlage mit abduziertem Arm

Es empfiehlt sich eine Injektion unter Ultraschallkontrolle.

Klinische Hinweise
Der M. pectoralis minor ist an der Bildung der vorderen Wand der Axilla beteiligt.
Wenn der Muskel verkürzt ist, kann es durch Einklemmung des Plexus brachialis oder axillarer Gefäße zu Schmerzen im Arm kommen (Engpass-Syndrom).

Eine Kontraktur des M. pectoralis minor führt zu einer Einschränkung der Anteversion des Arms im Schultergelenk.
Der M. pectoralis minor ist ein Hilfsmuskel des M. pectoralis major.

Musculus subscapularis

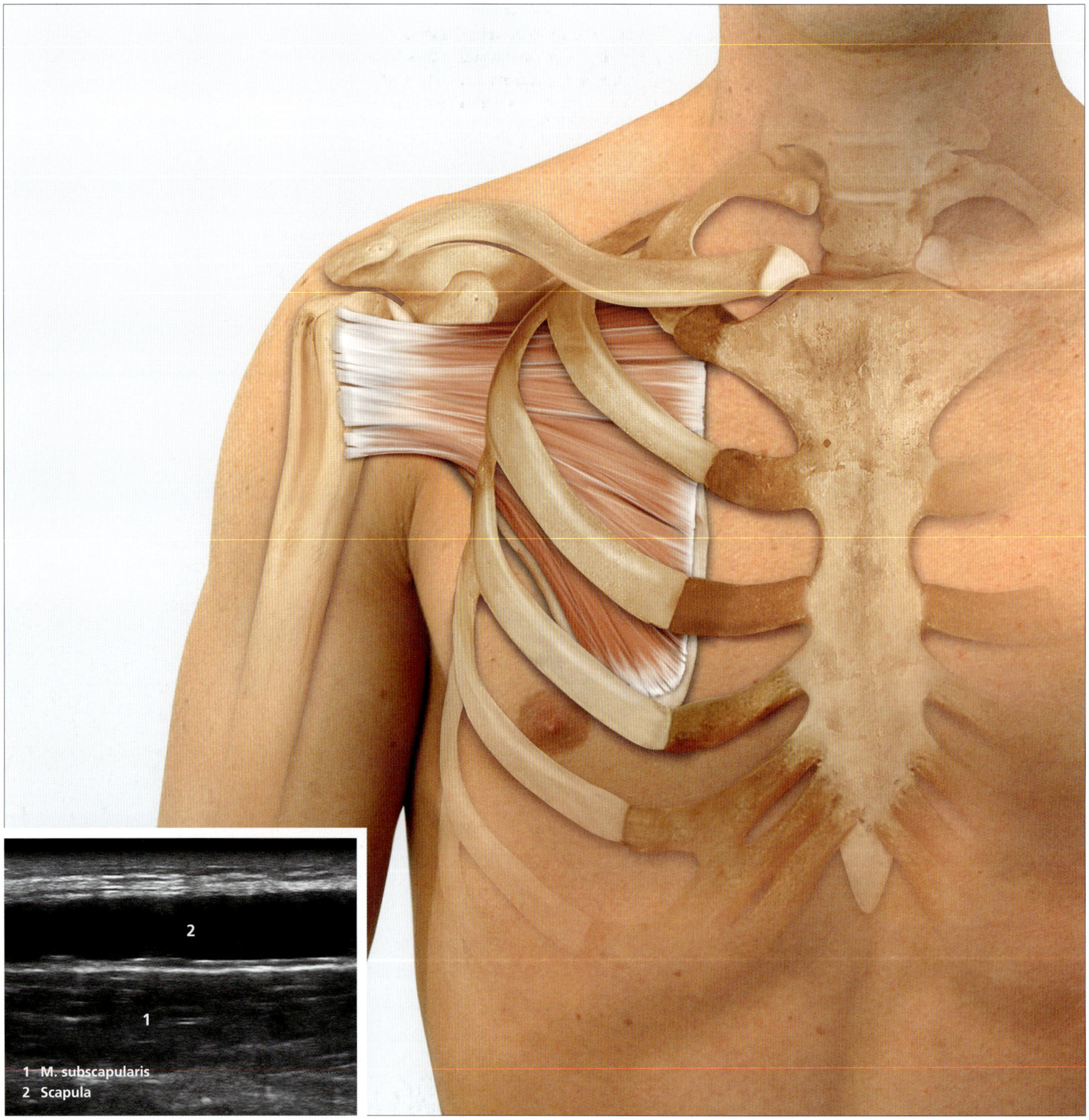

Innervation
Nervi subscapulares (aus dem Fasciculus posterior des Plexus brachialis), C5–C6, akzessorische Innervation N. axillaris

Ursprung
Fossa subscapularis
(ventrale Seite des Schulterblatts, füllt die Fossa vollständig aus)

Ansatz
Tuberculum minus humeri, Crista tuberculi minoris

Dosierung/Nadel

Xeomin®:	20–40 MU (selten auch höher)
Botox®:	20–40 MU (selten auch höher)
Dysport®:	80–160 MU (selten auch höher)
Injektionsstellen:	1–2
Nadel:	≥ 40 mm/27 Gauge

⚠ Bitte die Hinweise zu den zugelassenen Präparaten, zur Off-Label-Therapie (S. 4 ff.) und die einschlägigen Fachinformationen (S. 276 ff.) berücksichtigen.

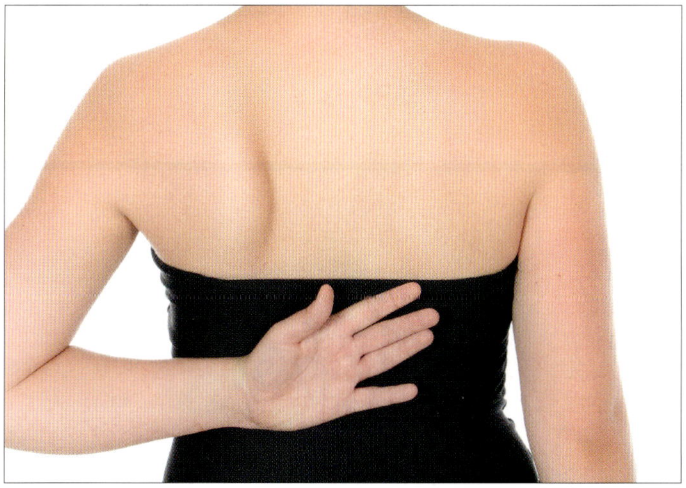

Funktion
Wichtigster Innenrotator. Bei der Funktionsprüfung wird er mit dem M. teres major getestet. Es ist nicht möglich, die Funktion des M. subscapularis allein, d. h. ohne die anderen Innenrotatoren zu prüfen. Bei gehobenem Arm ist der M. subscapularis an der Adduktion beteiligt.
Die Funktion des M. subscapularis kann z. B. mit dem Lift-Off-Test (siehe Abb.) überprüft werden.

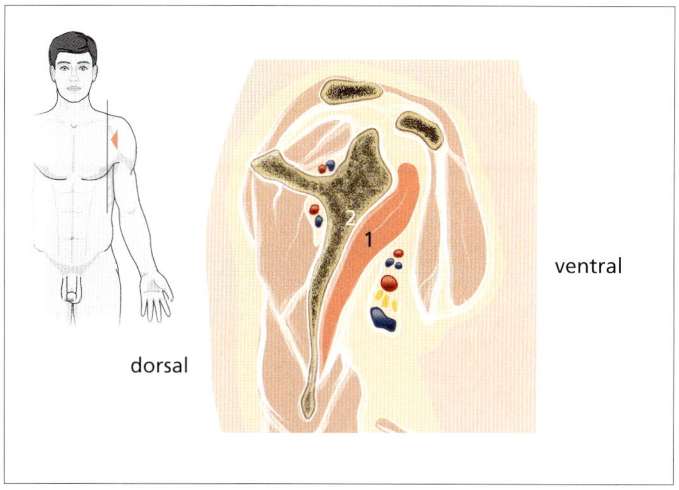

Topografische Hinweise
Da der M. subscapularis (1) in der Fossa subscapularis (2) liegt, kann man ihn nicht palpieren. Im Bereich des Ansatzes liegen mehrere Nerven und Muskeln benachbart.

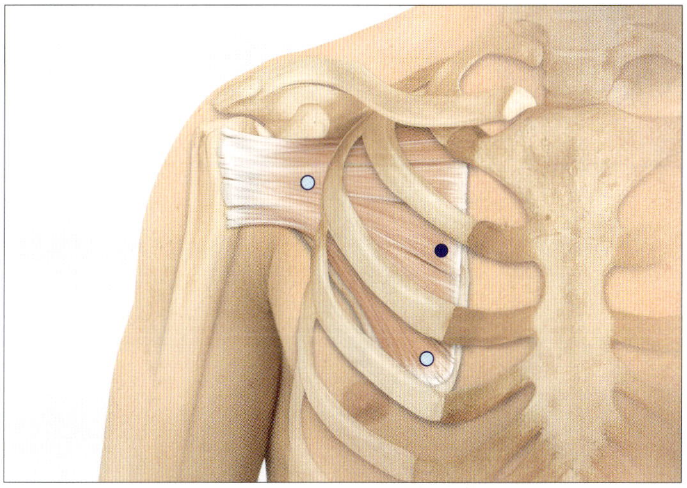

Injektionsschema
Bei allen Zugangswegen wird meist nur eine Injektionsstelle (●) gewählt. Bei der Injektion am Margo medialis scapulae können auch zwei Injektionsstellen (○) gewählt werden.

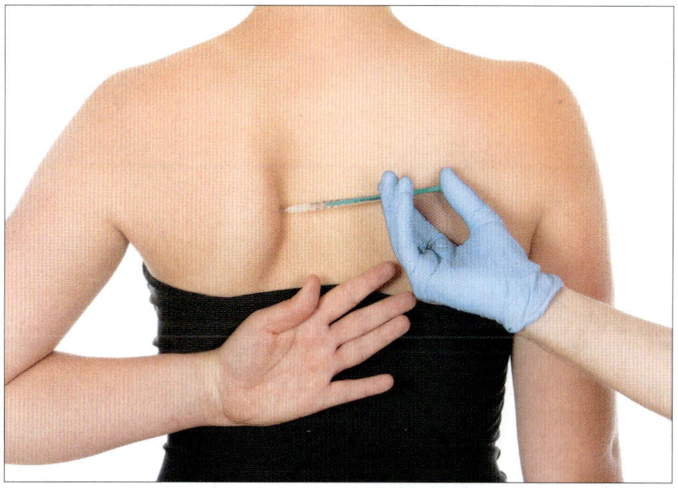

Injektionstechnik
Es gibt verschiedene Zugangswege. Am einfachsten dürfte der Einstich im Lift-Off-Test am Margo medialis (siehe Abb.) oder am Angulus inferior sein, immer in Stichrichtung auf die Scapula (ggf. mit EMG). Alternativ ist ein Zugang von ventral möglich. Hierbei muss der Arm abduziert und außenrotiert werden. Danach erfolgt der Einstich durch die Axilla nach dorsokranial, tangential am Thorax vorbei, auf das Schulterblatt zu (mit Nadelkontakt). Auch ein Einstich am Tuberculum minus humeri wurde beschrieben.

Klinische Hinweise
Zusammen mit der Scapula bildet der M. subscapularis die Hinterwand der Achselhöhle. Er gehört zur Rotatorenmanschette (Muskel-Sehnen-Manschette). Bei einer Lähmung des Muskels kommt es zu einer maximalen Außenrotationsstellung.
Der Muskel ist bei einer Spastik der oberen Extremität häufig involviert, wird aber zu selten behandelt.

Musculus deltoideus

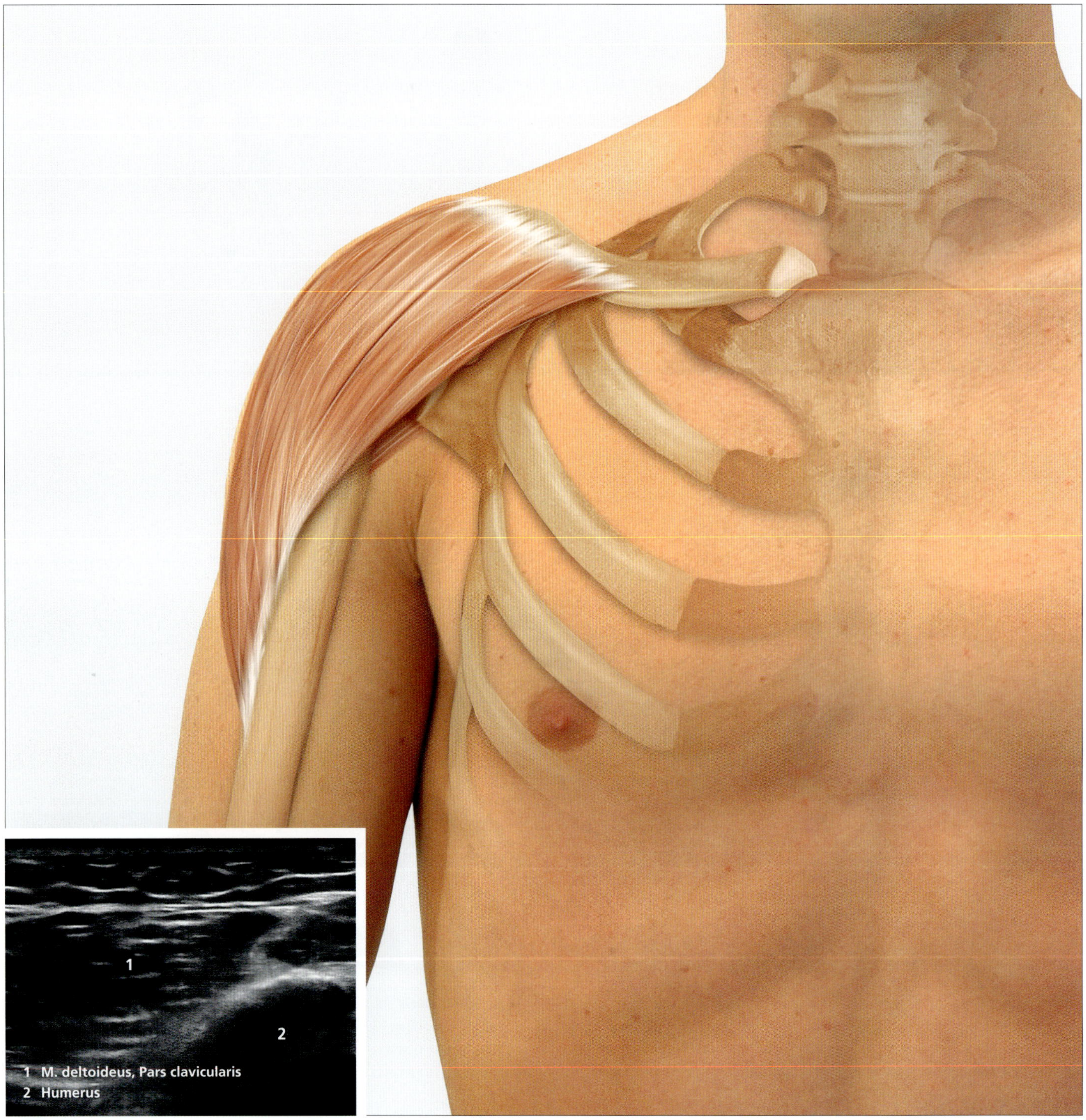

Innervation

Nervus axillaris, C5–C6

Ursprung

Pars acromialis: Acromion

Pars clavicularis: laterales Drittel der Clavicula

Pars spinalis: Unterrand der Spina scapulae

Ansatz

Tuberositas deltoidea des Humerus

Dosierung/Nadel

Xeomin®:	5–50 MU (selten auch höher)
Botox®:	5–50 MU (selten auch höher)
Dysport®:	20–200 MU (selten auch höher)
Injektionstellen:	1–3
Nadel:	20–40 mm/27 Gauge

⚠ Bitte die Hinweise zu den zugelassenen Präparaten, zur Off-Label-Therapie (S. 4 ff.) und die einschlägigen Fachinformationen (S. 276 ff.) berücksichtigen.

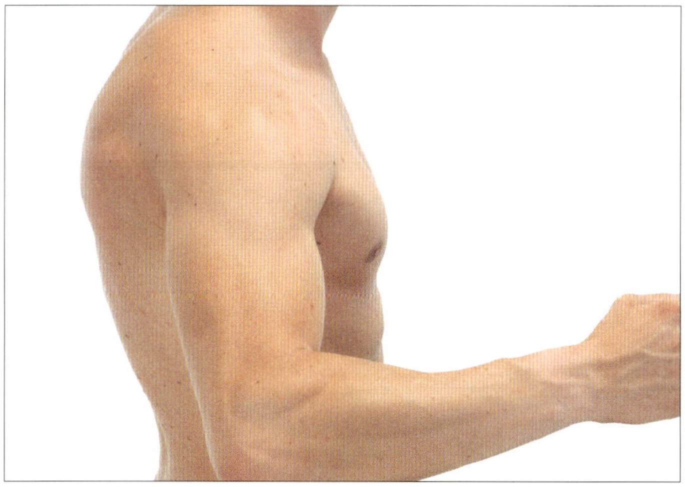

Funktion
Der M. deltoideus ist der kräftigste Abduktor im Schultergelenk und beteiligt sich darüber hinaus mit seinen verschiedenen Anteilen auch an der Ante- und Retroversion sowie an der Innen- und Außenrotation. Beim Tragen schwerer Lasten wirkt der Muskel einer Luxation des Humerus im Schultergelenk nach kaudal entgegen.

Topografische Hinweise
Bei einer Injektion zu weit medial oder zu tief im vorderen Abschnitt (Pars clavicularis) punktiert man den M. coracobrachialis. Noch weiter medial trifft man den M. pectoralis, an dessen lateraler Begrenzung die V. cephalica verläuft.
Bei einer Injektion zu weit medial im hinteren Abschnitt (Pars spinalis) punktiert man den M. teres minor; sticht man hier zu tief, erreicht man den langen Kopf des M. triceps brachii.

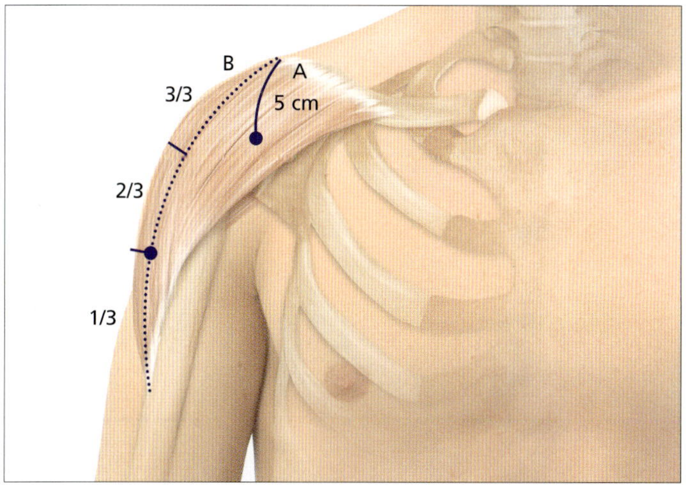

Injektionsschema
Anzahl der Punktionsstellen: eine Stelle je Anteil
Die Injektion erfolgt je nach Funktion gezielt in einen der drei Anteile.

Lokalisationshinweise
A Anteversion – Pars clavicularis: 5 cm distal des anterioren Akromionrandes
B Abduktion – Pars acromialis: nach dem 1. Drittel der Strecke zwischen Acromion und Deltoideusansatz
Pars spinalis: bei abduziertem Arm zwei fingerbreit distal des posterioren Akromionrandes (hier nicht dargestellt)

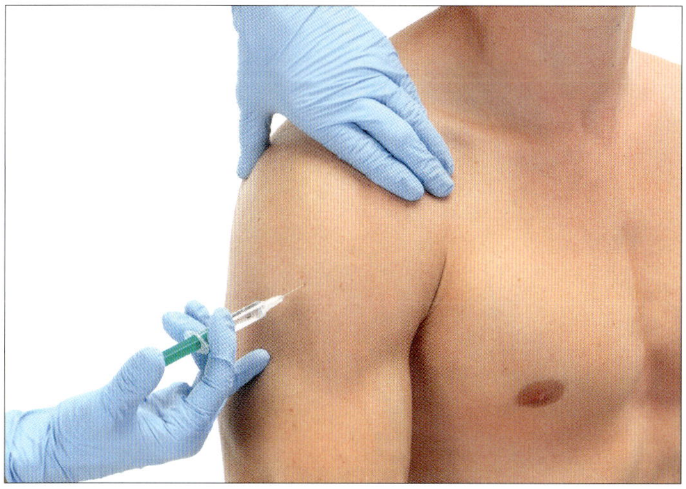

Injektionstechnik
Punktionsstelle – Pars acromialis: nach dem 1. Drittel der Strecke zwischen Acromion und Deltoideusansatz
Stichrichtung: senkrecht zur Haut
Lagerung: Sitz oder Rückenlage mit seitlich anliegendem Oberarm

Klinische Hinweise
Die Kontraktion der Pars acromialis des M. deltoideus wird vom M. supraspinatus unterstützt.
Die Funktion des M. deltoideus, Pars clavicularis, ist nicht sicher von der des M. pectoralis major zu trennen.

Anatomische Varianten wie Verwachsungen mit benachbarten Muskeln, Fehlen der Pars acromialis und Auftreten überzähliger Muskelanteile können vorkommen.

Musculus supraspinatus

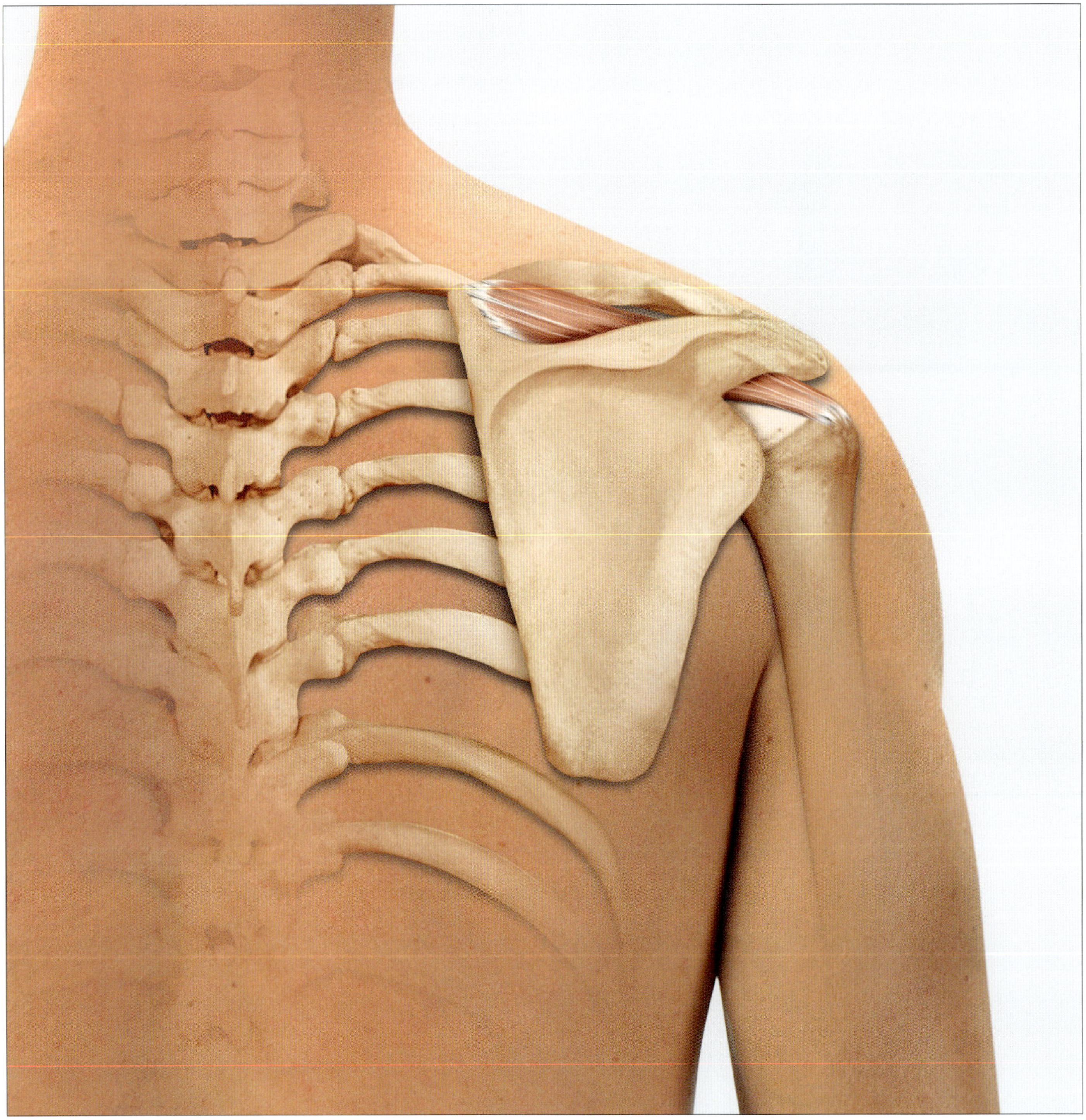

Innervation
Nervus suprascapularis, C4–C6
Ursprung
Fossa supraspinata
Fascia supraspinata
Ansatz
obere Facette des Tuberculum majus

Dosierung/Nadel

Xeomin®:	5–20 MU (selten auch höher)
Botox®:	5–20 MU (selten auch höher)
Dysport®:	20–80 MU (selten auch höher)
Injektionsstellen:	1–2
Nadel:	40 mm/27 Gauge

⚠ Bitte die Hinweise zu den zugelassenen Präparaten, zur Off-Label-Therapie (S. 4 ff.) und die einschlägigen Fachinformationen (S. 276 ff.) berücksichtigen.

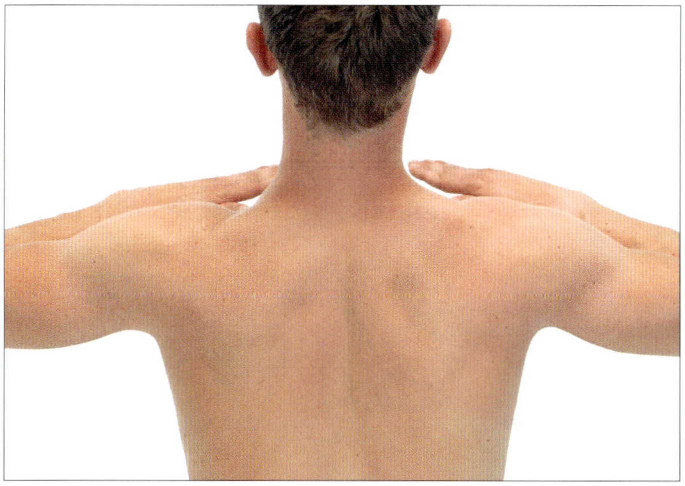

Funktion

Der M. supraspinatus abduziert gemeinsam mit dem M. deltoideus den Arm. Darüber hinaus wirkt er als Kapselspanner und fixiert als Teil der Rotatorenmanschette das Caput humeri in der Fossa glenoidalis.

Topografische Hinweise

Bei einer fälschlichen Punktion außerhalb der Fossa supraspinata kann ein Pneumothorax verursacht werden.
Eine zu oberflächliche Injektion erreicht den über dem M. supraspinatus liegenden M. trapezius.

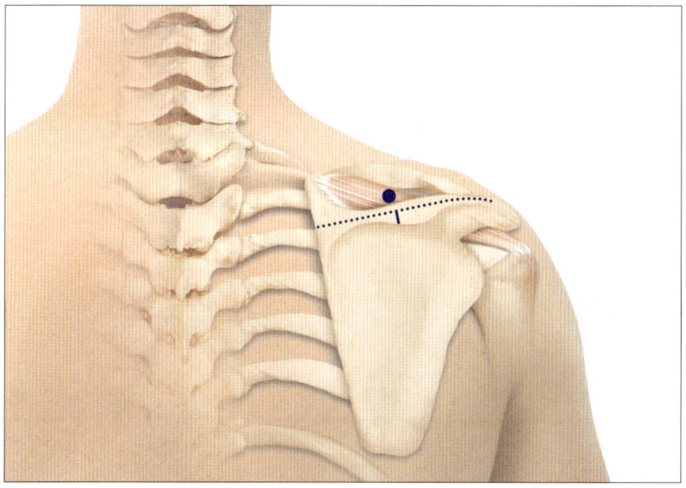

Injektionsschema

Anzahl der Punktionsstellen: 1–2

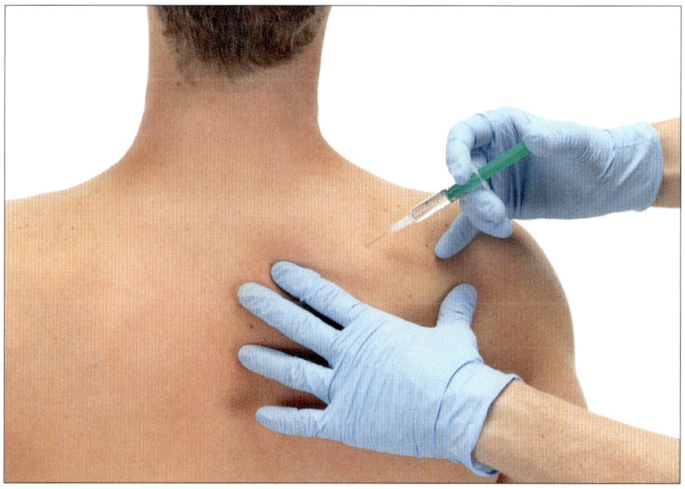

Injektionstechnik

Punktionsstelle: kranial der Mitte der Spina scapulae im Bereich der Fossa supraspinata
Stichrichtung: senkrecht, bis auf die knöcherne Begrenzung der Fossa supraspinata, die Nadel zur Injektion etwas zurückziehen
Lagerung: Sitz oder Bauchlage, in Bauchlage mit seitlich abduziertem Oberarm

Klinische Hinweise

Es ist schwierig, den M. supraspinatus von der Pars acromialis des M. deltoideus zu unterscheiden, da beide dieselbe Bewegung zur selben Zeit ausführen. Zu Beginn der Abduktion ist der M. supraspinatus der aktivere Muskel und zieht den Humeruskopf unter das Acromion.
Bei zunehmender Abduktion besitzt der M. deltoideus einen günstigeren Hebel und kann mehr Kraft entfalten.

Beim Supraspinatussehnensyndrom handelt es sich um einen mit starken Schmerzen einhergehenden chronischen Reizzustand der Supraspinatussehne. Die vom Patienten eingenommene Schonhaltung kann innerhalb weniger Wochen zu einer erheblichen Kapselschrumpfung und einer damit verbundenen Einschränkung der Gelenkbeweglichkeit führen.

Musculus infraspinatus

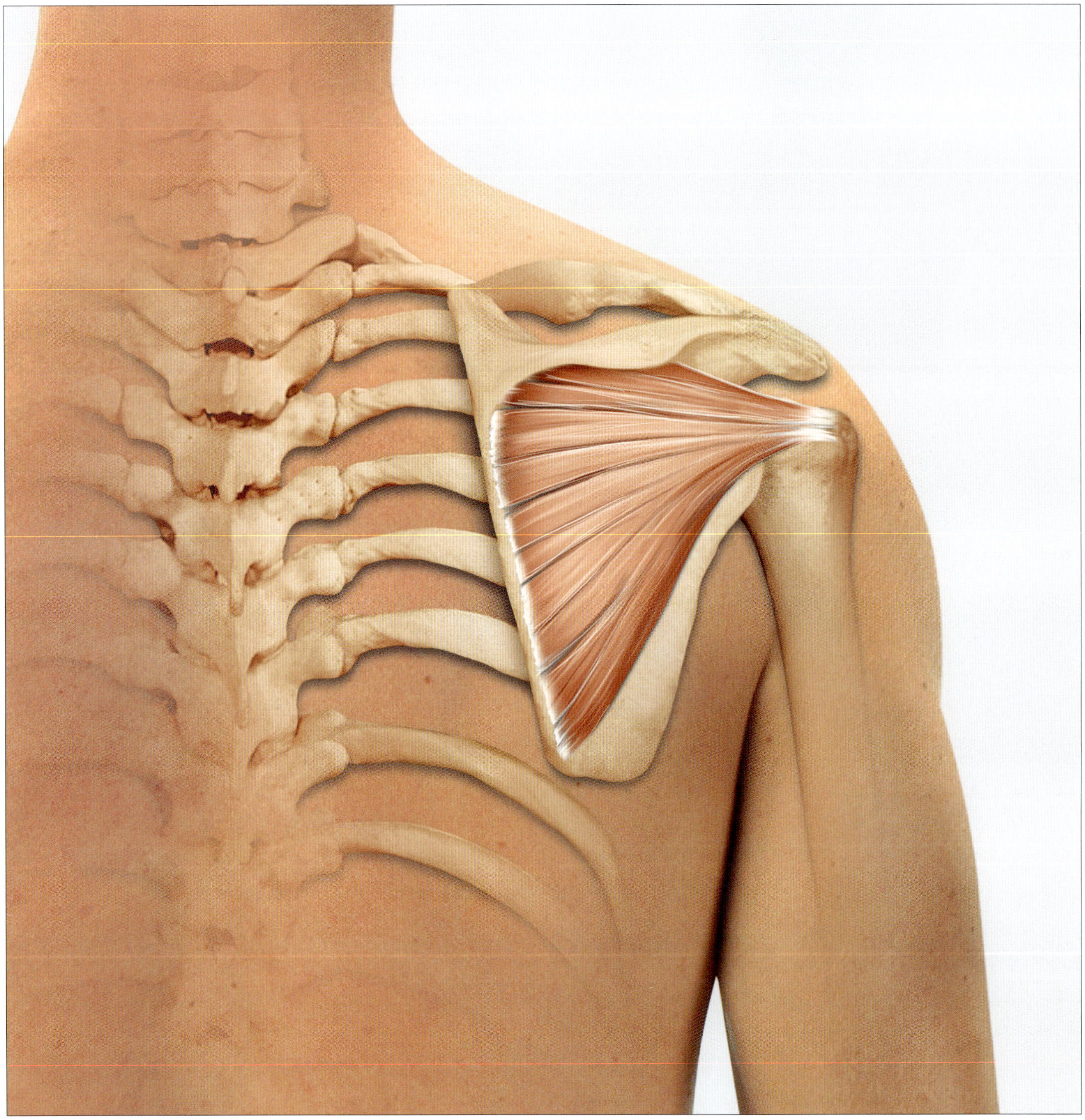

Innervation
Nervus suprascapularis, C5–C6

Ursprung
Fossa infraspinata
kaudaler Rand der Spina scapulae
Fascia infraspinata

Ansatz
mittlere Facette des Tuberculum majus humeri

Dosierung/Nadel

Xeomin®:	5–40 MU
Botox®:	5–40 MU
Dysport®:	20–140 MU
Injektionsstellen:	1–3
Nadel:	40 mm/27 Gauge

⚠ Bitte die Hinweise zu den zugelassenen Präparaten, zur Off-Label-Therapie (S. 4 ff.) und die einschlägigen Fachinformationen (S. 276 ff.) berücksichtigen.

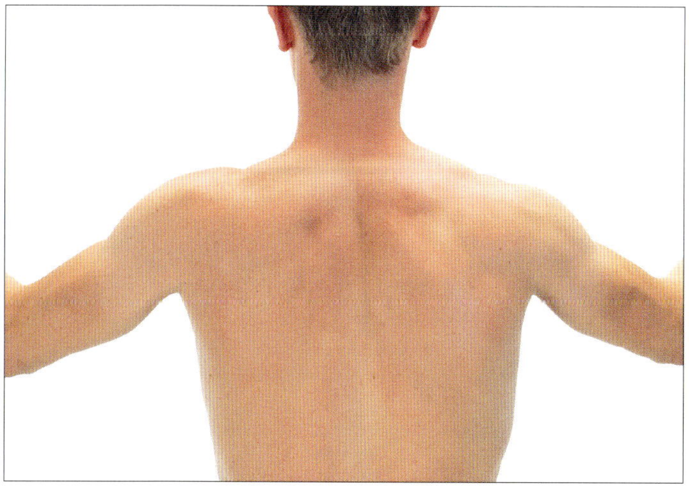

Funktion

Der M. infraspinatus führt eine kräftige Außenrotation durch, insbesondere in der Schlussphase der Abduktion, wenn das Tuberculum majus so auswärts gedreht werden muss, dass es die Weiterführung der Abduktion nicht durch seinen Anschlag an die Fornix humeri behindert. Er abduziert den Oberarm mit seinem kranialen Anteil und adduziert mit seinen kaudalen Fasern.

Topografische Hinweise

Die Gefahr eines Pneumothorax ist anhand der Orientierung am Schulterblatt gering.

Eine zu oberflächliche Injektion kann den M. trapezius erreichen. Kaudale Injektion kann den M. latissimus dorsi und laterale Injektion den hinteren Anteil des M. deltoideus fälschlicherweise erreichen.

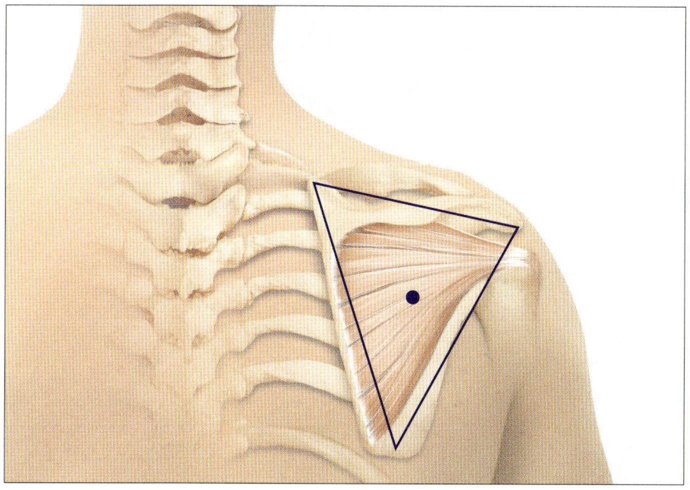

Injektionsschema

Anzahl der Punktionsstellen: 1–3

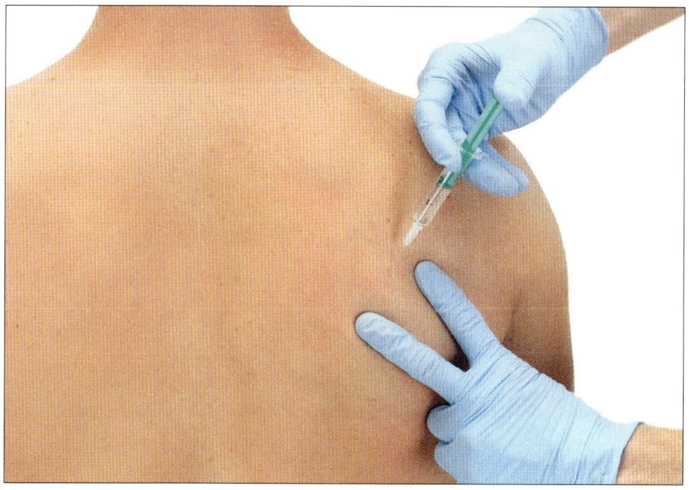

Injektionstechnik

Punktionsstelle: in der Mitte eines Dreiecks, das aus den Eckpunkten des Schulterblatts (Acromion, Angulus sup. und Angulus inf.) gebildet wird; bzw. in der Mitte der Fossa infraspinata

Stichrichtung: senkrecht, bis auf die knöcherne Begrenzung der Fossa infraspinata, die Nadel zur Injektion etwas zurückziehen

Lagerung: Sitz oder Bauchlage, in Bauchlage mit seitlich abduziertem und außenrotiertem Oberarm

Klinische Hinweise

Der M. teres minor, der M. infraspinatus und die Pars spinalis des M. deltoideus sind bei der Untersuchung nur sehr schwer zu unterscheiden. Häufig ist der M. infraspinatus mit dem M. teres minor verwachsen.

Der M. infraspinatus ist Teil der Rotatorenmanschette.

2

Musculus latissimus dorsi

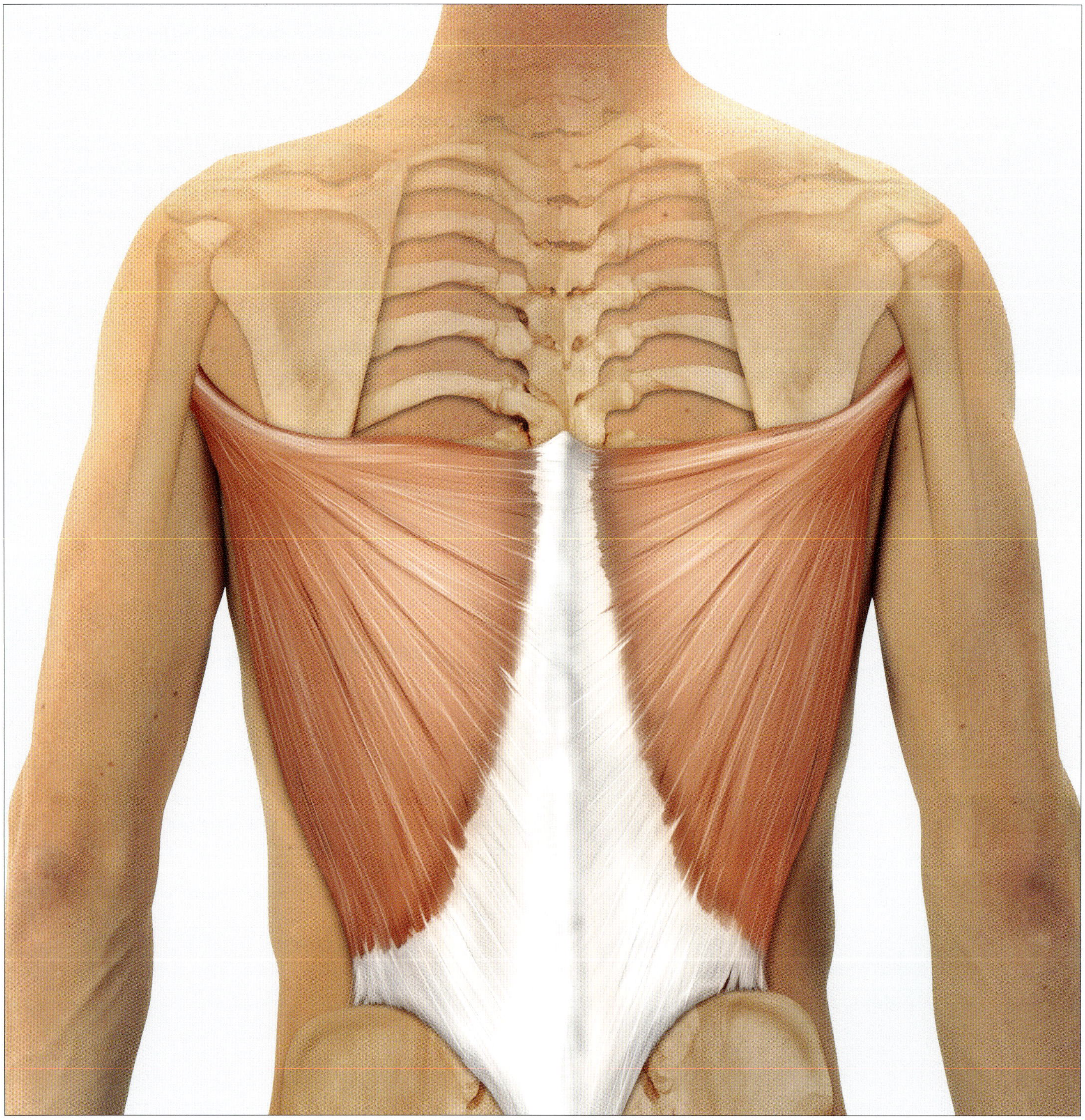

Innervation
Nervus thoracodorsalis, C6–C8
Ursprung
Fascia thoracolumbalis
Ligamentum supraspinale
dorsales Drittel der Crista iliaca
9.–12. Rippe
Angulus inferior scapulae (kleiner Anteil)
Ansatz
Crista tuberculi minoris

Dosierung/Nadel

Xeomin®:	20–100 MU (selten auch höher)
Botox®:	20–100 MU (selten auch höher)
Dysport®:	80–400 MU (selten auch höher)
Injektionsstellen:	1–3
Nadel:	20–40 mm/27 Gauge

⚠ Bitte die Hinweise zu den zugelassenen Präparaten, zur Off-Label-Therapie (S. 4 ff.) und die einschlägigen Fachinformationen (S. 276 ff.) berücksichtigen.

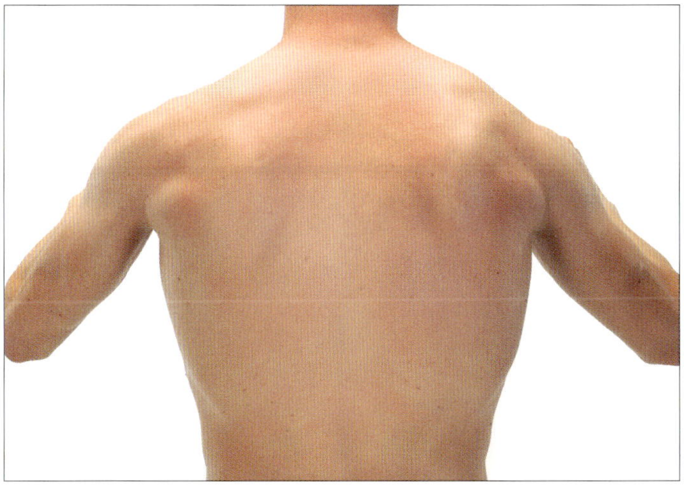

Funktion

Der M. latissimus dorsi retrovertiert, adduziert und innenrotiert den Humerus im Schultergelenk. Er verschiebt die Scapula auf dem Brustkorb nach kaudal, indirekt über das Schultergelenk und direkt über den kleinen Ursprung auf dem unteren Skapulawinkel. Seine Wirkung auf die Wirbelsäule wird hier vernachlässigt.

Topografische Hinweise

Im Bereich der hinteren Axillarlinie liegt der M. teres major direkt oberhalb des M. latissimus dorsi.

Im Bereich des unteren Skapulawinkels können kranial und kaudal die Mm. teres major et minor getroffen werden.

Sticht man zu nah am Skapularand, kann bei zu tiefem Einstich theoretisch auch ein Pneumothorax entstehen.

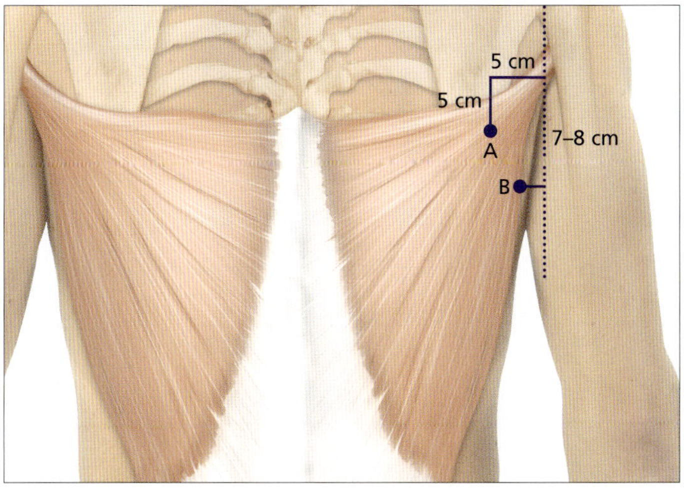

Injektionsschema

Anzahl der Punktionsstellen: meist eine Stelle

Anmerkung: Die möglichen Injektionsstellen korrelieren nicht mit der Größe des Muskels. Meist erfolgt eine Injektion in den kranialen Anteilen des Muskels.

Nur in seltenen Fällen werden auch andere Stellen punktiert.

Lokalisationshinweise

A: im Bereich des Angulus inferior der Scapula, 5 cm medial und 5 cm kaudal der Achselfalte

B: im Bereich der hinteren Axillarlinie (gepunktet), 7–8 cm unterhalb der Axillarfalte

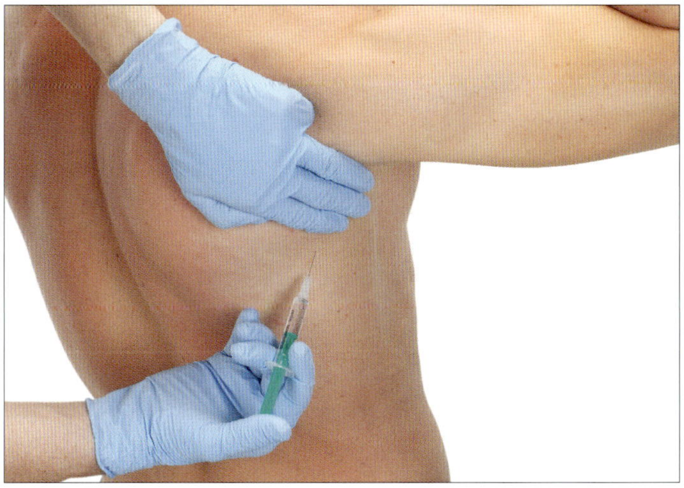

Injektionstechnik

Punktionsstelle: hier im Bereich der hinteren Axillarlinie (gepunktet), 7–8 cm unterhalb der Axillarfalte

Stichrichtung: senkrecht zur Haut

Lagerung: Sitz oder Bauchlage mit flektiertem Oberarm

Klinische Hinweise

Der M. latissimus dorsi bildet die hintere Achselfalte. Er ist ein wichtiger Muskel, um Gehhilfen benutzen zu können oder für jede Tätigkeit, bei der der Rumpf in Richtung der Arme gezogen wird (Klettern usw.).

Eine Verkürzung des Muskels behindert die Elevation des Arms bei Flexion und Abduktion im Schultergelenk. Dies wird häufig beobachtet bei Skoliose, Kyphose oder längerem Gebrauch von Gehhilfen.

Der Muskel wird bei forcierter Exspiration (Husten, Niesen) und bei tiefer Inspiration, bei zugleich festgestellten Armen, benötigt.

Bei chronisch-obstruktiven Lungenkrankheiten hypertrophiert oft der laterale Rand des M. latissimus dorsi („Hustenmuskel").

Musculus teres major

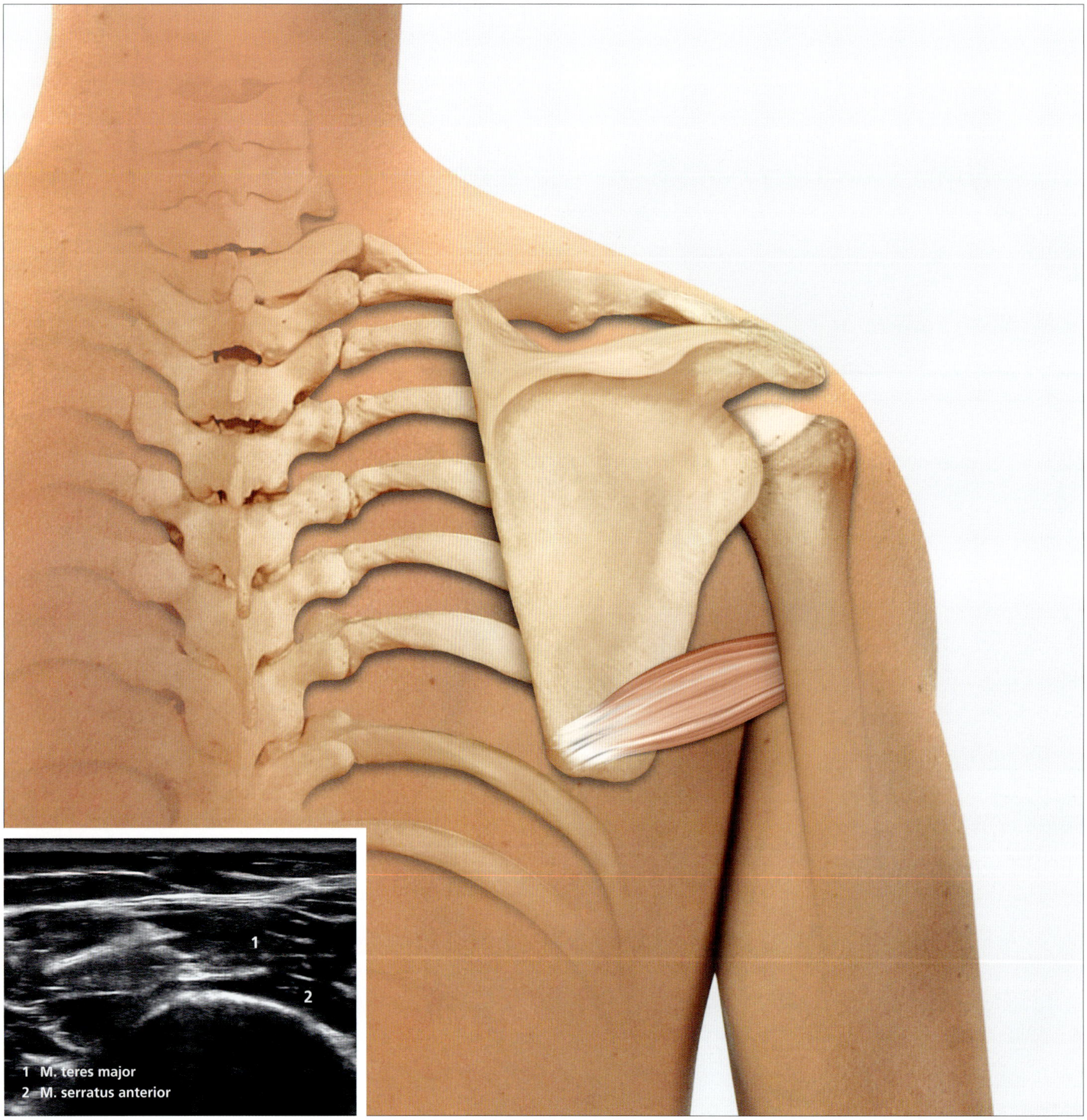

Innervation
Nervus thoracodorsalis, C5–C7
Ursprung
dorsale Fläche des Angulus inferior scapulae und angrenzender Teil der Margo lateralis scapulae
Ansatz
Crista tuberculi minoris humeri

Dosierung/Nadel

Xeomin®:	5–40 MU
Botox®:	5–40 MU
Dysport®:	20–150 MU
Injektionsstellen:	1–2
Nadel:	40 mm/27 Gauge

⚠ Bitte die Hinweise zu den zugelassenen Präparaten, zur Off-Label-Therapie (S. 4 ff.) und die einschlägigen Fachinformationen (S. 276 ff.) berücksichtigen.

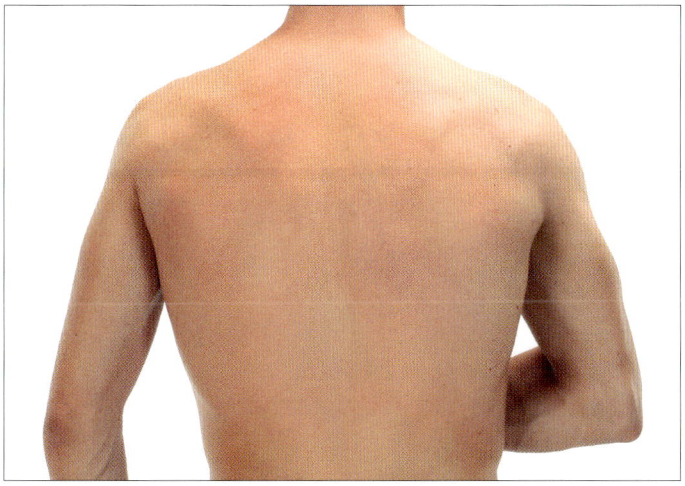

Funktion

Der M. teres major adduziert den Oberarm und rotiert ihn nach innen. Er retrovertiert den Humerus aus der Anteversion in die Neutralstellung zurück. Die Funktion des M. teres major kommt besonders gut zur Wirkung, wenn der Arm vorher in Anteversion und leichter Adduktion ist.

Topografische Hinweise

Am kaudalen Rand lassen sich M. teres major und M. latissimus dorsi nur schwer abgrenzen und können sogar verschmolzen sein. Injiziert man zu weit kaudal, kann der M. serratus anterior getroffen werden.
Zu tiefer Einstich kann die Verletzung von Gefäßen und Nerven verursachen und einen Pneumothorax auslösen.

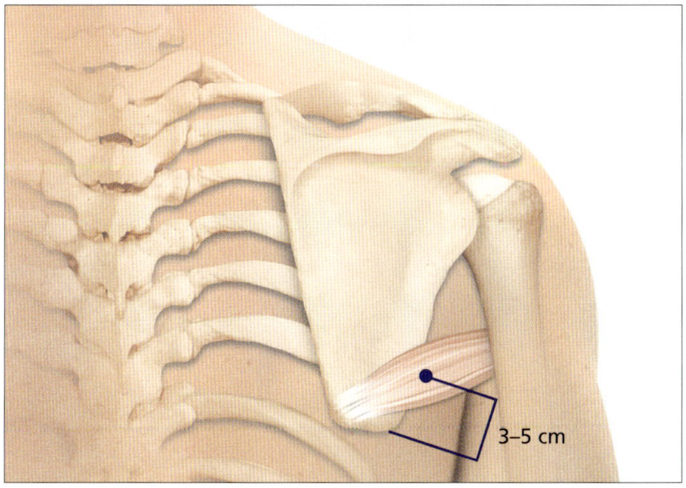

Injektionsschema

Anzahl der Punktionsstellen: 1–2, meistens genügt eine Stelle

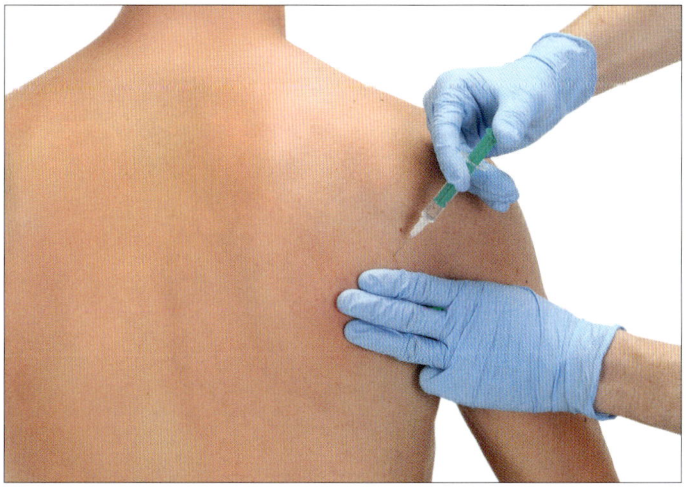

Injektionstechnik

Punktionsstelle: am lateralen Skapularand, 3–5 cm kranial des Angulus inferior scapulae
Stichrichtung: senkrecht zur Haut bzw. im Faserverlauf
Lagerung: Sitz oder Bauchlage mit gestrecktem und innenrotiertem Oberarm

2

Klinische Hinweise

Das Palpieren des M. teres major ist wegen des darüberliegenden M. latissimus dorsi manchmal nicht durchführbar. Er kann mit diesem verschmolzen sein und auch manchmal fehlen.

Die Funktion der beiden Muskeln ist sehr ähnlich.

Musculus biceps brachii

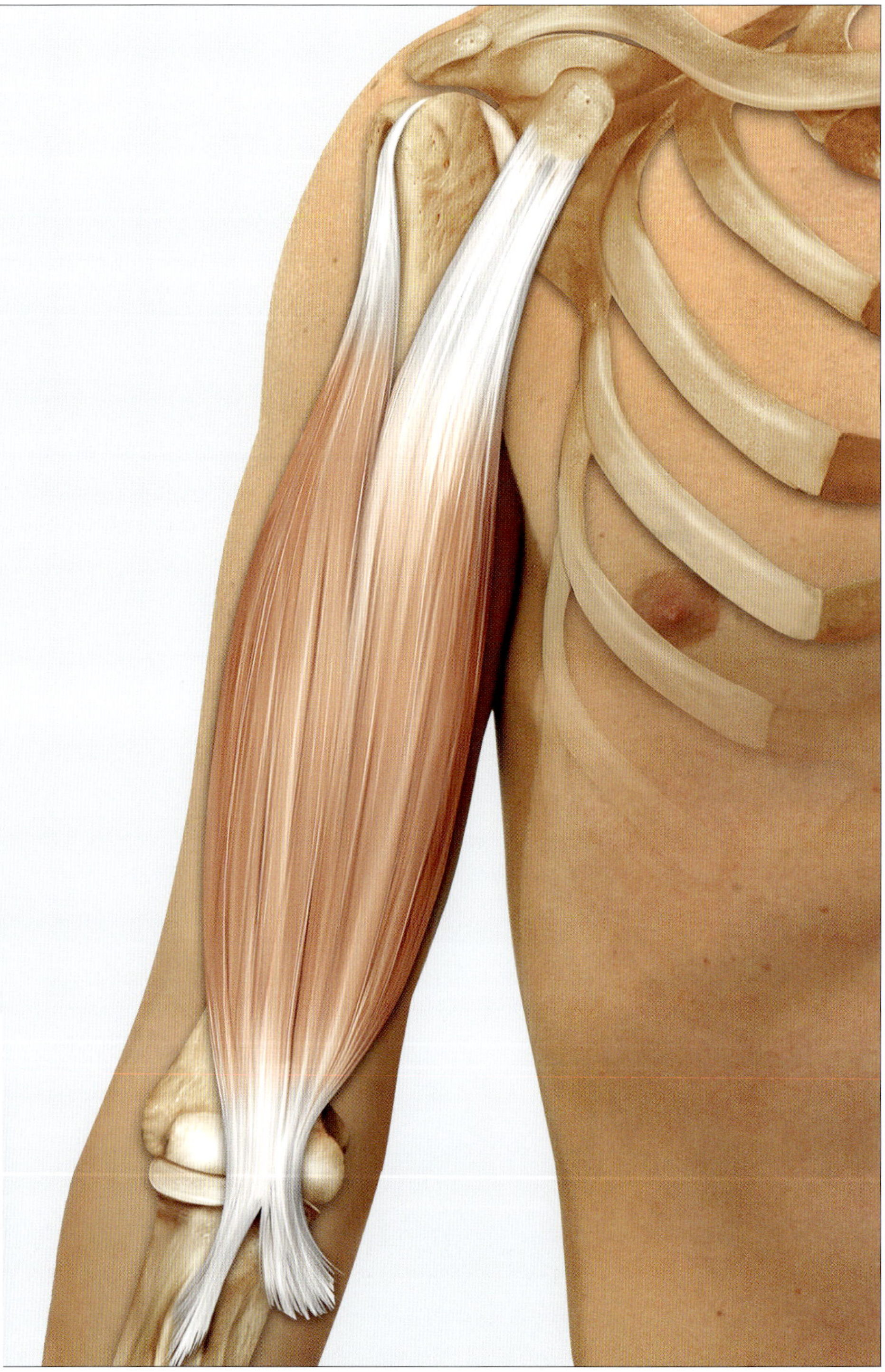

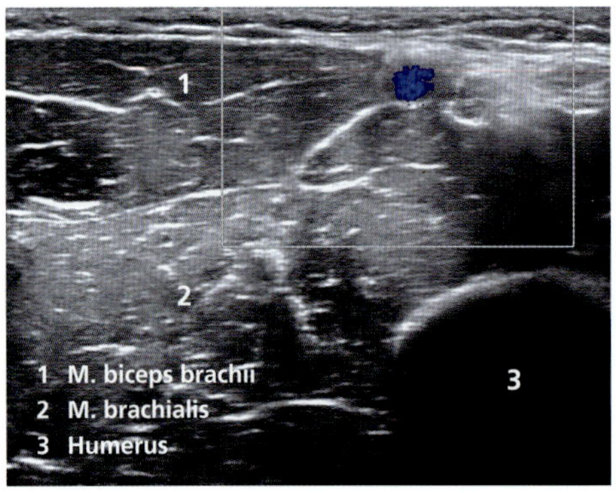

Innervation

Nervus musculocutaneus, C5–C6

Ursprung

Caput longum: Tuberculum supraglenoidale scapulae

Caput breve: Processus coracoideus scapulae

Ansatz

Tuberositas radii und über die Aponeurose des M. biceps brachii an der Faszie des Unterarms

Dosierung/Nadel

Xeomin®:	20–80 MU (selten auch höher)
Botox®:	20–80 MU (selten auch höher)
Dysport®:	60–300 MU (selten auch höher)
Injektionsstellen:	2–4
Nadel:	40 mm/27 Gauge

⚠ Bitte die Hinweise zu den zugelassenen Präparaten, zur Off-Label-Therapie (S. 4 ff.) und die einschlägigen Fachinformationen (S. 276 ff.) berücksichtigen.

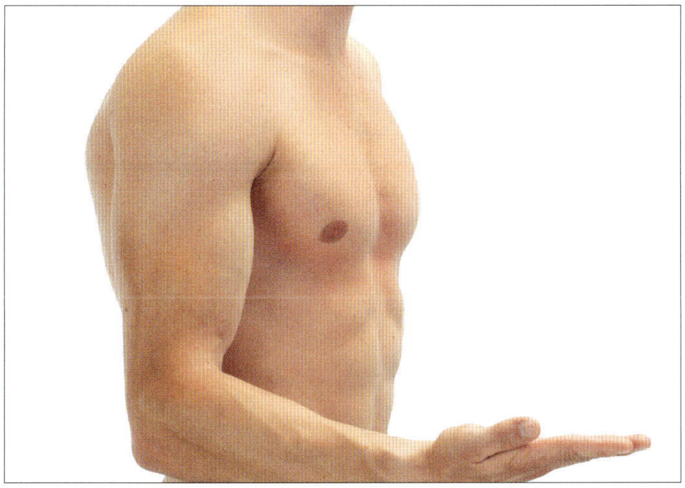

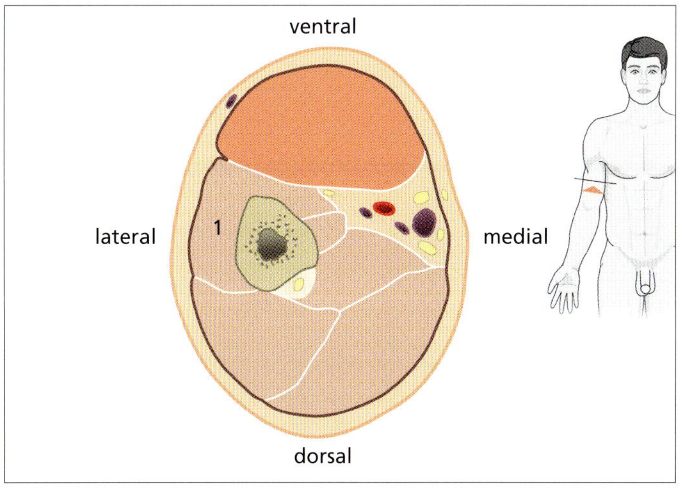

Funktion
Der M. biceps führt die Flexion und die Supination im Ellenbogengelenk durch. Ferner führt er zum einen mit seinen beiden Köpfen im Schultergelenk die Anteversion aus, zum anderen bewirkt er mit dem langen Kopf auch eine Abduktion, insbesondere in außenrotierter Stellung. Die Sehne des langen Kopfes sichert das Schultergelenk zusätzlich zu den Muskeln der Rotatorenmanschette.

Topografische Hinweise
Der Muskel ist gut zu tasten und abzugrenzen. Bei zu tiefer Injektion trifft man auf den M. brachialis (1).

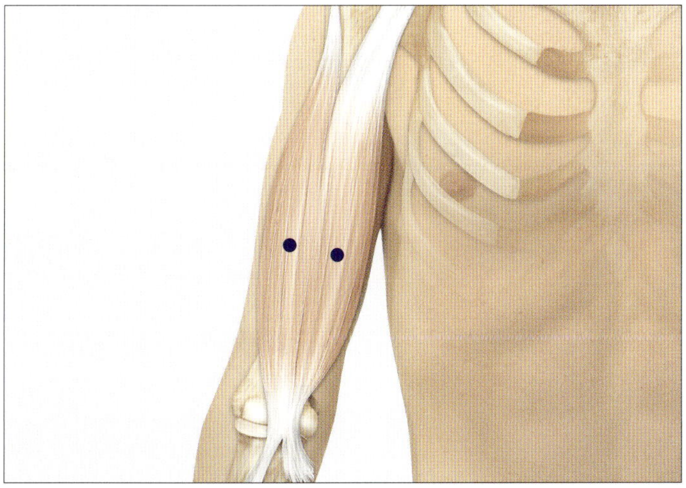

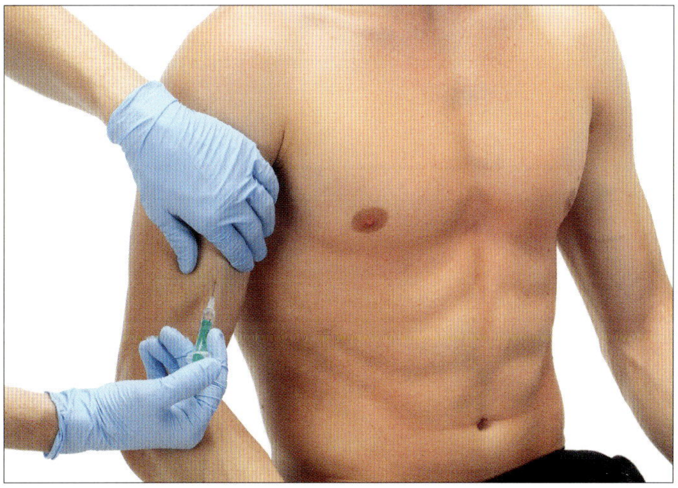

Injektionsschema
Anzahl der Punktionsstellen: je nach Dosis und Indikation 2–4, in der Regel zwei Stellen. Die motorischen Endplattenregionen liegen relativ mittig.

Injektionstechnik
Punktionsstelle: in die Mitte des Muskelbauchs, die Einstichtiefe richtet sich nach dem Muskeldurchmesser
Stichrichtung: senkrecht bzw. im Faserverlauf
Lagerung: Sitz oder Rückenlage mit leicht flektiertem und supiniertem Arm

Klinische Hinweise
Bei der Injektion ist immer zu berücksichtigen, dass der M. biceps brachii nicht der einzige Beuger ist und zusätzlich auch weitere Funktionen hat (zweigelenkiger Muskel). Er ist immer in der Funktionskette mit den anderen Beugern zu sehen. In Pronationsstellung entfaltet der M. biceps brachii nur wenig Kraft.

Bei Injektionen ist zu beachten, dass auch die Funktion der anderen Armmuskeln beeinflusst wird.
Eine alleinige Behandlung des M. biceps brachii ist selten notwendig und sinnvoll.
Die Dosierung wird in vielen Empfehlungen zu hoch angegeben.

Musculus brachialis

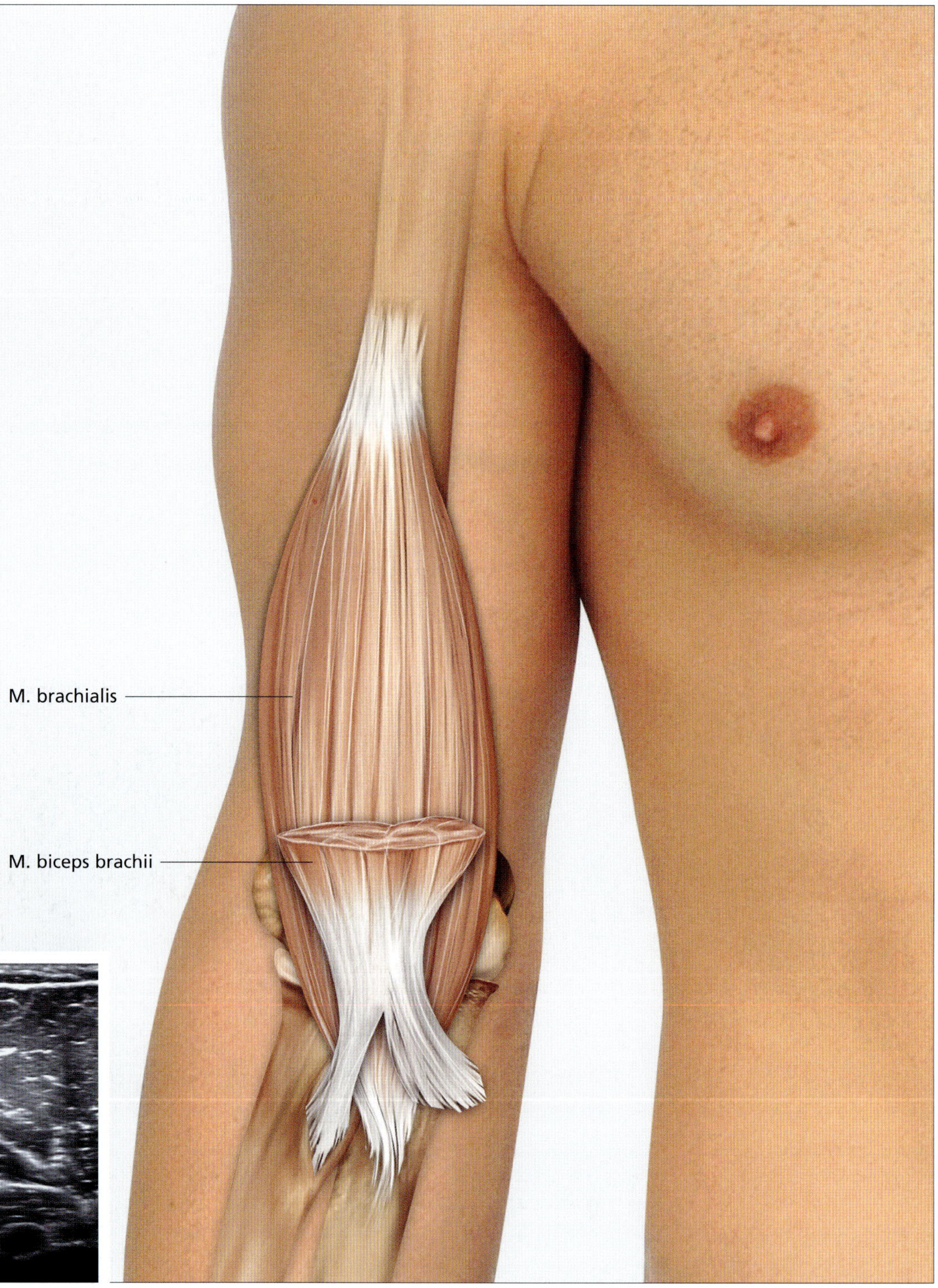

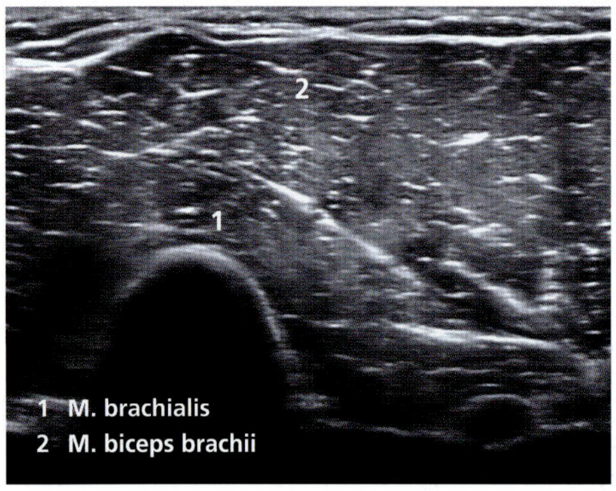

Innervation

Nervus musculocutaneus, C5–C7

Nervus radialis, C5–C6

Ursprung

distale zwei Drittel der ventralen Fläche des Humerus

intermuskuläres Septum zwischen M. brachialis und M. triceps brachii

Ansatz

Tuberositas ulnae

Processus coronoideus ulnae

Dosierung/Nadel

Xeomin®:	20–60 MU (selten auch höher)
Botox®:	20–60 MU (selten auch höher)
Dysport®:	60–200 MU (selten auch höher)
Injektionsstellen:	1–2
Nadel:	40 mm/27 Gauge

⚠ Bitte die Hinweise zu den zugelassenen Präparaten, zur Off-Label-Therapie (S. 4 ff.) und die einschlägigen Fachinformationen (S. 276 ff.) berücksichtigen.

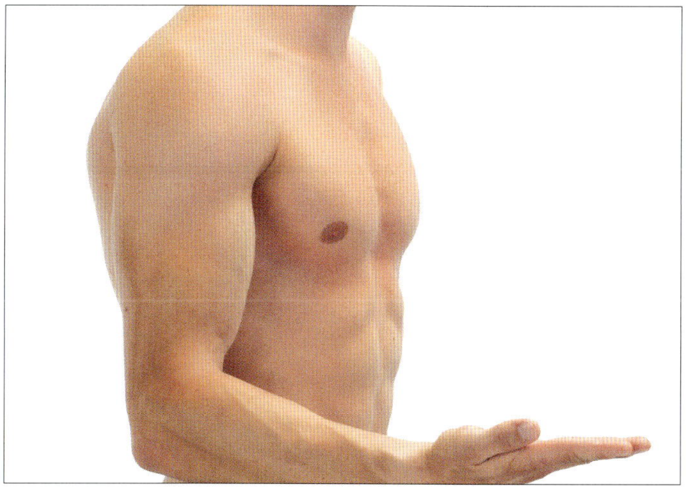

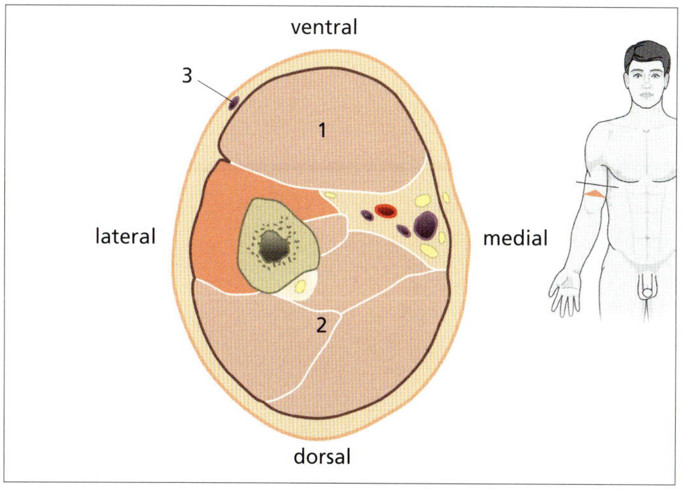

Funktion
Der M. brachialis ist der wichtigste Beuger im Ellenbogengelenk. Durch seinen Ansatz an der Ulna hat er keine Wirkung auf die Radioulnargelenke. Die Funktionsprüfung erfolgt in Supinationsstellung. Da er ein eingelenkiger Muskel ist, kann seine Funktion leichter untersucht werden als die des M. biceps brachii.

Topografische Hinweise
Eine Fehlinjektion in den M. biceps brachii (1) kann vermieden werden, indem man diesen nach medial schiebt. Zu weit dorsal angesetzt, kann eine Injektion oder Diffusion in den M. triceps brachii (2) erfolgen. Theoretisch ist die Punktion der ventrolateral lokalisierten und häufig gut sichtbaren V. cephalica möglich (3).

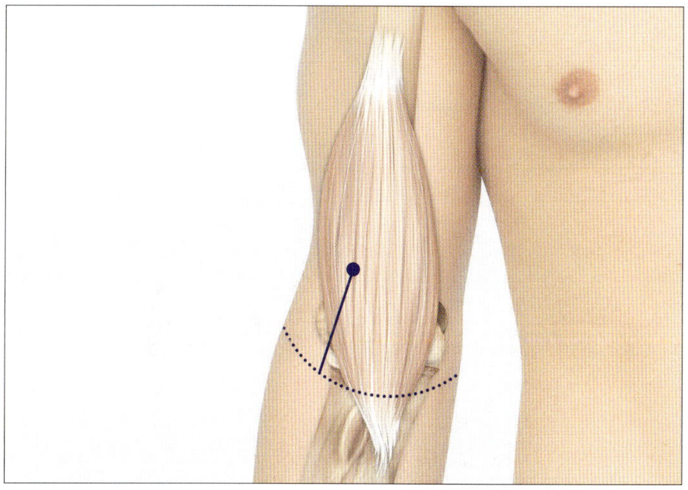

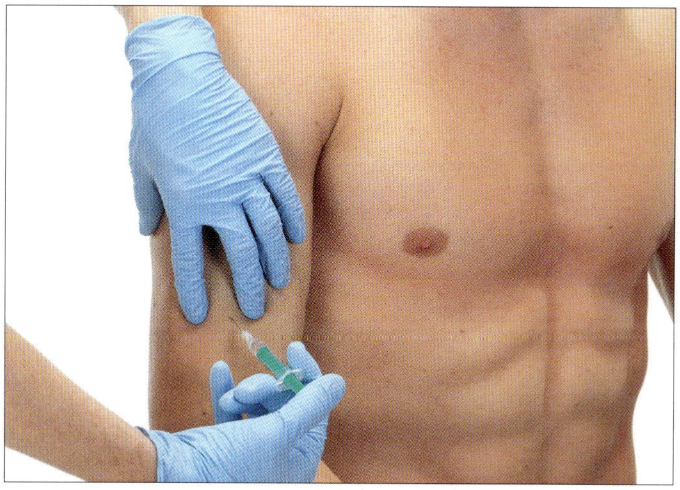

Injektionsschema
Anzahl der Punktionsstellen: je nach Dosis und Indikation 1–2, in der Regel eine Stelle. Die motorischen Endplattenregionen liegen relativ mittig.

Injektionstechnik
Punktionsstelle: 3–4 cm proximal der Ellenbogenbeugefalte und lateral der Bizepssehne. Die Einstichtiefe richtet sich nach dem Muskeldurchmesser.
Stichrichtung: senkrecht bzw. im Faserverlauf
Lagerung: Sitz oder Rückenlage, in Rückenlage mit leicht flektiertem Ellenbogen

Klinische Hinweise
Der M. brachialis ist bei einer Beugespastik des Arms häufig mitzubehandeln. Ungerechtfertigter Weise wird in der Praxis oft nur dem M. biceps brachii Beachtung geschenkt.
Bei einer zu frühen Nachinjektion, d. h. bei noch vorhandener Restwirkung, ist die Punktion schwierig, da der Muskel schlecht zu tasten ist.

Die Gesamtdosis ist limitiert und daher kann bei einer ausgeprägten Beugespastik häufig nicht die notwendige Dosis injiziert werden. Stattdessen wird die mögliche Gesamtdosis anteilig auf die Beuger verteilt. Da er auch das Gelenk stabilisiert, sollte die Dosis nicht zu hoch gewählt werden.

Musculus brachioradialis

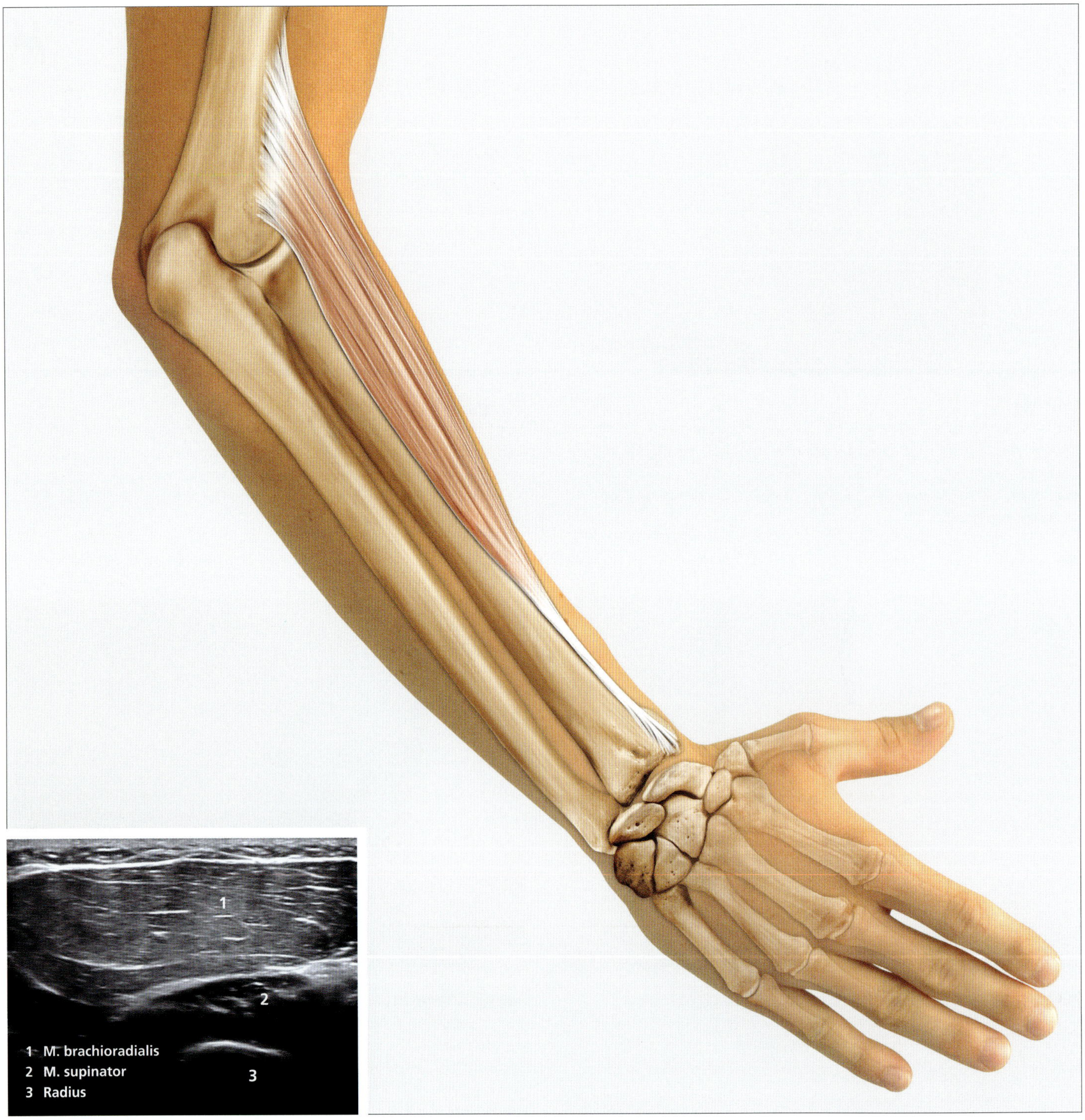

Innervation

Nervus radialis, C5–C6

Ursprung

Crista supracondylaris lateralis humeri

Septum intermusculare brachii laterale

Ansatz

laterale Fläche des Radius, proximal der Basis des Processus styloideus radii

Dosierung/Nadel

Xeomin®:	20–80 MU (selten auch höher)
Botox®:	20–80 MU (selten auch höher)
Dysport®:	50–300 MU (selten auch höher)
Injektionsstellen:	1–3
Nadel:	40 mm/27 Gauge

⚠ Bitte die Hinweise zu den zugelassenen Präparaten, zur Off-Label-Therapie (S. 4 ff.) und die einschlägigen Fachinformationen (S. 276 ff.) berücksichtigen.

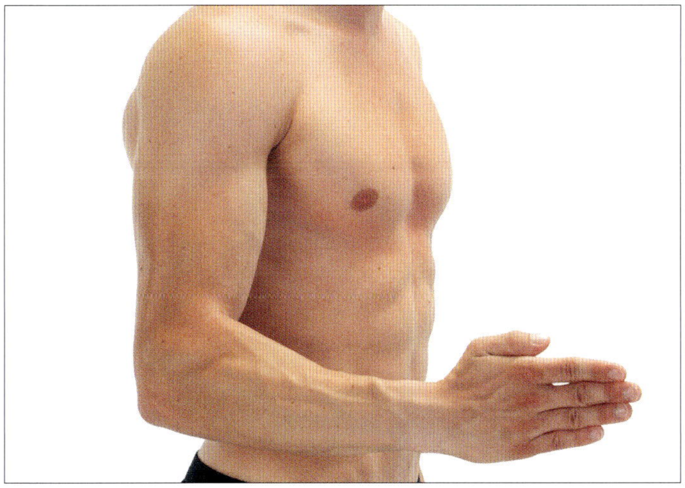

Funktion
Der M. brachioradialis beugt im Ellenbogengelenk und führt darüber hinaus aus der extremen Pronations- und Supinationsstellung jeweils wieder in die Mittelstellung zurück.
Die Funktion wird überprüft, indem der Arm in Mittelstellung gebeugt wird (Daumen nach oben).

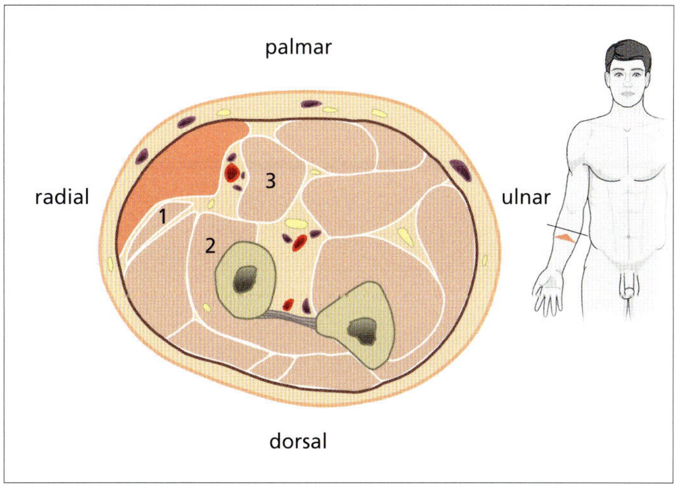

Topografische Hinweise
Bei zu weit radialem Einstich punktiert man den M. extensor carpi radialis longus (1); bei zu tiefem Einstich den M. supinator (2); bei zu weit ulnarer Injektion den M. pronator teres (3).

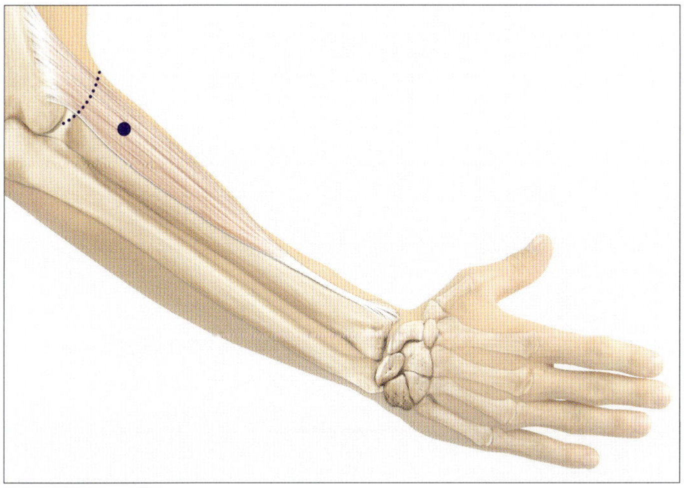

Injektionsschema
Anzahl der Punktionsstellen: je nach Dosis und Indikation 1–3

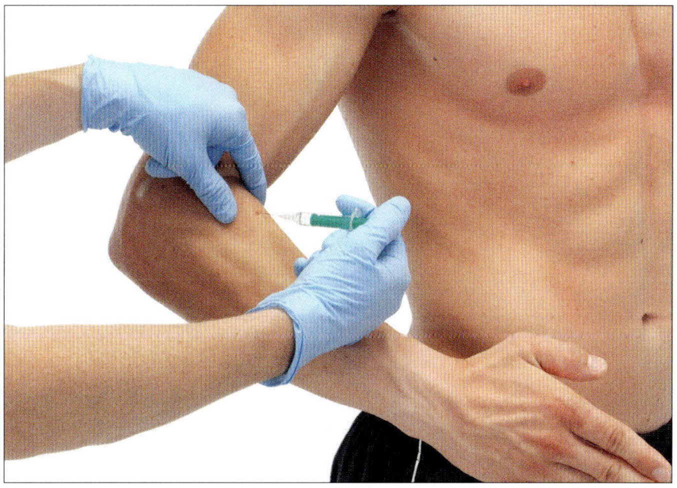

Injektionstechnik
Punktionsstelle: 2–3 cm distal der Ellenbogenbeugefalte in den Muskelbauch. Die Einstichtiefe richtet sich nach dem Muskeldurchmesser.
Stichrichtung: senkrecht bzw. im Faserverlauf
Lagerung: Sitz oder Rückenlage mit leicht flektiertem Ellenbogen in Pro-/Supinations-Nullstellung

Klinische Hinweise
Die drei Flexoren im Ellenbogengelenk müssen immer gemeinsam gesehen werden. Der M. brachioradialis ist an der Pronation, der M. biceps brachii an der Supination stärker beteiligt.
Bei der Behandlung ist die Dosis entsprechend dem klinischen Bild zu verteilen. Häufig wird die Dosis für den M. brachioradialis im Vergleich zum M. biceps brachii zu gering gewählt.

Der M. brachioradialis gilt als einfach zu punktierender Muskel, wobei die Abgrenzung zu benachbarten Muskeln schwieriger ist als oft angenommen.

Musculus triceps brachii

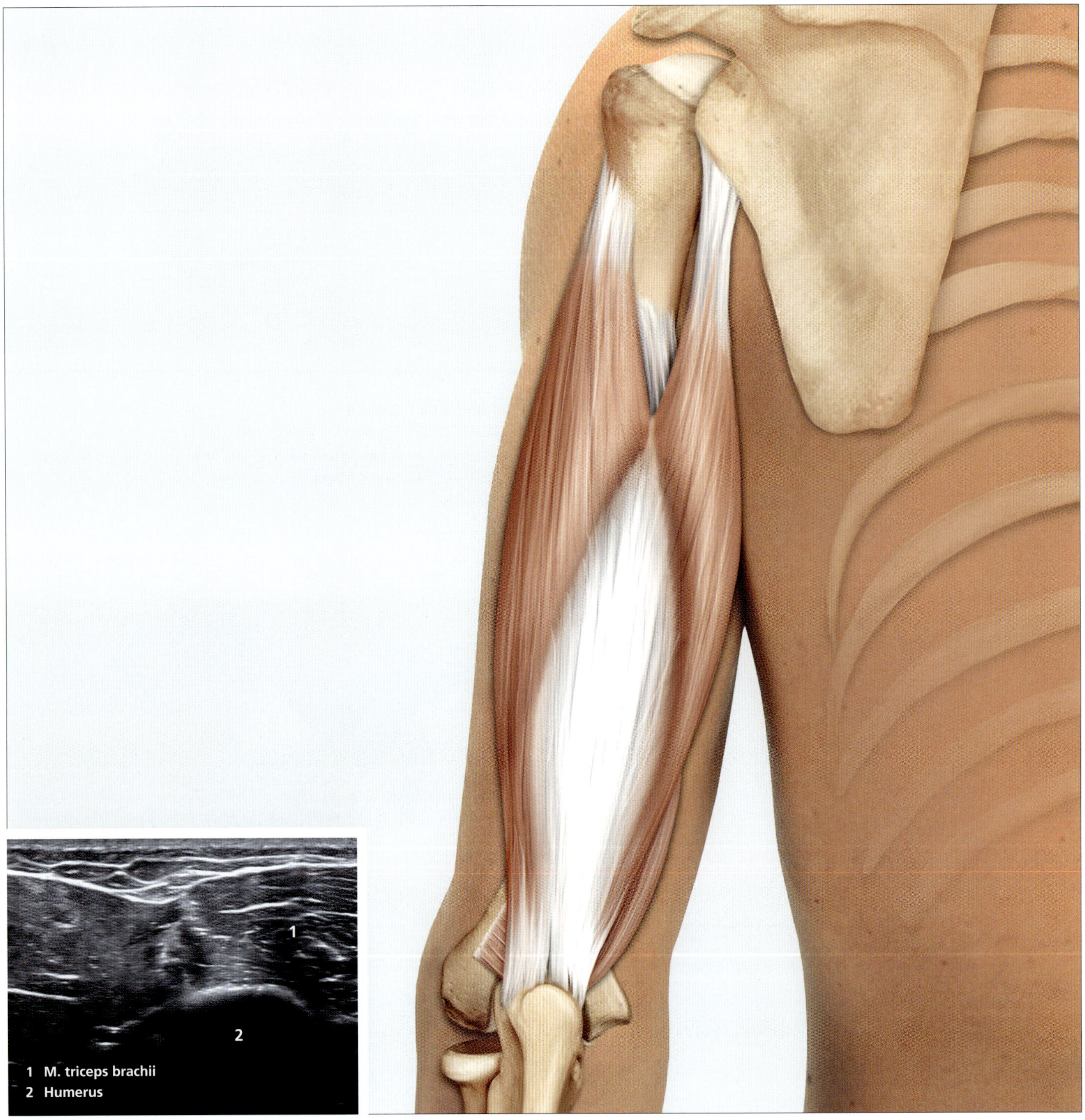

Innervation

Nervus radialis, C6–C8

Ursprung

Caput longum:	Tuberculum infraglenoidale scapulae
Caput laterale:	dorsolaterale Humerusfläche, lateral des Sulcus nervi radialis
Caput mediale:	dorsomediale distale zwei Drittel des Humerus, medial des Sulcus nervi radialis und dorsal des Septum intermusculare mediale

Ansatz

Olecranon

Hinterwand der Gelenkkapsel

Dosierung/Nadel

Xeomin®:	30–100 MU (selten auch höher)
Botox®:	30–100 MU (selten auch höher)
Dysport®:	100–400 MU (selten auch höher)
Injektionsstellen:	meist 3
Nadel:	40 mm/27 Gauge

Bitte die Hinweise zu den zugelassenen Präparaten, zur Off-Label-Therapie (S. 4 ff.) und die einschlägigen Fachinformationen (S. 276 ff.) berücksichtigen.

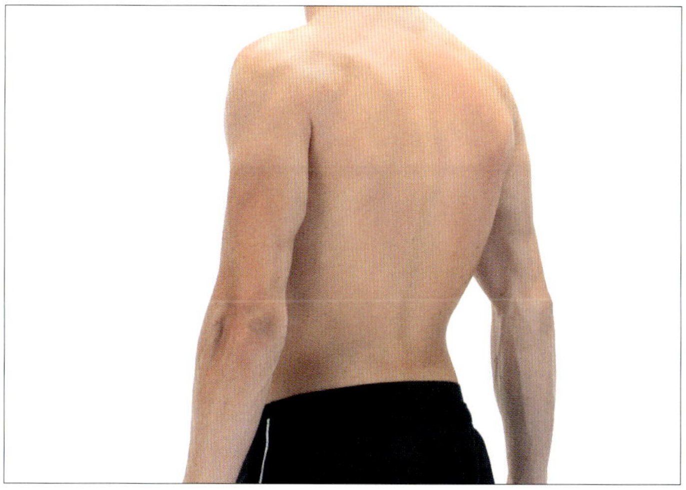

Funktion
Der M. triceps brachii streckt den Arm im Ellenbogengelenk kraftvoll, etwa bei Liegestützen. Der lange Kopf hat zusätzlich eine adduzierende Wirkung im Schultergelenk.

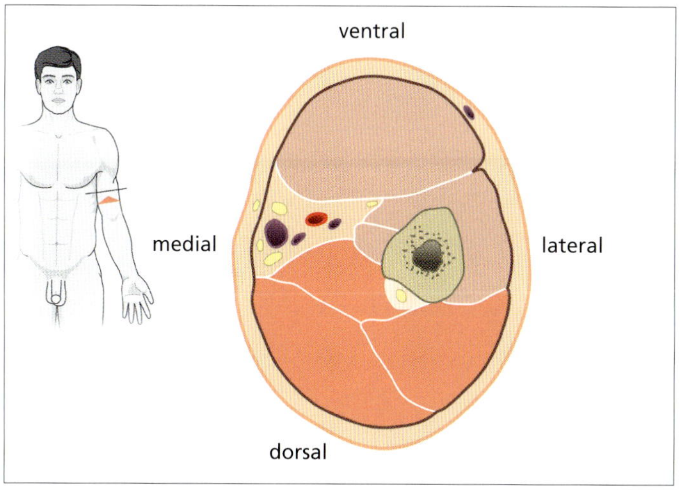

Topografische Hinweise
Schwierig ist die Differenzierung und die gezielte Punktion der drei Köpfe des Muskels. Ferner besteht die Gefahr, zwischen die einzelnen Muskelköpfe zu injizieren. Bei zu ventraler oder proximaler Injektion kann der M. deltoideus punktiert werden.

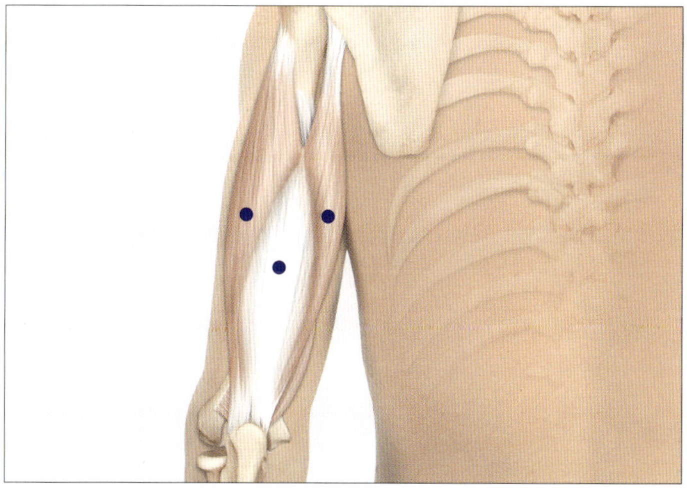

Injektionsschema
Anzahl der Punktionsstellen: je nach Dosis und Indikation 3–4, in der Regel drei Stellen

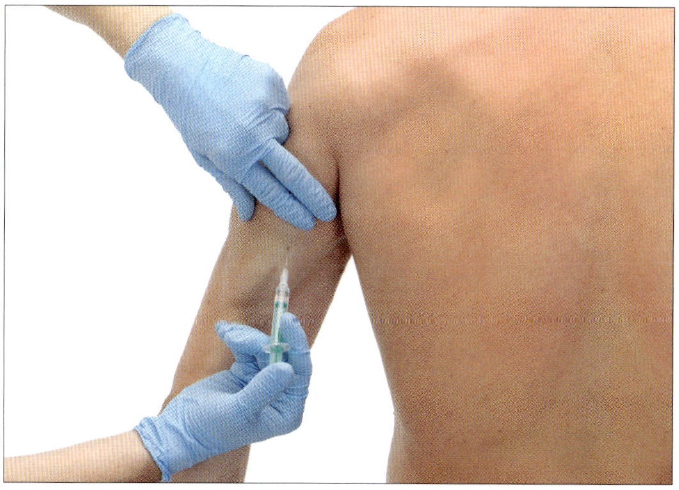

Injektionstechnik
Punktionsstelle: jeweils in die Mitte des Muskelbauchs, die Einstichtiefe richtet sich nach dem Muskeldurchmesser
Bei der Injektion des lateralen Kopfes ist der M. deltoideus abzugrenzen.
Stichrichtung: senkrecht bzw. im Faserverlauf
Lagerung: Sitz oder Bauchlage mit leichter Abduktion im Schultergelenk

Klinische Hinweise
Der M. triceps brachii wird selten mit Botulinumtoxin behandelt, da die Beugespastik häufiger ist. Bezüglich der Dosierung sollte man sich an der Dosis der mitbehandelten Muskeln orientieren.
Die einzelnen Muskelköpfe sind klinisch nicht immer sicher zu differenzieren.

Auch bei der Behandlung der Streckung sind die Funktion und insbesondere Funktionsstörungen der Beuger sowie der Schultergelenksmuskulatur zu berücksichtigen.

Musculus supinator

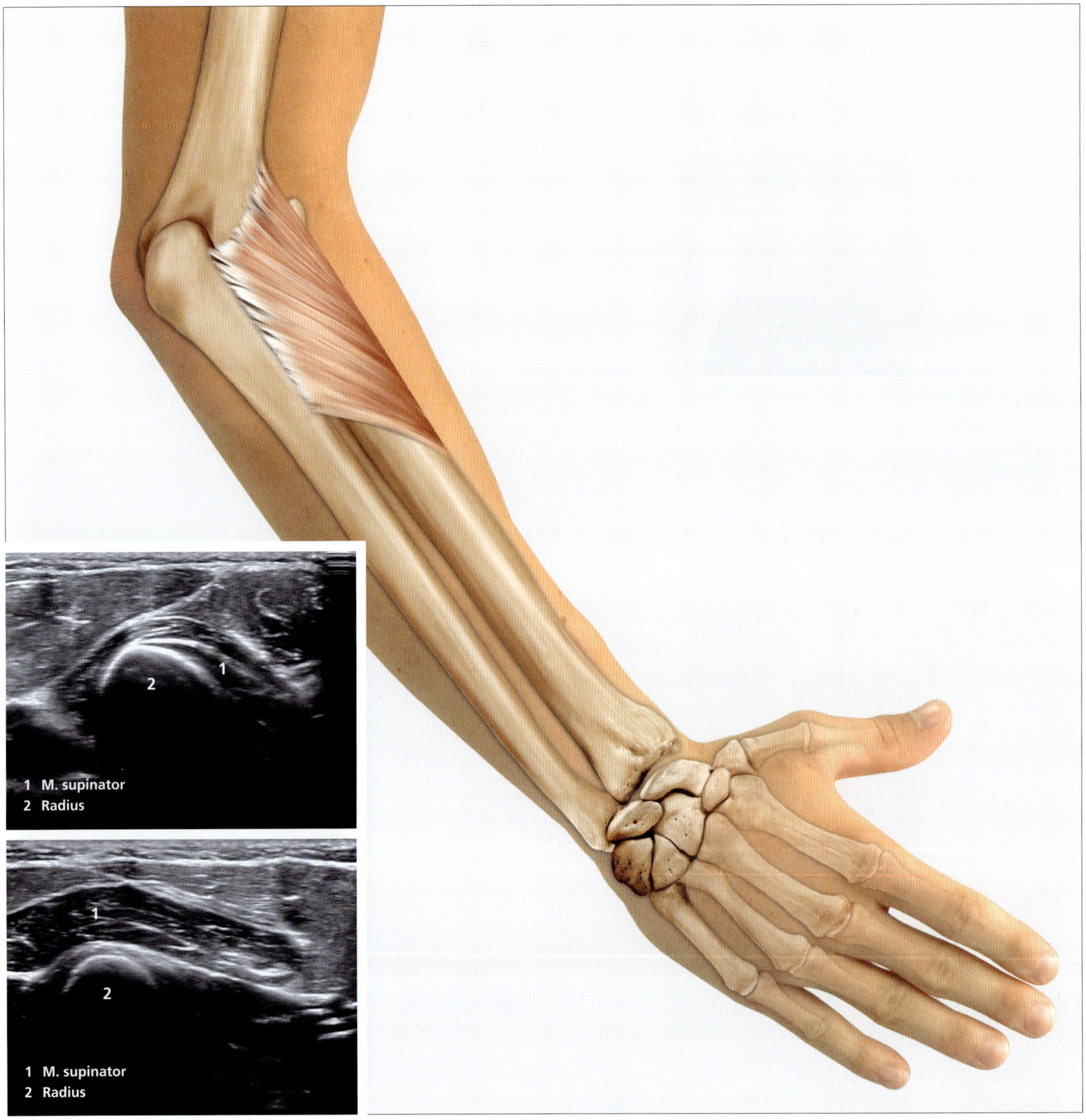

Innervation

Nervus radialis, Ramus profundus, C5–C6

Ursprung

Epicondylus lateralis humeri

Crista musculi supinatoris ulnae

Ligamentum anulare radii

Ligamentum collaterale radiale

Ansatz

proximales Drittel des Radius (breitflächig)

Dosierung/Nadel

Xeomin®:	5–30 MU (selten auch höher)
Botox®:	5–30 MU (selten auch höher)
Dysport®:	20–100 MU (selten auch höher)
Injektionsstellen:	1–2
Nadel:	20–40 mm/27 Gauge

⚠ Bitte die Hinweise zu den zugelassenen Präparaten, zur Off-Label-Therapie (S. 4 ff.) und die einschlägigen Fachinformationen (S. 276 ff.) berücksichtigen.

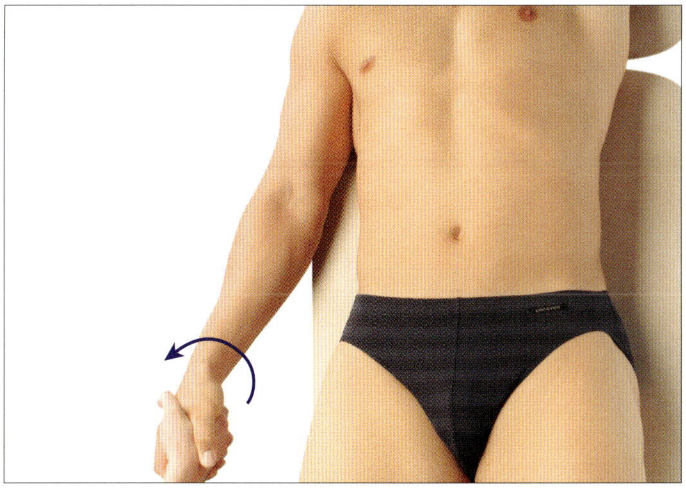

Funktion
Der M. supinator führt in jeder Stellung des Ellenbogengelenks die Supinationsbewegung aus, er stellt also den Radius parallel zur Ulna. Bei der Supination aus voll gestrecktem Unterarm oder mit geringem Kraftaufwand ist er der wichtigste Muskel; sonst wird er vom stärkeren M. biceps brachii unterstützt.

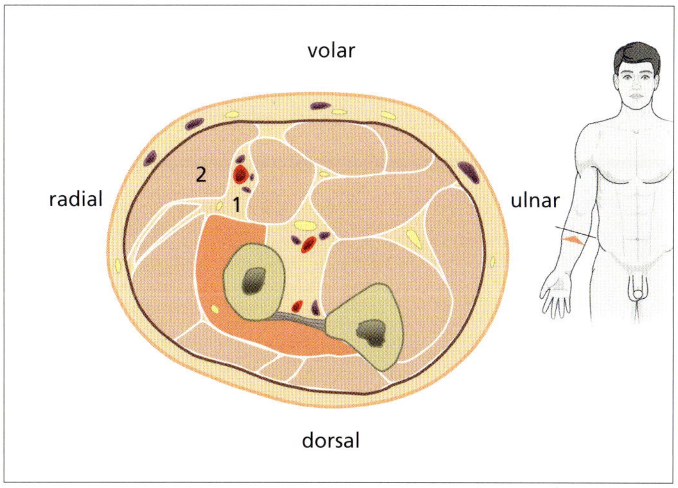

Topografische Hinweise
Die Injektion ist schwierig, da der Muskel nur injiziert werden kann, indem man zwischen bzw. durch die darüberliegende Muskulatur hindurch sticht. Bei Zugang von volar können A. oder N. radialis (1) getroffen werden. Bei zu weit radialer Injektion erfolgt die Punktion des M. brachioradialis (2).

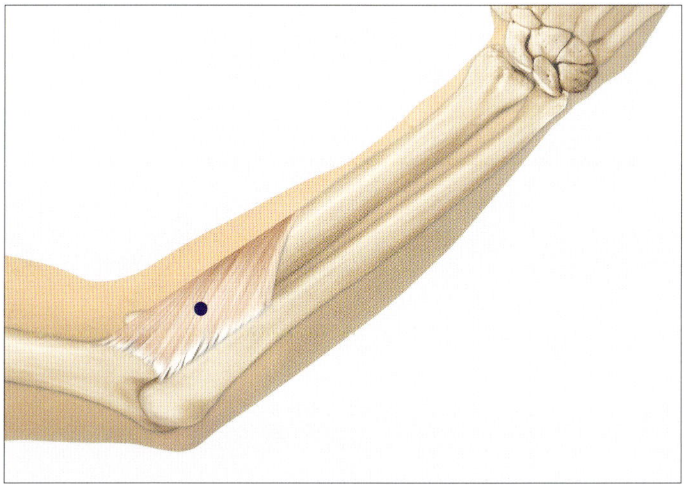

Injektionsschema
Anzahl der Punktionsstellen: 1–2, in der Regel eine Stelle
Eine Injektion unter Ultraschall- oder EMG-Kontrolle ist sinnvoll.

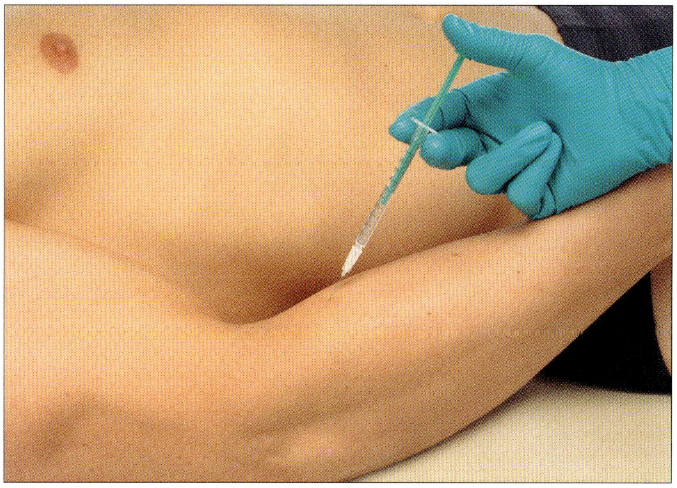

Injektionstechnik
Punktionsstelle: direkt radial des distalen Ansatzes der Bizepssehne (in Supinationsstellung) oder alternativ mit Stichrichtung von kranial nach distal zwischen dem M. extensor digitorum und den anderen Streckern (in Pronationsstellung)
Stichrichtung: senkrecht bzw. im Faserverlauf
Lagerung: Sitz oder Rückenlage mit leicht flektiertem und supiniertem Unterarm

Klinische Hinweise
Die Injektion des M. supinator ist selten erforderlich, meist nur gemeinsam mit anderen benachbarten Muskeln.
Die Dosierungen unterscheiden sich in Abhängigkeit davon, ob wegen einer Dystonie oder einer Spastik injiziert wird.
Der M. supinator gleicht in seiner Funktion dem M. biceps brachii, kann aber auch bei Extensionsstellung noch supinieren.

Beim ventralen Zugang ist der Muskel relativ dünn.

Musculus pronator teres

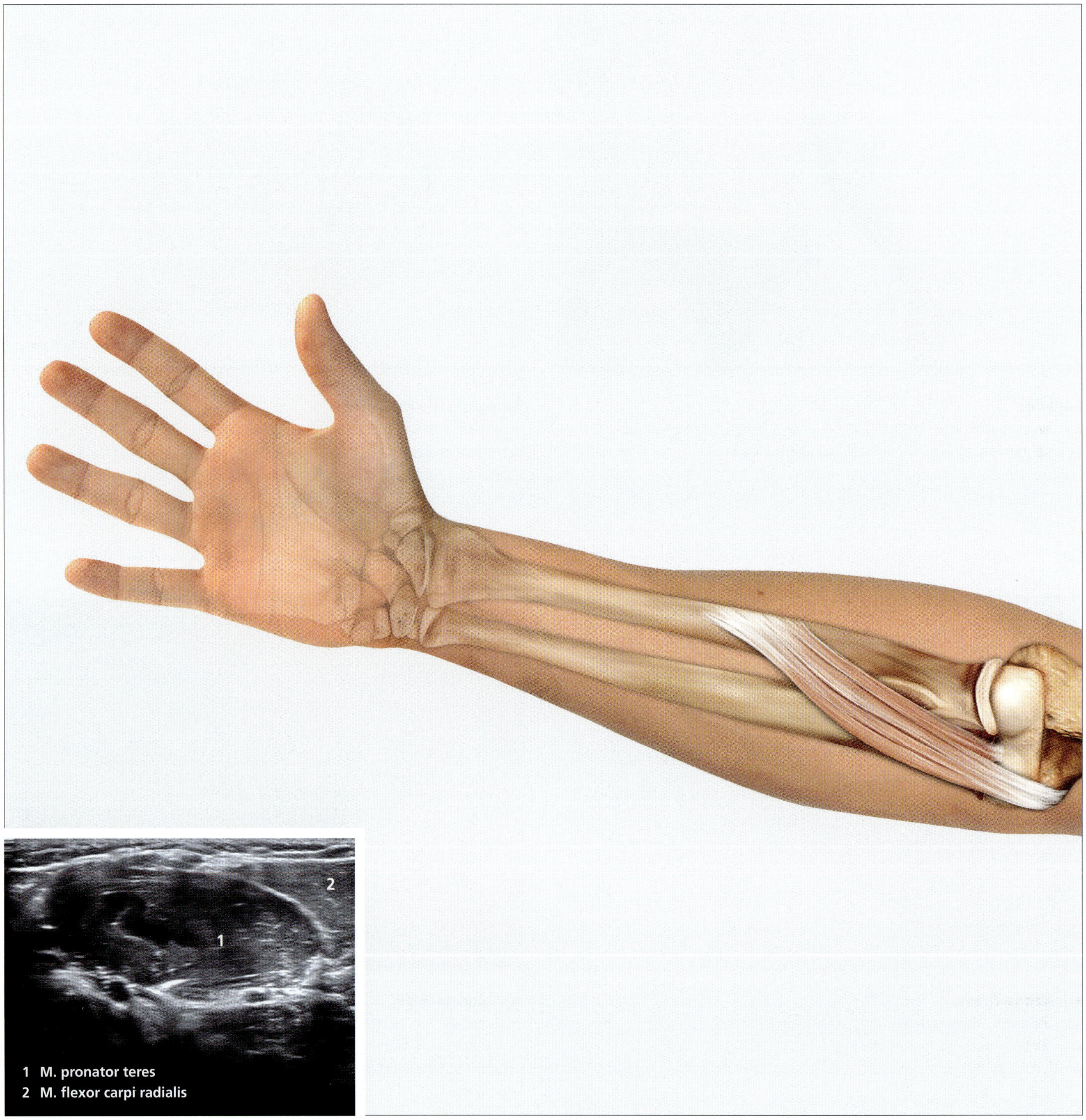

Innervation
Nervus medianus, C6–C7
gelegentlich auch Nervus musculocutaneus

Ursprung
Caput humerale: Epicondylus medialis humeri
Caput ulnare: Processus coronoideus ulnae

Ansatz
laterale Fläche des mittleren Radius, Tuberositas pronatoria

Dosierung/Nadel
Xeomin®: 10–30 MU (selten auch höher)
Botox®: 10–30 MU (selten auch höher)
Dysport®: 40–100 MU (selten auch höher)
Injektionsstellen: 1–2
Nadel: 20–40 mm/27 Gauge

⚠ Bitte die Hinweise zu den zugelassenen Präparaten, zur Off-Label-Therapie (S. 4 ff.) und die einschlägigen Fachinformationen (S. 276 ff.) berücksichtigen.

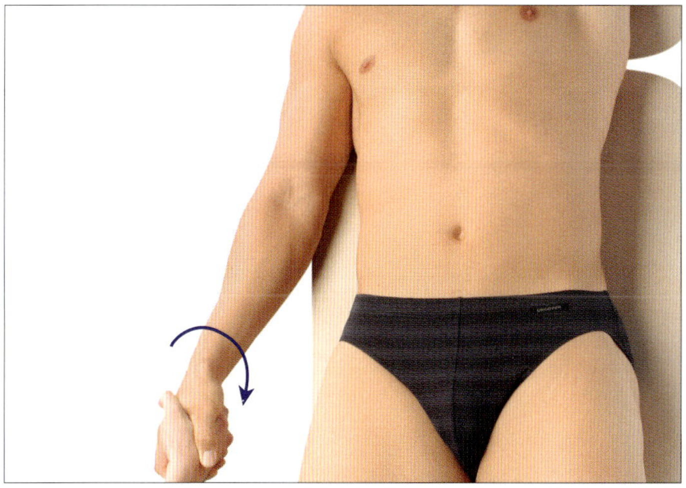

Funktion
Der M. pronator teres bringt die Unterarmknochen in die Pronationsstellung und ist ein schwacher Beuger im Ellenbogengelenk.

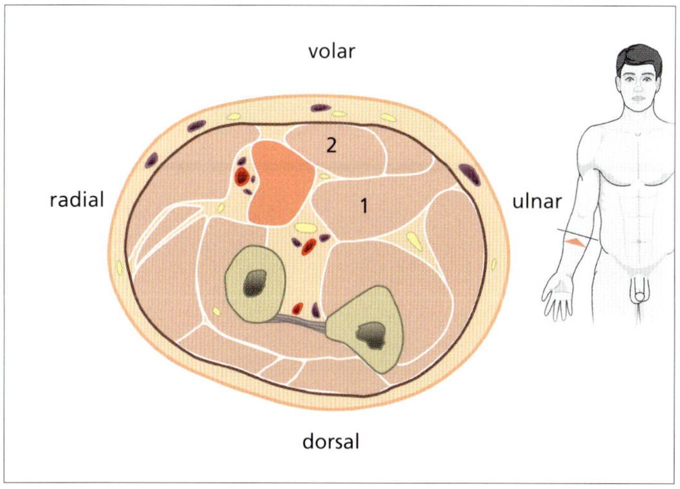

Topografische Hinweise
Der M. pronator teres ist ein zweiköpfiger Muskel. Eine zu tiefe Injektion führt zu einer Punktion des M. flexor digitorum superficialis (1); zu weit ulnarer Einstich zu einer Punktion des M. flexor carpi radialis (2).

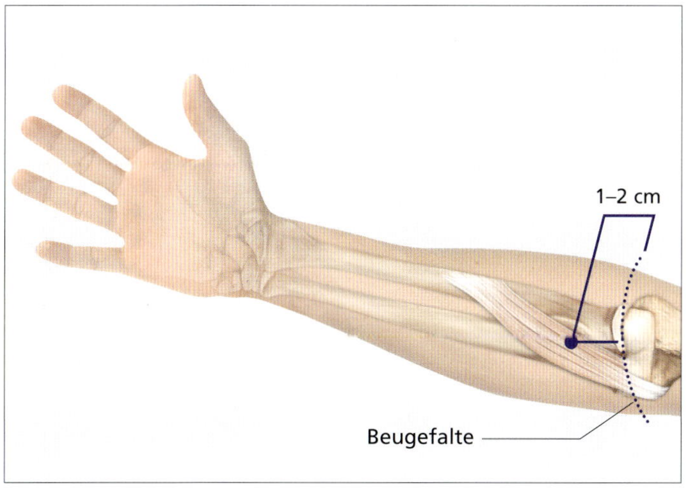

Injektionsschema
Anzahl der Punktionsstellen: meist eine Stelle
Den Unterarm so umgreifen, dass der Zeigefinger in der Ellbeuge und der Mittelfinger am Epicondylus liegt. Der Muskel befindet sich etwa in der Mitte der beiden Finger, unterhalb der V. mediana cubiti und ulnar der Bizepssehne. Die Injektion unter EMG-Kontrolle oder Sonografie ist auf Grund der Topografie hilfreich.

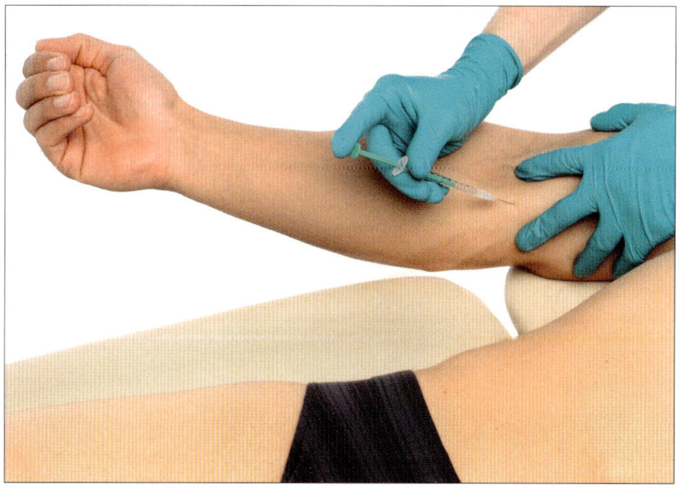

Injektionstechnik
Punktionsstelle: 1–2 cm distal der Beugefalte, ulnar der Bizepssehne
Stichrichtung: senkrecht bzw. im Faserverlauf und nicht zu tief
Lagerung: Rückenlage oder Sitz mit leicht flektiertem und supiniertem Unterarm

Klinische Hinweise
Der M. pronator quadratus und der M. pronator teres können funktionell nicht voneinander getrennt werden. In der Praxis wird daher meist nur der M. pronator teres injiziert.
Der M. pronator teres kann nicht nur bei der Pronation, sondern auch bei der Armbeugung ein relevanter Zielmuskel sein.

Pronator-teres-Syndrom: Der N. medianus tritt unter dem Muskel hindurch und kann an dieser Stelle durch Kompression chronisch gereizt werden.

Musculus pronator quadratus

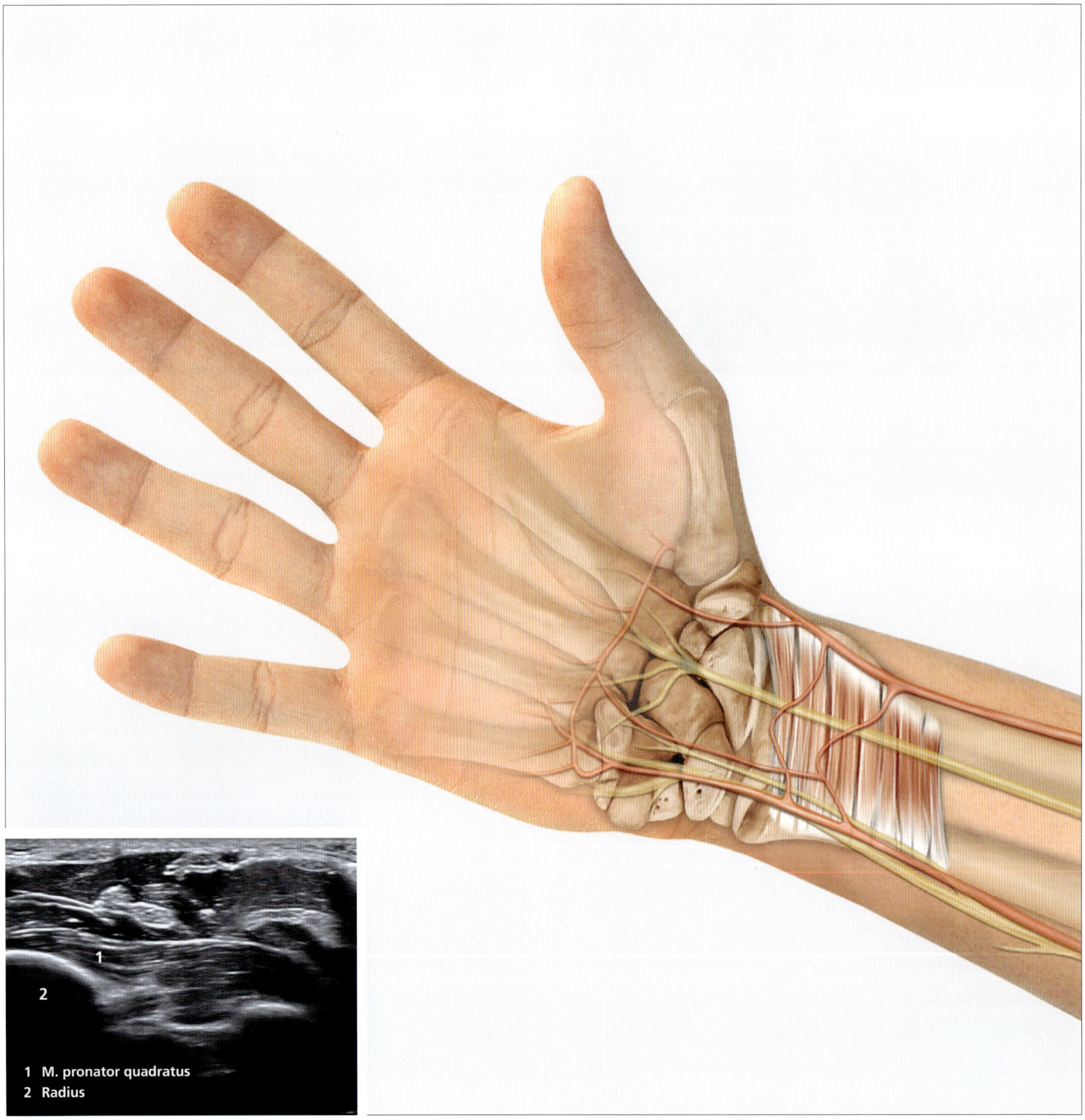

Innervation

Nervus interosseus anterior aus dem Nervus medianus, C6–T1

Ursprung

distales Viertel der Ventralfläche der Ulna

Ansatz

distales Viertel der Ventralfläche des Radius

Dosierung/Nadel

Xeomin®:	5–20 MU (selten auch höher)
Botox®:	5–20 MU (selten auch höher)
Dysport®:	20–80 MU (selten auch höher)
Injektionsstellen:	1
Nadel:	20 mm/27 Gauge

⚠ Bitte die Hinweise zu den zugelassenen Präparaten, zur Off-Label-Therapie (S. 4 ff.) und die einschlägigen Fachinformationen (S. 276 ff.) berücksichtigen.

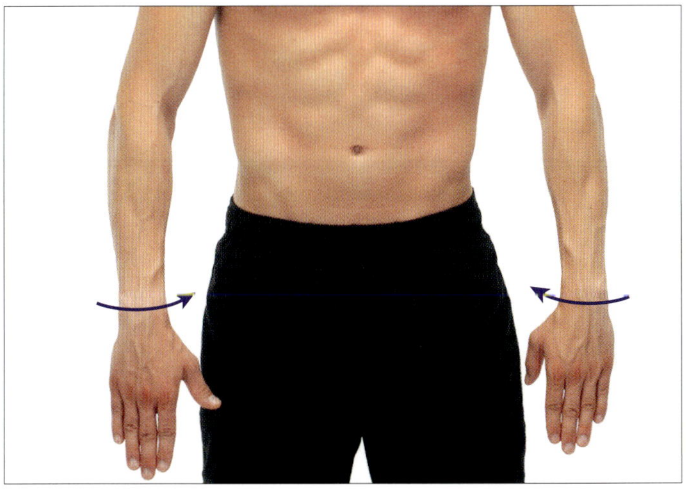

Funktion

Der M. pronator quadratus leitet die Pronationsbewegung ein und verklammert die beiden Unterarmknochen distal, wodurch er, ähnlich der Membrana interossea, die Pfanne des proximalen Handgelenks stabilisiert.

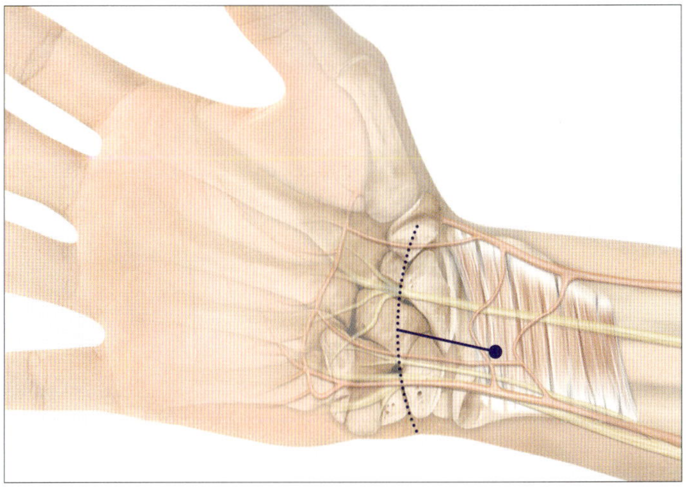

Topografische Hinweise

Der Muskel liegt wie ein Armband auf der Ventralseite des distalen Fünftels des Unterams an. Im radialen Bereich befindet sich die A. radialis.
Medial verläuft der N. medianus. Ulnar verlaufen N. und A. ulnaris.
Die Punktion des Muskels erfolgt in der Regel von ulnar, da er dort am kräftigsten ausgebildet ist.

Injektionsschema

Anzahl der Punktionsstellen: eine Stelle
Eine Injektion unter Ultraschallkontrolle ist sinnvoll, insbesondere da auch die Gefäße dargestellt werden können.

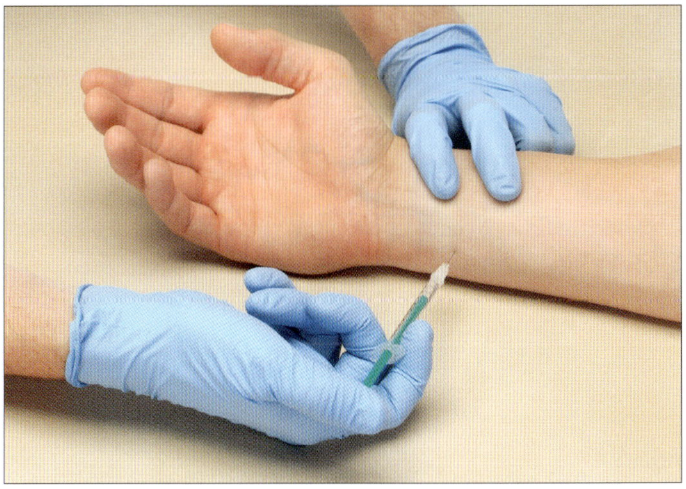

Injektionstechnik

Punktionsstelle: 5–6 cm distal der Beugefalte, auf der Volarseite
Stichrichtung: von ulnar im rechten Winkel und etwas oberhalb der Ulna
Lagerung: Der Unterarm ist supiniert, die Hand ist locker geöffnet

Klinische Hinweise

Der M. pronator quadratus kann nicht getastet werden. Er bildet gemeinsam mit dem M. pronator teres eine funktionelle Einheit. Nur selten werden die beiden Muskeln gemeinsam behandelt.

Nicht empfehlenswert ist die Punktion des Muskels von dorsal, da hierbei die Orientierung schwerer ist und die Sehnen der Extensoren hinderlich sind. Außerdem müsste die Membrana interossea durchstochen werden.

Musculi extensores carpi radialis longus und brevis

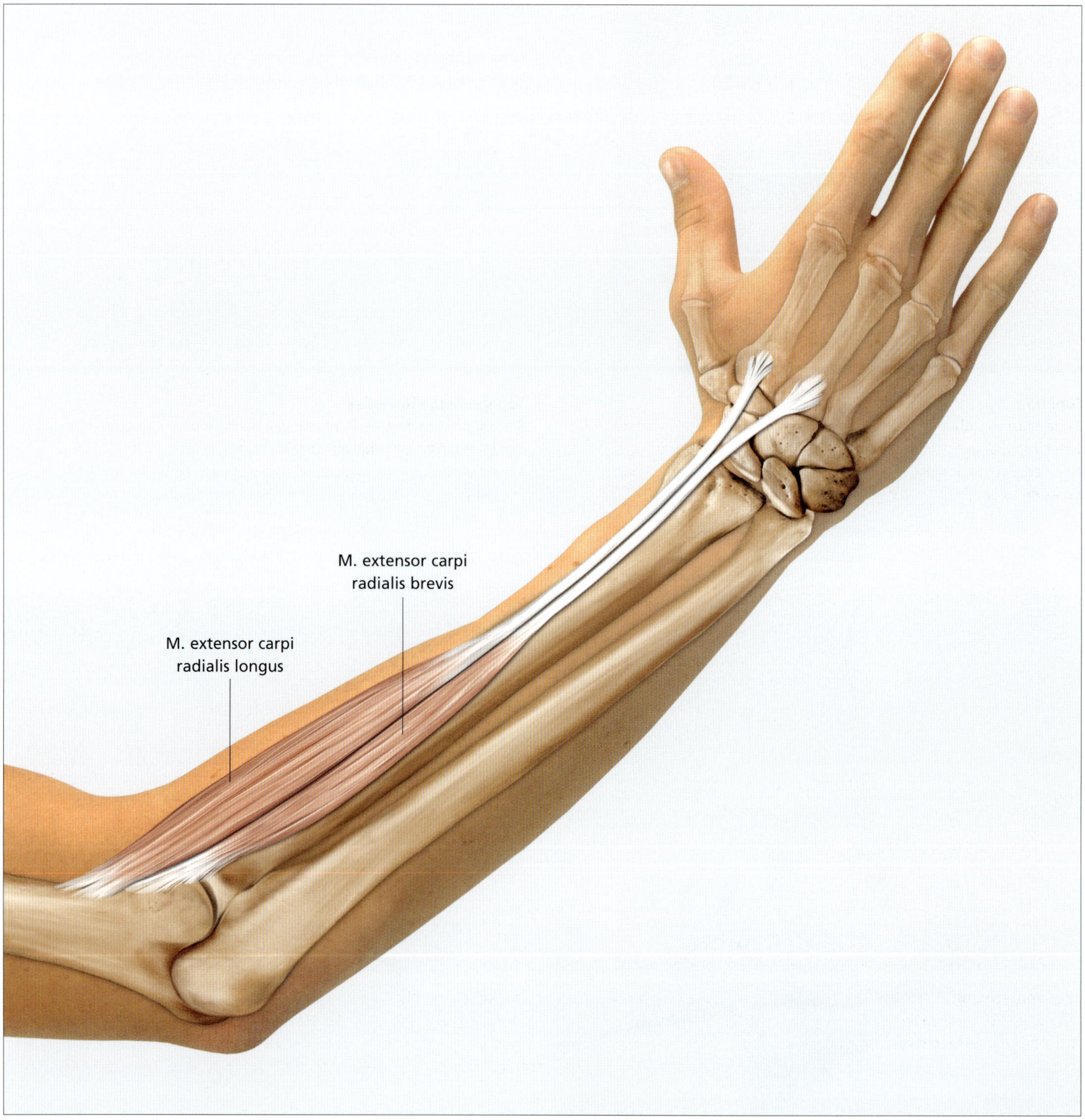

Innervation

Musculus extensor carpi radialis longus:
Nervus radialis, C6–C7
Musculus extensor carpi radialis brevis:
Nervus radialis, Ramus profundus, C6–C7

Ursprung

Musculus extensor carpi radialis longus:
Crista supracondylaris lateralis humeri
Musculus extensor carpi radialis brevis:
Epicondylus lateralis humeri

Ansatz

Musculus extensor carpi radialis longus:
dorsale Fläche der Basis des Os metacarpi II
Musculus extensor carpi radialis brevis:
dorsale Fläche der Basis des Os metacarpi III

Dosierung/Nadel

Xeomin®:	5–20 MU pro Muskel (selten auch höher)
Botox®:	5–20 MU pro Muskel (selten auch höher)
Dysport®:	20–80 MU pro Muskel (selten auch höher)
Injektionsstellen:	2
Nadel:	20–40 mm/27 Gauge

⚠ Bitte die Hinweise zu den zugelassenen Präparaten, zur Off-Label-Therapie (S. 4 ff.) und die einschlägigen Fachinformationen (S. 276 ff.) berücksichtigen.

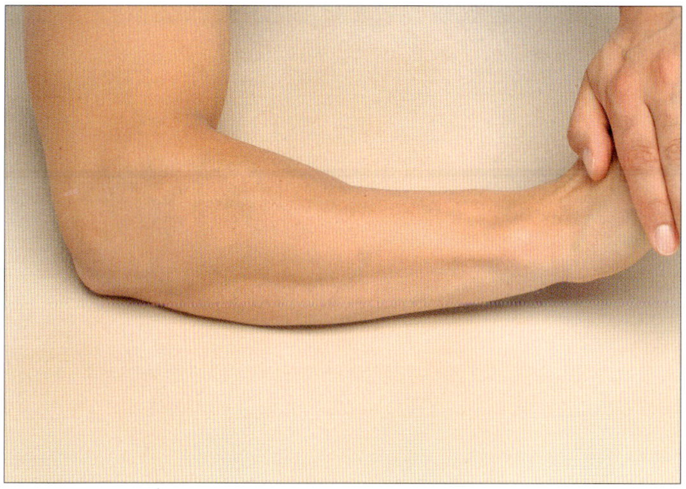

Funktion

Beide Muskeln führen eine Streckung der Hand im Handgelenk durch. Gemeinsam angespannt mit dem M. flexor carpi radialis bewirken sie auch eine Radialabduktion der Hand. In Supinationsstellung entfaltet der M. extensor carpi radialis longus eine schwach pronierende Wirkung.

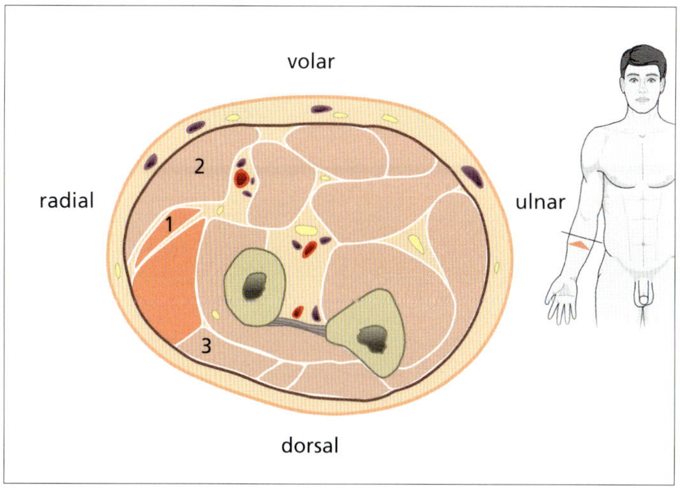

Topografische Hinweise

Bei der Injektion ist eine Trennung der beiden Muskeln fast nicht möglich. Der M. extensor carpi radialis longus (1) liegt weiter radial.
Punktiert man zu weit radial, trifft man den M. brachioradialis (2), bei einer Injektion zu weit dorsal den M. extensor digitorum (3).

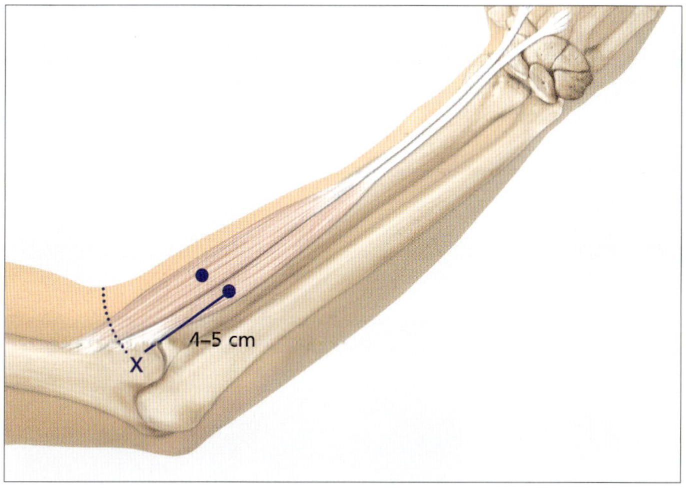

Injektionsschema

Anzahl der Punktionsstellen: in der Regel zwei Stellen pro Muskel
Stichrichtung: senkrecht bzw. im Faserverlauf

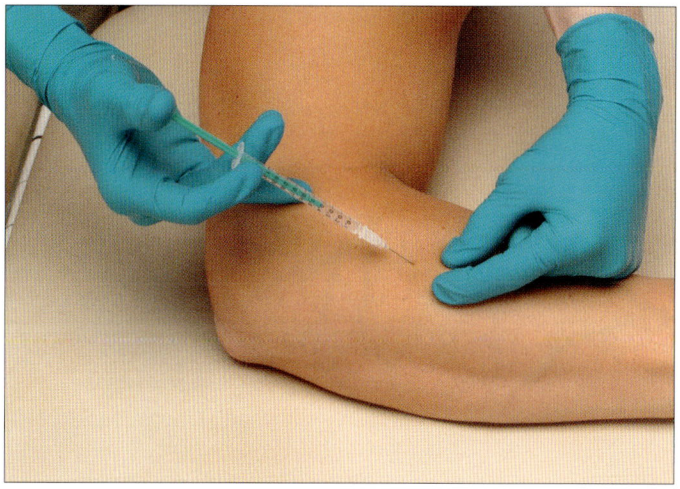

Injektionstechnik

Punktionsstelle: 4–5 cm distal des Epicondylus lateralis in die Mitte des jeweiligen Muskelbauchs. Den M. extensor carpi radialis longus etwas proximal und beim M. extensor carpi radialis brevis etwas distaler. Geringe Einstichtiefe, da beide Muskeln oberflächlich liegen.
Lagerung: Der Ellenbogen ist leicht flektiert, der Unterarm in Pronationsstellung.

Klinische Hinweise

Die beiden Muskeln werden gemeinsam untersucht.
Die Dosierung hängt – wie auch bei allen anderen Extensoren – stark von der Indikation ab. Bei einer Dystonie ist die Dosis deutlich geringer als bei einer Spastik.

Die Funktion und die Behandlung der beiden Muskeln sind immer im Zusammenhang mit den anderen Extensoren zu sehen.

Musculus extensor carpi ulnaris

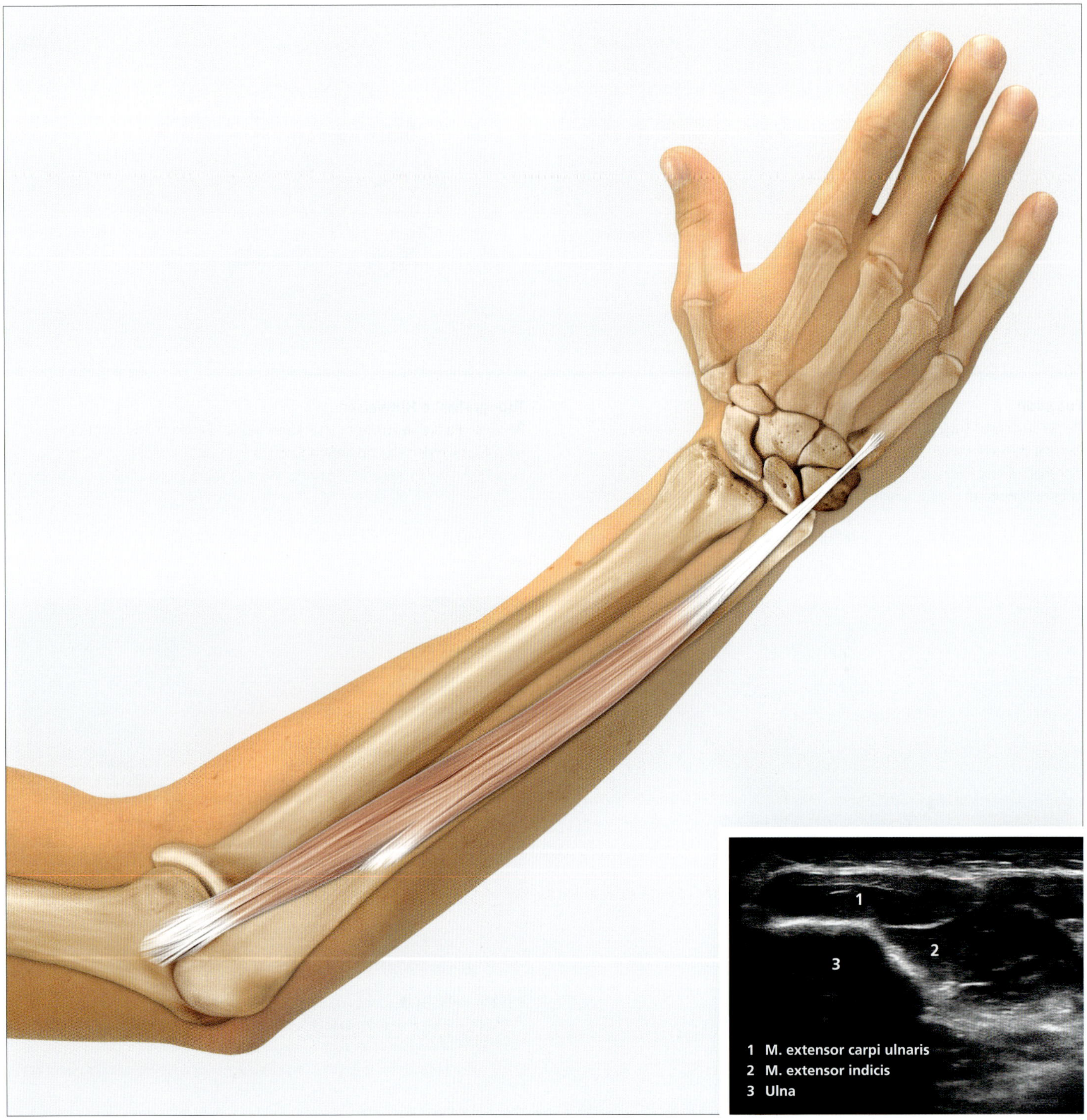

Innervation

Nervus radialis, Ramus profundus, C6–C8

Ursprung

Caput humerale: Epicondylus lateralis humeri, Fascia antebrachii

Caput ulnare: dorsaler Teil der Ulna

Ansatz

Rückfläche der Basis des Os metacarpi V

Dosierung/Nadel

Xeomin®:	5–20 MU (selten auch höher)
Botox®:	5–20 MU (selten auch höher)
Dysport®:	20–80 MU (selten auch höher)
Injektionsstellen:	1–2
Nadel:	20–40 mm/27 Gauge

⚠ Bitte die Hinweise zu den zugelassenen Präparaten, zur Off-Label-Therapie (S. 4 ff.) und die einschlägigen Fachinformationen (S. 276 ff.) berücksichtigen.

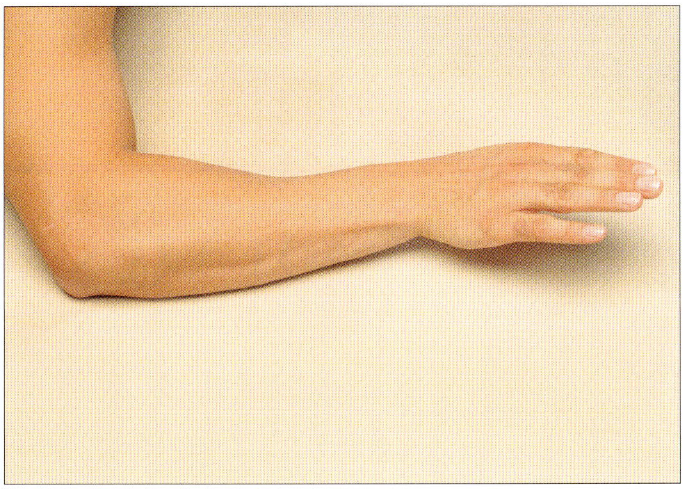

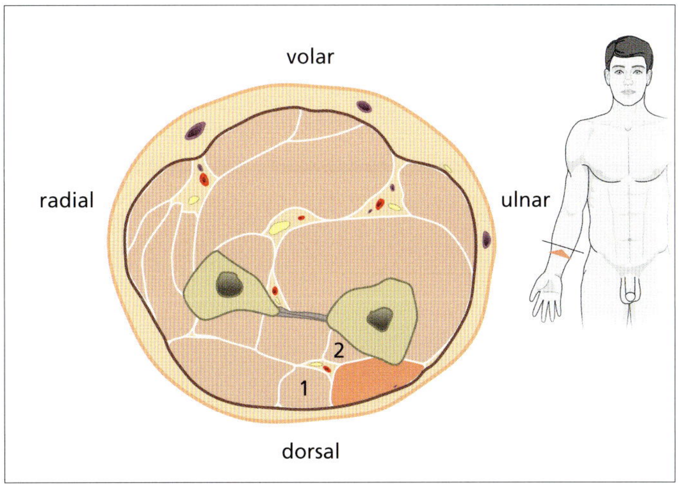

Funktion
Der M. extensor carpi ulnaris streckt das Handgelenk oder bewirkt eine Ulnarabduktion, wenn er mit dem M. flexor ulnaris gemeinsam aktiv wird. Darüber hinaus fixiert er das Handgelenk und kann damit die Kraft der langen Fingerbeuger auf die Fingergelenke leiten.

Topografische Hinweise
Bei einer Punktion zu weit radial kann der M. extensor digiti minimi (1) getroffen werden. Bei zu tiefem Einstich besteht die Gefahr, andere Extensoren wie den M. extensor pollicis longus (2) zu treffen.

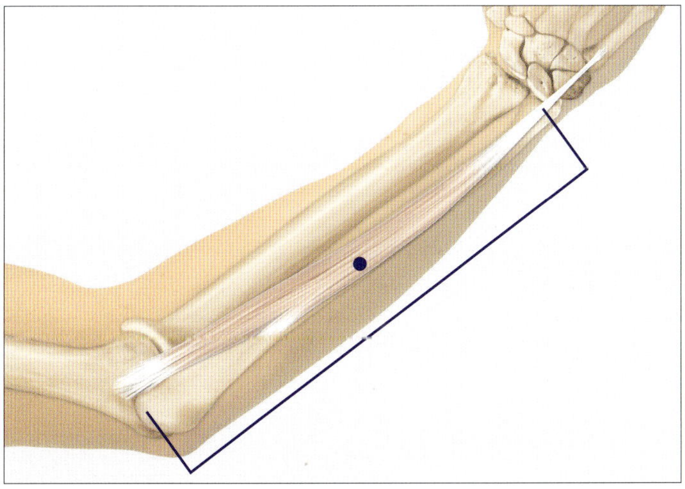

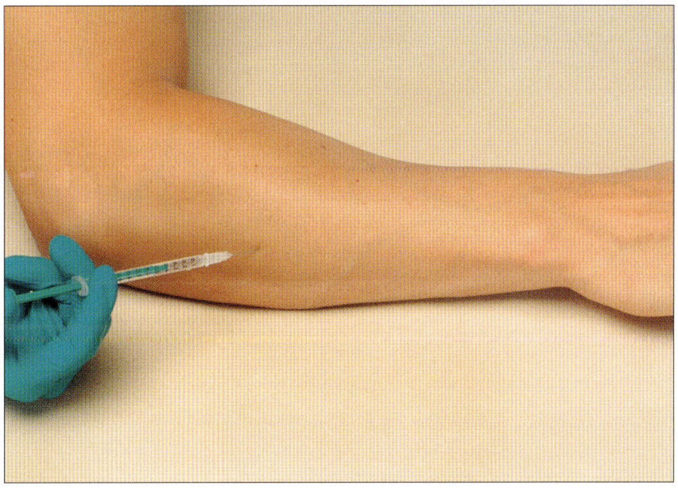

Injektionsschema
Anzahl der Punktionsstellen: 1–2, meist genügt eine Stelle

Injektionstechnik
Punktionsstelle: in der Mitte der Ulna, unmittelbar oberhalb der Knochenkante
Stichrichtung: nach distal, ggf. unter Sonografie- oder EMG-Kontrolle
Lagerung: Der Ellenbogen ist leicht flektiert, der Unterarm in Pronationsstellung.

Klinische Hinweise
Der Muskel kann in Einzelfällen schmächtig ausgebildet sein und ist dann schwer von den anderen Extensoren abzugrenzen.
Die von radial nach ulnar oberhalb des Handgelenks zu tastenden Handextensoren sind:
- M. extensor carpi radialis longus (s. S. 52)
- M. extensor carpi radialis brevis (s. S. 52)
- M. extensor digitorum (s. S. 62)
- M. extensor digiti minimi (s. S. 66)
- M. extensor carpi ulnaris

Je nach Indikation variiert die Dosierung stark (z. B. bei Graphospasmus relativ geringe Dosis).

Musculus flexor carpi radialis

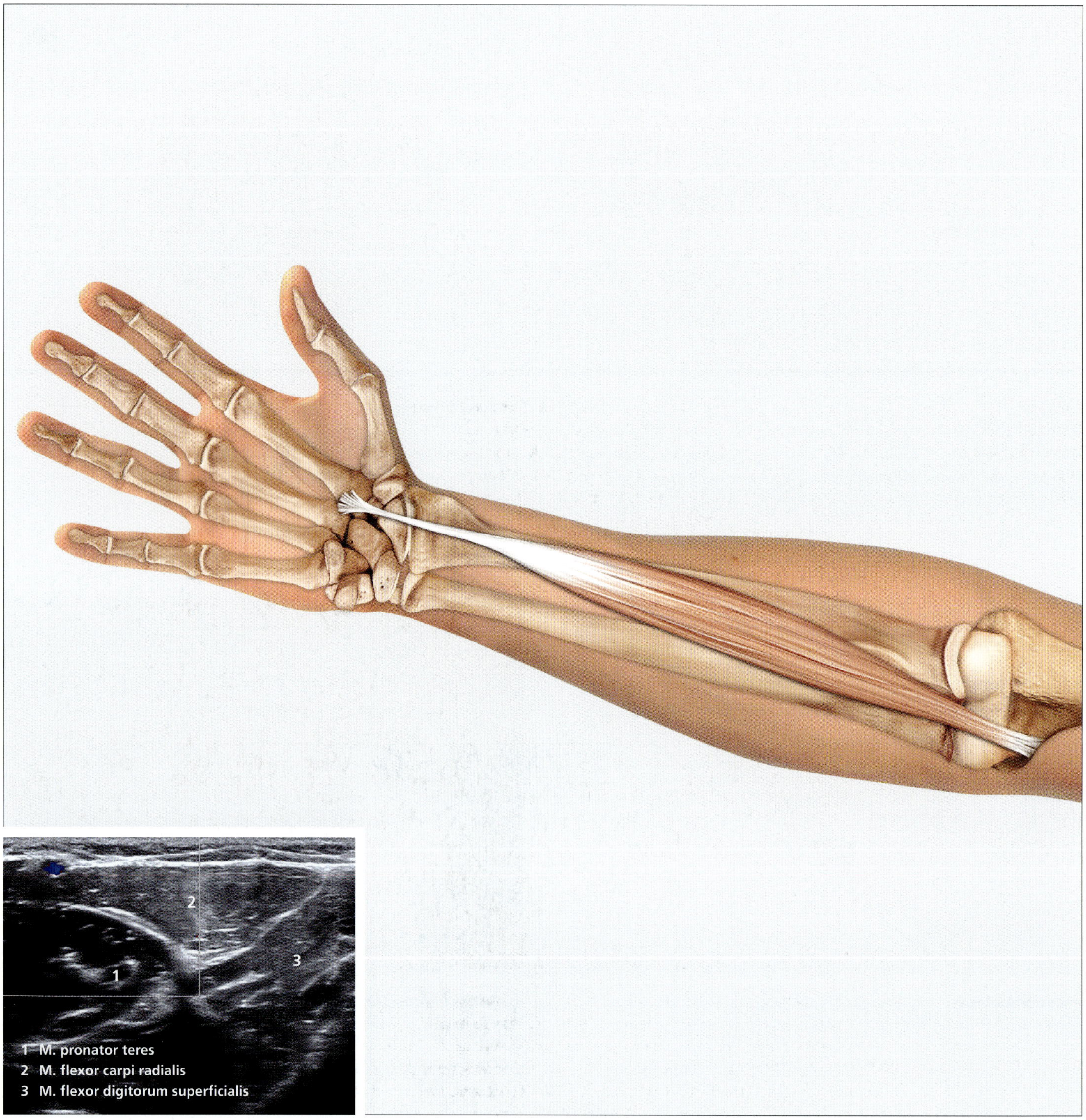

Innervation

Nervus medianus, C6–C8

Ursprung

Epicondylus medialis humeri
Fascia antebrachii

Ansatz

Ventralfläche der Basis des Os metacarpi II,
ein kleiner Teil auch zur Basis des Os metacarpi III

Dosierung/Nadel

Xeomin®:	5–60 MU (selten auch höher)
Botox®	5–60 MU (selten auch höher)
Dysport®	20–200 MU (selten auch höher)
Injektionsstellen:	1–2
Nadel:	20–40 mm/27 Gauge

⚠ Bitte die Hinweise zu den zugelassenen Präparaten, zur Off-Label-Therapie (S. 4 ff.) und die einschlägigen Fachinformationen (S. 276 ff.) berücksichtigen.

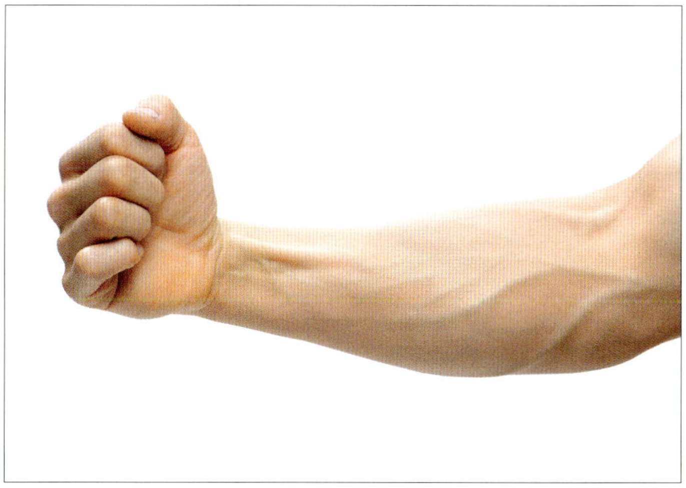

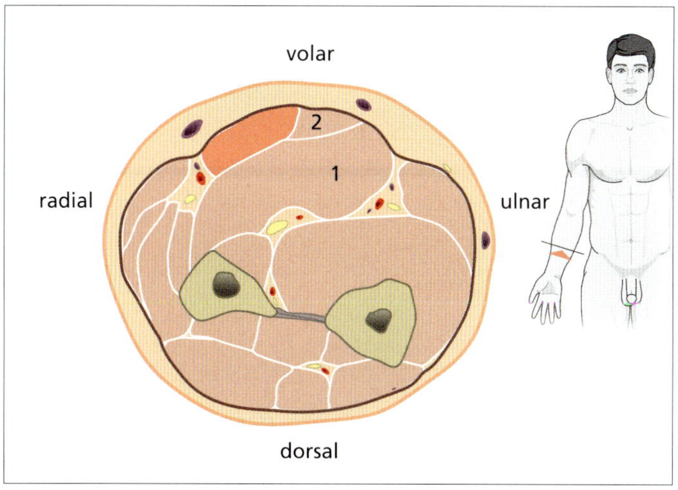

Funktion
Der Muskel bewirkt eine Palmarflexion und gemeinsam mit dem M. extensor carpi radialis longus eine Radialabduktion. Im Ellenbogengelenk ist er ein schwacher Beuger und Pronator.

Topografische Hinweise
Bei zu tiefem Einstich trifft man den M. flexor digitorum superficialis (1). Zu weit ulnar und proximal trifft man den M. pronator teres, zu weit ulnar den M. palmaris longus (2).

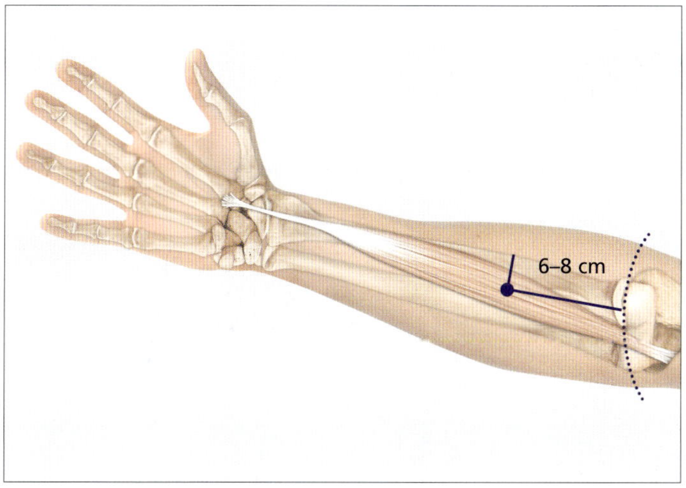

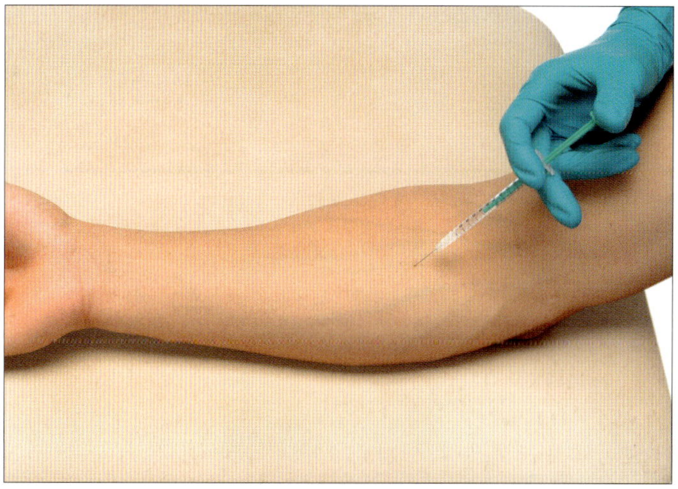

Injektionsschema/Lokalisationshilfe
Anzahl der Punktionsstellen: 1–2
Die Hand des Untersuchers umgreift von distal den supinierten Unterarm des Patienten, der Zeigefinger liegt in der Ellenbeuge, der Mittelfinger berührt den Epicondylus. Der Einstich erfolgt zwischen beiden Fingern am Ansatzpunkt des M. brachioradialis.
Die Injektion unter Ultraschallkontrolle ist hilfreich.

Injektionstechnik
Punktionsstelle: 6–8 cm distal auf einer senkrechten Linie von der Mitte der Ellenbogenbeugefalte aus
Stichrichtung: senkrecht bzw. im Faserverlauf und nicht zu tief
Lagerung: Der Ellenbogen ist leicht flektiert, der Unterarm in Supinationsstellung. Die motorischen Endplatten sind über den gesamten Muskel verteilt.

Klinische Hinweise
Der M. flexor carpi radialis kann funktionell nie alleine gesehen werden, sondern sollte immer gemeinsam mit den anderen Flexoren untersucht und gegebenenfalls therapiert werden. Bei der Beugespastik der Hand ist er fast immer zu behandeln.
Die von radial nach ulnar oberhalb des Handgelenks zu tastenden Handflexoren sind:
- M. flexor pollicis longus (s. S. 80)
- M. flexor carpi radialis
- M. palmaris longus (s. S. 58)
- M. flexor digitorum superficialis (s. S. 74)
- M. flexor carpi ulnaris (s. S. 60)

Musculus palmaris longus

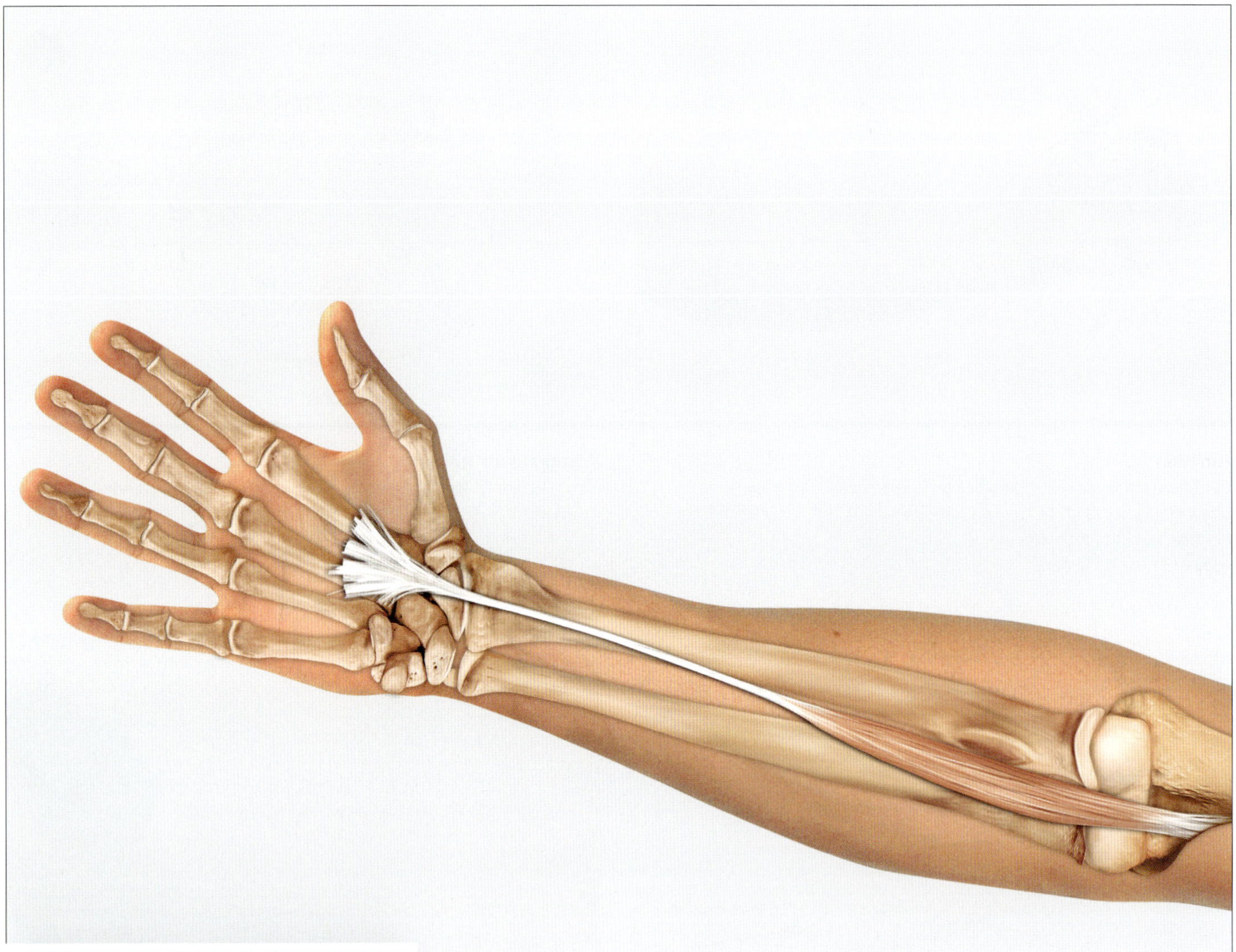

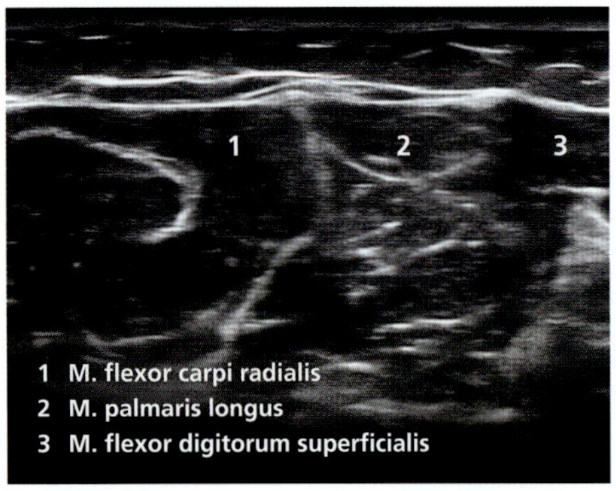

Innervation

Nervus medianus, C7–T1

Ursprung

Epicondylus medialis humeri

Fascia antebrachii

Ansatz

Palmaraponeurose

Dosierung/Nadel

Xeomin®:	5–10 MU (selten auch höher)
Botox®:	5–10 MU (selten auch höher)
Dysport®:	20–40 MU (selten auch höher)
Injektionsstellen:	1–2
Nadel:	20 mm/27 Gauge

Bitte die Hinweise zu den zugelassenen Präparaten, zur Off-Label-Therapie (S. 4 ff.) und die einschlägigen Fachinformationen (S. 276 ff.) berücksichtigen.

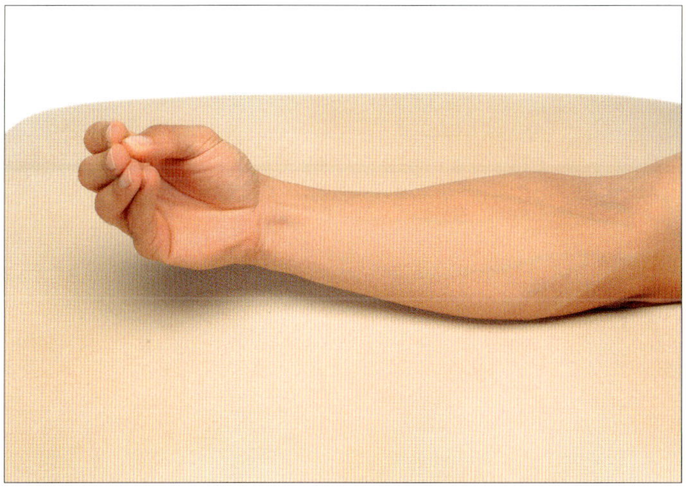

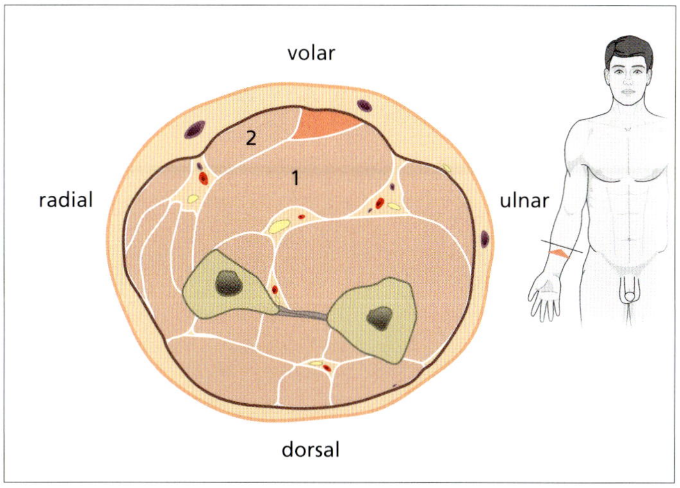

Funktion
Der M. palmaris longus ist ein vernachlässigbar schwacher Beuger des Ellenbogengelenks und ein schwacher Beuger der Handgelenke. Er strafft die Palmaraponeurose und spannt sich an, wenn Daumen- und Kleinfingerkuppe kraftvoll aufeinander zugeführt werden.

Topografische Hinweise
Der M. palmaris longus ist ein dünner Muskel. Bei zu tiefem Einstich injiziert man in den kräftigen M. flexor digitorum superficialis (1). Radialwärts liegt der M. flexor carpi radialis (2).

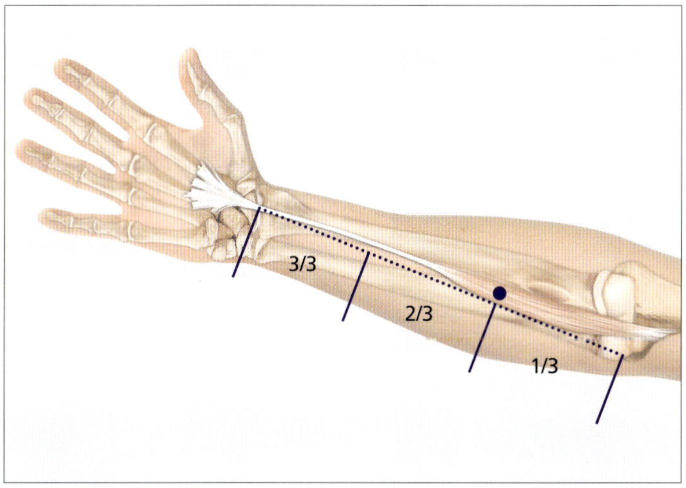

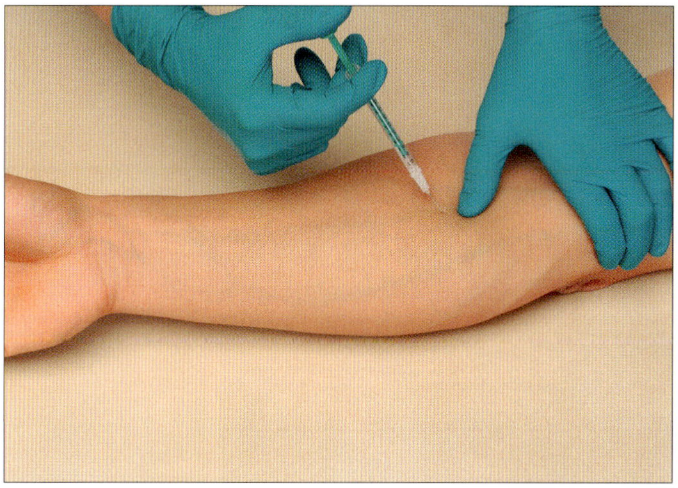

Injektionsschema
Anzahl der Punktionsstellen: 1–2, meist eine Stelle

Injektionstechnik
Punktionsstelle: am Übergang vom ersten zum zweiten Drittel einer Verbindungslinie zwischen medialem Epicondylus und Mitte des volaren Handgelenks
Stichrichtung: senkrecht bzw. im Faserverlauf und nicht zu tief
Lagerung: Der Ellenbogen ist leicht flektiert, der Unterarm in Supinationsstellung.

Klinische Hinweise
Der Muskel ist nicht bei jedem Menschen vorhanden. Eine Palmaraponeurose ist aber auch bei seinem Fehlen ausgebildet. Da seine Funktion sehr begrenzt ist, ist eine Injektion in den Muskel auch nur selten erforderlich.

Musculus flexor carpi ulnaris

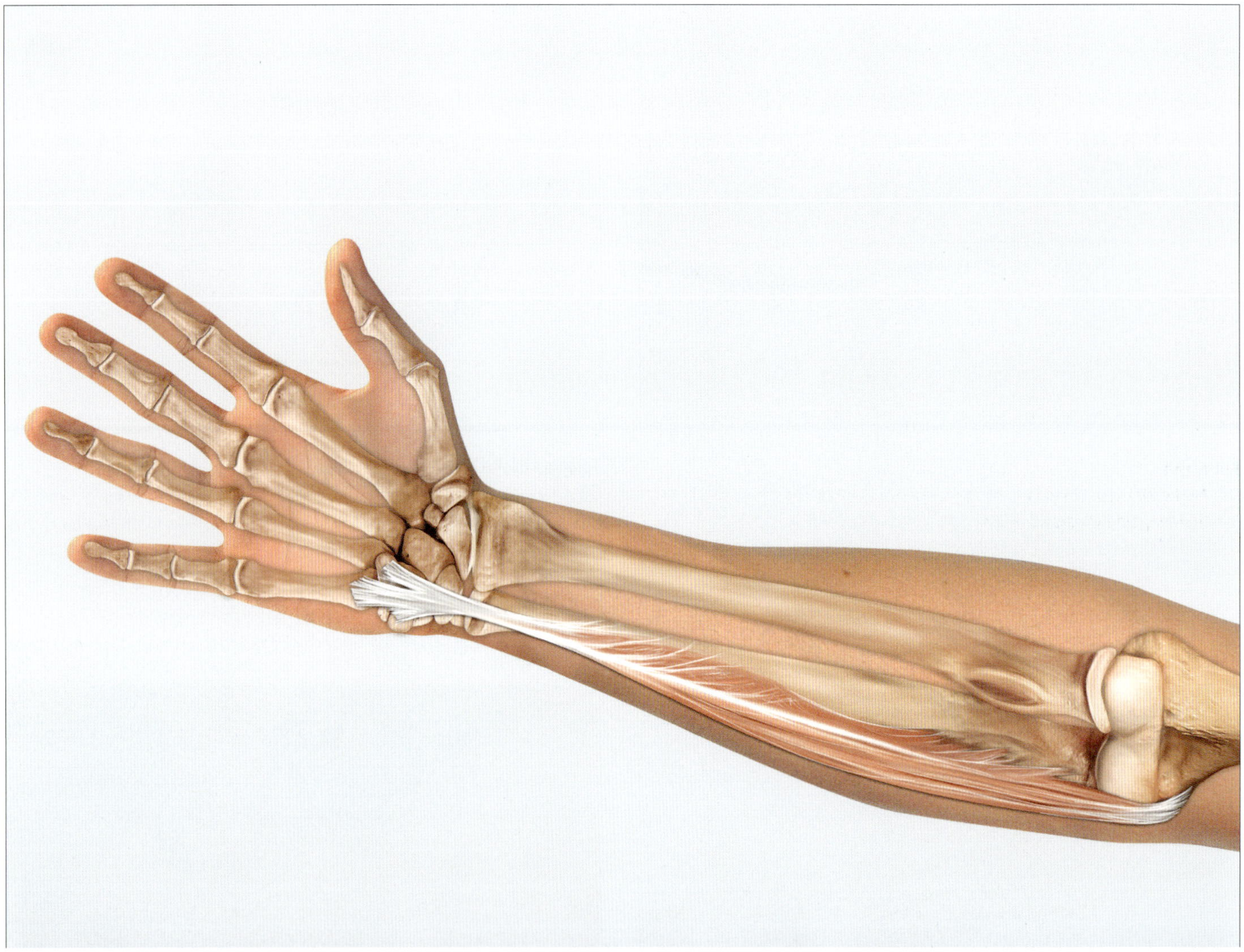

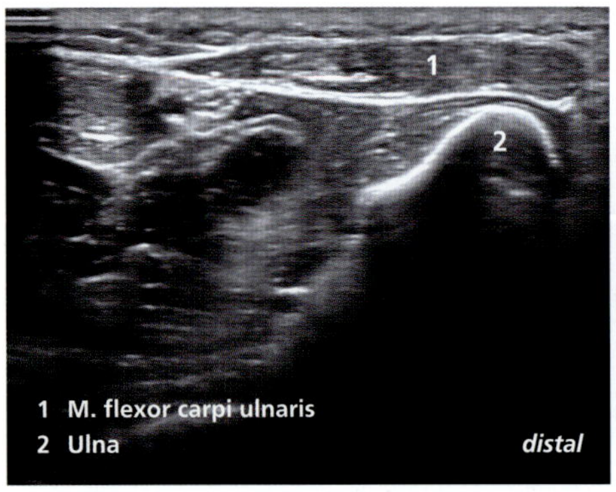

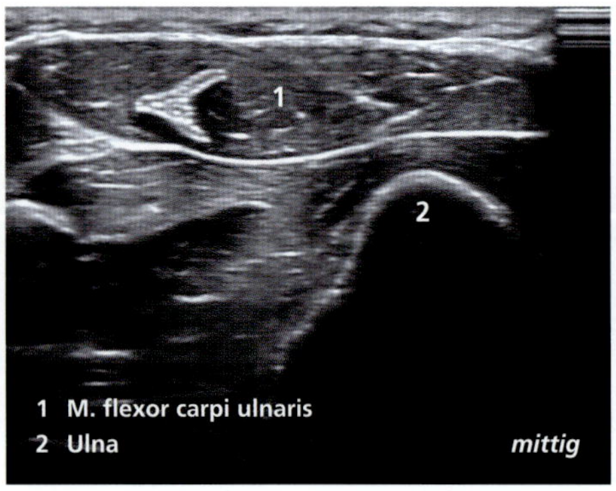

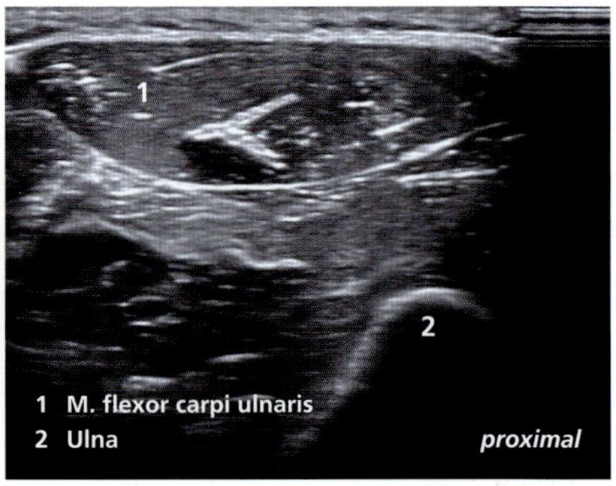

Innervation

Nervus ulnaris, C7–T1

Ursprung

Caput humerale: Epicondylus medialis humeri

Caput ulnare: Olecranon, proximale zwei Drittel der Ulna, Fascia antebrachii

Ansatz

Os hamatum, Os pisiforme, Os metacarpi V

Dosierung/Nadel

Xeomin®:	5–80 MU (selten auch höher)
Botox®:	5–80 MU (selten auch höher)
Dysport®:	20–300 MU
Injektionsstellen:	1–4
Nadel:	20–40 mm/27 Gauge

⚠ Bitte die Hinweise zu den zugelassenen Präparaten, zur Off-Label-Therapie (S. 4 ff.) und die einschlägigen Fachinformationen (S. 276 ff.) berücksichtigen.

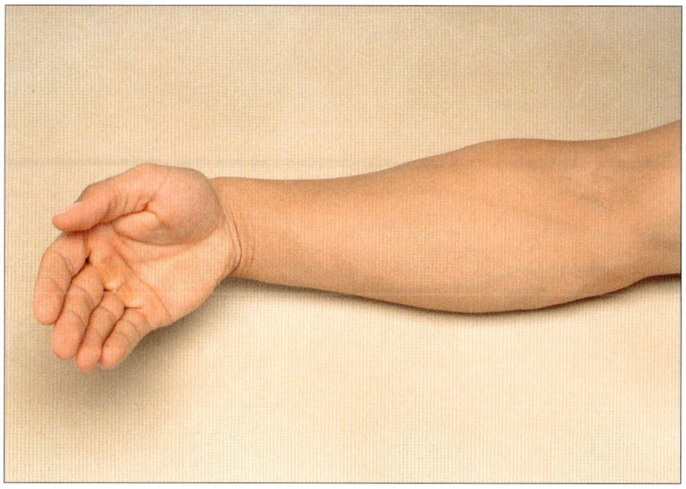

Funktion
Der M. flexor carpi ulnaris beugt in den Handgelenken oder bewirkt, je nach Synergisten, eine Ulnarabduktion.

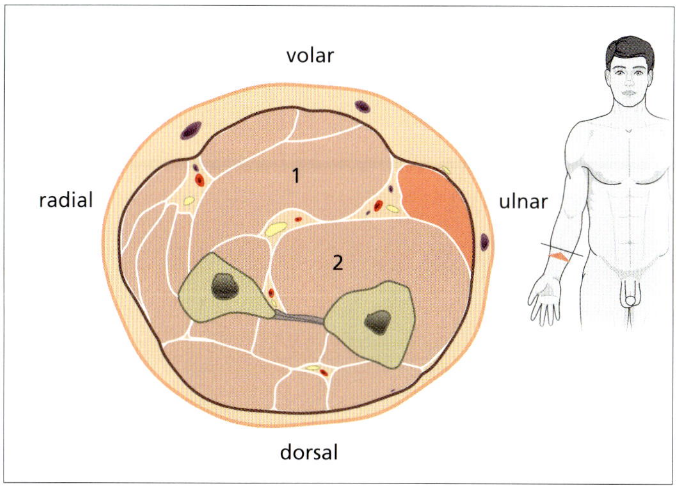

Topografische Hinweise
Der Muskel liegt oberflächlich an der ulnaren Seite des Unterarms. Bei einem Einstich zu weit volar trifft man den M. flexor digitorum superficialis (1). Insbesondere im distalen Verlauf ist der M. flexor carpi ulnaris relativ dünn, sodass man bei einem zu tiefen Einstich den M. flexor digitorum profundus (2) punktiert.

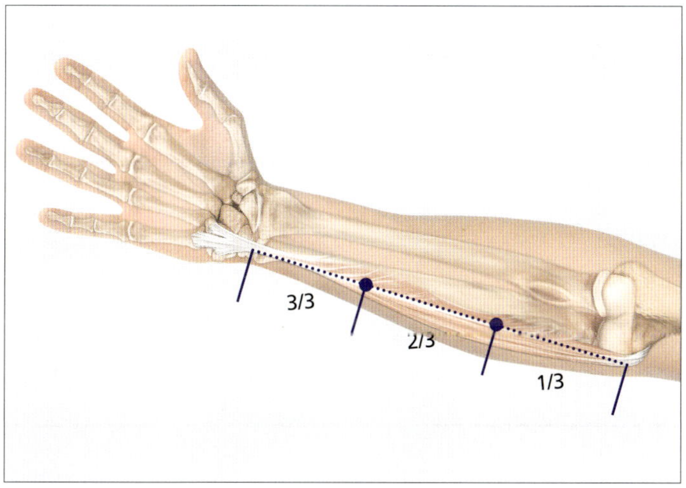

Injektionsschema
Anzahl der Punktionsstellen: in der Regel 1–3 Stellen
Die Injektion unter Ultraschallkontrolle ist hilfreich.

Da der Muskel sehr weit nach distal reicht, genügt es nicht, nur an einer Stelle proximal zu injizieren (s. Sonobilder auf Seite 60, von distal nach proximal).

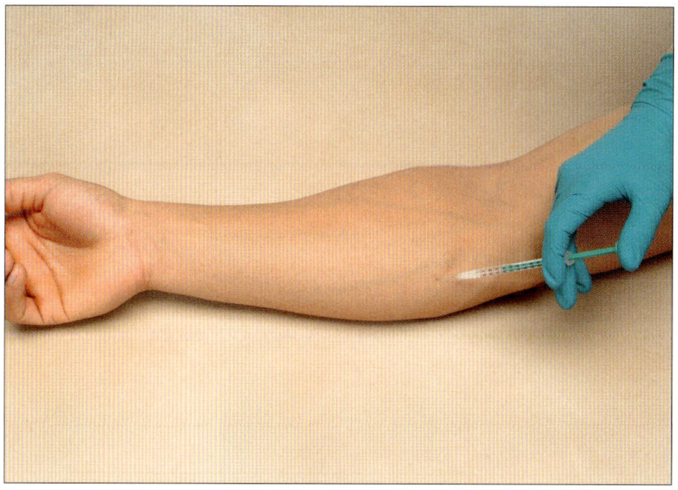

Injektionstechnik (ohne Ultraschall)
Punktionsstelle: am Übergang vom 1. zum 2. Drittel einer Verbindungslinie zwischen medialem Epicondylus und Processus styloideus ulnae; in den proximalen Anteil des Muskels (Der Muskel lässt sich gut palpieren und einfach punktieren).
Stichrichtung: senkrecht bzw. im Faserverlauf und nicht zu tief
Lagerung: Der Ellenbogen ist leicht flektiert, der Unterarm in Supinationsstellung, das Handgelenk befindet sich in Nullstellung.

Klinische Hinweise
Der Muskel ist bei der Spastik sehr häufig betroffen, ebenso bei Dystonien. Auch er sollte nicht solitär, sondern vor allem im Zusammenhang mit den anderen Flexoren gesehen werden. In der Spastiktherapie werden meist die Mm. flexores carpi ulnaris und radialis behandelt.
Die von radial nach ulnar oberhalb des Handgelenks zu tastenden Handflexoren sind:
- M. flexor pollicis longus (s. S. 80)
- M. flexor carpi radialis (s. S. 56)
- M. palmaris longus (s. S. 58)
- M. flexor digitorum superficialis (s. S. 74)
- M. flexor carpi ulnaris

Musculus extensor digitorum

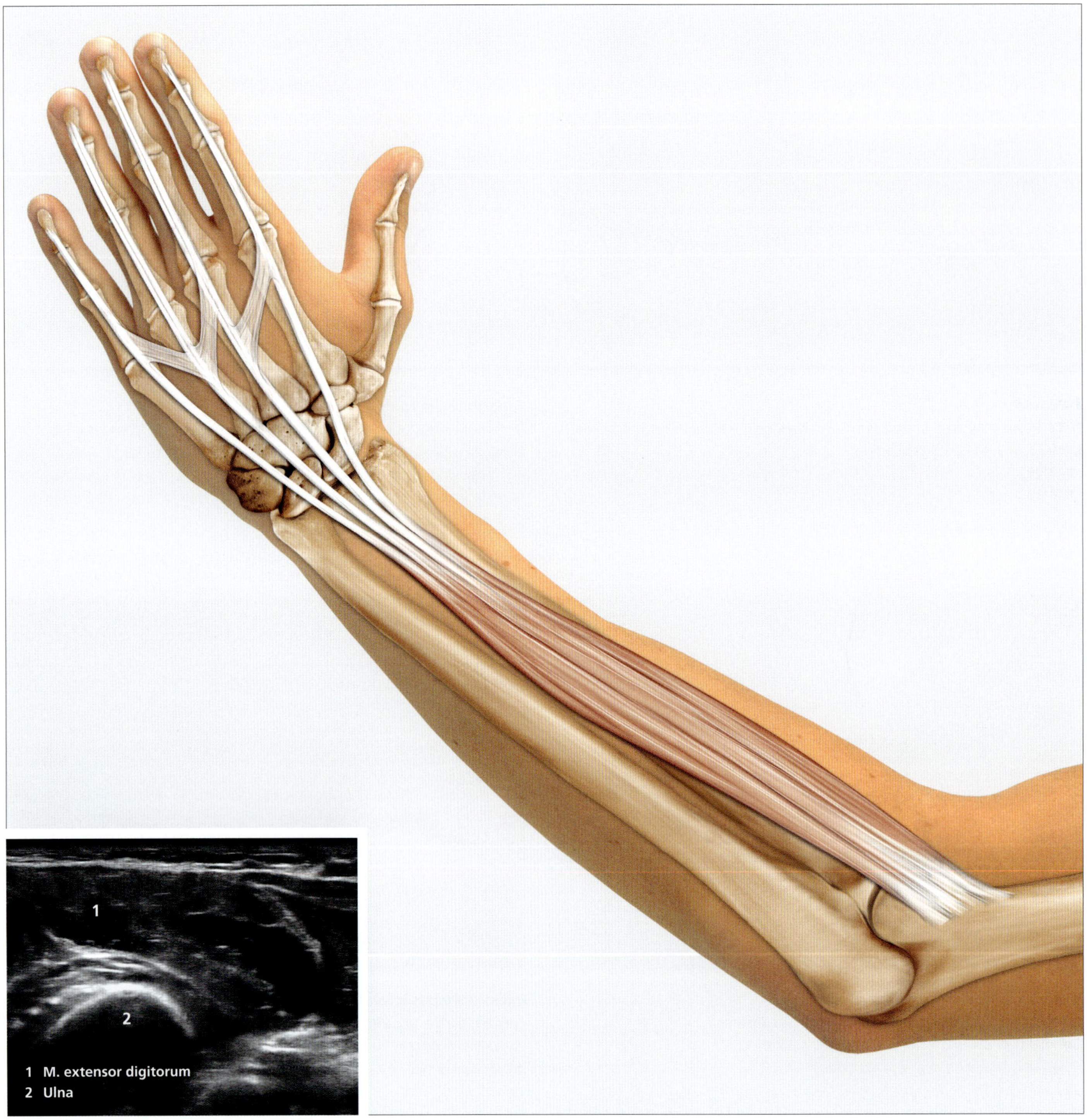

Innervation

Nervus radialis, Ramus profundus, C6–C8

Ursprung

Epicondylus lateralis humeri, Ligamentum collaterale ulnare

Fascia antebrachii

Ansatz

Die vier Sehnen teilen sich auf dem Handrücken auf und setzen wie folgt an den Dorsalflächen des 2.–5. Fingers an:

- Ein Mittelstück jeder Sehne inseriert an der Basis der Phalanx intermedia
- Zwei laterale Anteile verbinden sich wieder über der Phalanx intermedia und setzen dann an der Basis der Phalanx distalis an

Dosierung/Nadel

Xeomin®:	5–30 MU (selten auch höher)
Botox®:	5–30 MU (selten auch höher)
Dysport®:	20–100 MU (selten auch höher)
Injektionsstellen:	1–4
Nadel:	20–40 mm/27 Gauge

⚠ Bitte die Hinweise zu den zugelassenen Präparaten, zur Off-Label-Therapie (S. 4 ff.) und die einschlägigen Fachinformationen (S. 276 ff.) berücksichtigen.

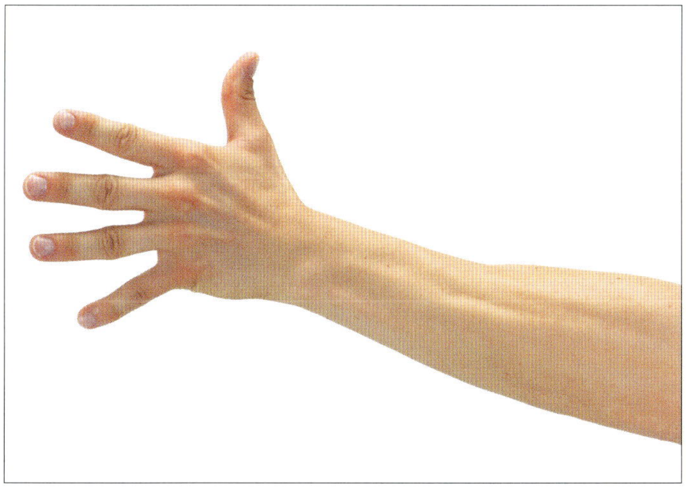

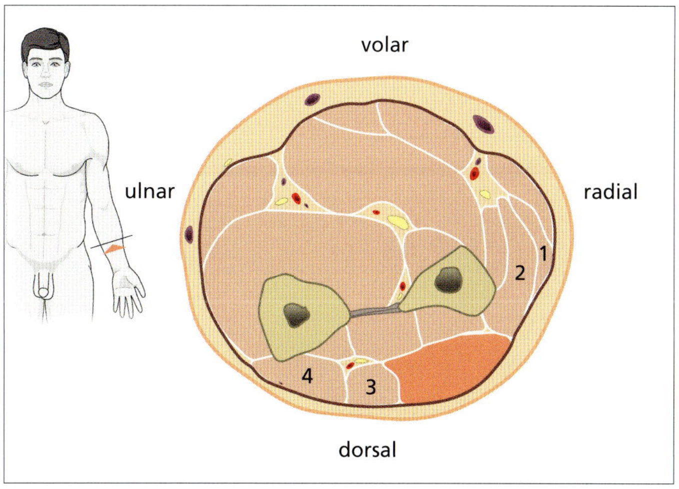

Funktion
Der M. extensor digitorum streckt in den Metakarpophalangealgelenken II – V, in den Interphalangealgelenken der gleichen Finger sowie in den Handgelenken. Der M. extensor digitorum hilft vernachlässigbar bei der Ulnarabduktion mit.

Topografische Hinweise
Wird zu weit proximal und zu tief eingestochen, kann der M. supinator getroffen werden. Zu weit radial können die radialen Handstrecker (Mm. extensores carpi radialis longus und brevis; 1, 2), zu weit ulnar der M. extensor digiti minimi (3) oder der M. extensor carpi ulnaris (4) getroffen werden. Zu weit distal liegen die Strecksehnen unmittelbar benachbart.

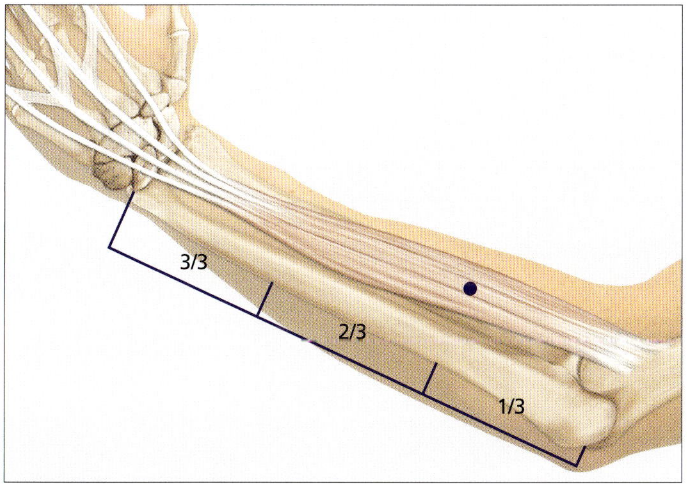

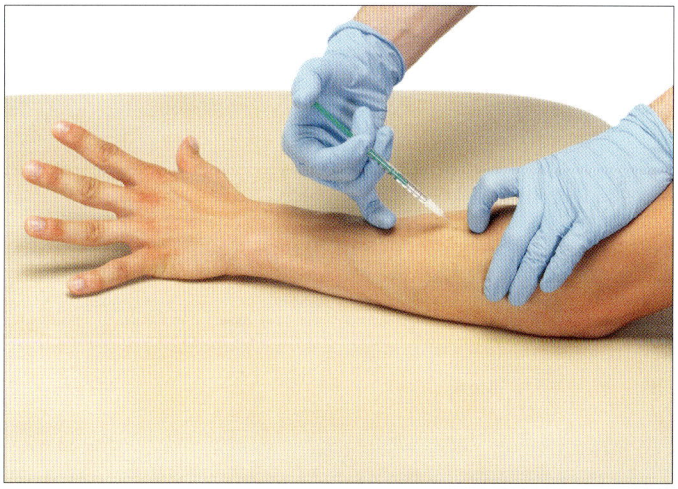

Injektionsschema
Anzahl der Punktionsstellen: 1–4, meist eine Stelle
Lokalisationshilfe
Bei proniertem Unterarm am Übergang vom 1. zum 2. Drittel mit dem Daumen die Ulna und mit dem Mittelfinger den Radius tasten. Injektion an der Spitze des Zeigefingers.

Injektionstechnik
Punktionsstelle: am Übergang vom 1. zum 2. Drittel, in die Mitte des Muskelbauchs
Stichtiefe: 10–15 mm, je nach Muskeldurchmesser
Lagerung: Der Ellenbogen ist leicht flektiert, der Unterarm in Pronationsstellung, die Finger sind locker gestreckt.

Klinische Hinweise
Die Dosis liegt bei Dystonien niedriger als bei einer Spastik.
Eine Injektion unter EMG-Kontrolle (ggf. mit Stimulation) oder Sonografie erhöht die Treffsicherheit.
Das Handgelenk sollte bei der Untersuchung in der Mittelstellung zwischen Dorsalextension und Palmarflexion bleiben, da sich sonst die Mm. interossei dorsales und die Mm. lumbricales an der Extension beteiligen.

Der M. extensor digitorum wird immer zusammen mit dem M. extensor digiti minimi und dem M. extensor indicis getestet, denn die Muskeln entwickeln gemeinsam ihre optimale Kraft.

Musculus extensor indicis

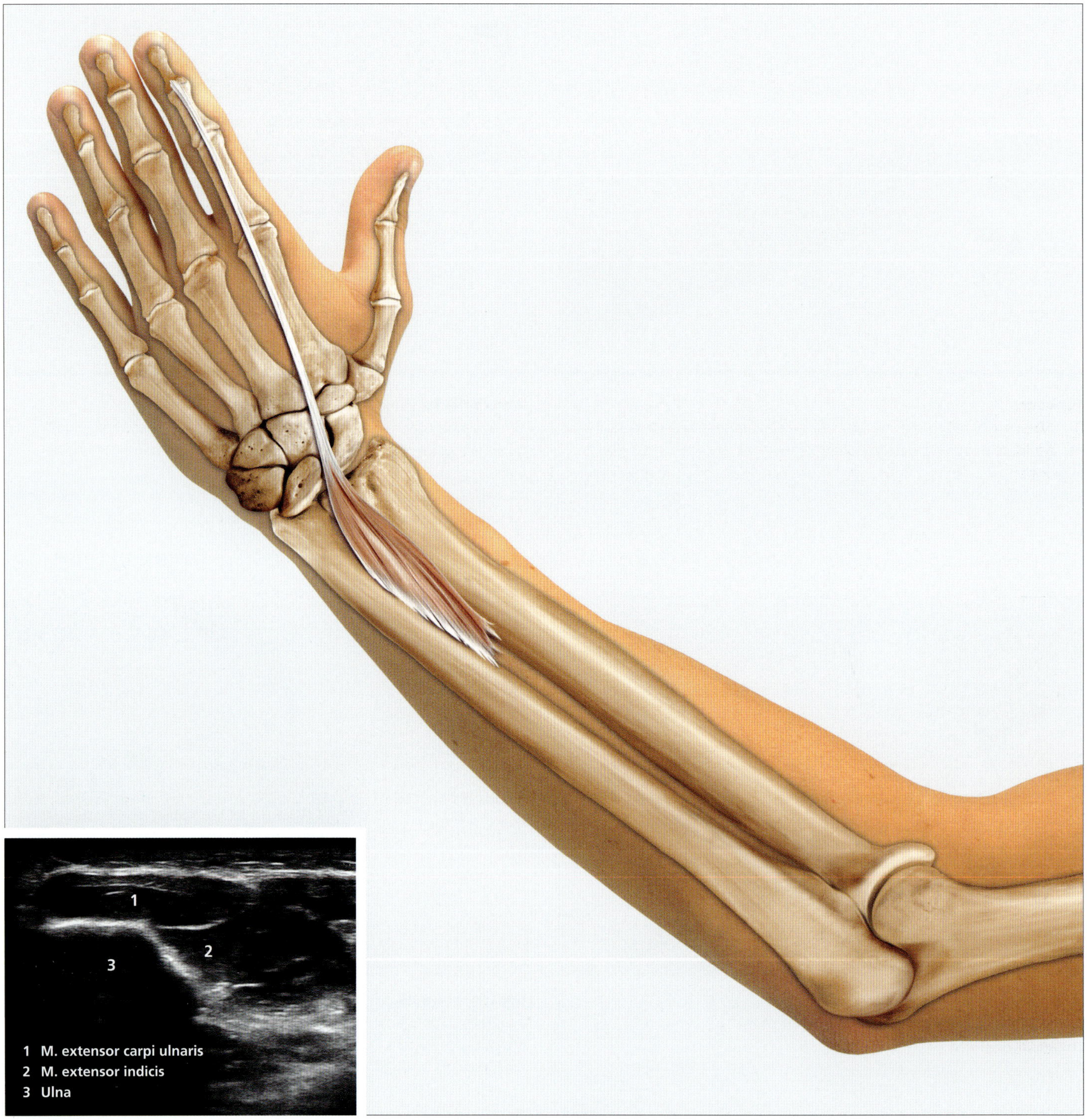

Innervation

Nervus radialis, Ramus profundus, C6–C8

Ursprung

distale Hälfte der dorsalen Fläche der Ulna

Membrana interossea

Ansatz

ulnare Seite der Dorsalaponeurose des Zeigefingers

Dosierung/Nadel

Xeomin®:	5–10 MU (selten auch höher)
Botox®:	5–10 MU (selten auch höher)
Dysport®:	20–40 MU (selten auch höher)
Injektionsstellen:	1
Nadel:	20 mm/27 Gauge

⚠ Bitte die Hinweise zu den zugelassenen Präparaten, zur Off-Label-Therapie (S. 4 ff.) und die einschlägigen Fachinformationen (S. 276 ff.) berücksichtigen.

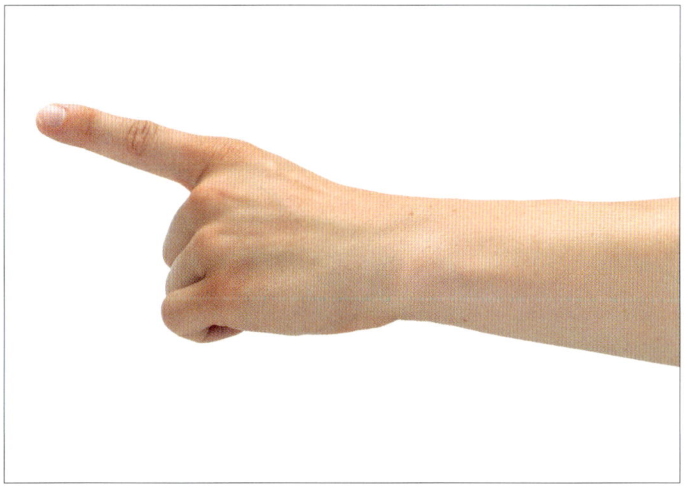

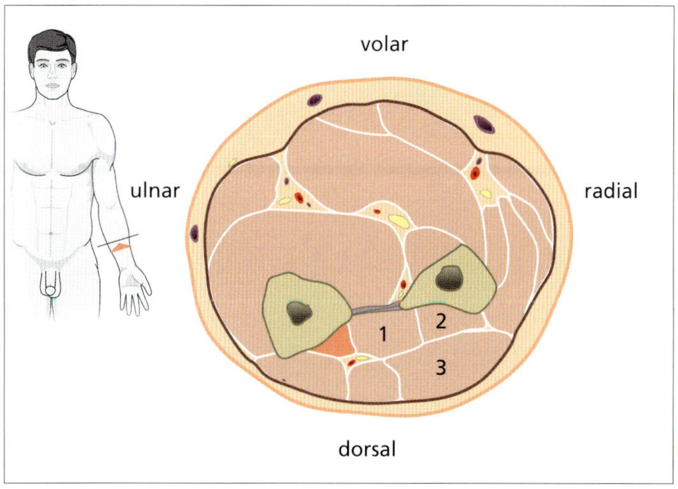

Funktion
Der M. extensor indicis streckt den Zeigefinger, wobei seine Wirkung sich zu der des M. extensor digitorum addiert. Andererseits vermag er den Zeigefinger auch einzeln zu strecken. Er streckt ebenfalls in den Handgelenken.

Topografische Hinweise
Bei einer Injektion zu weit radial trifft man den M. extensor pollicis brevis (1) oder M. abductor pollicis longus (2), zu weit proximal den M. extensor digitorum (3) oder den M. extensor pollicis longus.

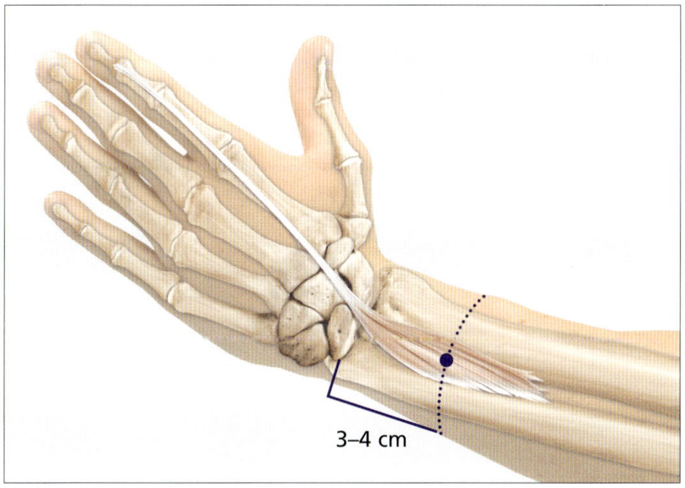

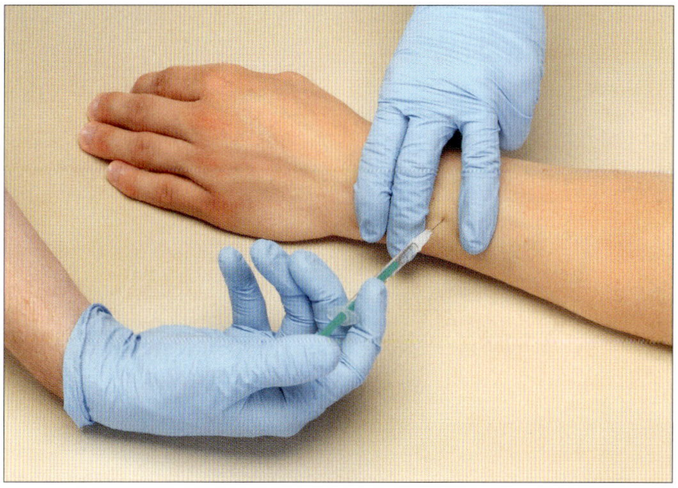

Injektionsschema
Anzahl der Punktionsstellen: Bei diesem verhältnismäßig kleinen Muskel erfolgt die Injektion lediglich an einer Stelle.

Injektionstechnik
Punktionsstelle: bei proniertem Arm zwei Fingerbreiten, bzw. 4–5 cm proximal des Processus styloideus ulnae, direkt radial der Ulna
Stichtiefe: maximal 1 cm
Lagerung: Unterarm in Pronationsstellung, Handgelenk und Finger locker gestreckt

Klinische Hinweise
Eine Palpation des M. extensor indicis ist nicht möglich.
Da sich in diesem Bereich auf der Streckseite keine Muskulatur mehr befindet, lässt sich der Muskel mit dem EMG (ggf. mit Stimulation) oder Sonografie sicher punktieren.
Um die Aktion der Mm. interossei dorsales und Mm. lumbricales bei der Extension zu reduzieren, muss das Handgelenk bei der Untersuchung des M. extensor indicis in der Mittelstellung zwischen Dorsalextension und Palmarflexion bleiben.

Musculus extensor digiti minimi

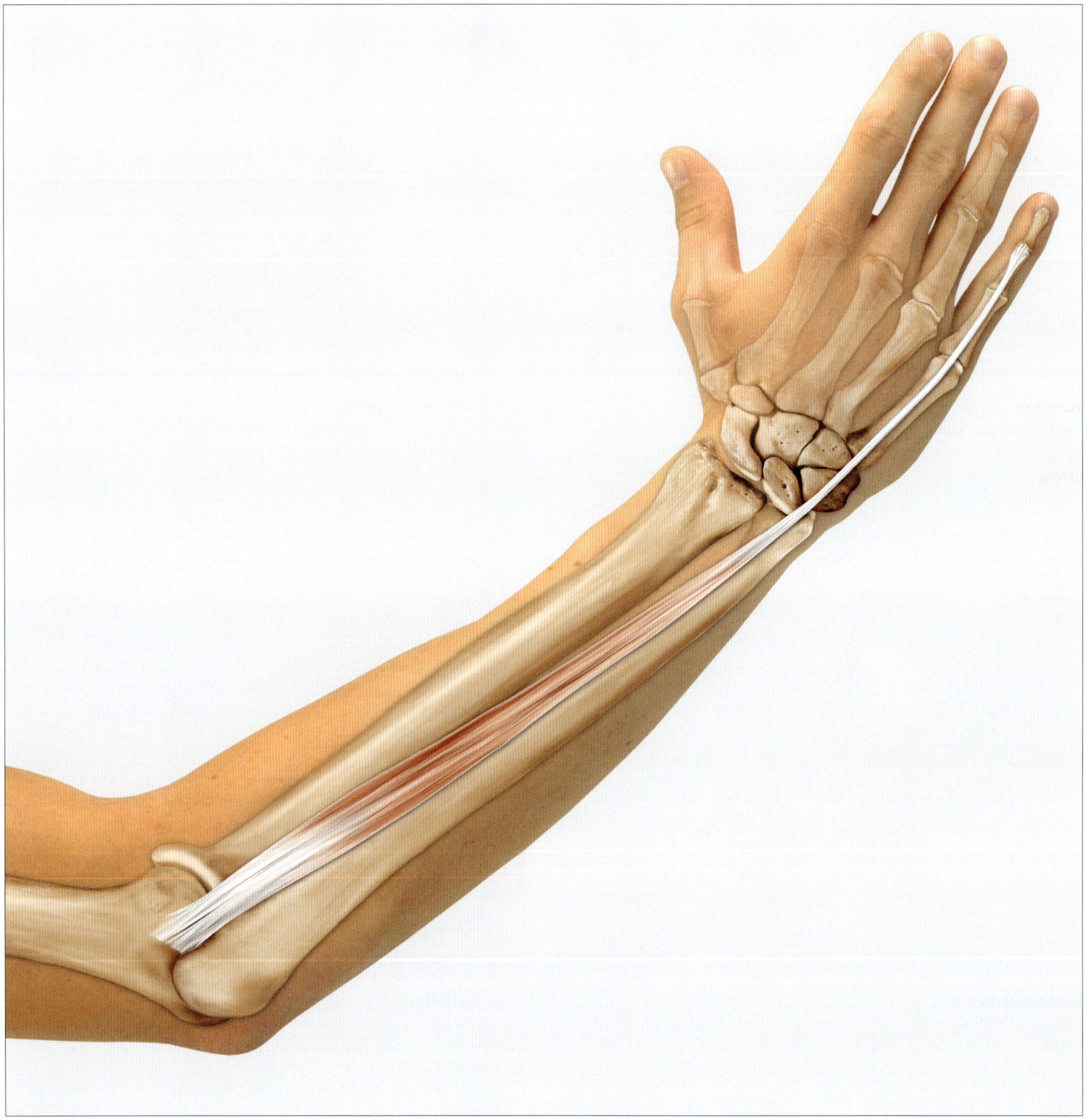

Innervation

Nervus radialis, Ramus profundus, C6–C8

Ursprung

Epicondylus lateralis humeri

Fascia antebrachii

Ansatz

Dorsalaponeurose des kleinen Fingers

Dosierung/Nadel

Xeomin®:	2,5–10 MU
Botox®:	2,5–10 MU
Dysport®:	10–40 MU
Injektionsstellen:	1
Nadel:	20 mm/27 Gauge

⚠ Bitte die Hinweise zu den zugelassenen Präparaten, zur Off-Label-Therapie (S. 4 ff.) und die einschlägigen Fachinformationen (S. 276 ff.) berücksichtigen.

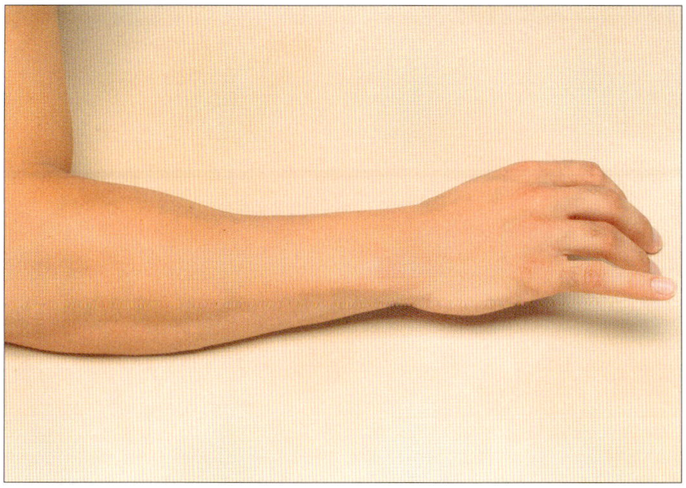

Funktion
Der M. extensor digiti minimi streckt den kleinen Finger in den Grund- und Interphalangealgelenken. Seine Streckwirkung auf die Handgelenke ist gering.

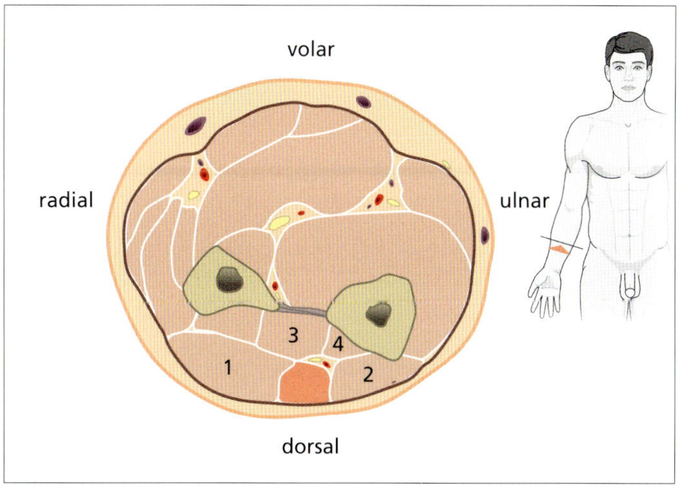

Topografische Hinweise
Der Muskel liegt zwischen dem M. extensor digitorum (1) und dem M. extensor carpi ulnaris (2) sowie über den Mm. extensores pollicis brevis (3) et longus (4).

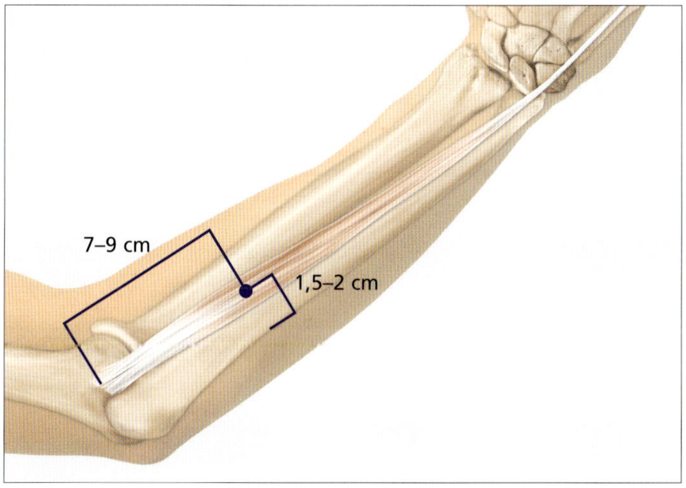

Injektionsschema
Anzahl der Punktionsstellen: eine Stelle
Wenn man den M. extensor digitorum weit proximal injiziert, hat man auch einen Effekt auf den M. extensor digiti minimi.
Lokalisationshinweis
Die Injektion sollte mit Ultraschall oder EMG (ggf. mit Stimulation) gesteuert werden: Man lokalisiert den M. extensor digitorum und sticht ulnar davon ein. Der Muskel liegt oberflächlich und in Pronationshaltung relativ mittig.

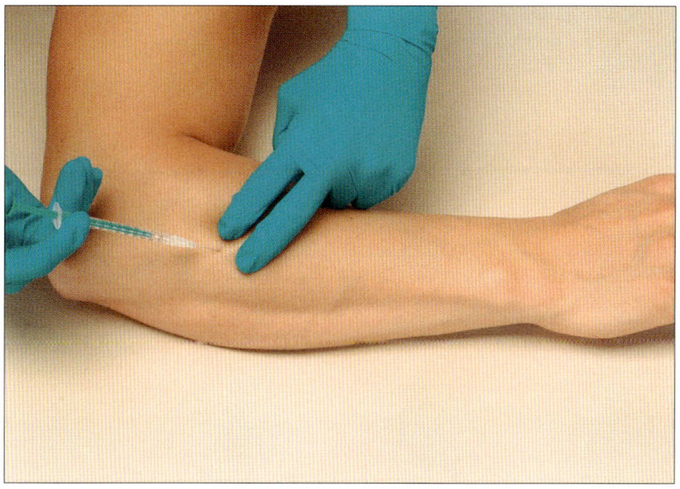

Injektionstechnik
Punktionsstelle: bei proniertem Arm 7–9 cm distal des Epicondylus lateralis humeri und 1,5–2 cm radialwärts der Ulna
Stichtiefe: maximal 1 cm
Lagerung: Unterarm in Pronationsstellung, Handgelenk und Finger locker gestreckt

Klinische Hinweise
Der M. extensor digiti minimi entspringt gemeinsam in einem Caput commune mit dem M. extensor digitorum. Er wird zusammen mit dem M. extensor digitorum und dem M. extensor indicis getestet, denn die Muskeln entwickeln gemeinsam ihre optimale Kraft.
Bei der Untersuchung muss das Handgelenk in der Mittelstellung zwischen Dorsalextension und Palmarflexion bleiben, da sich sonst die Mm. interossei dorsales und die Mm. lumbricales an der Bewegung beteiligen.

Bei manchen Menschen fehlt dieser Muskel, dann übernimmt der M. extensor digitorum mit einer weiteren Sehne diese Funktion.

Musculus extensor pollicis brevis

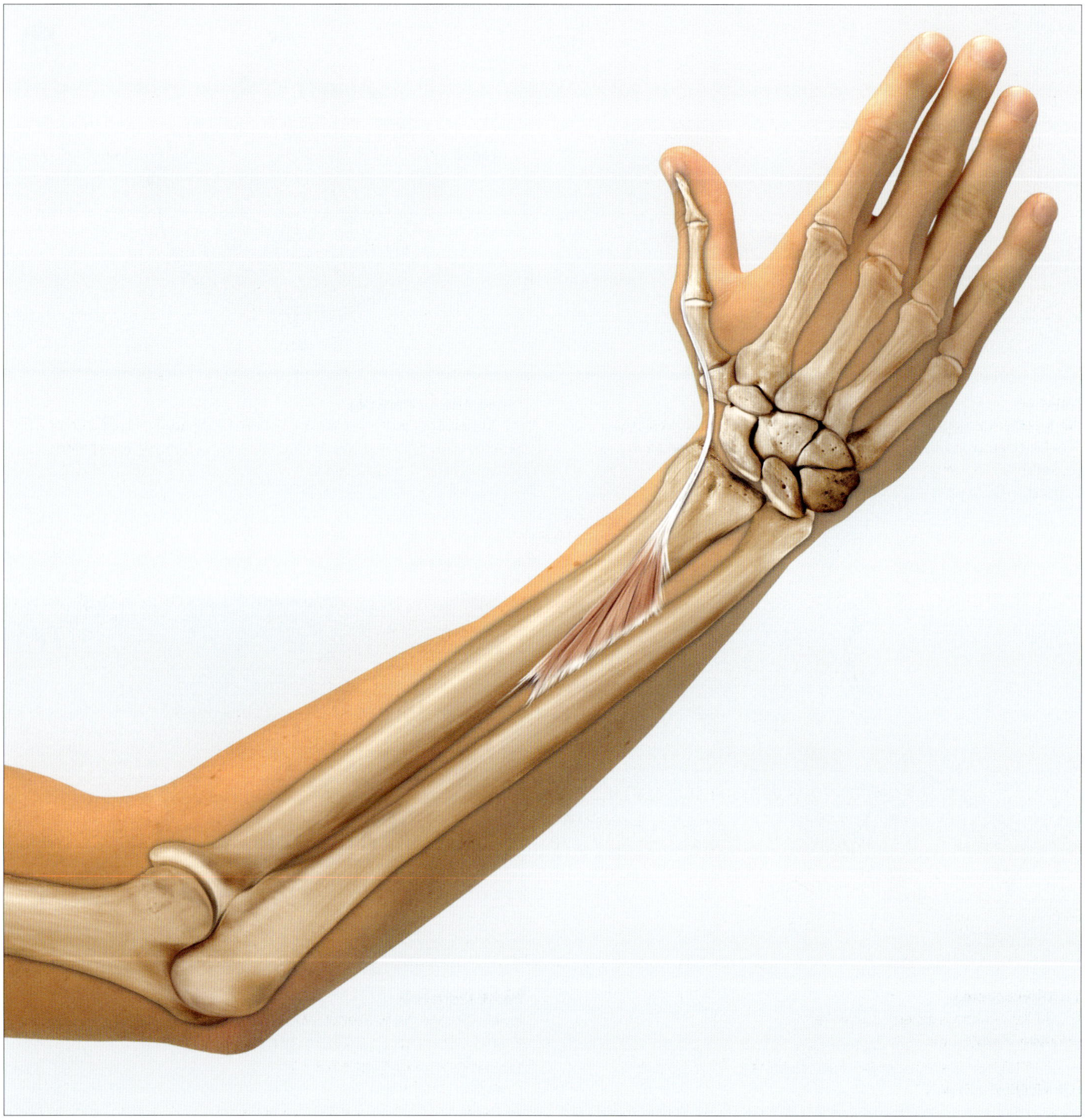

Innervation

Nervus radialis, Ramus profundus, C6–C8

Ursprung

distales Drittel der dorsalen Fläche des Radius

Membrana interossea

Ansatz

dorsale Fläche der Basis der Phalanx proximalis pollicis

Dosierung/Nadel

Xeomin®:	5–20 MU (selten auch höher)
Botox®:	5–20 MU (selten auch höher)
Dysport®:	20–80 MU (selten auch höher)
Injektionsstellen:	1
Nadel:	20–40 mm/27 Gauge

⚠ Bitte die Hinweise zu den zugelassenen Präparaten, zur Off-Label-Therapie (S. 4 ff.) und die einschlägigen Fachinformationen (S. 276 ff.) berücksichtigen.

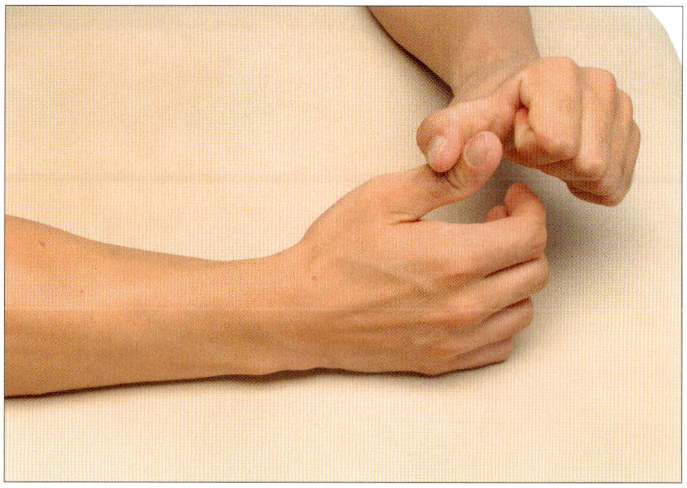

Funktion
Der M. extensor pollicis brevis entspricht in seiner Wirkung weitgehend dem M. extensor pollicis longus, hat jedoch keine Wirkung als Supinator. Er streckt in den Hand- und Daumengelenken, nicht aber im Interphalangealgelenk I.

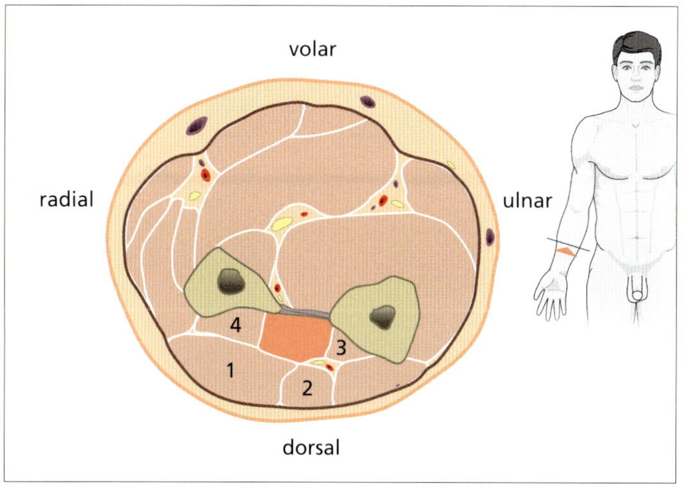

Topografische Hinweise
Der Muskel liegt ulnar unter dem M. extensor digitorum (1) und unter dem M. extensor digiti minimi (2). Ulnarseitig grenzt er an den M. extensor pollicis longus (3) und radialseitig an den M. abductor pollicis longus (4). Er liegt der Membrana interossea auf und dem Radius an.

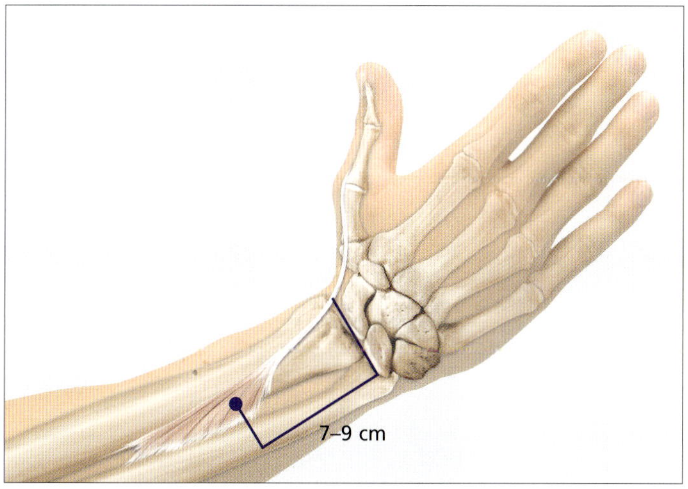

Injektionsschema
Anzahl der Punktionsstellen: eine Stelle
Lokalisationshinweis
Zur sicheren Punktion kann unter Ultraschall- oder EMG-Kontrolle mit Stimulation injiziert werden.

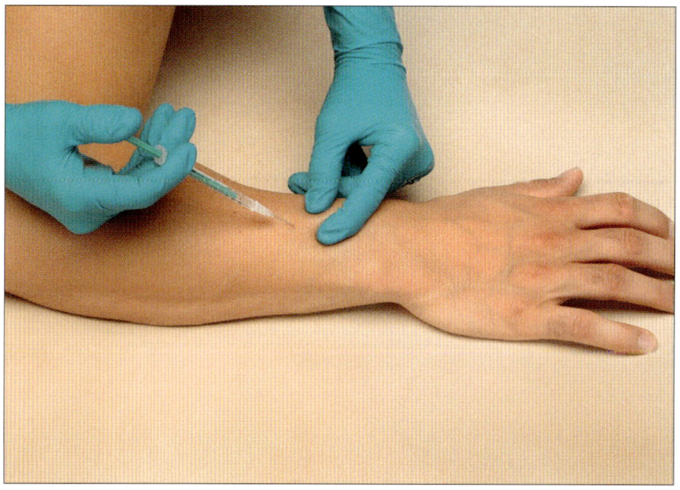

Injektionstechnik
Punktionsstelle: bei proniertem Arm 7–9 cm oder vier Fingerbreiten oberhalb des Handgelenks direkt an der Ulnarseite des Radius
Stichrichtung: von proximal nach distal
Stichtiefe: ca. 10 mm
Lagerung: Unterarm in Pronationsstellung, Handgelenk und Finger locker gestreckt

Klinische Hinweise
Der Muskel kann häufig schlecht vom M. abductor pollicis longus abgegrenzt werden. Eine Behandlung ist meist dann erfolgreich, wenn auch die anderen Daumenmuskeln in ihrer Funktion berücksichtigt und gegebenenfalls behandelt werden.
An der Streckung im Daumengrundgelenk ist sowohl der M. extensor pollicis brevis als auch der M. extensor pollicis longus beteiligt.

Musculus extensor pollicis longus

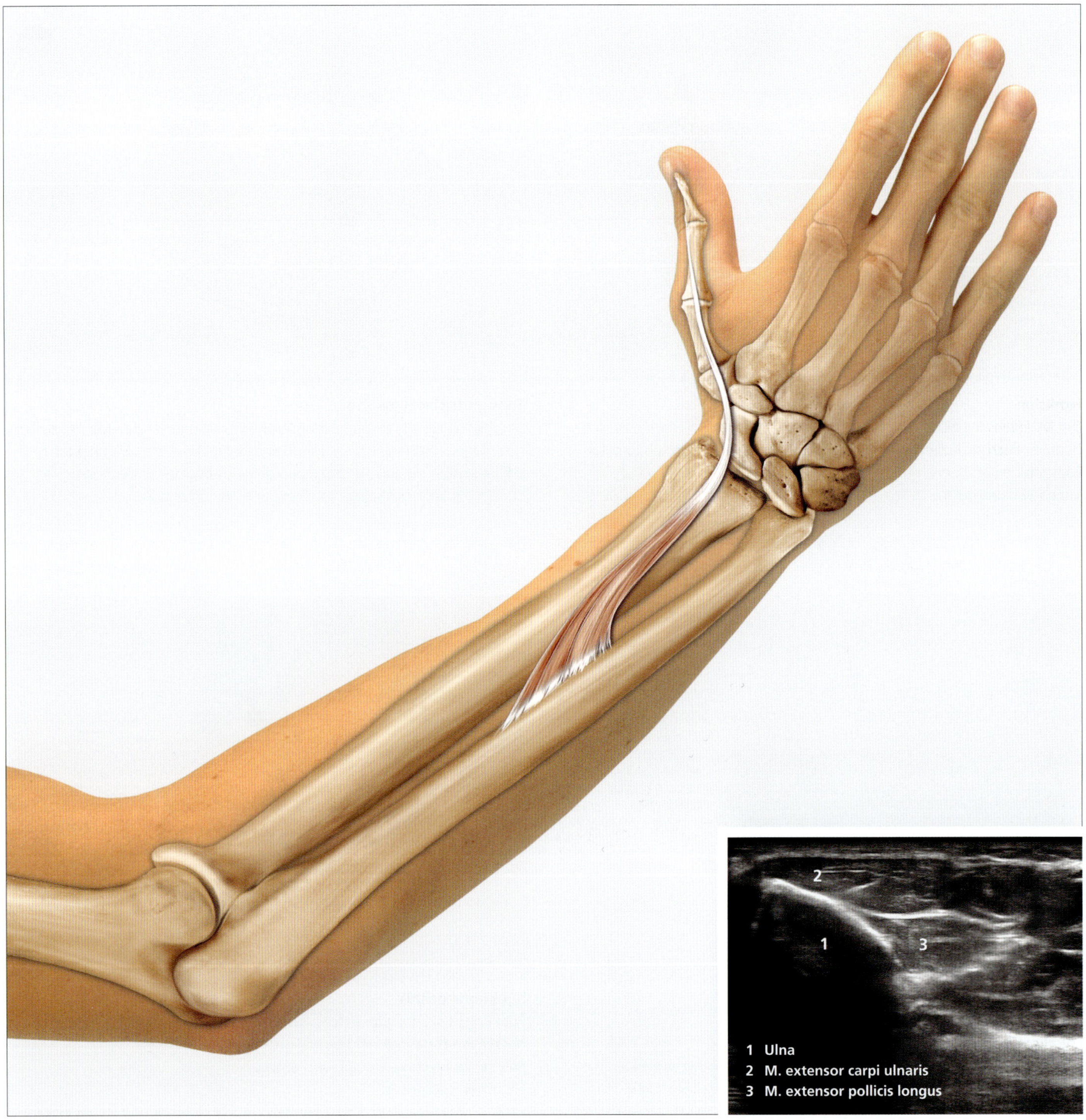

Innervation
Nervus radialis, Ramus profundus, C6–C8

Ursprung
mittlere dorsale Fläche der Ulna, Membrana interossea

Ansatz
dorsale Fläche der Basis der Phalanx distalis pollicis

Dosierung/Nadel

Xeomin®:	5–20 MU
Botox®:	5–20 MU
Dysport®:	20–80 MU
Injektionsstellen:	1
Nadel:	20–40 mm/27 Gauge

⚠ Bitte die Hinweise zu den zugelassenen Präparaten, zur Off-Label-Therapie (S. 4 ff.) und die einschlägigen Fachinformationen (S. 276 ff.) berücksichtigen.

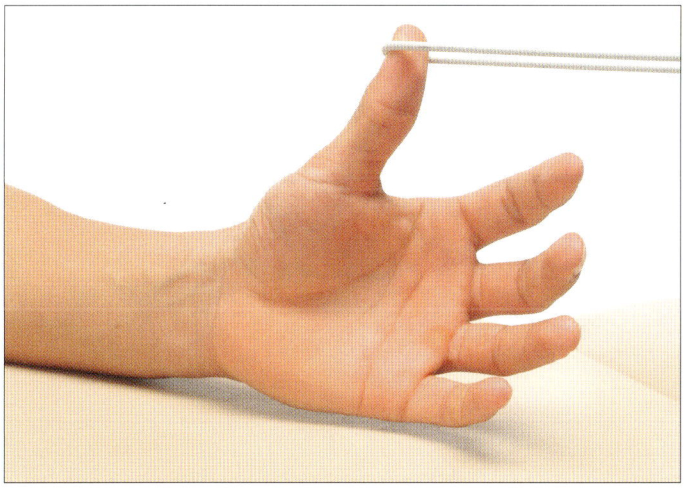

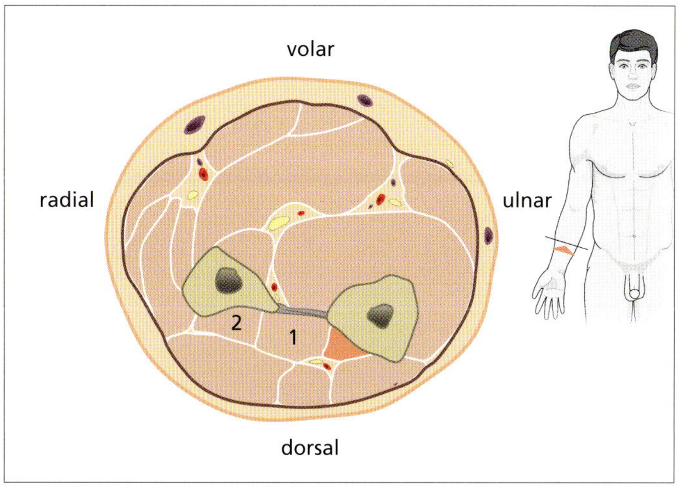

Funktion

Der M. extensor pollicis longus streckt alle Daumengelenke und kann den Daumen auch abduzieren. Außerdem vermag er die Extension und die Radialabduktion in den Handgelenken zu unterstützen und wirkt durch seinen Verlauf von der Ulna quer über den Unterarm zum Daumen zusätzlich als Supinator.

Topografische Hinweise

Der Muskel liegt unterhalb der anderen Extensoren. Um den Muskel zu punktieren, muss man durch die darüberliegenden Extensoren hindurch stechen. Direkt benachbart liegt der M. extensor pollicis brevis (1). Ulnarwärts liegt der M. extensor indicis, radialwärts der M. abductor pollicis longus (2).

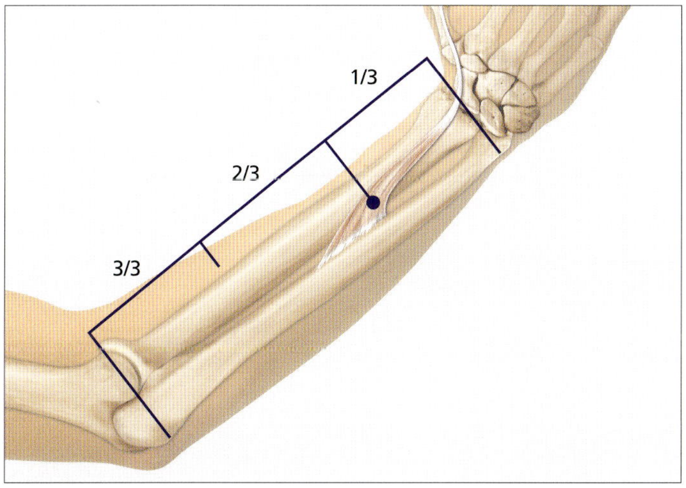

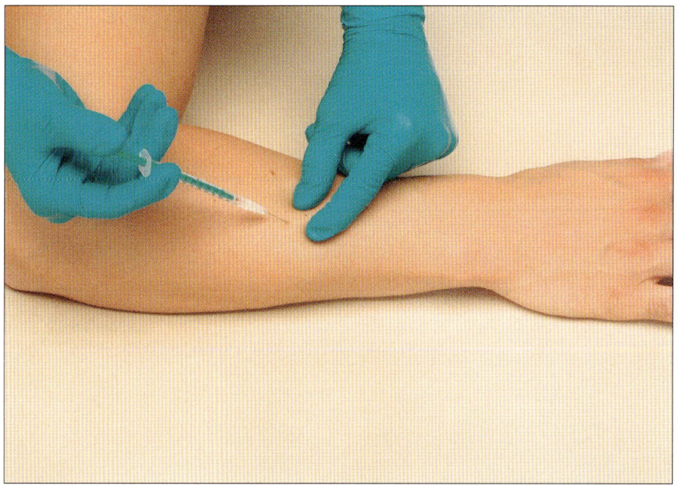

Injektionsschema

Anzahl der Punktionsstellen: 1–2

Lokalisationshinweis

Hier muss man den M. extensor digitorum durchstechen. Deshalb empfiehlt sich die Injektion unter Sonografie-Kontrolle. Alternativ kann mit EMG und Stimulation injiziert werden.

Injektionstechnik

Punktionsstelle: bei proniertem Arm am Übergang vom 1. zum 2. Drittel des Unterarms zwischen Ulna und Radius

Stichrichtung: von proximal nach distal

Stichtiefe: 10–20 mm

Lagerung: Unterarm in Pronationsstellung, Handgelenk und Finger locker gestreckt

Klinische Hinweise

An der Extension im Daumengrundgelenk sind sowohl der M. extensor pollicis brevis als auch der M. extensor pollicis longus beteiligt.
Für die Extension im Daumenendgelenk ist allein der M. extensor pollicis longus verantwortlich.
Die Mm. extensores pollicis longus und brevis werden immer gemeinsam untersucht.

Musculi lumbricales manus 1–4

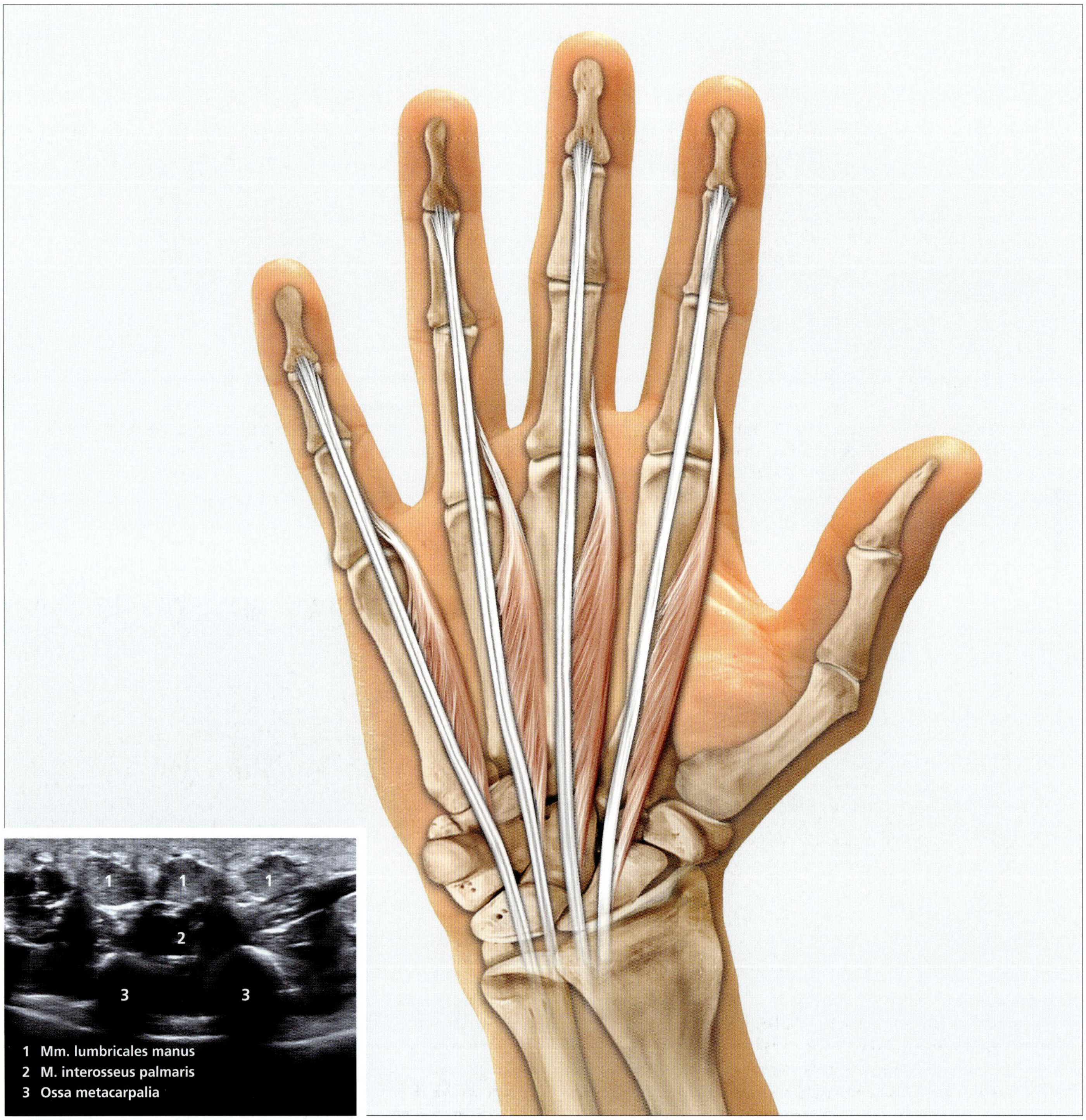

Innervation

Mm. lumbricales 1 und 2: Nervus medianus, C8–T1

Mm. lumbricales 3 und 4: Nervus ulnaris, Ramus profundus, C8–T1

Ursprung

Sehnen der tiefen Fingerflexoren

Ansatz

Radialseite eines jeden Fingers im Bereich der Streckaponeurosen

Dosierung/Nadel

Xeomin®:	2,5–5 MU pro Muskel (selten auch höher)
Botox®:	2,5–5 MU pro Muskel (selten auch höher)
Dysport®:	10–20 MU pro Muskel (selten auch höher)
Injektionsstellen:	1 pro Muskel
Nadel:	20 mm/27 Gauge

⚠ Bitte die Hinweise zu den zugelassenen Präparaten, zur Off-Label-Therapie (S. 4 ff.) und die einschlägigen Fachinformationen (S. 276 ff.) berücksichtigen.

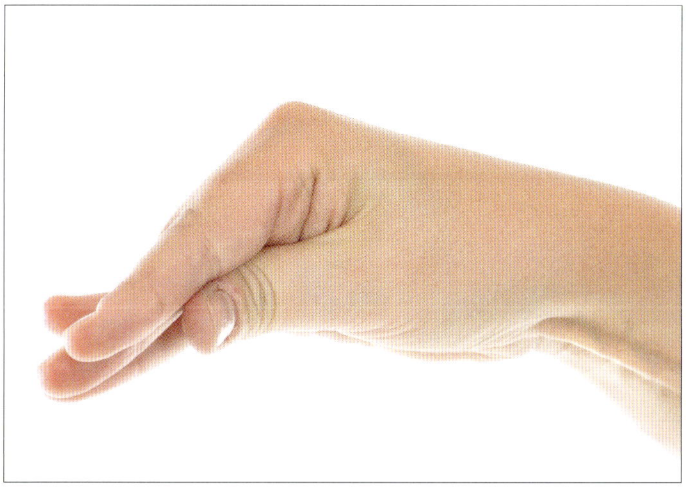

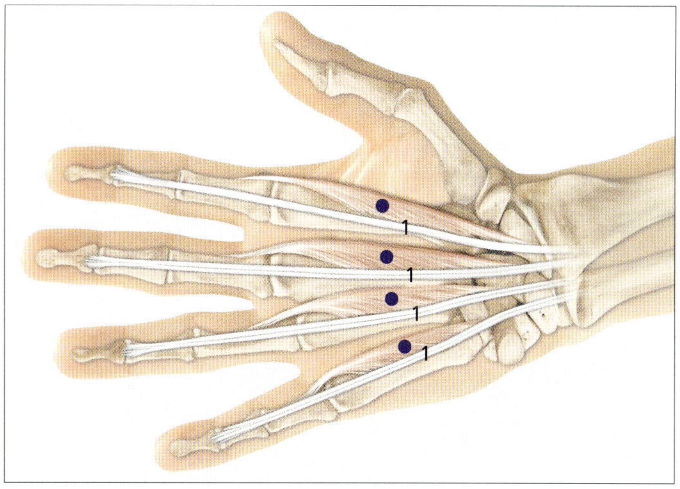

Funktion
Die Mm. lumbricales beugen in den Metakarpophalangealgelenken II–V und strecken an den proximalen Interphalangealgelenken derselben Finger. Diese Bewegung ist unter anderem beim Schreiben und beim Halten des Essbestecks wichtig.

Topografische Hinweise
Die Muskeln liegen radial den Sehnen der tiefen Flexoren an (1). Bei der Injektion müssen unbedingt die Mm. interossei palmares (s. S. 90 f.) abgegrenzt werden, bei zu tiefem Stich auch die Mm. interossei dorsales manus (s. S. 88 f.). Weiterhin muss beim Lumbricalis 1 zum M. adductor pollicis und dem M. interosseus dorsalis I abgegrenzt werden.

Injektionsschema
Anzahl der Punktionsstellen: eine Stelle pro Muskel

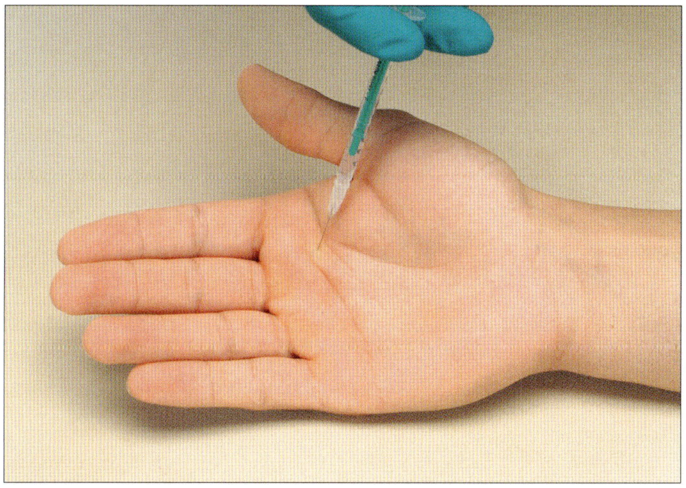

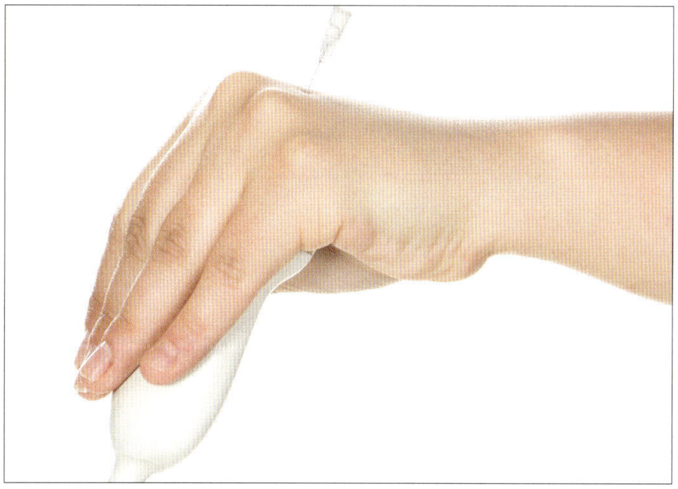

Injektionstechnik
Punktionsstellen: jeweils radialseitig der jeweiligen Sehne, etwa in der oberen Hälfte der Hohlhand; beim M. lumbricalis 1 direkt über dem distalen Ende des Os metacarpi, bei den Lumbricales 2–4 etwas distal und radial des Köpfchens des jeweiligen Os metacarpi. Man kann auch von dorsal injizieren.
Stichrichtung: jeweils auf die Knochen zu
Lagerung: Unterarm in Supinationsstellung, Handgelenk und Finger locker gestreckt

Alternative Injektionstechnik
Alternativ kann auch von dorsal injiziert werden. Hilfreich ist dabei, wenn der Schallkopf des Ultraschalls in der Hohlhand liegt und man unter Sicht injiziert.

Klinische Hinweise
Die Muskeln können nicht palpiert werden. Eine Fehlinjektion und/oder Diffusion des Toxins in die benachbarte Muskulatur ist leicht möglich.
Diese Muskeln sind häufig bei der Spastik involviert und führen zu einer Fehlstellung, die man auch als Lumbrikalhand bezeichnet.

Musculus flexor digitorum superficialis

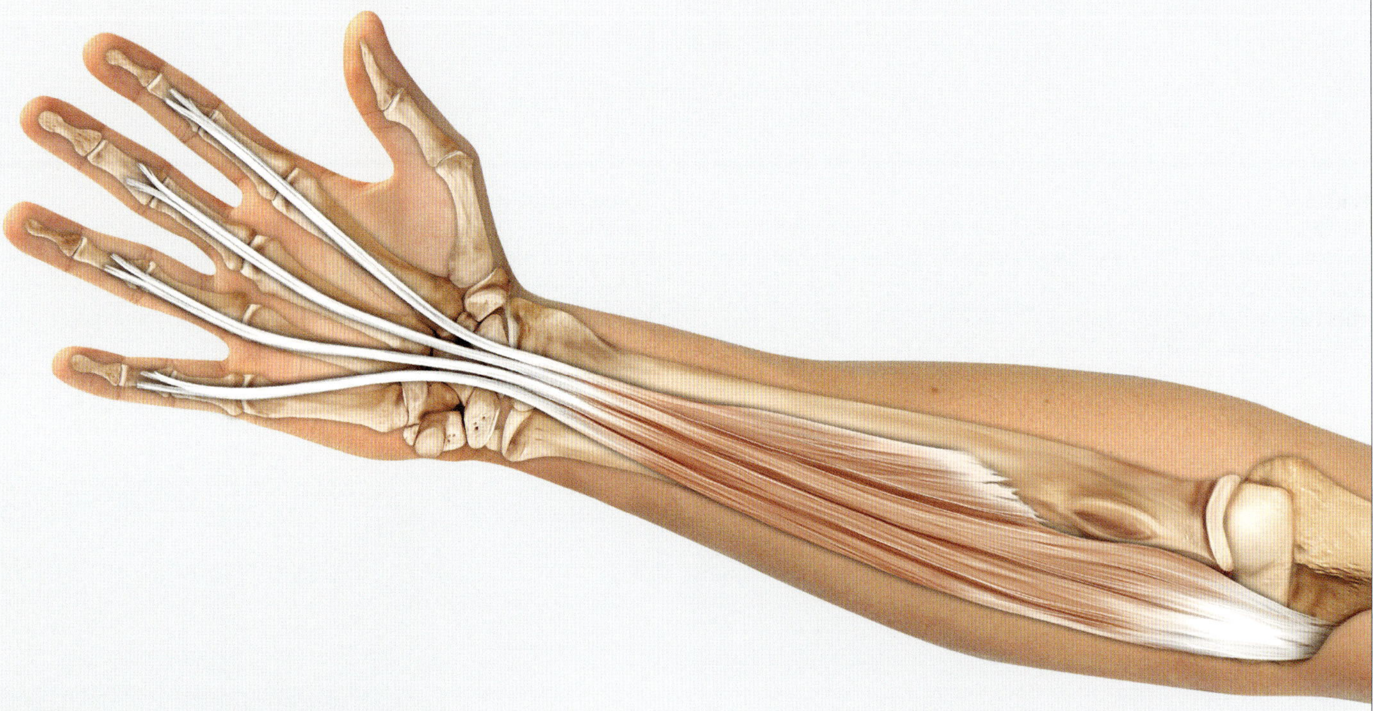

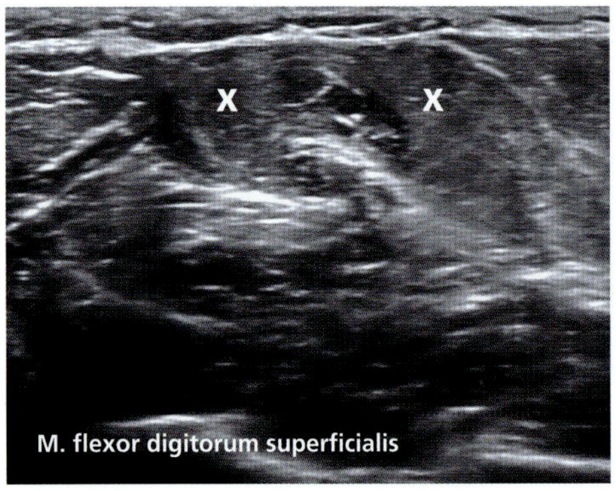

Innervation

Nervus medianus, C7–T1

Ursprung

Caput humeroulnare:	Epicondylus medialis humeri, Processus coronoideus ulnae
Caput radiale:	Ventralfläche des Radius

Ansatz

Vier Sehnen teilen sich jeweils in zwei Anteile auf, die an den Seiten der Basis der Phalanx media des 2.–5. Fingers ansetzen. Zwischen beiden Teilen ziehen die Sehnen des M. flexor digitorum profundus zur Endphalanx.

Dosierung/Nadel

Xeomin®:	20–60 MU (selten auch höher)
Botox®	20–60 MU (selten auch höher)
Dysport®	60–200 MU (selten auch höher)
Injektionsstellen:	1–4
Nadel:	20–40 mm/27 Gauge

Bitte die Hinweise zu den zugelassenen Präparaten, zur Off-Label-Therapie (S. 4 ff.) und die einschlägigen Fachinformationen (S. 276 ff.) berücksichtigen.

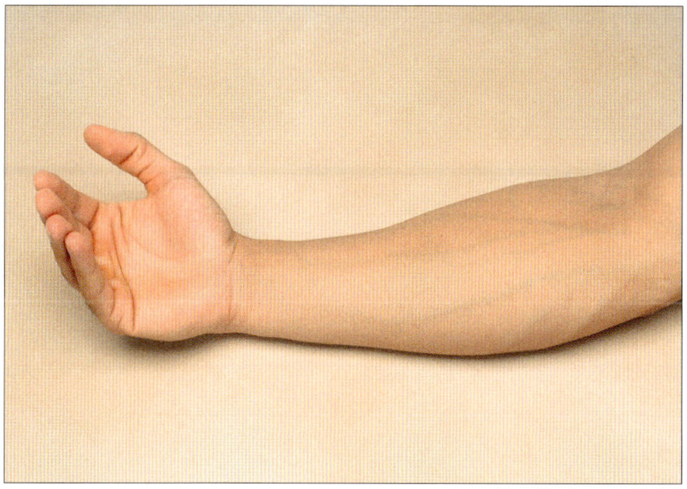

Funktion

Der M. flexor digitorum superficialis beugt vor allem die Metakarpophalangealgelenke II–V und die proximalen Interphalangealgelenke derselben Finger. Dabei ist er besonders effizient, wenn die Mm. extensores carpi das Handgelenk fixieren, das er sonst ebenfalls beugen würde. Eine vernachlässigbare Beugewirkung entfaltet er auch am Ellenbogengelenk.

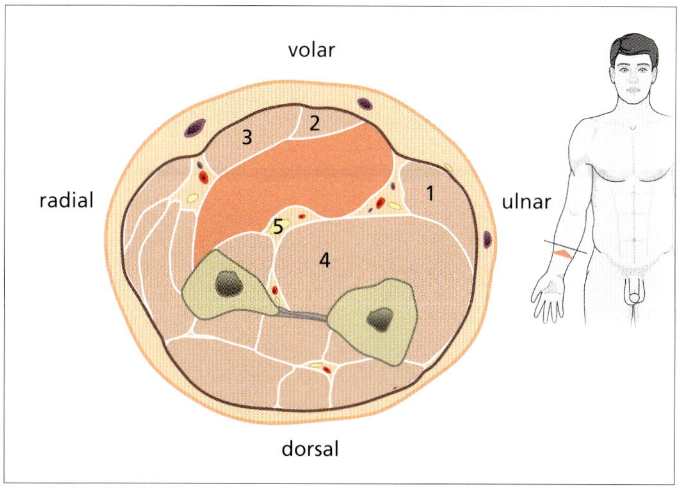

Topografische Hinweise

Bei einer Injektion zu weit ulnar wird der M. flexor carpi ulnaris (1) punktiert. Zu weit radial erreicht man den M. palmaris longus (2) bzw. den M. flexor carpi radialis (3). Sticht man zu tief, injiziert man in den M. flexor digitorum profundus (4). Zwischen den beiden Köpfen spannt sich ein Sehnenbogen, der vom N. medianus (5) unterkreuzt wird.

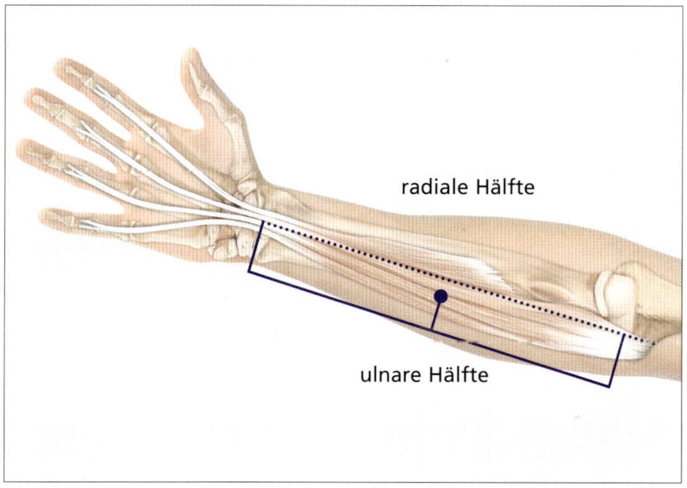

Injektionsschema

Anzahl der Punktionsstellen: 1–4, meist 1–2

Hinweis: Bei mehreren Injektionspunkten sind die beiden Köpfe zu berücksichtigen, d. h. proximal sind Injektionspunkte sowohl ulnar als auch radial zu wählen. Es empfiehlt sich eine Injektion unter EMG- oder Ultraschallkontrolle.

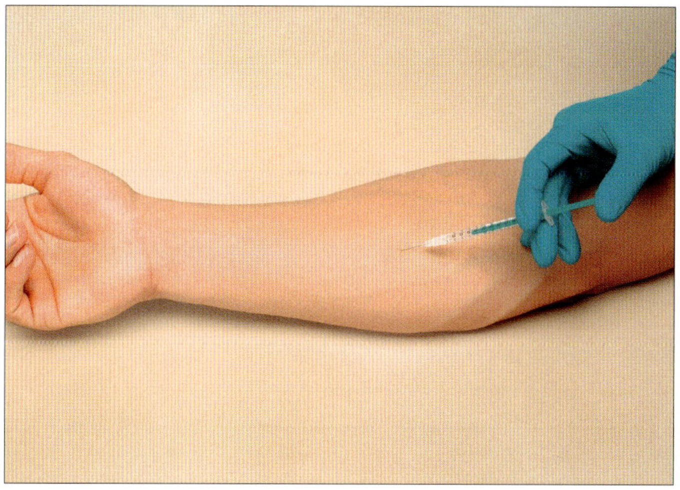

Injektionstechnik

Punktionsstelle: in der Mitte der ulnaren Hälfte auf halber Strecke des Unterarms; hier liegt der Muskel bereits oberflächlich

Stichrichtung: senkrecht

Stichtiefe: 10–20 mm

Lagerung: Unterarm in Supinationsstellung, Handgelenk und Finger locker gestreckt

Klinische Hinweise

Der M. flexor digitorum superficialis wird bei fast allen Patienten mit Beugespastik behandelt. Dabei sind auch alle anderen Flexoren zu berücksichtigen. So arbeiten bei der Flexion in den Mittelgelenken der Finger die Mm. flexores digitorum superficialis und profundus zusammen.

Der M. flexor digitorum superficialis wird bei Volarflexion insuffizient, deshalb sollte das Handgelenk bei der Untersuchung in Mittelstellung sein.

Musculus flexor digitorum profundus

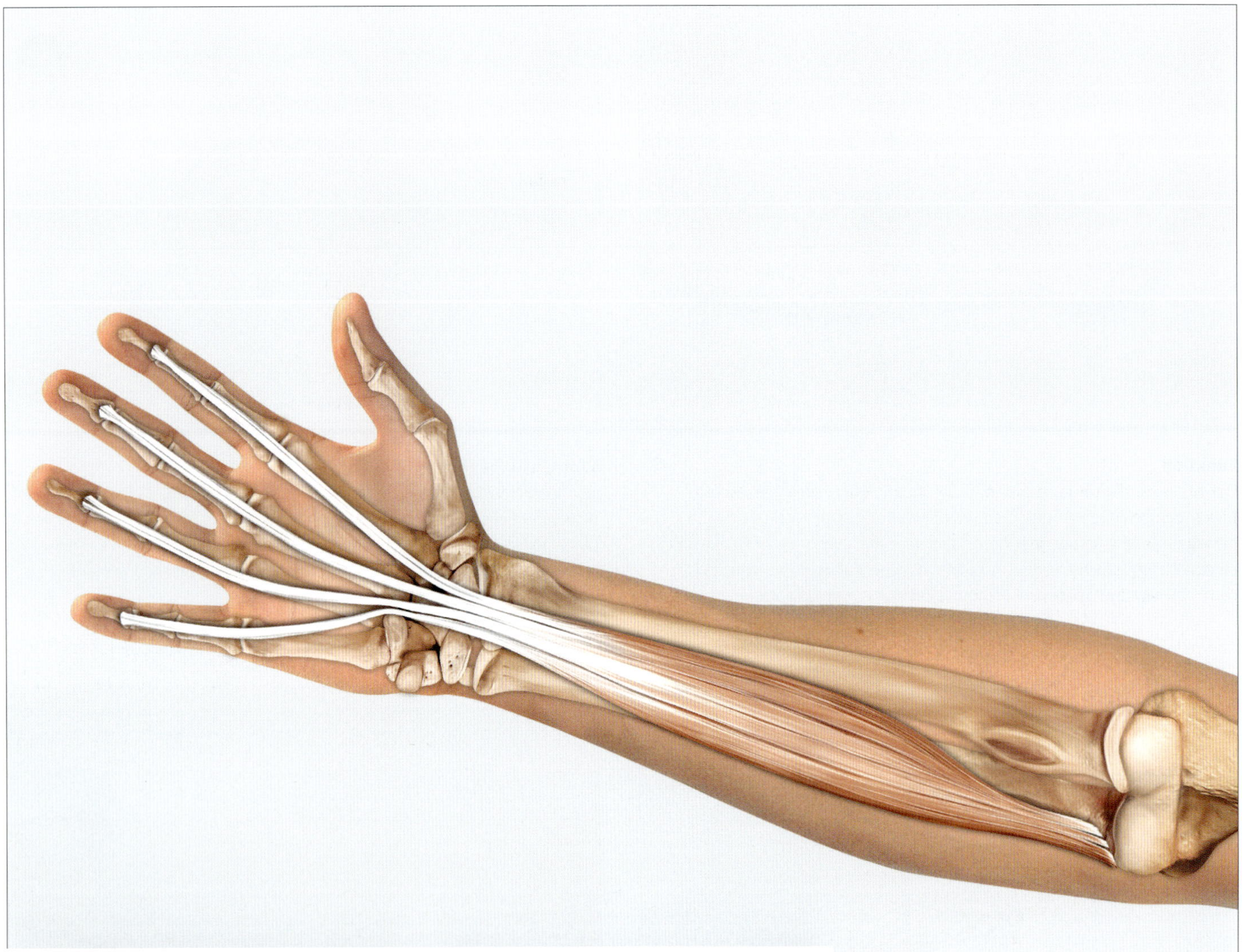

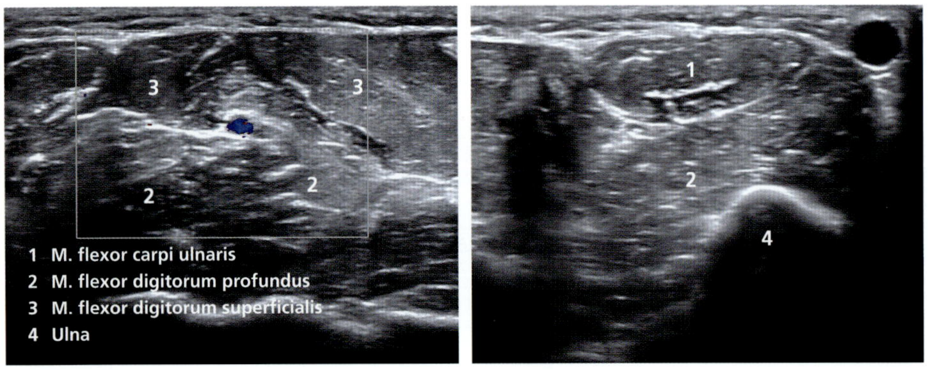

Innervation

Nervus interosseus anterior des Nervus medianus (II, III), C5–T1

Nervus ulnaris (IV, V), C8–T1

Ursprung

proximale Vorderfläche der Ulna

Fascia antebrachii

Membrana interossea

Ansatz

Die vier Sehnen ziehen zum 2.–5. Finger und verlaufen durch die zweigeteilte Sehne des M. flexor digitorum superficialis hindurch zur palmaren Fläche der Basis der Phalanx distalis.

Dosierung/Nadel

Xeomin®:	20–60 MU (selten auch höher)
Botox®:	20–60 MU (selten auch höher)
Dysport®:	60–200 MU (selten auch höher)
Injektionsstellen:	1–4
Nadel:	20–40 mm/27 Gauge

⚠ Bitte die Hinweise zu den zugelassenen Präparaten, zur Off-Label-Therapie (S. 4 ff.) und die einschlägigen Fachinformationen (S. 276 ff.) berücksichtigen.

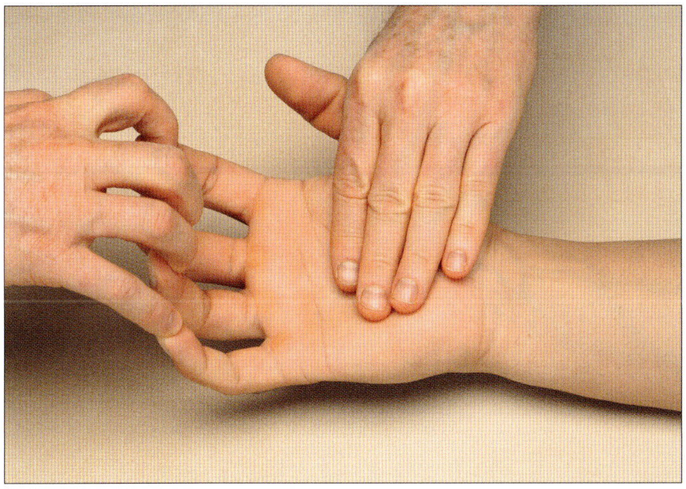

Funktion
Der M. flexor digitorum profundus wirkt vor allem an den Metakarpophalangealgelenken II–IV und an den entsprechenden proximalen und distalen Interphalangealgelenken. An den distalen Fingergelenken ist er der einzige Beuger! Dabei ist er besonders effizient, wenn die Mm. extensores carpi das Handgelenk fixieren. Sonst beugt er auch hier.

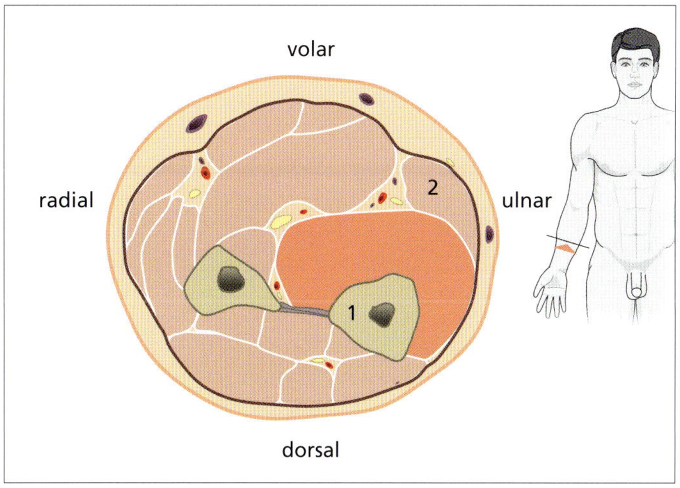

Topografische Hinweise
Der Muskel kann von volar/ulnar, theoretisch auch von dorsal punktiert werden, wobei sich der erstgenannte Zugang bewährt, da hierbei keine anderen Muskeln durchstochen werden müssen. Beim ulnaren Zugang erfolgt der Einstich zwischen Ulna (1) und M. flexor carpi ulnaris (2).

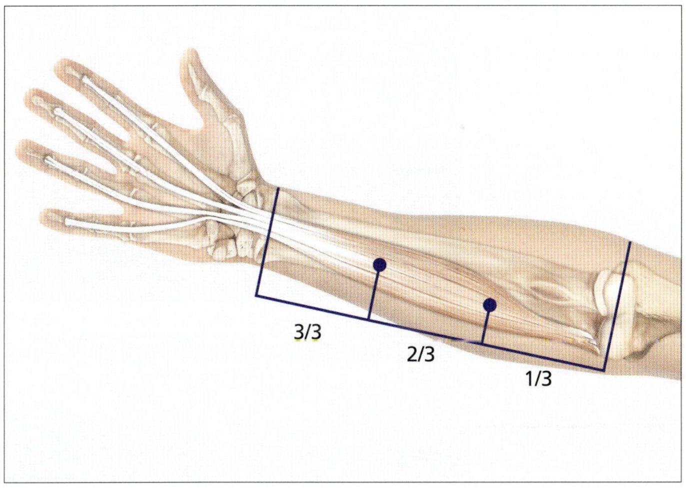

Injektionsschema
Anzahl der Punktionsstellen: 1–4, meist 1–2

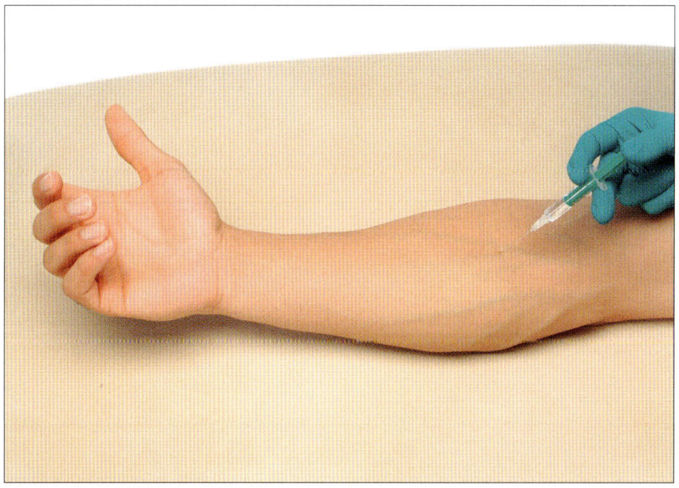

Injektionstechnik
Punktionsstelle: beim volaren Zugang ulnarseitig am Übergang vom 1. zum 2. Drittel des Unterarms; Injektion unter Ultraschallkontrolle empfehlenswert
Stichtiefe: N. medianus-innnervierter Anteil 10–20 mm; N. ulnaris-innervierter Anteil 20–40 mm
Lagerung: Unterarm in Supinationsstellung, Handgelenk und Finger locker gestreckt

Klinische Hinweise
Der M. flexor digitorum profundus muss bei der Therapie im Zusammenspiel mit den anderen Flexoren gesehen werden. So arbeiten bei der Flexion in den Mittelgelenken der Finger die Mm. flexores digitorum profundus und superficialis zusammen.
Der M. flexor digitorum profundus kann häufig schlecht getastet werden.

Unter Ultraschallkontrolle können die einzelnen Anteile des Muskels gezielt injiziert werden (wichtig bei aktionsinduzierten Dystonien).

Musculus flexor digiti minimi brevis manus

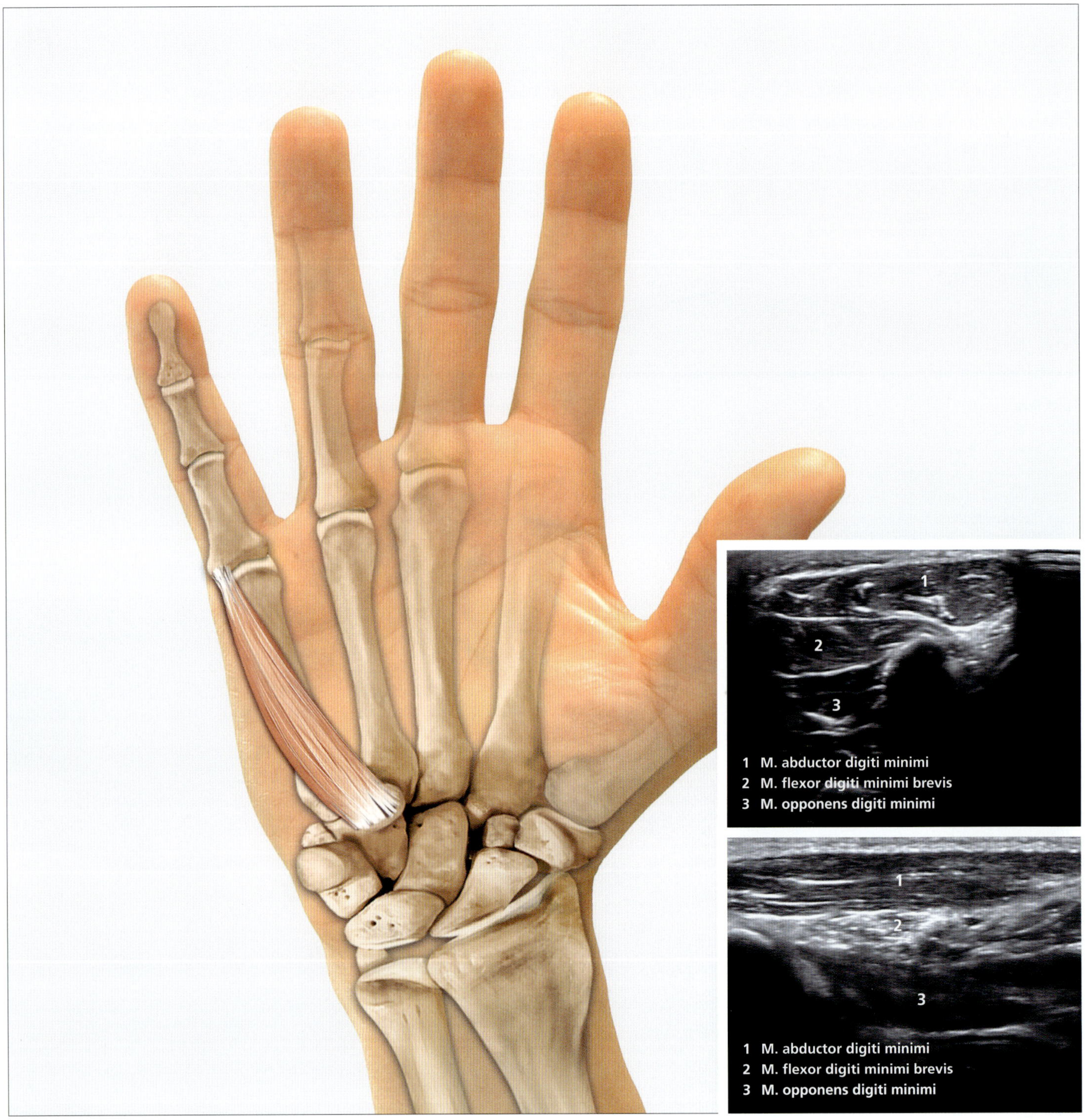

Innervation

Nervus ulnaris, Ramus profundus, C8–T1

Ursprung

Os hamatum

Retinaculum musculorum flexorum manus

Ansatz

ulnarer Rand der Basis der Phalanx proximalis V

Dosierung/Nadel

Xeomin®:	2,5–10 MU (selten auch höher)
Botox®:	2,5–10 MU (selten auch höher)
Dysport®:	10–40 MU (selten auch höher)
Injektionsstellen:	1
Nadel:	20 mm/27–30 Gauge

⚠ Bitte die Hinweise zu den zugelassenen Präparaten, zur Off-Label-Therapie (S. 4 ff.) und die einschlägigen Fachinformationen (S. 276 ff.) berücksichtigen.

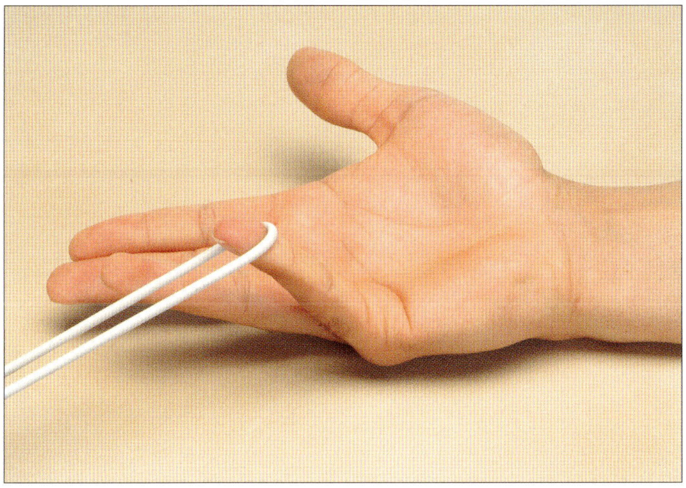

Funktion
Der M. flexor digiti minimi brevis beugt das Metakarpophalangealgelenk V.

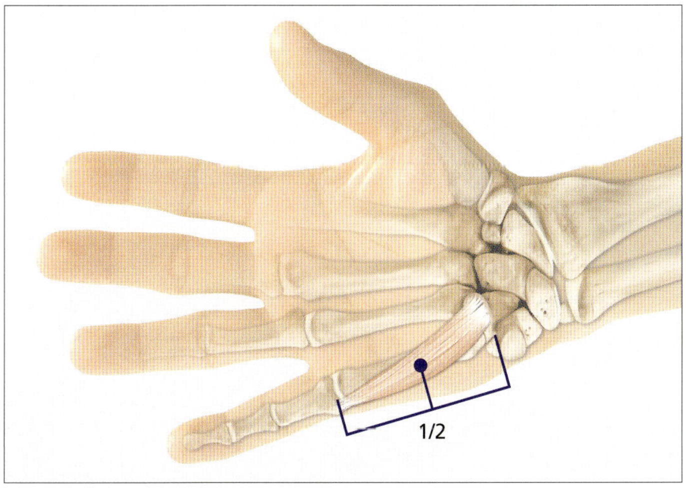

Topografische Hinweise
Der Muskel ist relativ klein und liegt über dem M. opponens digiti minimi, sodass eine Injektion nicht sicher gelingt. Nach ulnar trifft man den M. abductor digiti minimi.

Injektionsschema
Anzahl der Punktionsstellen: eine Stelle

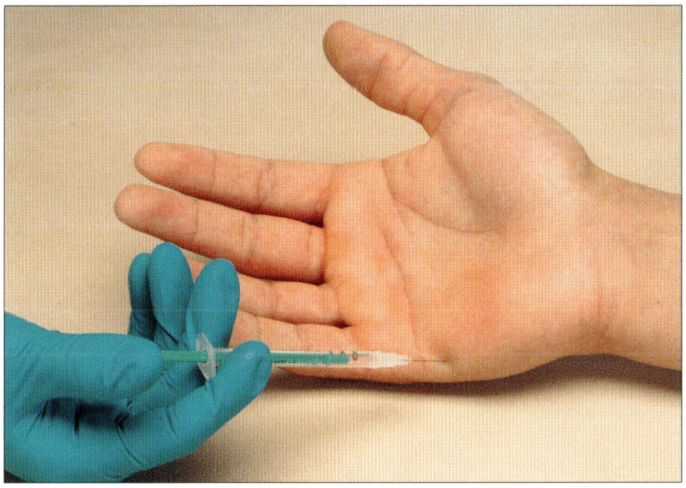

Injektionstechnik
Punktionsstelle: in der Mitte zwischen Karpaltunnel und ulnarem Rand des Os metacarpi V
Stichtiefe: max.10 mm
Lagerung: Unterarm in Supinationsstellung, Handgelenk und Finger locker gestreckt

Die Injektion sollte unter Ultraschall- oder EMG-Kontrolle erfolgen.

Klinische Hinweise
Dieser Muskel ist nicht obligat vorhanden.
Die Funktion des M. flexor digiti minimi brevis ist nicht von der des M. flexor digitorum superficialis bzw. des M. flexor digitorum profundus zu differenzieren, eine Injektion insgesamt schwierig und auch selten notwendig.

Musculus flexor pollicis longus

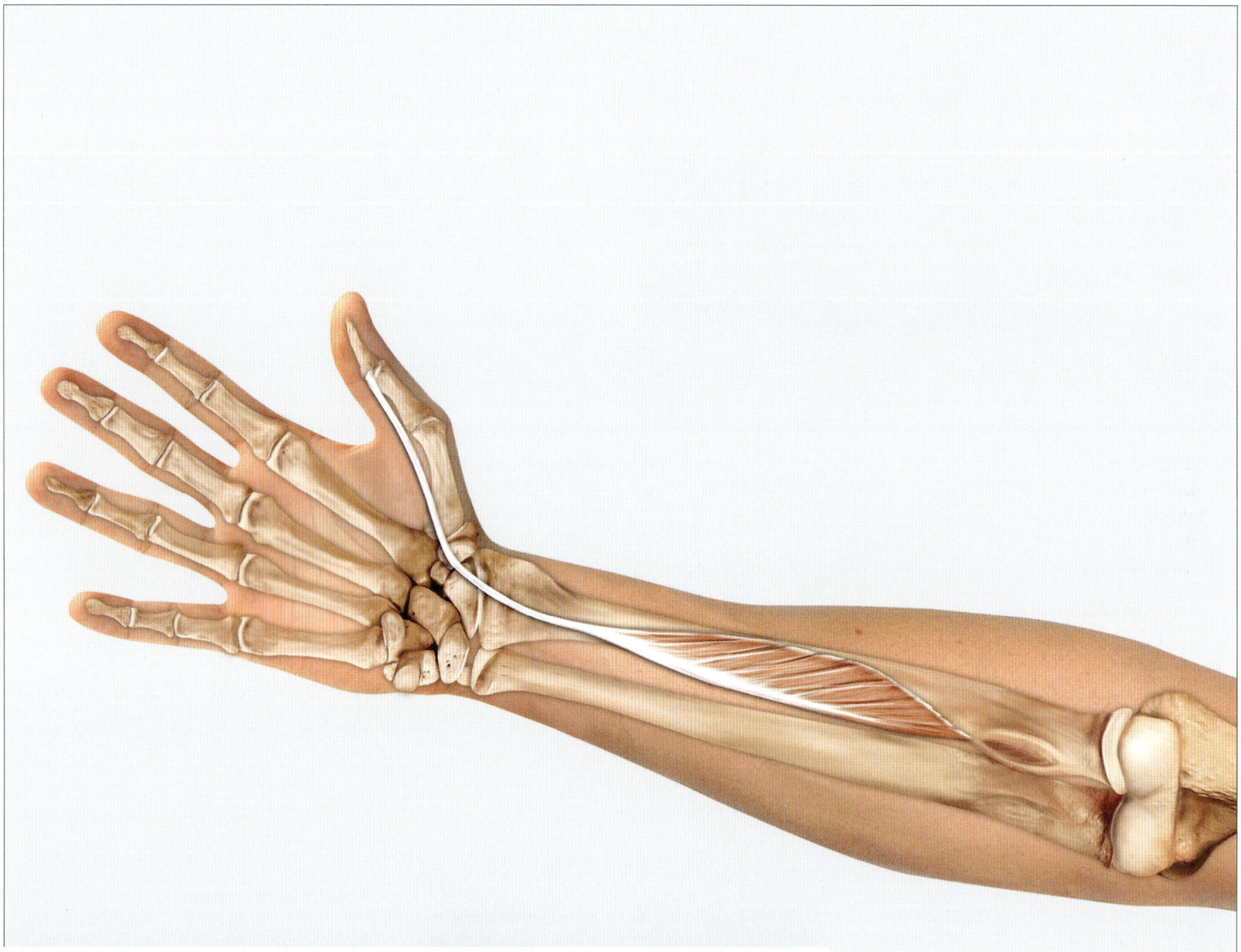

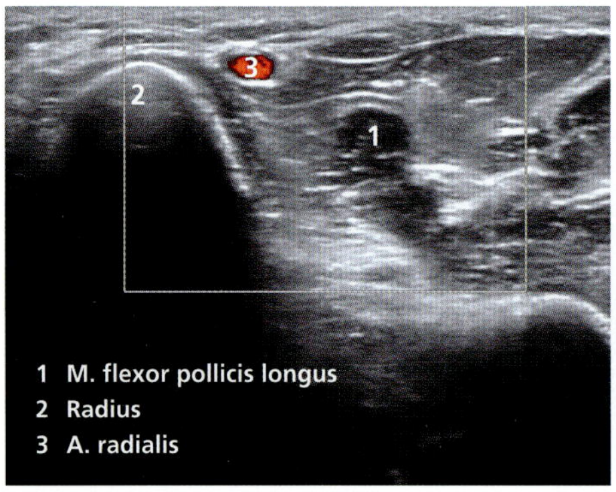

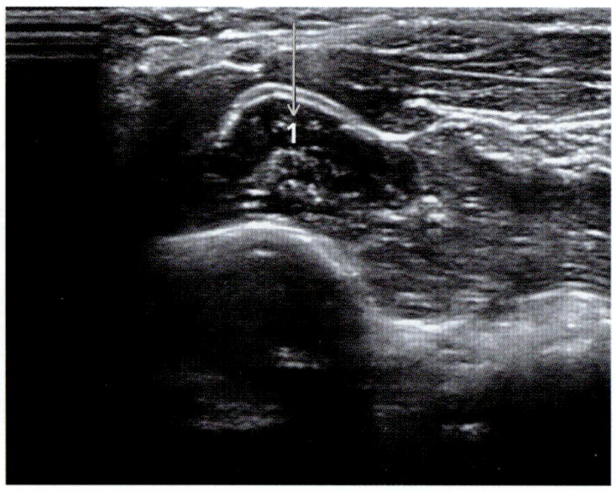

Innervation

Nervus interosseus anterior des Nervus medianus, C7–T1

Ursprung

Ventralfläche der mittleren Hälfte des Radius

Membrana interossea

Processus coronoideus ulnae

evtl. Epicondylus medialis humeri

Ansatz

palmare Fläche der Basis der Phalanx distalis pollicis

Dosierung/Nadel

Xeomin®:	5–20 MU (selten auch höher)
Botox®:	5–20 MU (selten auch höher)
Dysport®:	20–80 MU (selten auch höher)
Injektionsstellen:	1–2
Nadel:	20–40 mm/27 Gauge

⚠ Bitte die Hinweise zu den zugelassenen Präparaten, zur Off-Label-Therapie (S. 4 ff.) und die einschlägigen Fachinformationen (S. 276 ff.) berücksichtigen.

2

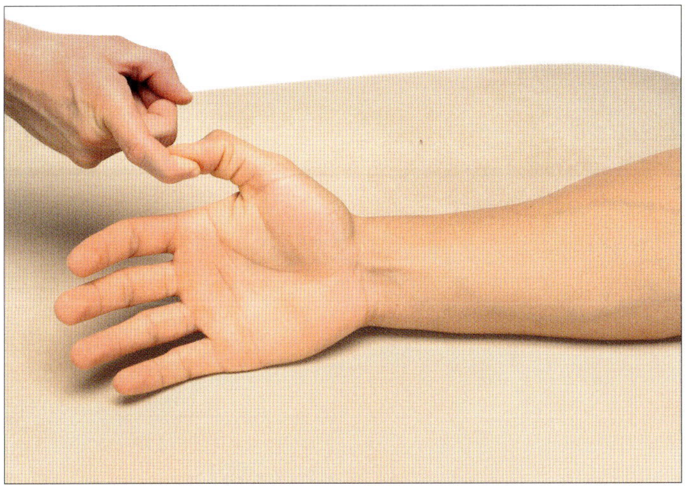

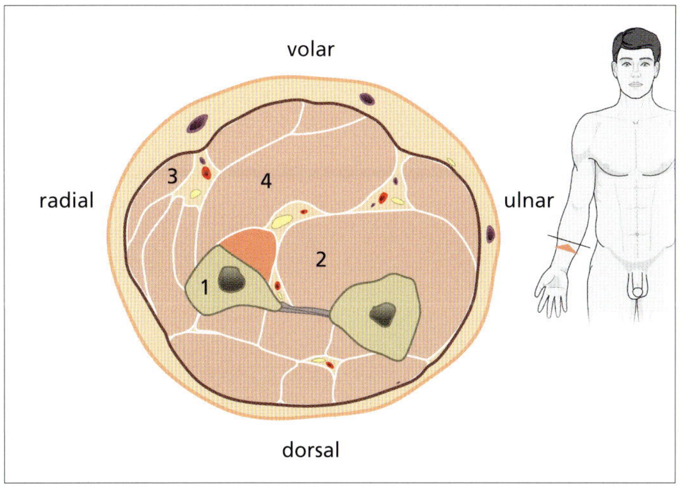

Funktion
Der M. flexor pollicis longus beugt im Karpometakarpalgelenk, im Metakarpophalangealgelenk und im Interphalangealgelenk des Daumens. Im letztgenannten Gelenk ist er der einzige Beuger. Außerdem addiert sich seine Beugewirkung zu der der anderen Handgelenkbeuger.

Topografische Hinweise
Der Muskel liegt proximal in der Tiefe unter allen Flexoren, direkt am Radius (1). Ulnarwärts liegt der M. flexor digitorum profundus (2). Radialwärts verläuft die A. radialis (3). Bei zu geringer Stichtiefe injiziert man in den M. flexor digitorum superficialis (4).

Bei distaler Injektion liegt meist die A. radialis über dem Muskel.

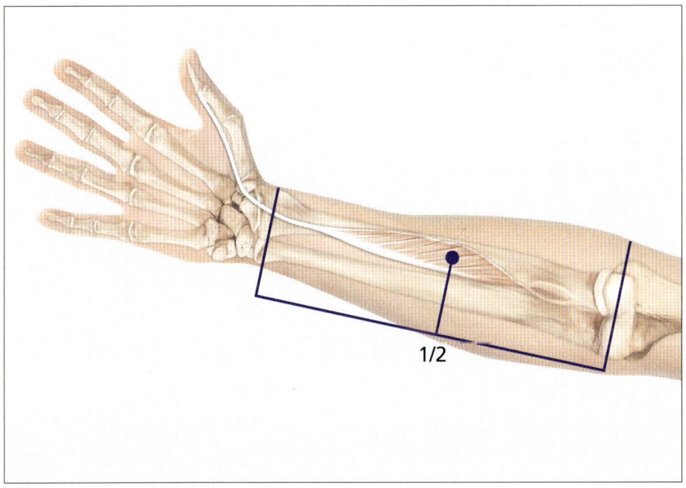

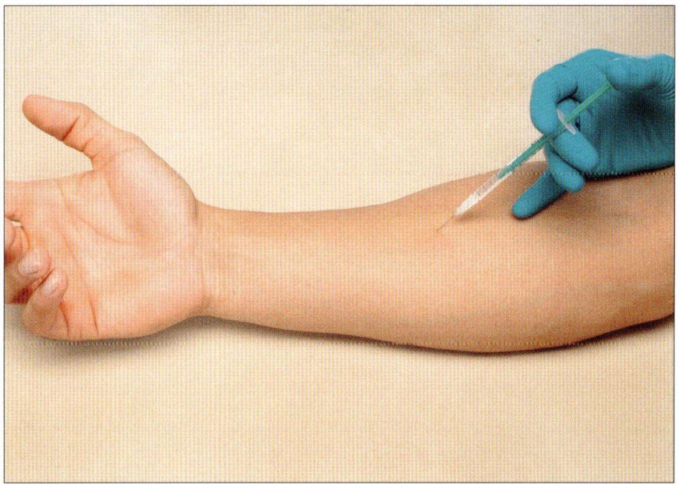

Injektionsschema
Anzahl der Punktionsstellen: 1–2

Injektionstechnik
Punktionsstelle: in der Mitte des Unterarms
Stichrichtung: auf den Radius zu; Injektion unter Ultraschallkontrolle empfehlenswert, u. a. zur Abgrenzung der A. radialis
Stichtiefe: 10–20 mm
Lagerung: Unterarm in Supinationsstellung, Handgelenk und Finger locker gestreckt

Klinische Hinweise
Bei der Flexion des Daumens im Endgelenk arbeitet der M. flexor pollicis longus alleine, bei der Flexion des Daumens im Grundgelenk wird die Funktion vom M. flexor pollicis longus und brevis durchgeführt.
Die Funktion des M. flexor pollicis brevis ist von der des M. flexor pollicis longus funktionell nicht zu differenzieren.

Musculus abductor pollicis longus

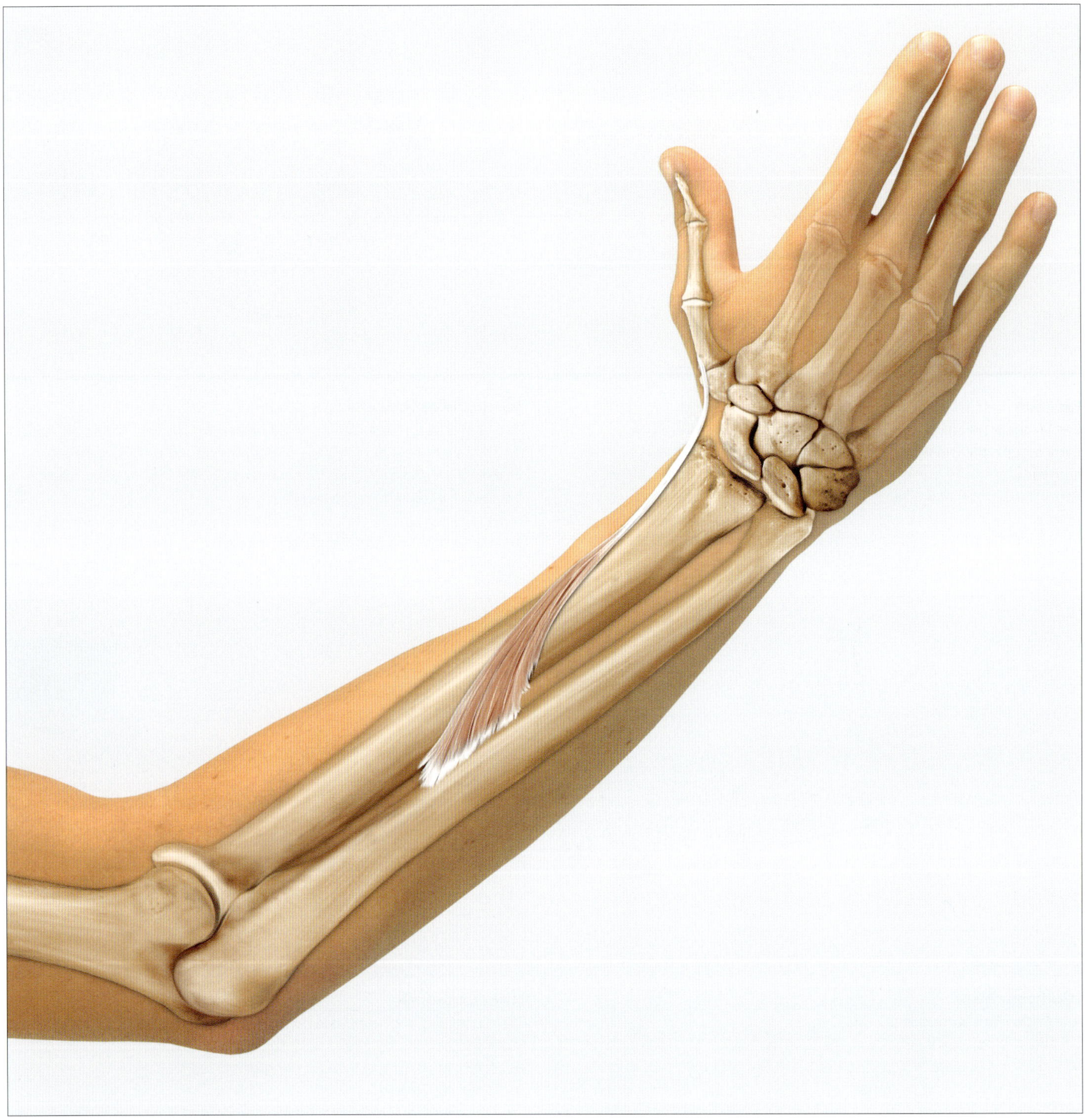

Innervation
Nervus radialis, Ramus profundus, C6–C8

Ursprung
mittleres Drittel der dorsalen Fläche des Radius
Membrana interossea
distale zwei Drittel der dorsalen Fläche der Ulna

Ansatz
radiale Seite der Basis des Os metacarpi I

Dosierung/Nadel

Xeomin®:	5–20 MU (selten auch höher)
Botox®:	5–20 MU (selten auch höher)
Dysport®:	20–80 MU (selten auch höher)
Injektionsstellen:	1–2
Nadel:	20 mm/27 Gauge

⚠ Bitte die Hinweise zu den zugelassenen Präparaten, zur Off-Label-Therapie (S. 4 ff.) und die einschlägigen Fachinformationen (S. 276 ff.) berücksichtigen.

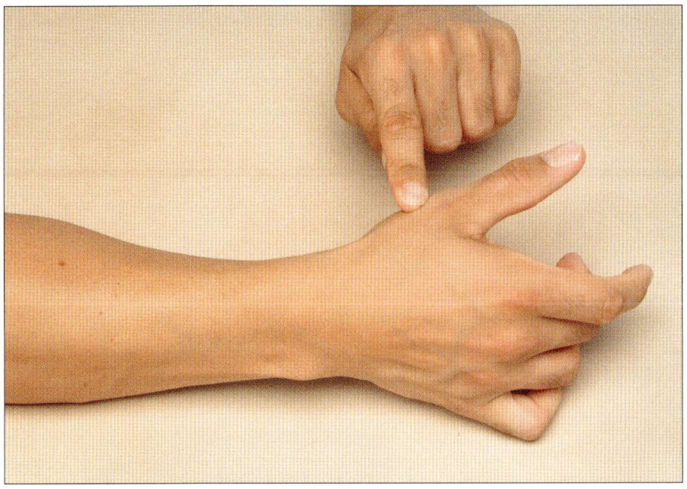

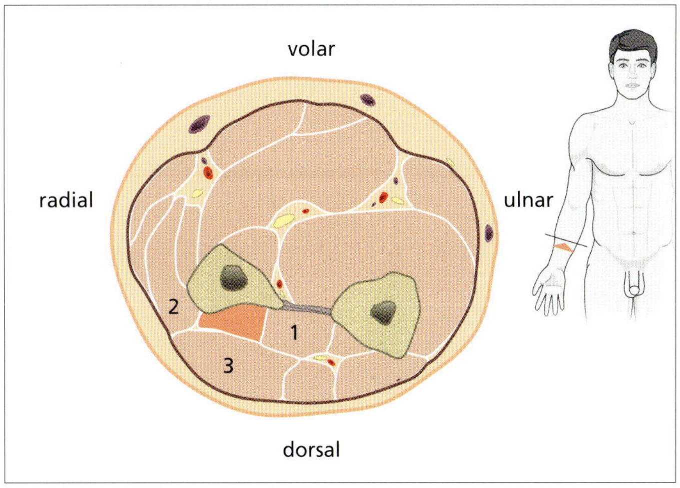

Funktion

Der M. abductor pollicis longus streckt und abduziert den Daumen im Karpometakarpalgelenk I. An den Handgelenken beugt er und abduziert nach radial.

Topografische Hinweise

Der M. abductor pollicis longus ist kaum vom M. extensor pollicis brevis (1) abzugrenzen. Bei einer Injektion zu weit proximal/radial trifft man den M. extensor carpi radialis brevis (2), zu weit distal den M. extensor pollicis brevis und bei zu geringer Stichtiefe den M. extensor digitorum (3).

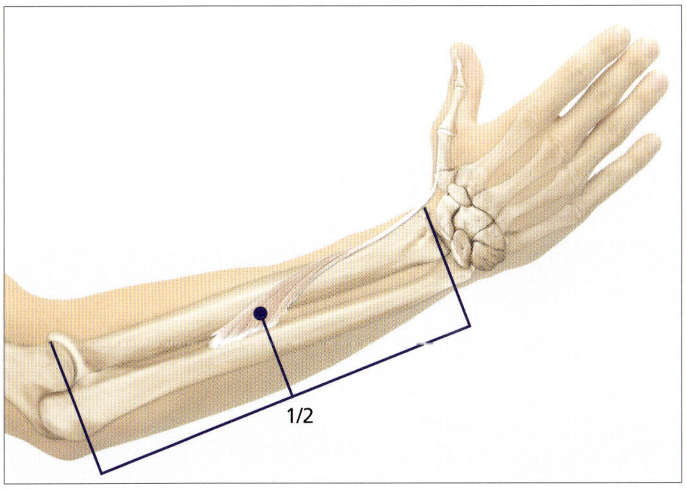

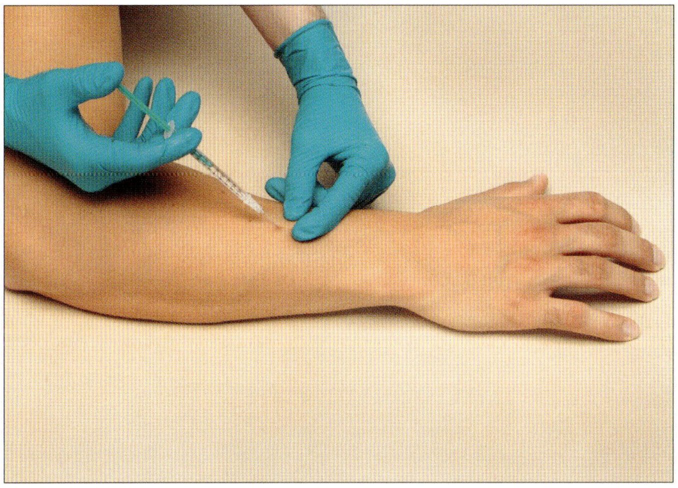

Injektionsschema

Anzahl der Punktionsstellen: 1–2

Lokalisationshinweis

Bei der Injektion kann Ultraschall- oder EMG-Kontrolle (ggf. mit Stimulation) hilfreich sein. Man kann auch bis zum Radius einstechen und die Nadel dann etwas zurückziehen.

Injektionstechnik

Punktionsstelle: in Pronationsstellung in der Mitte des Unterarms über dem Radius

Stichrichtung: nach proximal

Stichtiefe: 10–20 mm

Lagerung: Unterarm in Pronationsstellung, Handgelenk und Finger locker gestreckt

Klinische Hinweise

Die Funktionen des M. abductor pollicis longus und brevis sind nur schwer zu unterscheiden. Die Abduktion im Karpometakarpalgelenk wird von beiden Muskeln ausgeführt, an der Abduktion im Metakarpophalangealgelenk ist lediglich der M. abductor pollicis brevis beteiligt. Die Muskelbäuche vom M. abductor pollicis longus und dem M. extensor pollicis brevis lassen sich klinisch kaum voneinander unterscheiden.

Ein Teil der Sehne des M. abductor pollicis longus verschmilzt mit der des M. extensor pollicis brevis und dem M. abductor pollicis brevis. Der M. abductor pollicis longus bildet mit dem M. extensor pollicis brevis die radiale Begrenzung der Tabatière.

Musculus abductor pollicis brevis

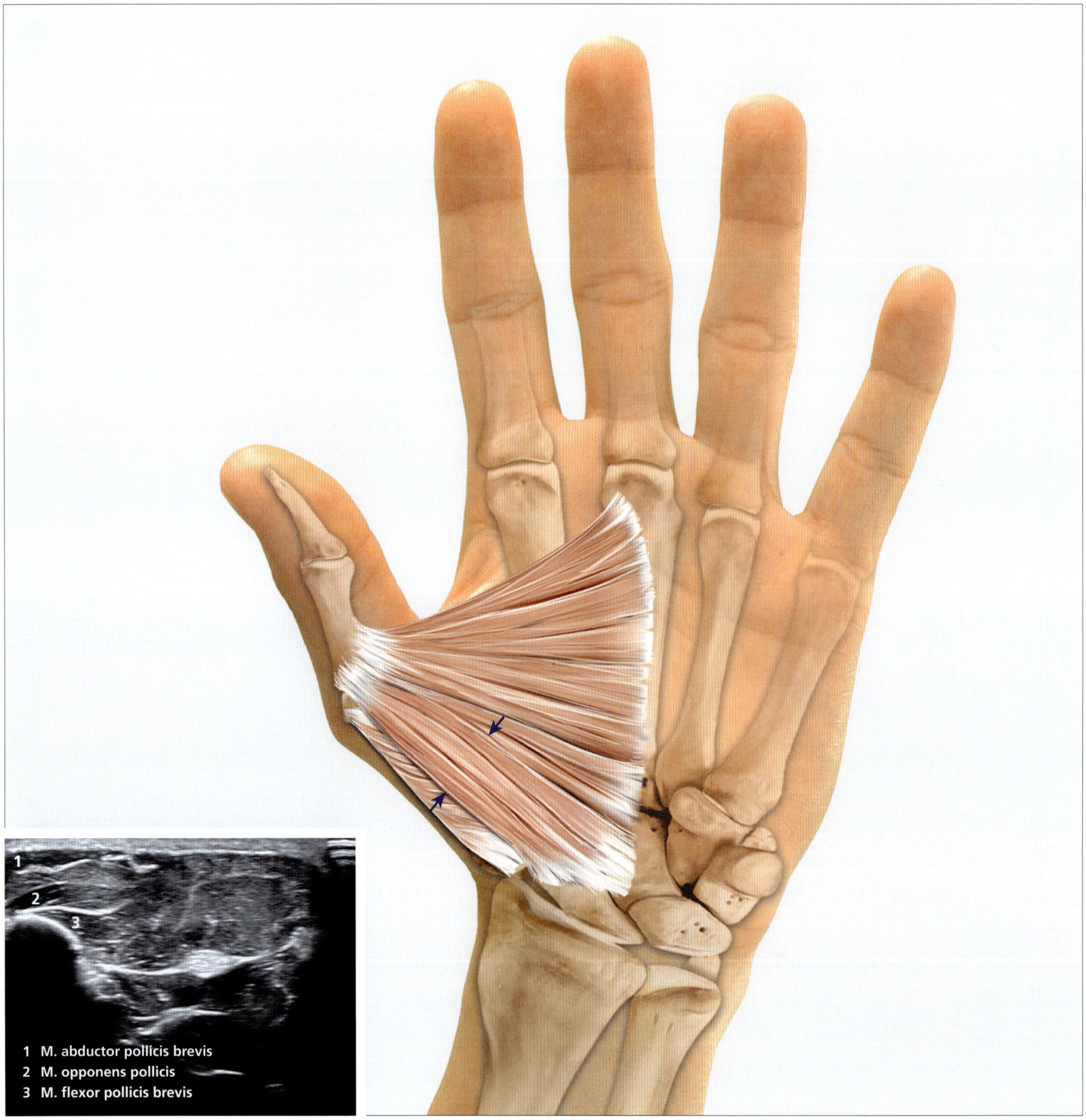

Innervation

Nervus medianus, C7–T1

Ursprung

Tuberculum ossis scaphoidei, Retinaculum musculorum flexorum manus, Os trapezium

Ansatz

laterale Fläche der Basis der Phalanx proximalis pollicis

Dosierung/Nadel

Xeomin®:	2,5–10 MU (selten auch höher)
Botox®:	2,5–10 MU (selten auch höher)
Dysport®:	10–40 MU (selten auch höher)
Injektionsstellen:	1
Nadel:	20 mm/27–30 Gauge

⚠ Bitte die Hinweise zu den zugelassenen Präparaten, zur Off-Label-Therapie (S. 4 ff.) und die einschlägigen Fachinformationen (S. 276 ff.) berücksichtigen.

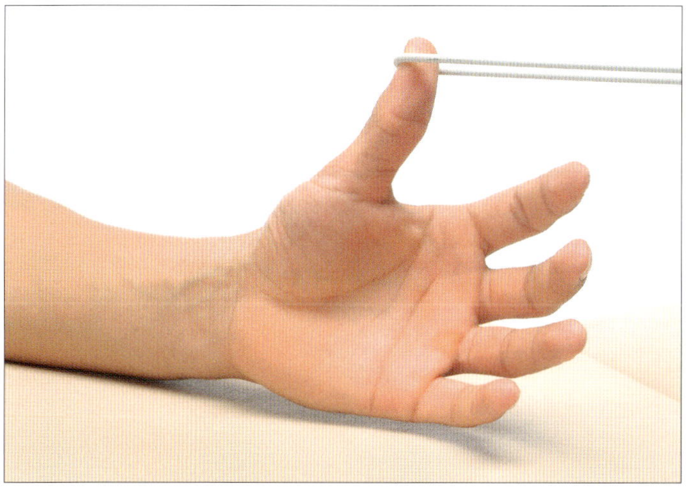

Funktion

Der M. abductor pollicis brevis abduziert den Daumen im Karpometakarpalgelenk I und streckt im Metakarpophalangealgelenk I. Außerdem strahlt er in die Sehnenplatte der Extensoren ein und wirkt streckend auf das Interphalangealgelenk des Daumens.

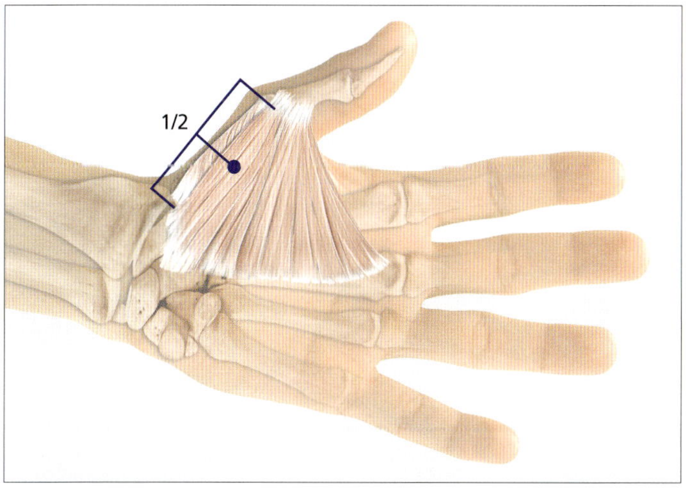

Topografische Hinweise

Eine gezielte Punktion dieses Muskels ist schwierig, da er eingebettet ist von M. opponens pollicis (lateral) und M. flexor pollicis brevis (medial). Darunter liegt nach medial der M. adductor pollicis (medial).

Injektionsschema

Anzahl der Punktionsstellen: eine Stelle

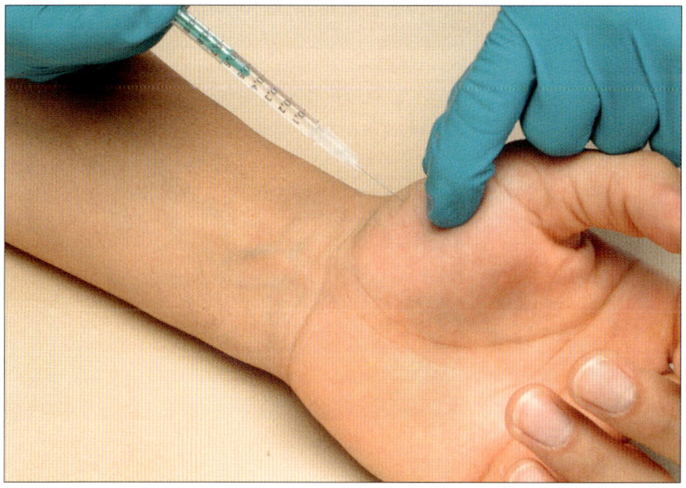

Injektionstechnik

Punktionsstelle: auf der Palmarseite der Mitte des 1. Metakarpalknochens
Stichrichtung: parallel zum 1. Metakarpalknochen nach proximal
Stichtiefe: 5–10 mm
Lagerung: Unterarm in Supinationsstellung, Daumen in lockerer Extension/Abduktion

Klinische Hinweise

Der Einstich in diesen Muskel wird häufig als schmerzhaft empfunden.
Die Funktionen von M. abductor pollicis longus und brevis sind schwer zu differenzieren. Bei der Abduktion im Karpometakarpalgelenk (Daumensattelgelenk) arbeiten beide Muskeln mit; bei der Extension im Metakarpophalangealgelenk nur der M. abductor pollicis brevis.

Eine Abgrenzung zu den benachbarten Muskeln fällt nicht leicht, der Einsatz des EMG hilft oft auch nicht weiter. Sonografie ist zu bevorzugen.

2

Musculus abductor digiti minimi manus

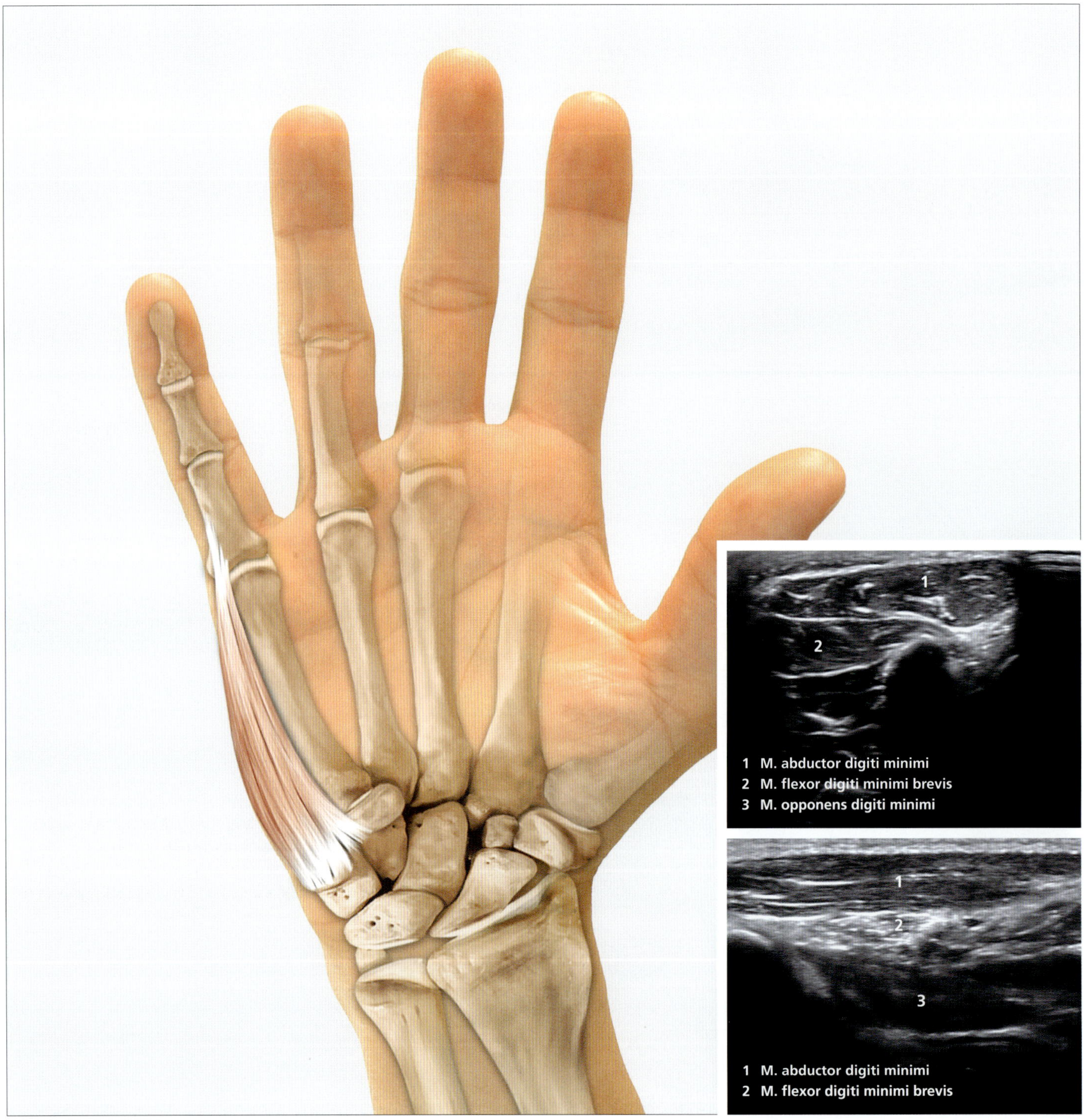

Innervation
Nervus ulnaris, Ramus profundus, C8–T1

Ursprung
Os pisiforme, Retinaculum musculorum flexorum manus, Sehne des M. flexor carpi ulnaris

Ansatz
ulnarer Rand der Basis der Phalanx proximalis V, in die Streckaponeurose des kleinen Fingers einstrahlend

Dosierung/Nadel

Xeomin®:	2,5–5 MU (selten auch höher)
Botox®:	2,5–5 MU (selten auch höher)
Dysport®:	10–20 MU (selten auch höher)
Injektionsstellen:	1
Nadel:	20 mm/27–30 Gauge

⚠ Bitte die Hinweise zu den zugelassenen Präparaten, zur Off-Label-Therapie (S. 4 ff.) und die einschlägigen Fachinformationen (S. 276 ff.) berücksichtigen.

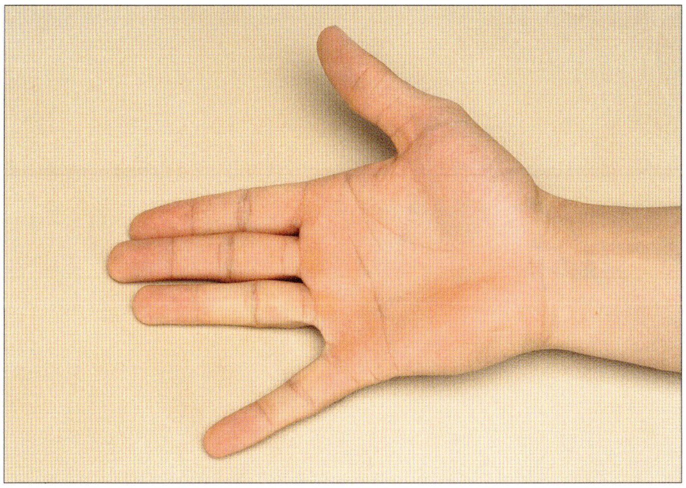

Funktion
Der M. abductor digiti minimi abduziert und flektiert den kleinen Finger im Metakarpophalangealgelenk V, etwa beim gespreizten Griff (Geigenspiel).

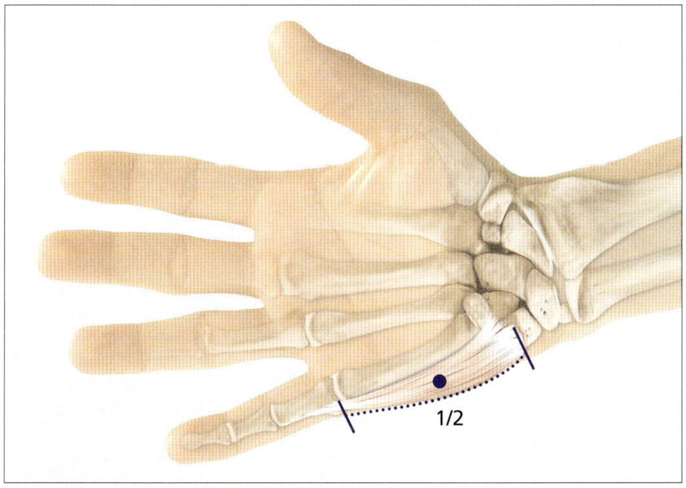

Topografische Hinweise
Der Muskel liegt ulnar. Bei zu tiefem Einstich trifft man den M. flexor digiti minimi brevis oder den M. opponens digiti minimi.

Injektionsschema
Anzahl der Punktionsstellen: eine Stelle

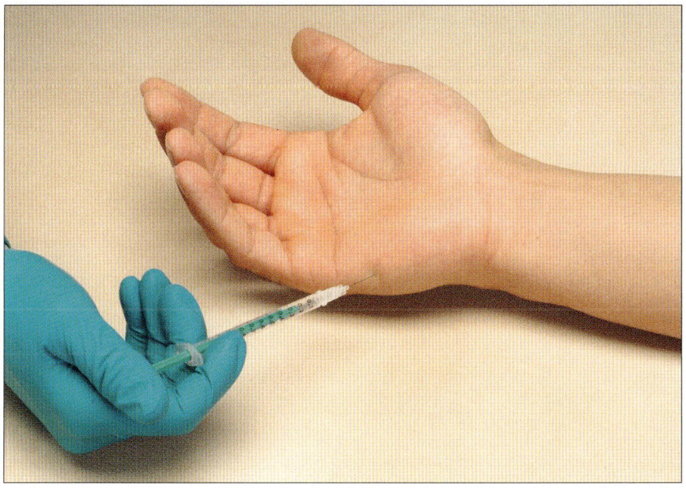

Injektionstechnik
Punktionsstelle: an der ulnaren Handkante, etwa in der Mitte einer Linie zwischen Os pisiforme und dem Metakarpalgelenk V
Stichtiefe: 5–10 mm
Lagerung: Unterarm in Supinationsstellung, Handgelenk und Finger locker gestreckt

Klinische Hinweise
Dieser Muskel wird bei der Elektroneurografie des N. ulnaris gewählt.
Die anderen Muskeln des Hypothenar können durch Palpation nicht sicher abgegrenzt werden. Die Muskulatur des Hypothenar besteht aus:
– M. abductor digiti minimi manus
– M. flexor digiti minimi brevis manus (s. S. 78 f.)
– M. opponens digiti minimi (s. S. 98 f.)

Musculi interossei dorsales manus 1–4

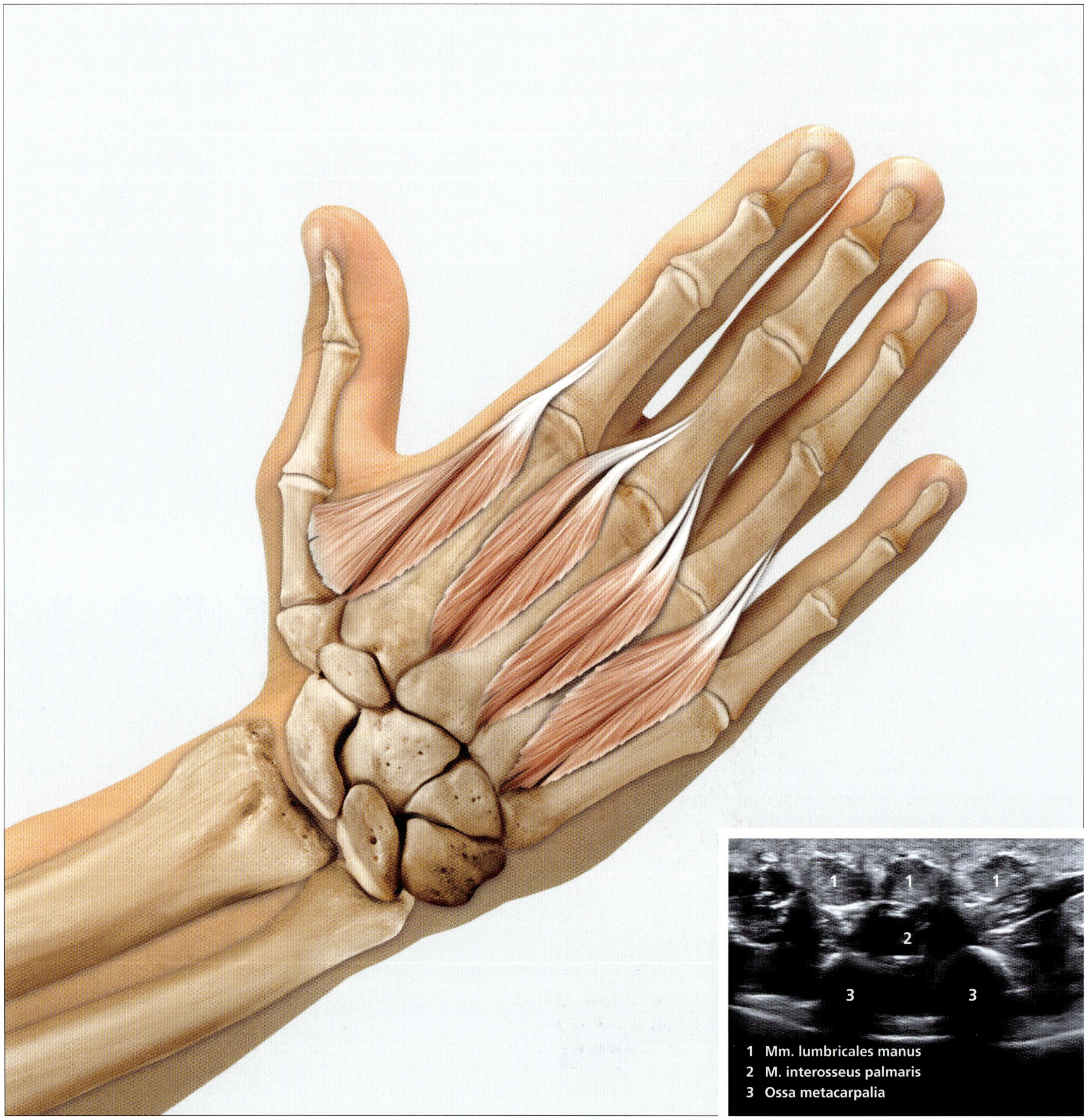

Innervation

Nervus ulnaris, Ramus profundus, C8–T1

Ursprung

jeweils an den einander zugewandten Seiten zweier benachbarter Metakarpalknochen

Ansatz

radiale Seite der Basis der Phalnax proximalis indicis

radiale und ulnare Seite von Finger III

ulnare Seite von Finger IV

Streckaponeurosen der Finger II–IV

Dosierung/Nadel

Xeomin®:	2,5–5 MU pro Muskel (selten auch höher)
Botox®:	2,5–5 MU pro Muskel (selten auch höher)
Dysport®:	10–20 MU pro Muskel (selten auch höher)
Injektionsstellen:	1 pro Muskel
Nadel:	20 mm/27–30 Gauge

⚠ Bitte die Hinweise zu den zugelassenen Präparaten, zur Off-Label-Therapie (S. 4 ff.) und die einschlägigen Fachinformationen (S. 276 ff.) berücksichtigen.

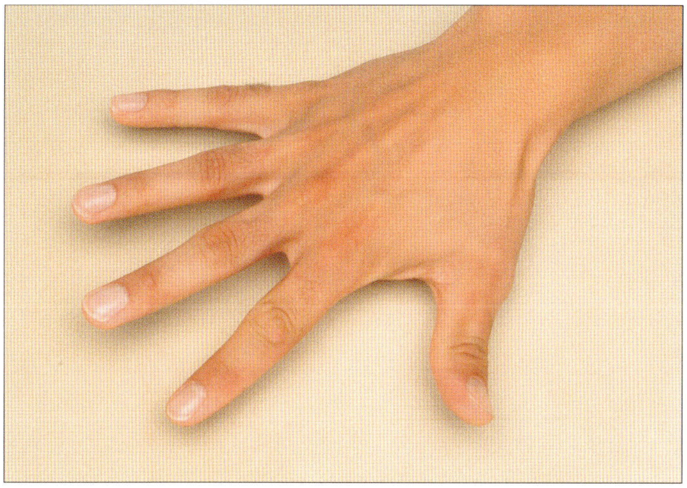

Funktion
Die Mm. interossei dorsales spreizen die Finger II–IV. Sie beugen in den Metakarpophalangealgelenken und strecken in den Interphalangealgelenken dieser Finger.

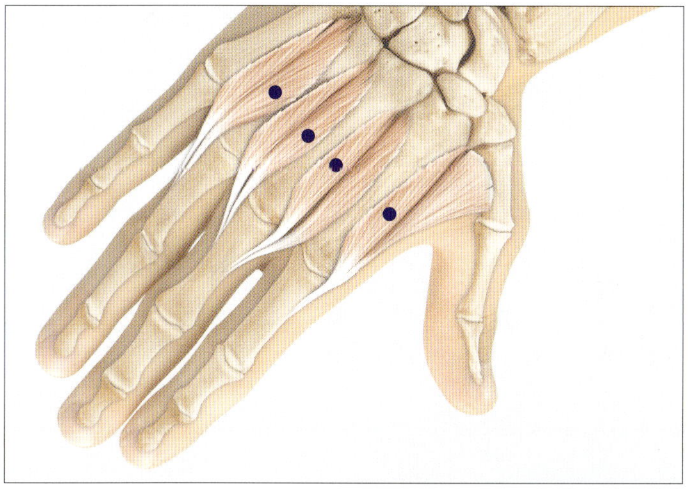

Topografische Hinweise
Eine Abgrenzung des jeweiligen Bauchs lässt sich kaum erreichen, insbesondere da die Muskeln übereinander liegen. Bei zu tiefem Einstich in den M. interosseus dorsalis I trifft man den M. adductor pollicis, bei den anderen Interossei die Aponeurose und die palmare Muskulatur (insbesondere M. interossei palmares)

Injektionsschema
Anzahl der Punktionsstellen: pro zweiköpfigem Muskel meist eine Stelle

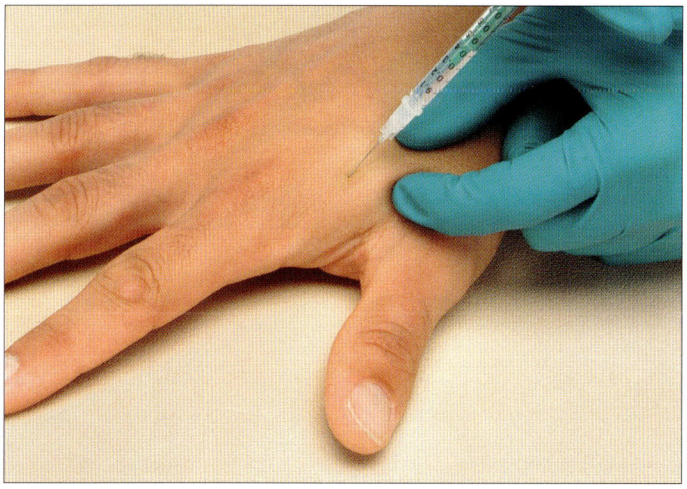

Injektionstechnik
Die Muskeln sind relativ einfach zu punktieren, da man die dazwischenliegenden Sehnen gut erkennen kann und es keine darüberliegende Muskulatur gibt.
Punktionsstellen:
M. interosseus dorsalis I: in der Mitte des dorsalen Spatium interosseum I, in Richtung auf den 2. Metakarpalknochen
Interossei II–IV: entweder auf halber Strecke zwischen die Metakarpalknochen oder auf halber Strecke jeweils auf die Metakarpalknochen zu
Stichtiefe: 5–10 mm
Lagerung: Unterarm in Pronationsstellung, Handgelenk in Nullstellung, Finger sind gestreckt und abduziert

Klinische Hinweise
Diese Muskeln werden selten injiziert. Der wichtigste und auch am besten zu punktierende Interosseus ist der M. interosseus dorsalis I.
Als Orientierung für die Injektion:
- M. interosseus dorsalis I: radial zum Os metacarpi II
- M. interosseus dorsalis II: radial zum Os metacarpi III
- M. interosseus dorsalis III: ulnar zum Os metacarpi III
- M. interosseus dorsalis IV: ulnar zum Os metacarpi IV

Musculi interossei palmares 1–3

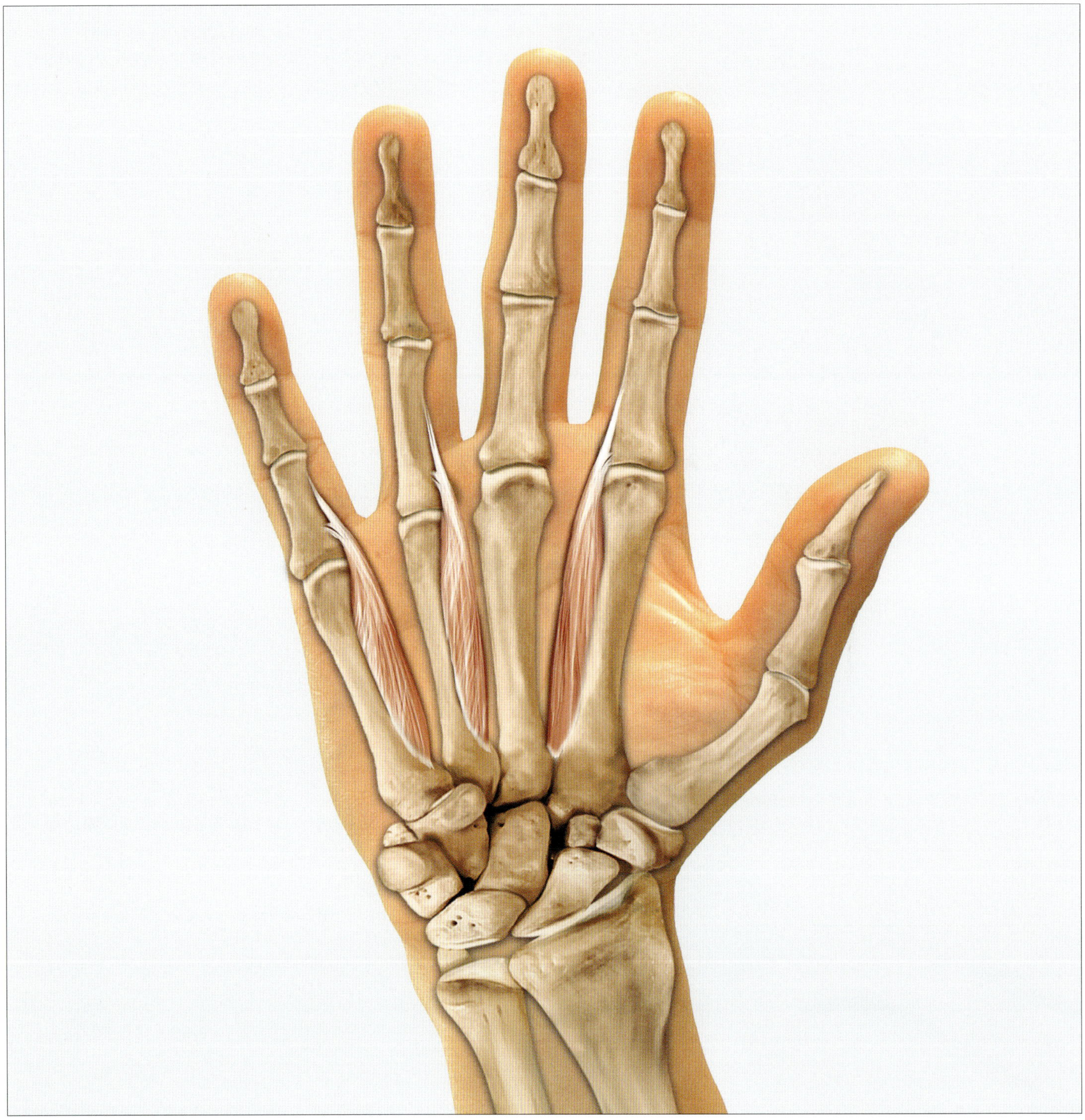

Innervation

Nervus ulnaris, Ramus profundus, C8–T1

Ursprung

M. interosseus palmaris 1: ulnare Seite des Os metacarpi II

M. interosseus palmaris 2: radiale Seite des Os metacarpi IV

M. interosseus palmaris 3: radiale Seite des Os metacarpi V

Ansatz

in die Streckaponeurosen der Phalanges proximales der Finger II, IV und V einstrahlend

Dosierung/Nadel

Xeomin®:	2,5–5 MU/Muskel (selten auch höher)
Botox®:	2,5–5 MU/Muskel (selten auch höher)
Dysport®:	10–20 MU/Muskel (selten auch höher)
Injektionsstellen:	1 pro Muskel
Nadel:	20 mm/27–30 Gauge

⚠ Bitte die Hinweise zu den zugelassenen Präparaten, zur Off-Label-Therapie (S. 4 ff.) und die einschlägigen Fachinformationen (S. 276 ff.) berücksichtigen.

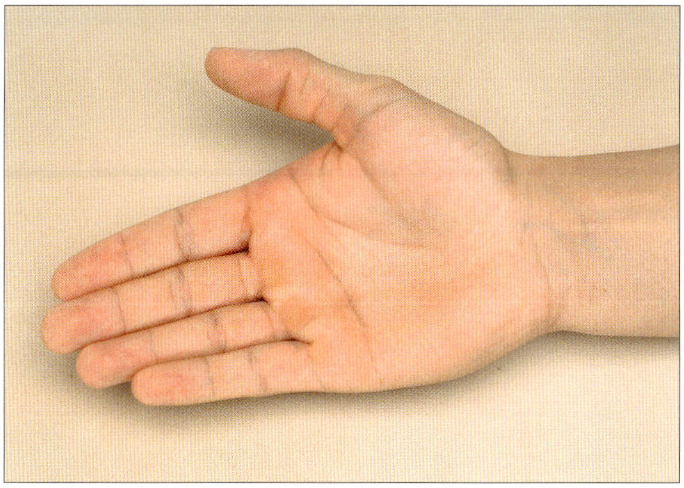

Funktion
Die Mm. interossei palmares adduzieren die Finger II, IV und V auf den Mittelfinger hin, beugen in den Metakarpophalangealgelenken und strecken in den Interphalangealgelenken derselben Finger.

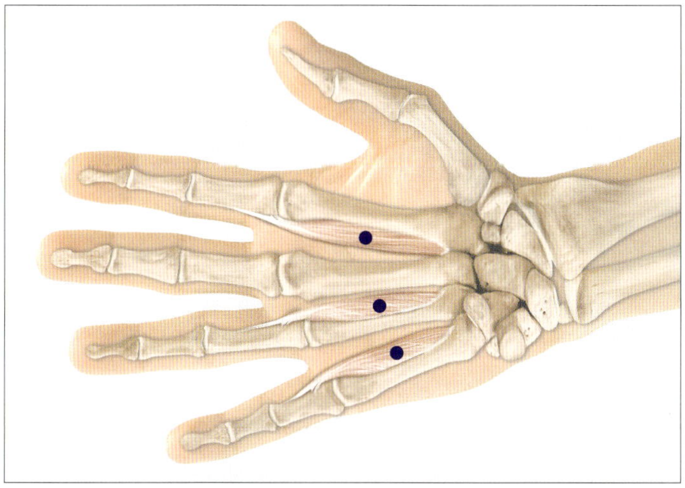

Topografische Hinweise
Die Muskeln liegen dem Os metacarpale an, und zwar dem 2. (ulnar), 4. und 5. (jeweils radial). Die Abgrenzung zu dem Mm. interossei dorsales und den Mm. lumbricales ist schwierig.

Injektionsschema
Anzahl der Punktionsstellen: pro Muskel meist eine Stelle
Der Einstich kann vom Handrücken und in der Hohlhand erfolgen.

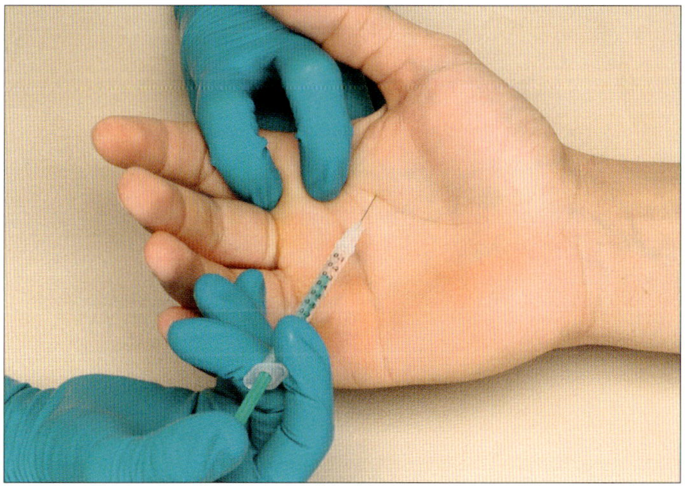

Injektionstechnik
Der Einstich erfolgt jeweils etwa in der Mitte des jeweiligen Os metacarpi.
Punktionsstellen:
M. interosseus palmaris I: in der Mitte und direkt ulnar des 2. Metakarpalknochens
M. interosseus palmaris II: in der Mitte und direkt radial des 4. Metakarpalknochens
M. interosseus palmaris III: in der Mitte und direkt radial des 5. Metakarpalknochens
Lagerung: Unterarm in Supinationsstellung, Handgelenk und Finger locker gestreckt

Klinische Hinweise
Bezogen auf die Achse des Mittelfingers wirken die Mm. interossei palmares adduktorisch. Sie wirken außerdem noch beugend im Grundgelenk und streckend im Mittel- und Endgelenk. Diese Funktion haben sie zusammen mit den Mm. interossei dorsales und den Mm. lumbricales.

Diese Muskeln sind bei komplexen dystonen Störungen, aber auch bei der Spastik häufig beteiligt und werden diesbezüglich zu selten in der Therapie berücksichtigt.

Musculus adductor pollicis

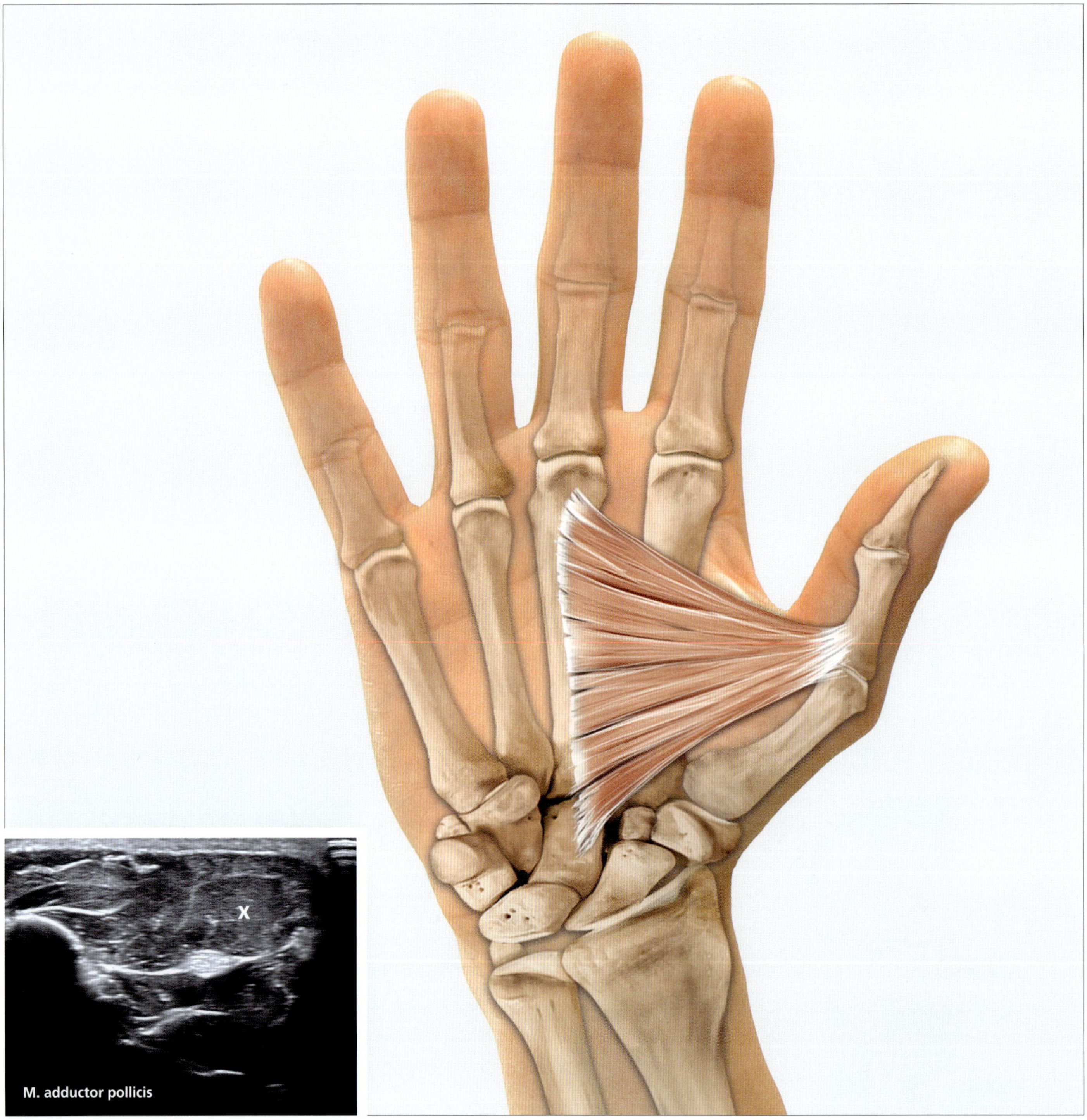

Innervation

Nervus ulnaris, Ramus profundus, C8–T1

Ursprung

Caput obliquum: Os capitatum, Basis der Ossa metacarpalia II und III, Ligamenta intercarpalia

Caput transversum: proximale zwei Drittel der palmaren Fläche des Os metacarpi III

Ansatz

ulnares Sesambein an der Articulatio metacarpophalangeale I

Dosierung/Nadel

Xeomin®:	2,5–10 MU (selten auch höher)
Botox®:	2,5–10 MU (selten auch höher)
Dysport®:	10–40 MU (selten auch höher)
Injektionsstellen:	1–2
Nadel:	20 mm/27–30 Gauge

⚠ Bitte die Hinweise zu den zugelassenen Präparaten, zur Off-Label-Therapie (S. 4 ff.) und die einschlägigen Fachinformationen (S. 276 ff.) berücksichtigen.

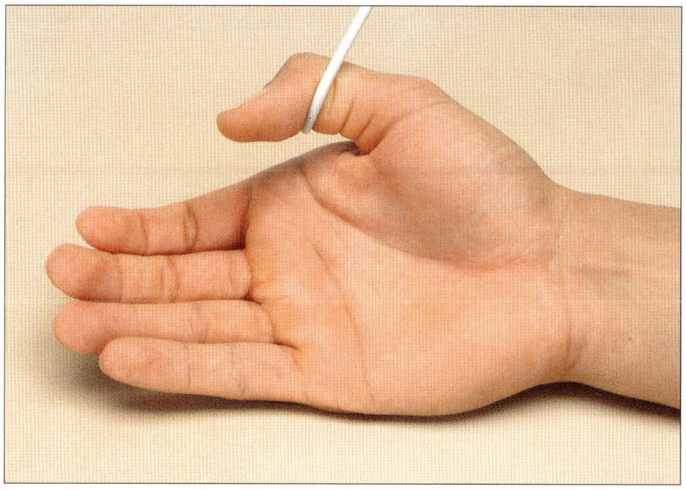

Funktion
Der M. adductor pollicis adduziert den Daumen an den Handteller und ist mit verantwortlich für die Opposition und den kraftvollen Pinzettengriff zwischen den Fingerspitzen von Daumen und Zeigefinger.

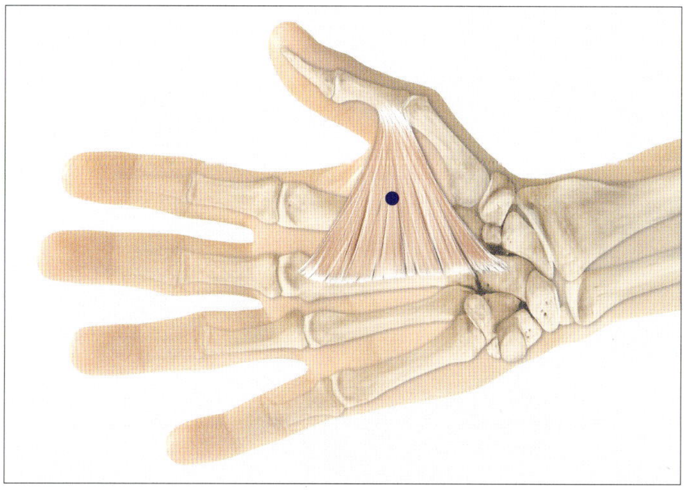

Topografische Hinweise
Es gibt zwei Zugangswege. Beim zu bevorzugenden palmaren Zugangsweg kann leicht der medial liegende M. interosseus dorsalis I getroffen werden. Zu weit volar trifft man den M. opponens pollicis. In einigen Fällen (z. B. Beugespastik) kann der Einstich von dorsal einfacher sein.

Injektionsschema
Anzahl der Punktionsstellen: 1–2, meist eine Stelle

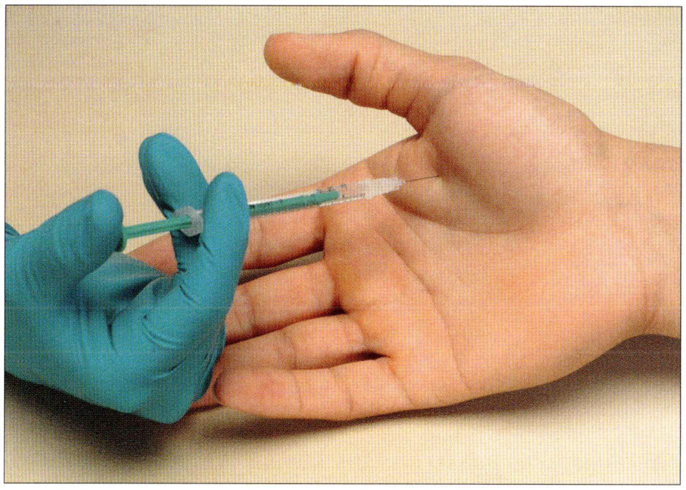

Injektionstechnik
Punktionsstelle: in die Hautfalte zwischen Os metacarpale I und M. interosseus dorsalis I in Richtung des proximalen Endes des Os metacarpale I
Lagerung: Unterarm in Supinationsstellung, Handgelenk leicht gestreckt, Daumen in Abduktion

Klinische Hinweise
Es handelt sich um einen zweiköpfigen, relativ kräftigen Muskel. Trotzdem ist eine Fehlinjektion möglich.
Da die Adduktion des Daumens durch den M. adductor pollicis unter Mitwirkung des M. flexor pollicis brevis und M. opponens pollicis erfolgt, ist auch die klinische Differenzierung schwierig.

Musculus flexor pollicis brevis

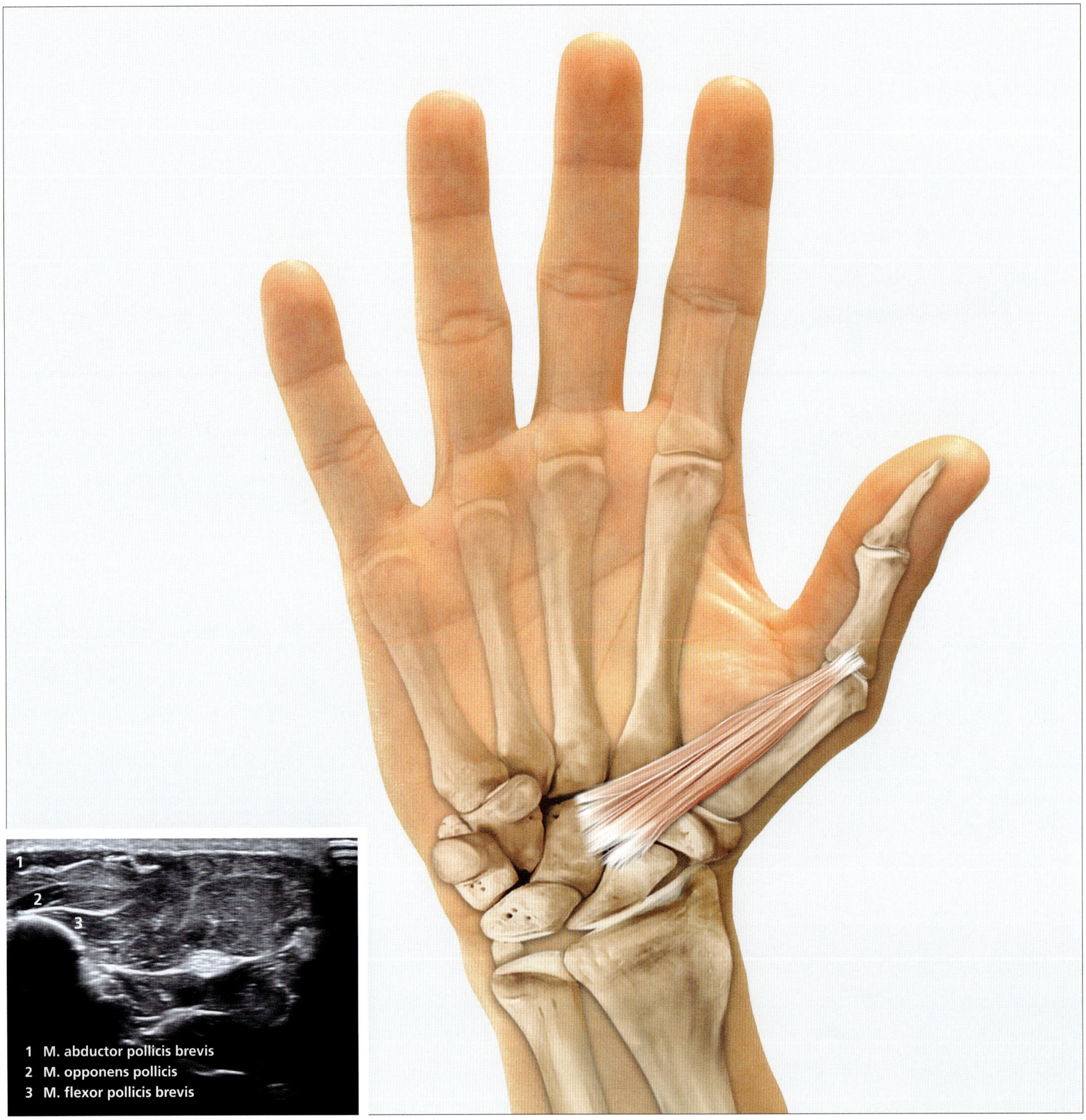

Innervation

Caput superficiale: Nervus medianus, C8–T1

Caput profundum: Nervus ulnaris, C8–T1

Ursprung

Caput superficiale: Retinaculum flexorum

Caput profundum: Os trapezium, Os trapezoideum, Os capitatum

Ansatz

radiale Seite der Basis der Phalanx proximalis pollicis

Dosierung/Nadel

Xeomin®:	2,5–10 MU (selten auch höher)
Botox®:	2,5–10 MU (selten auch höher)
Dysport®:	10–40 MU (selten auch höher)
Injektionsstellen:	1–2
Nadel:	20 mm/27–30 Gauge

⚠ Bitte die Hinweise zu den zugelassenen Präparaten, zur Off-Label-Therapie (S. 4 ff.) und die einschlägigen Fachinformationen (S. 276 ff.) berücksichtigen.

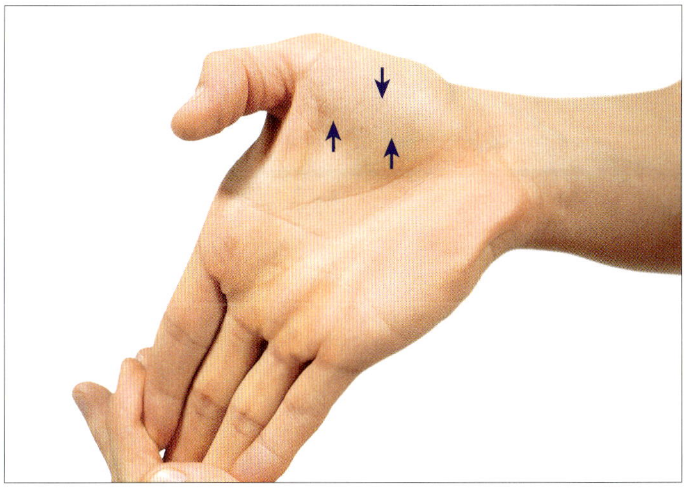

Funktion
Der zweiköpfige M. flexor pollicis brevis beugt, abduziert und adduziert im Daumengrundgelenk und kann den Daumen auch in Oppositionsstellung bringen.

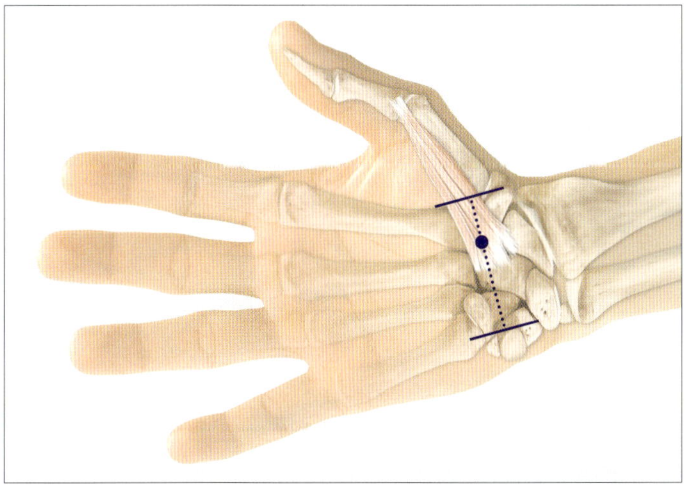

Injektionsschema
Meist wird sich auf eine Injektionsstelle in das Caput superficiale beschränkt (die Abb. zeigt das Schema bei einer Injektionsstelle)

Cave
Das Caput superficiale liegt oberflächlich, medial des M. abductor pollicis brevis.
Das Caput profundum liegt darunter, wobei es größtenteils noch vom M. opponens pollicis bedeckt wird. Bei der Punktion des Caput profundum muss der M. opponens pollicis abgegrenzt werden, sticht man noch tiefer, trifft man in den M. adductor pollicis brevis.

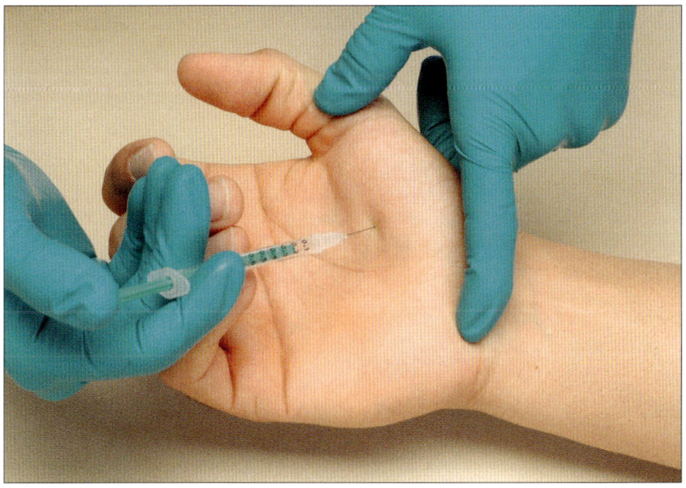

Injektionstechnik
Das Caput superficiale liegt oberflächlich, weshalb nicht so tief eingestochen werden darf. Der Einstich erfolgt medial des M. abductor pollicis brevis, nach einem Drittel auf einer Verbindungslinie zwischen Metakarpalphalangealgelenk I und Os pisiforme. Sticht man tiefer, kann man das Caput profundum treffen (evtl. aber stattdessen den M. opponens pollicis). Alternativ kann auch etwas medial des ulnaren Sesambeins des Daumengrundgelenks eingestochen werden.

Klinische Hinweise
Die Funktion des M. flexor pollicis brevis ist von der des M. flexor pollicis longus funktionell nicht zu differenzieren.
Da der zweiköpfige Muskel komplexe Funktionen übernimmt, ist er nicht sicher von den anderen Thenarmuskeln zu differenzieren.
Meist wird nur in das Caput superficiale injiziert.

Musculus opponens pollicis

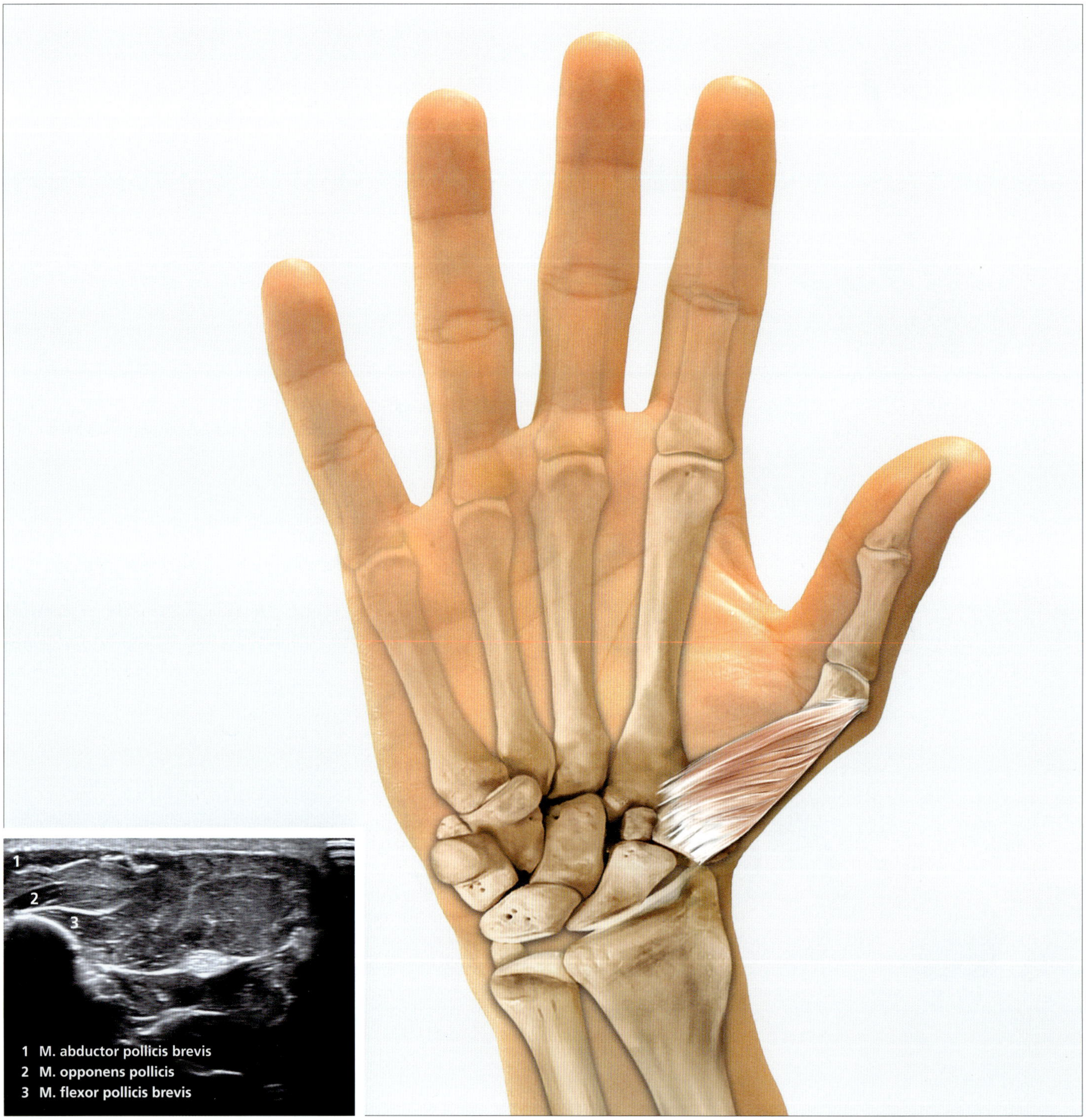

Innervation

Nervus medianus, C7–T1

Ursprung

Os trapezium, Retinaculum musculorum flexorum manus

Ansatz

radiale Seite der Diaphyse des Os metacarpi I

Dosierung/Nadel

Xeomin®:	2,5–10 MU (selten auch höher)
Botox®:	2,5–10 MU (selten auch höher)
Dysport®:	10–40 MU (selten auch höher)
Injektionsstellen:	1
Nadel:	20 mm/27–30 Gauge

⚠ Bitte die Hinweise zu den zugelassenen Präparaten, zur Off-Label-Therapie (S. 4 ff.) und die einschlägigen Fachinformationen (S. 276 ff.) berücksichtigen.

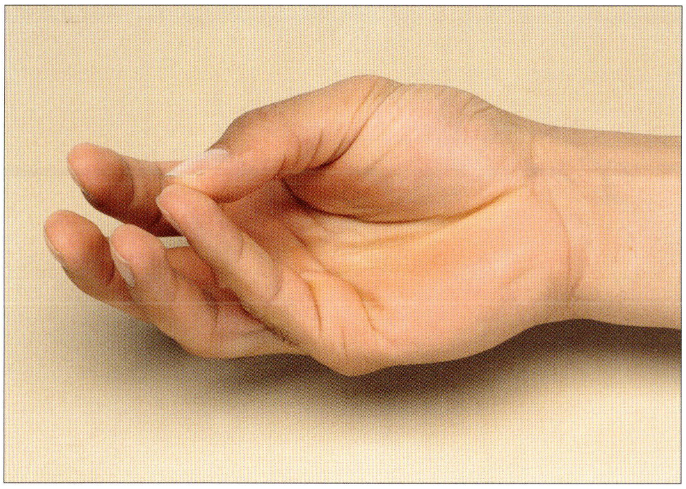

Funktion
Der M. opponens pollicis opponiert den Daumen. Bei dieser komplizierten Bewegung vereinen sich Flexion, Abduktion, Rotation und am Ende Adduktion im Karpometakarpalgelenk des Daumens. Es sind also mit Ausnahme der Extensoren nahezu alle Daumenmuskeln daran beteiligt.

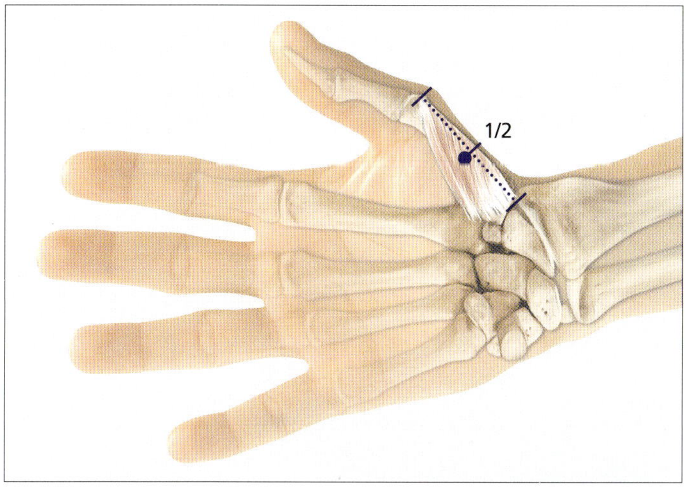

Topografische Hinweise
Der M. opponens pollicis liegt radial des M. abductor pollicis brevis und gleichzeitig auch unter diesem. Sticht man zu tief ein, trifft man den M. adductor pollicis, Caput obliquum. Erfolgt der Einstich zu weit medial, punktiert man den M. abductor pollicis brevis.

Injektionsschema
Anzahl der Punktionsstellen: eine Stelle

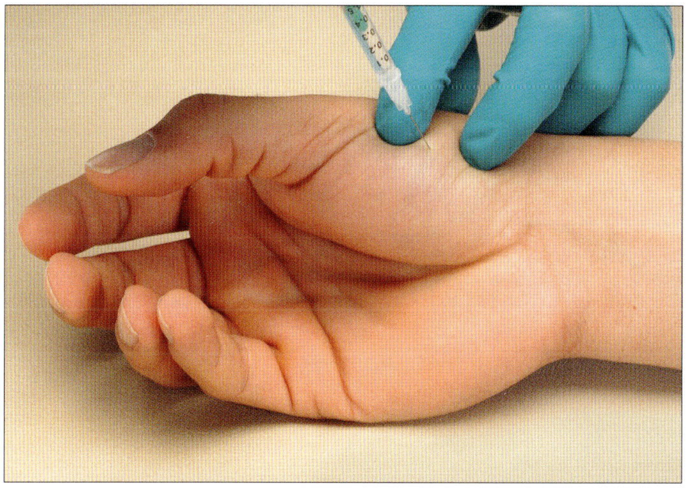

Injektionstechnik
Punktionsstelle: an der Radialseite und in der Mitte des 1. Metakarpalknochens, zwischen M. abductor pollicis brevis und Metakarpalknochen
Stichtiefe: 10–20 mm
Lagerung: Unterarm in Supinationsstellung, Handgelenk leicht gestreckt, Daumen in Nullstellung

Klinische Hinweise
Der M. opponens pollicis übt seine Funktion zusammen mit dem M. adductor pollicis und dem M. flexor pollicis brevis aus.

Musculus opponens digiti minimi

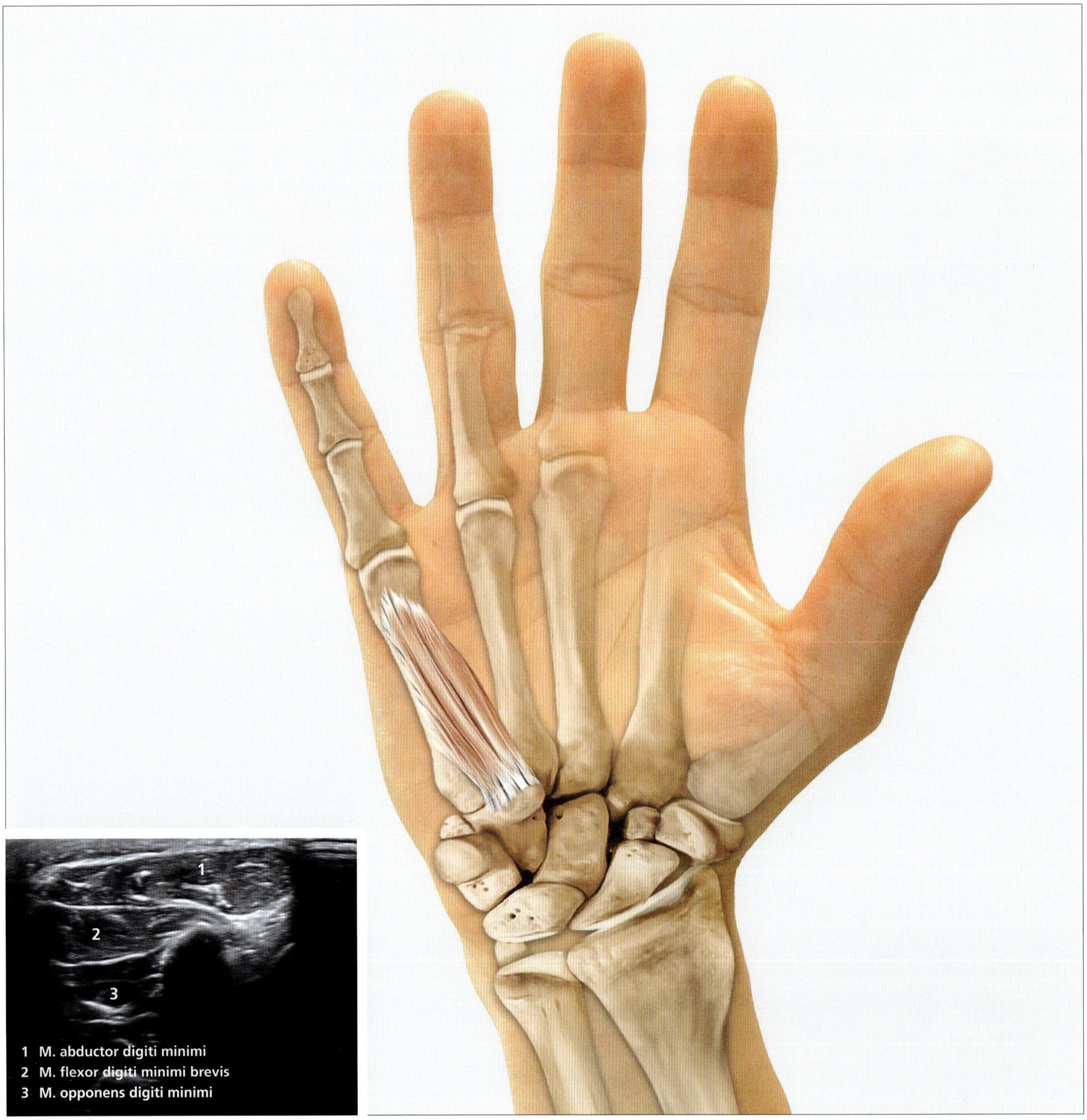

Innervation

Nervus ulnaris, Ramus profundus, C8–T1

Ursprung

Hamulus ossis hamati, Retinaculum musculorum flexorum manus

Ansatz

ulnare Seite Os metacarpi V

Dosierung/Nadel

Xeomin®:	2,5–5 MU (selten auch höher)
Botox®:	2,5–5 MU (selten auch höher)
Dysport®:	10–20 MU (selten auch höher)
Injektionsstellen:	1
Nadel:	20 mm/27–30 Gauge

⚠ Bitte die Hinweise zu den zugelassenen Präparaten, zur Off-Label-Therapie (S. 4 ff.) und die einschlägigen Fachinformationen (S. 276 ff.) berücksichtigen.

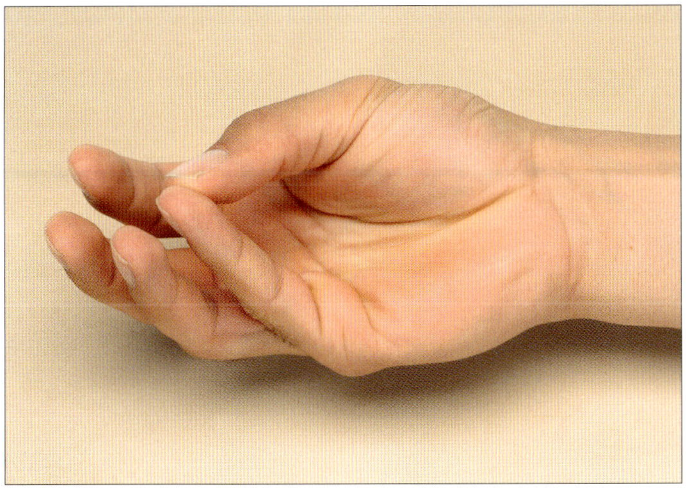

Funktion

Der M. opponens digiti minimi beugt den kleinen Finger im Metakarpophalangealgelenk und adduziert ihn dabei. Eine echte Oppositionsstellung zu den anderen Fingern, wie der Daumen sie erreichen kann, vermag der kleine Finger nicht einzunehmen. Der Name dieses Muskels ist daher irreführend.

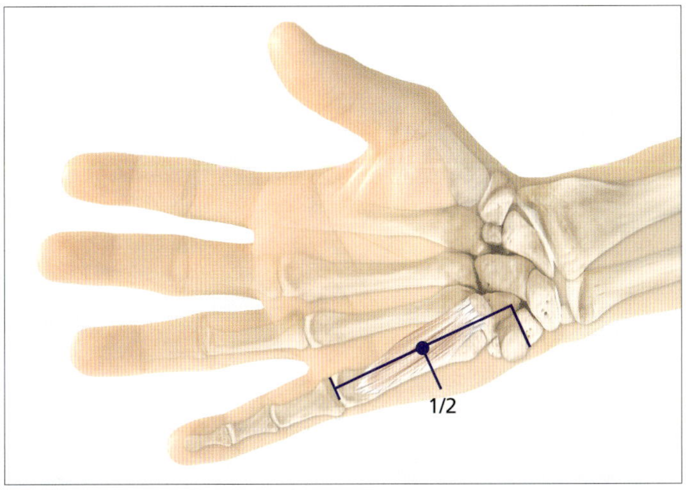

Topografische Hinweise

Die Muskeln des Hypothenar lassen sich nur schlecht voneinander abgrenzen. Bei zu tiefem Einstich punktiert man den 4. Lumbricalis. Volar verläuft der M. flexor digiti minimi brevis, radial darüber der M. abductor digiti minimi.

Injektionsschema

Anzahl der Punktionsstellen: eine Stelle

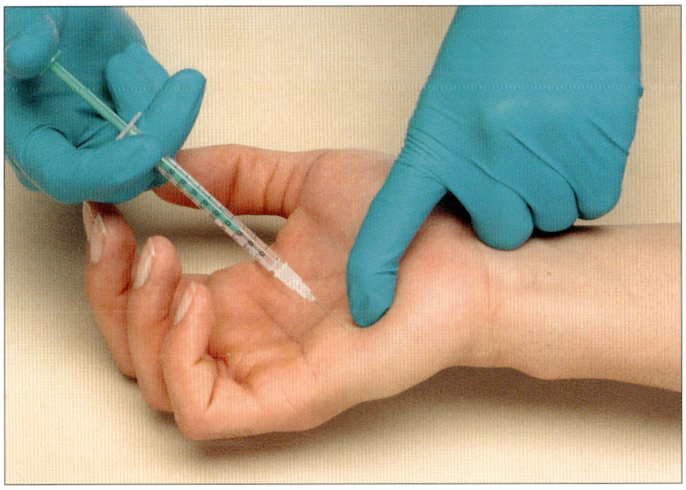

Injektionstechnik

Punktionsstelle: in der Mitte einer Linie zwischen dem radialen Rand des Os pisiforme zum Caput metacarpale; Stichrichtung von volar nach ulnar
Stichtiefe: 10–20 mm
Lagerung: Unterarm in Supinationsstellung, Handgelenk leicht gestreckt, Finger in lockerer Flexionsstellung

Klinische Hinweise

Der M. opponens digiti minimi kann durch Palpation nicht von den benachbarten Muskeln, M. flexor digiti minimi brevis und M. abductor digiti minimi, abgegrenzt werden. Auch das EMG kann nicht in allen Fällen, insbesondere bei Fehlstellungen der Hand, eine Sicherheit geben. Sonografie ist zu bevorzugen.

Musculus palmaris brevis

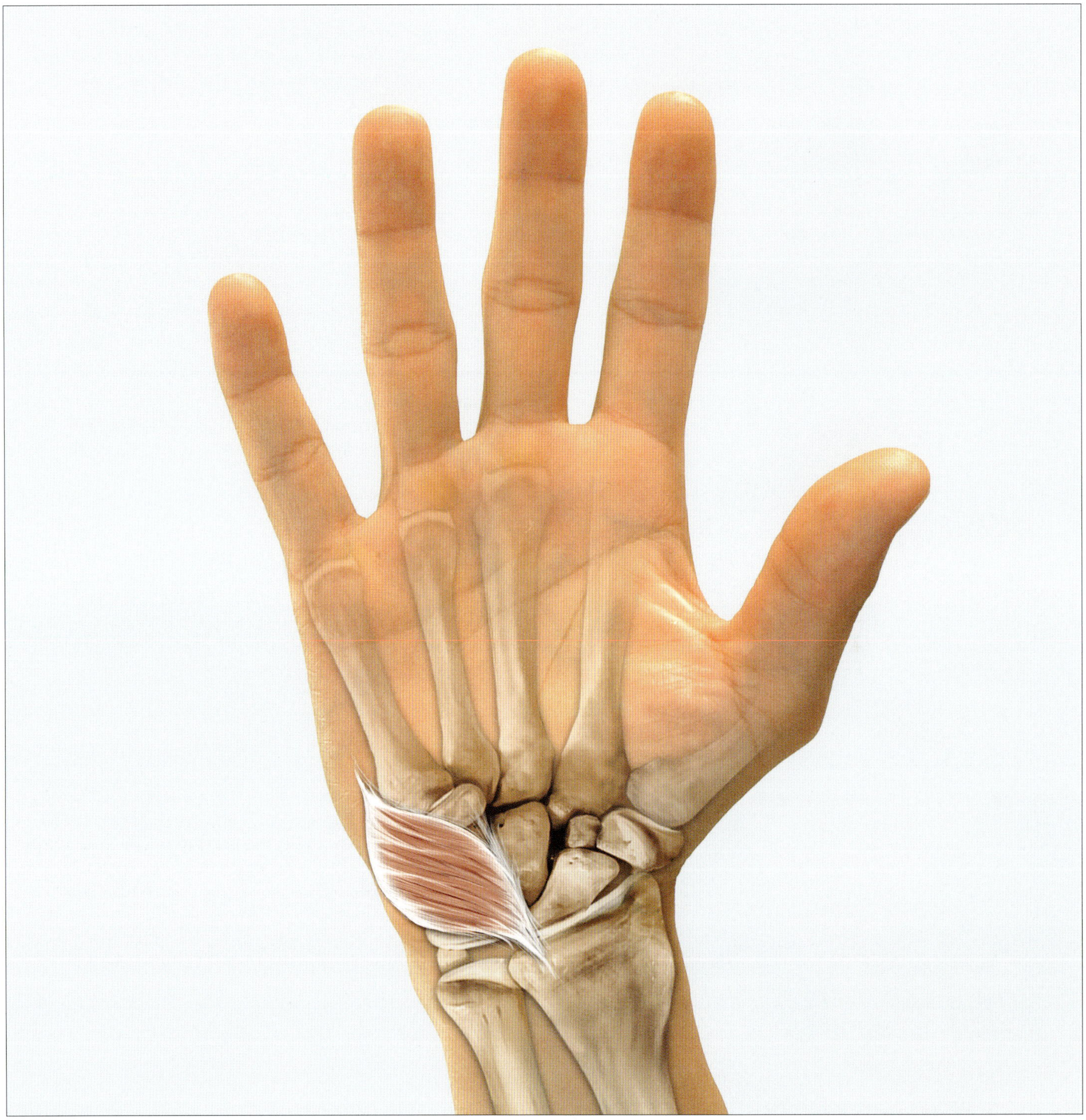

Innervation
Nervus ulnaris, Ramus superficialis, C7–T1
Ursprung
Palmaraponeurose, Retinaculum musculorum flexorum manus
Ansatz
Haut der Handfläche an der ulnaren Seite der Hand

Dosierung/Nadel

Xeomin®:	2,5 MU pro Injektionsstelle (selten auch höher)
Botox®:	2,5 MU pro Injektionsstelle (selten auch höher)
Dysport®:	10 MU pro Injektionsstelle (selten auch höher)
Injektionsstellen:	1–3
Nadel:	20 mm/27–30 Gauge

⚠ Bitte die Hinweise zu den zugelassenen Präparaten, zur Off-Label-Therapie (S. 4 ff.) und die einschlägigen Fachinformationen (S. 276 ff.) berücksichtigen.

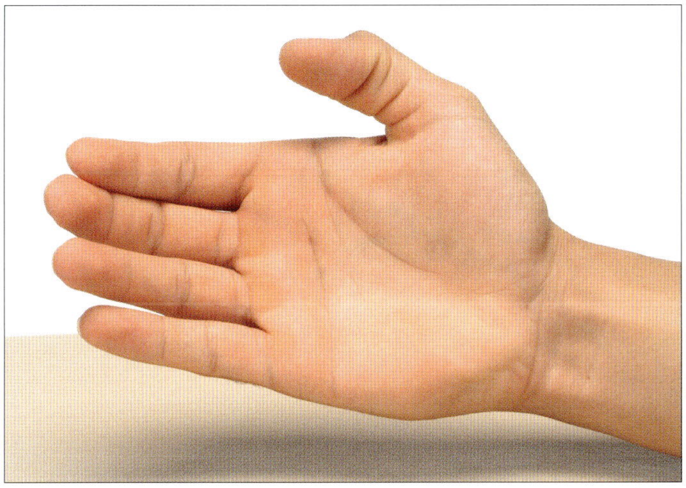

Funktion

Der M. palmaris brevis kann sich möglicherweise an der Verspannung der Palmaraponeurose beteiligen. Er spannt die Haut am unteren Drittel bis zur unteren Hälfte des Ulnarrandes.

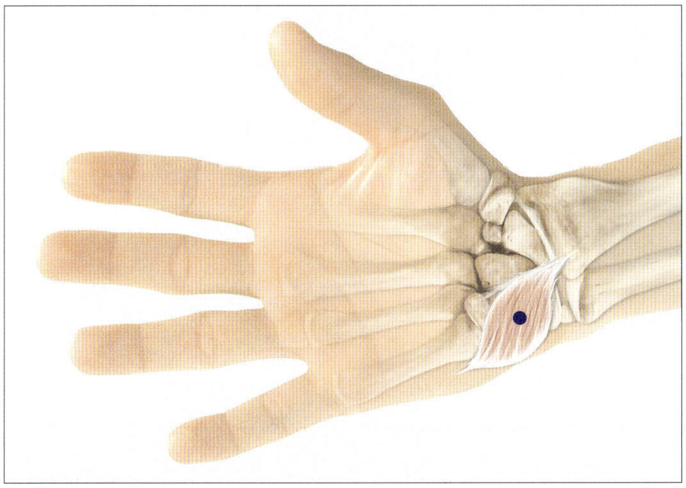

Topografische Hinweise

Der M. palmaris brevis ist von der restlichen Hypothenarmuskulatur abzugrenzen. Direkt darunter liegen medial der M. flexor digiti minimi brevis und ulnar der M. abductor digiti minimi. Auf dem Muskel verläuft der Ramus cutaneus palmaris des N. ulnaris.

Injektionsschema

Anzahl der Punktionsstellen: 1–3, meist eine Stelle

Anmerkung: Der Muskel besteht aus mehreren Bündeln, dementsprechend ist eine fächerförmige Injektion geringer Mengen sinnvoll. Meistens erfolgt die Injektion an einer Stelle.

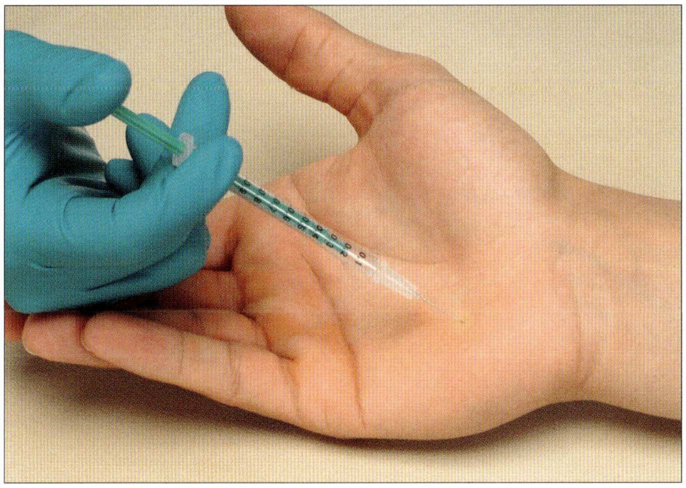

Injektionstechnik

Da der Muskel relativ oberflächlich liegt, erfolgt der Einstich nicht zu tief. Es empfiehlt sich, weit am Ulnarrand einzustechen, da direkt unter dem Muskel, in der Mitte zwischen der Sehne des M. palmaris longus (Palmaraponeurose) und dem Ulnarrand, die A. ulnaris und der N. ulnaris verlaufen.

Stichtiefe: 5–10 mm

Lagerung: Unterarm in Supinationsstellung, Handgelenk und Finger locker gestreckt

Klinische Hinweise

Der M. palmaris brevis darf insgesamt als wenig bedeutsam angesehen werden, da er eine vorwiegende stabilisierende und weniger funktionelle Aufgabe hat. Er beteiligt sich an der Verspannung der Palmaraponeurose. Evtl. kann er auch als Schutz der ulnaren Leitungsbahnen angesehen werden.

Dieser Muskel wird nur selten mit Botulinumtoxin behandelt, dies kann in einigen Fällen aber sinnvoll sein.
Er wird als einziger Muskel vom Ramus superficialis des Nervus ulnaris innerviert.

3 Untere Extremität

Musculus gluteus maximus

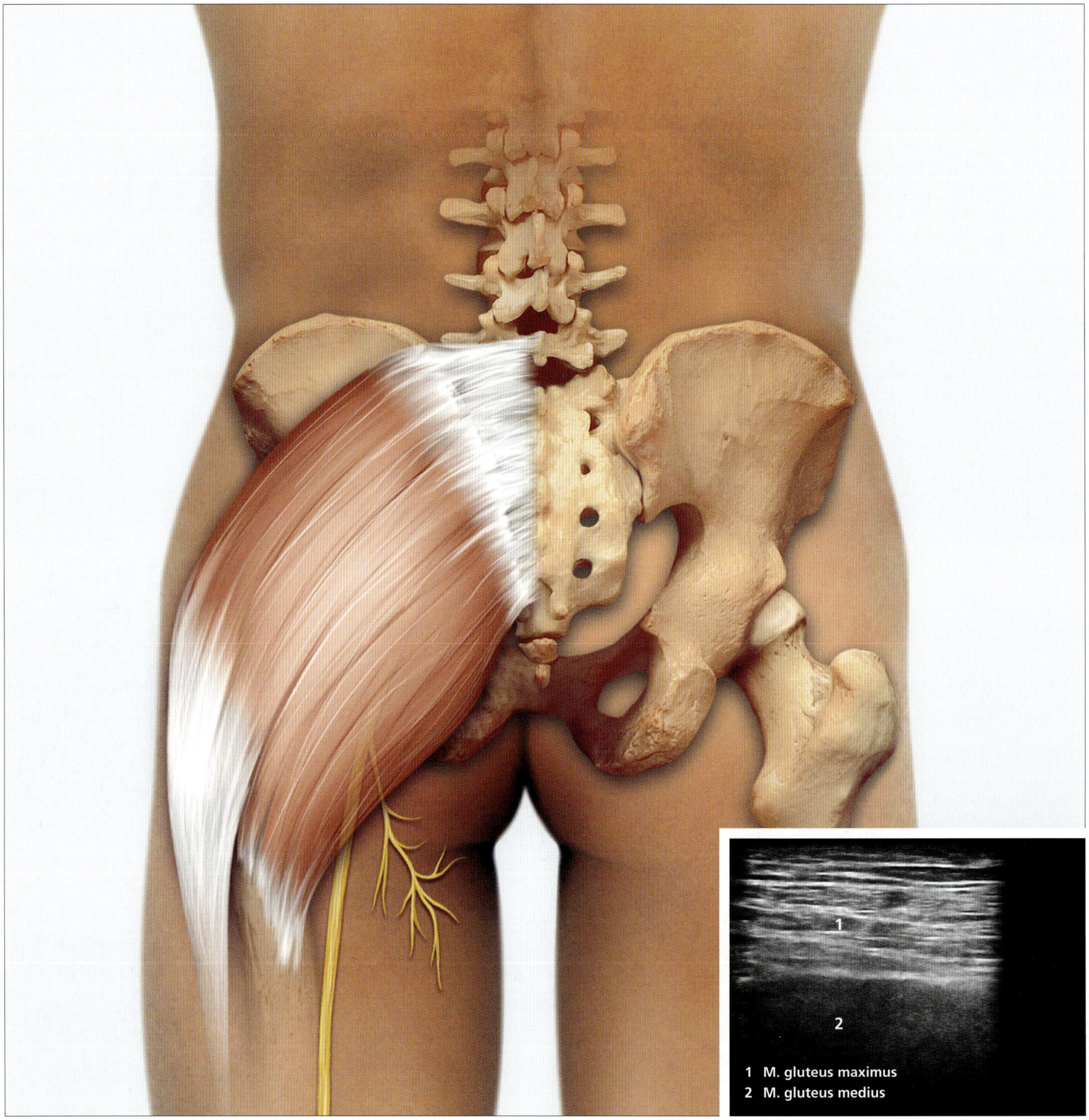

Innervation

Nervus gluteus inferior, L5–S2

Ursprung

dorsale Fläche des Os sacrum, Fascia thoracolumbalis, Ligamentum sacrotuberale, laterales Os ilium, Spina iliaca posterior superior

Ansatz

kranialer Teil: Tractus iliotibialis

kaudaler Teil: Tuberositas glutea

Dosierung/Nadel

Xeomin®:	40–100 MU (selten auch höher)
Botox®:	40–100 MU (selten auch höher)
Dysport®:	140–400 MU (selten auch höher)
Injektionsstellen:	1–3
Nadel:	mind. 40 mm/≥ 27 Gauge

⚠ Bitte die Hinweise zu den zugelassenen Präparaten, zur Off-Label-Therapie (S. 4 ff.) und die einschlägigen Fachinformationen (S. 276 ff.) berücksichtigen.

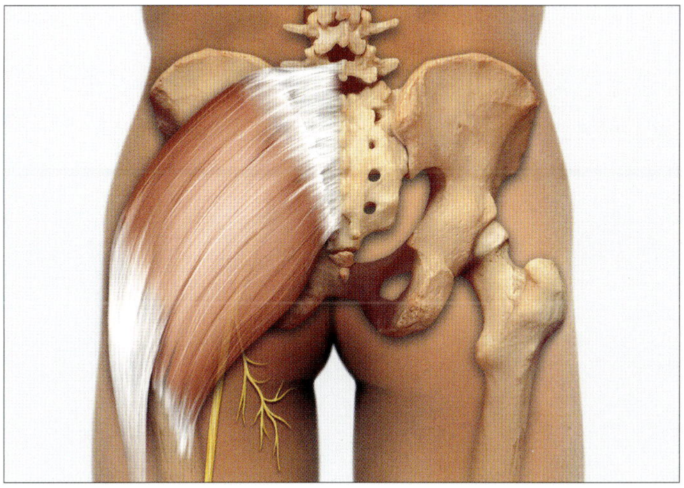

Funktion
Die Hauptaufgabe des Muskels ist die Aufrichtung des Rumpfes aus gebückter Haltung und die Stabilisierung des Rumpfes, wenn er auf den Hüftgelenken nach ventral zu kippen droht. Beim ruhigen Gehen ist der Muskel meist nicht aktiv. Außerdem kippt der Muskel das Becken auf den Hüftgelenken nach dorsal und flacht damit die Lendenlordose ab. Über den Tractus iliotibialis kann er das gestreckte Knie kraftvoll sichern.

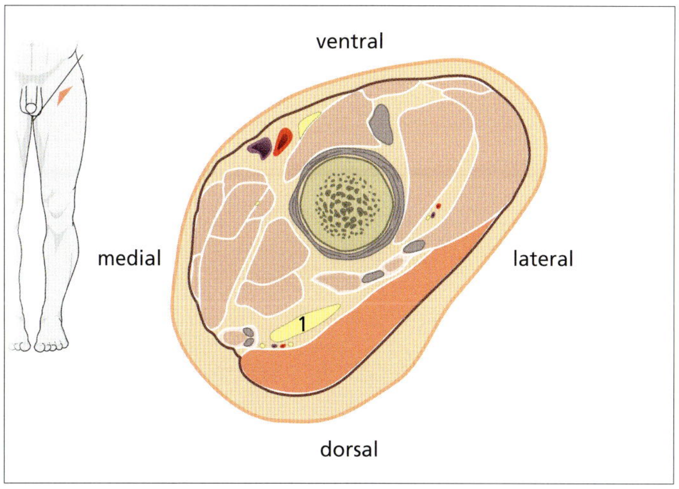

Topografische Hinweise
Der N. ischiadicus (1) verläuft unter dem Muskel medial und distal der angegebenen Injektionsstelle und kann geschädigt werden.

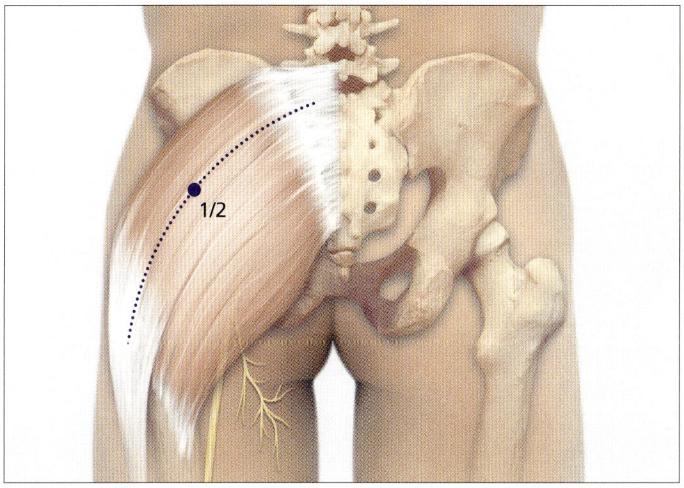

Injektionsschema
Anzahl der Punktionsstellen: 1–3

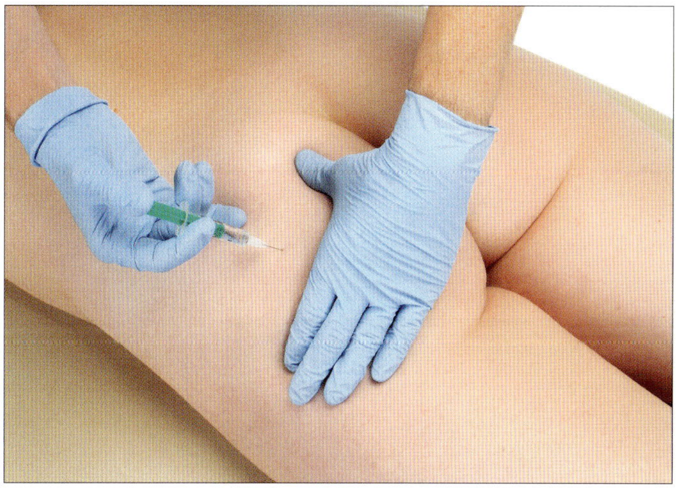

Injektionstechnik
Punktionsstelle/-areal: in der Mitte einer gedachten Linie zwischen Trochanter major und Spina iliaca posterior superior
Stichtiefe: 2–8 cm, je nach Muskeldurchmesser
Lagerung: Bauch- oder Seitlage

Klinische Hinweise
Die Aktivierung des M. gluteus maximus erfolgt bei im Kniegelenk flektiertem Bein. Damit schließt man die Beteiligung der ischiokruralen Muskulatur, die sonst bei der Extension im Hüftgelenk mitwirken würde, weitgehend aus.

Musculus piriformis

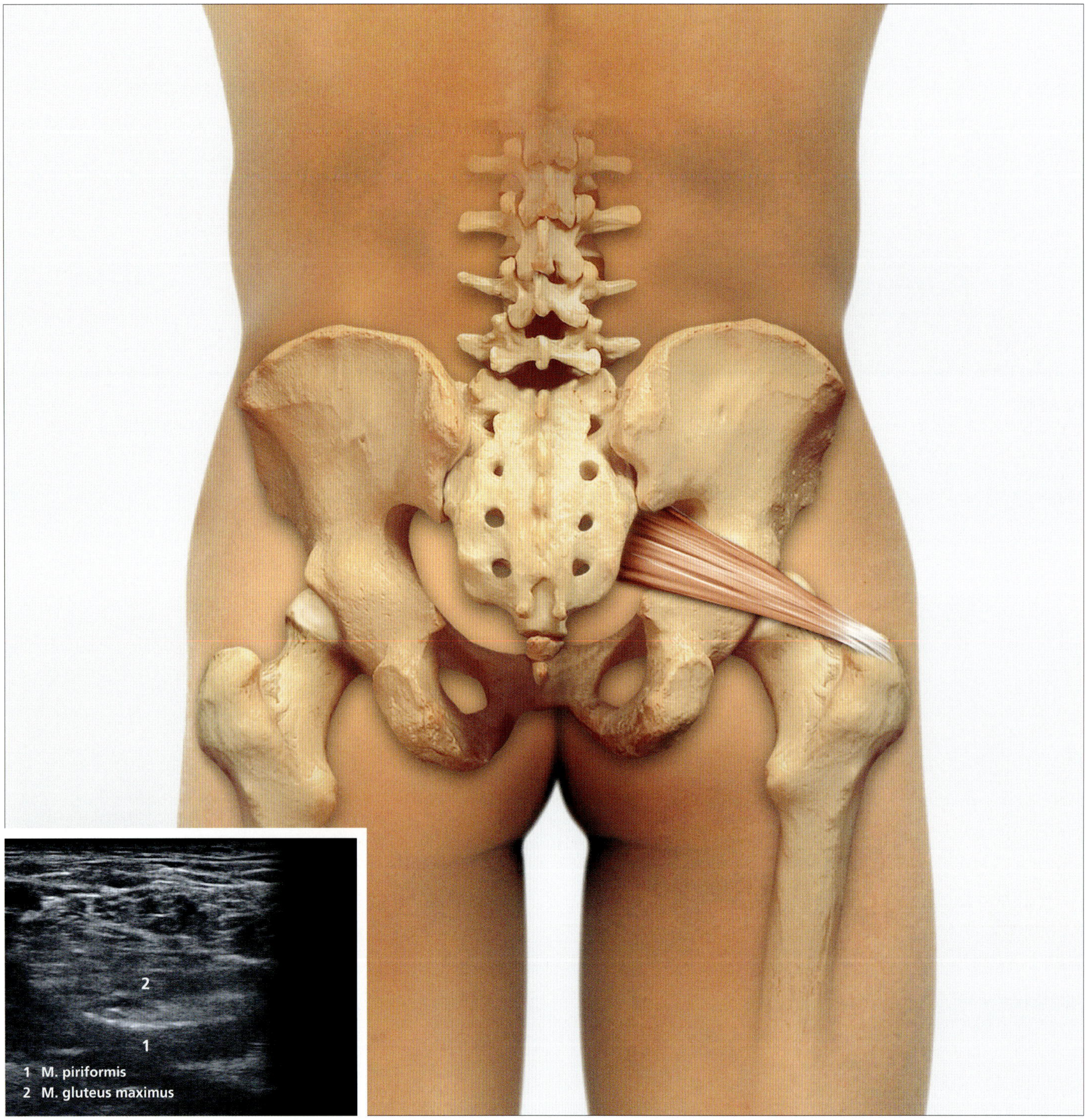

Innervation
Plexus sacralis, L5–S2

Ursprung
Facies pelvina des Os sacrum

Ansatz
Innenseite der Spitze des Trochanter major

Dosierung/Nadel

Xeomin®:	40–100 MU/Stelle
Botox®:	40–100 MU
Dysport®	140–400 MU
Injektionsstellen:	1
Nadel:	60–120 mm/≥ 27 Gauge

⚠ Bitte die Hinweise zu den zugelassenen Präparaten, zur Off-Label-Therapie (S. 4 ff.) und die einschlägigen Fachinformationen (S. 276 ff.) berücksichtigen.

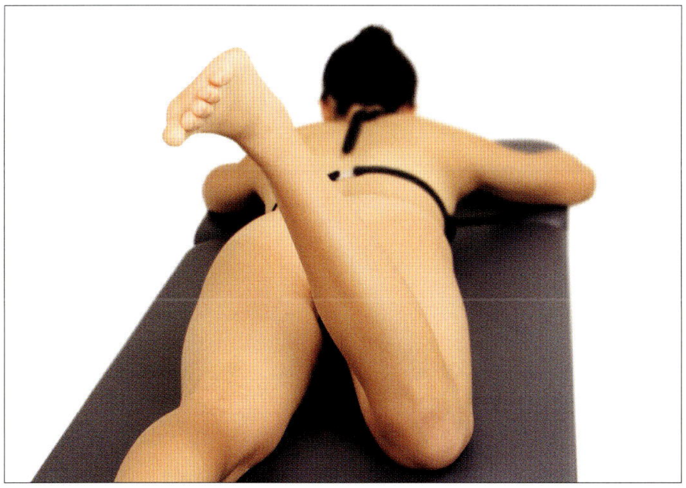

Funktion
Der M. piriformis ist Außenrotator bei Streckung, Abduktor bei Beugung und er beteiligt sich an der Retroversion.
Eine Überfunktion führt zur Außenrotation des Beines beim Liegen und Stehen.

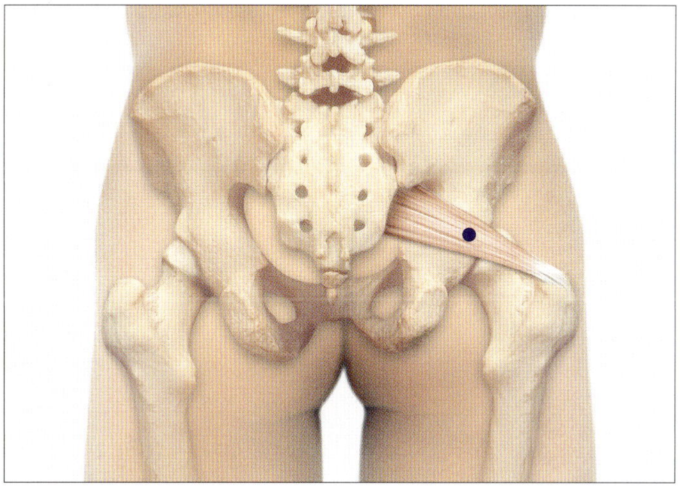

Injektionsschema
Anzahl der Punktionsstellen: eine Stelle

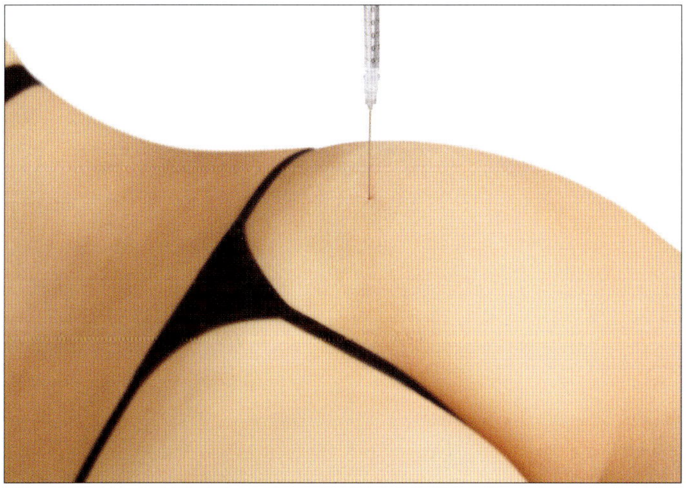

Injektionstechnik
Die Injektion sollte nach Möglichkeit unter CT- oder MRT-Kontrolle durchgeführt werden (6–12 cm Tiefe).

Nur selten gelingt eine ausreichende Darstellung mittels Sonografie.

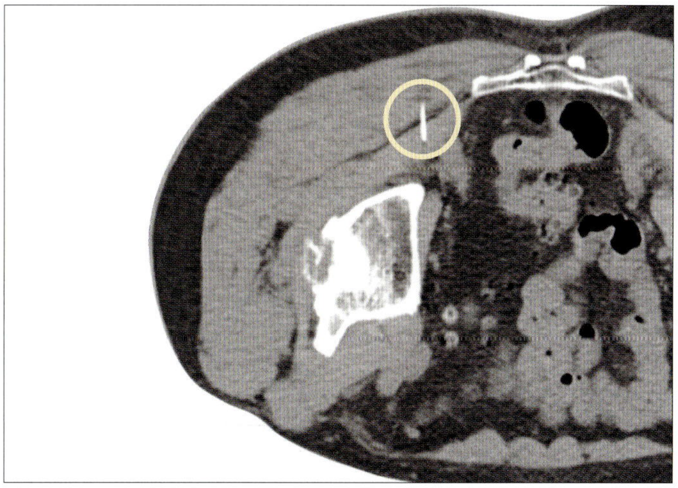

Es empfiehlt sich, zuerst im CT genau auszumessen und dann unter erneuter Kontrolle zu injizieren (s. obiges CT, die Nadelspitze liegt im Muskel). Theoretisch kann der Muskel auf halber Strecke zwischen Trochanter major und Spina iliaca posterior superior unter EMG-Kontrolle punktiert werden (für Injektion nicht zu empfehlen, CT-Kontrolle eindeutig überlegen).

Klinische Hinweise
Der N. ischiadicus zieht meist unter dem M. piriformis durch. Bei einem kleinem Teil der Fälle durchbohren Anteile des N. ischiadicus den M. piriformis (Piriformis-Syndrom). Bei jeder Verdickung des Muskels (Marathonläufer, Radsportler) kann das Foramen infrapiriforme eingeengt werden (Durchtritt von N. pudendus und N. cutaneus femoris posterior). Der M. piriformis zieht durch das Foramen ischiadicum.

Cave
Kranial des Muskels liegt der N. gluteus superior, distal von medial nach lateral der N. pudendus, der N. cutaneus femoris posterior, der N. ischiadicus (der meist unter dem Muskel durchzieht) und der N. gluteus inferior.
Bleibt man zu oberflächlich, injiziert man in den Gluteus maximus, zu weit kaudal trifft man den M. obturatorius internus oder M. gemellus.

Musculus iliopsoas

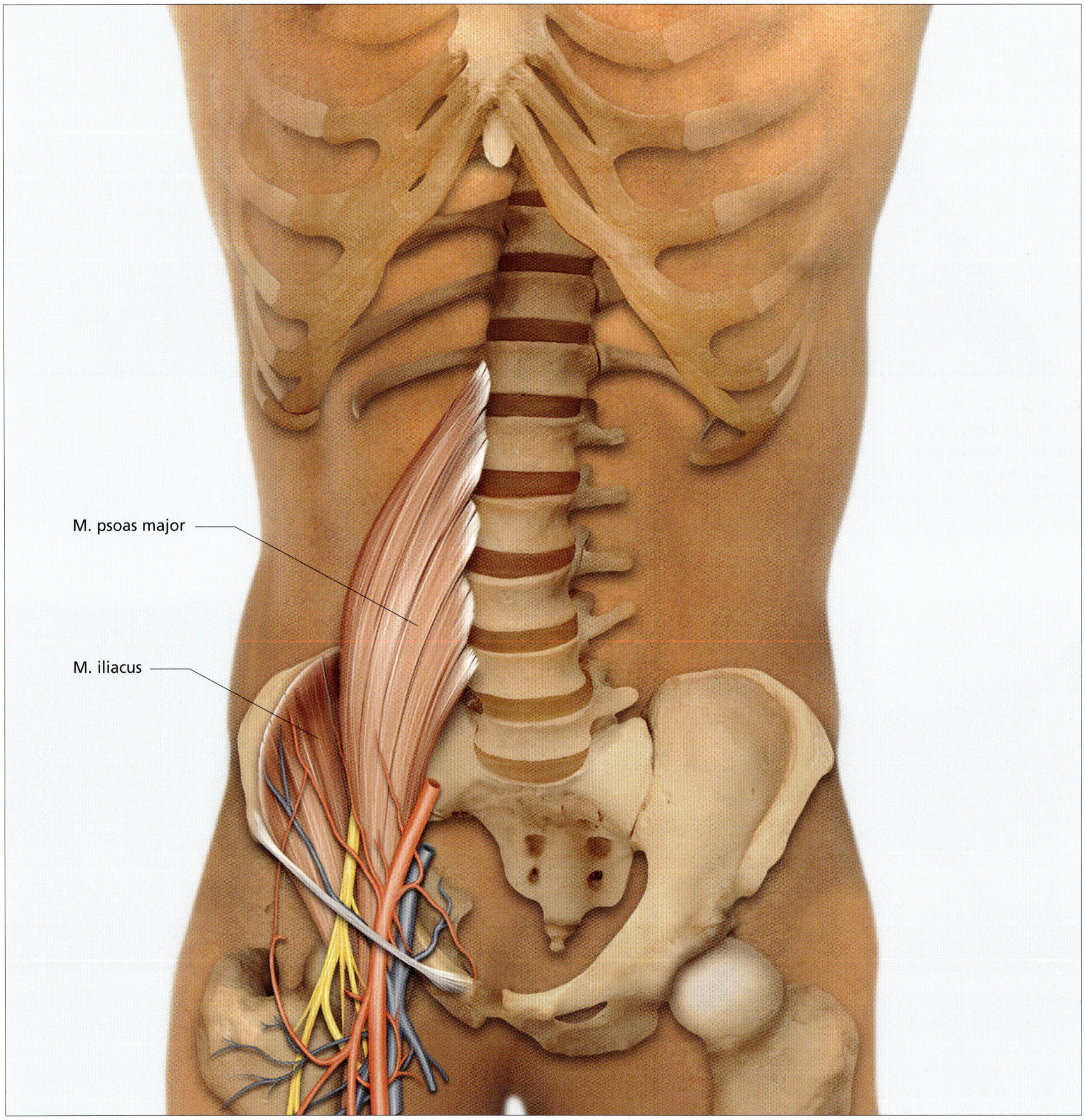

Innervation

M. iliacus:	Nervus femoralis, L2–L3
M. psoas major:	Rami ventrales, L2–L4

Ursprung

M. iliacus:	Fossa iliaca, Spina iliaca anterior inferior, Ligamentum iliolumbale, Ligamentum sacroiliacum anterius
M. psoas major:	Seitenflächen der Wirbelkörper TXII bis LV, Processus costales LI–LV

Ansatz

knapp distal des Trochanter minor

Dosierung/Nadel

Xeomin®:	25–200 MU (selten auch höher)
Botox®:	25–200 MU (selten auch höher)
Dysport®:	100–700 MU (selten auch höher)
Injektionsstellen:	1–3
Nadel:	mind. 40 mm/≥ 27 Gauge

⚠ Bitte die Hinweise zu den zugelassenen Präparaten, zur Off-Label-Therapie (S. 4 ff.) und die einschlägigen Fachinformationen (S. 276 ff.) berücksichtigen.

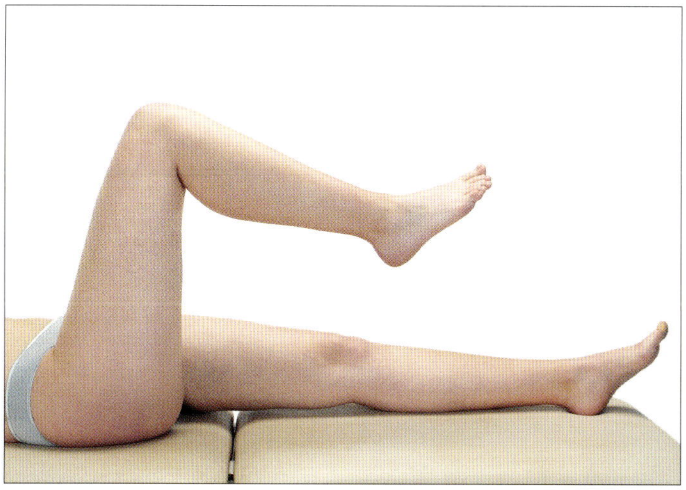

Funktion
Der M. iliopsoas beugt das Spielbein im Hüftgelenk. Seine Hauptaufgabe liegt in der Balancierung des Rumpfes auf den Femurköpfen, also bei fixiertem Femur. Der M. iliopsoas bewirkt eine Verstärkung der Lendenlordose. Bei einseitiger Innervation bewirkt er eine Seitwärtsbeugung der Wirbelsäule.

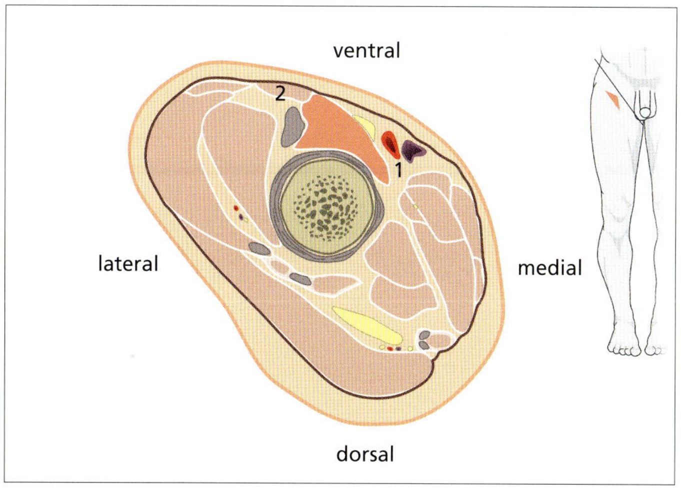

Topografische Hinweise
Der M. iliopsoas kann distal des Leistenbandes punktiert werden, wobei eine Fehlinjektion in das medial liegende Gefäß-Nerven-Bündel N., A. und V. femoralis (1) ausgeschlossen werden muss. Wird zu weit lateral eingestochen, wird der M. sartorius punktiert (2).

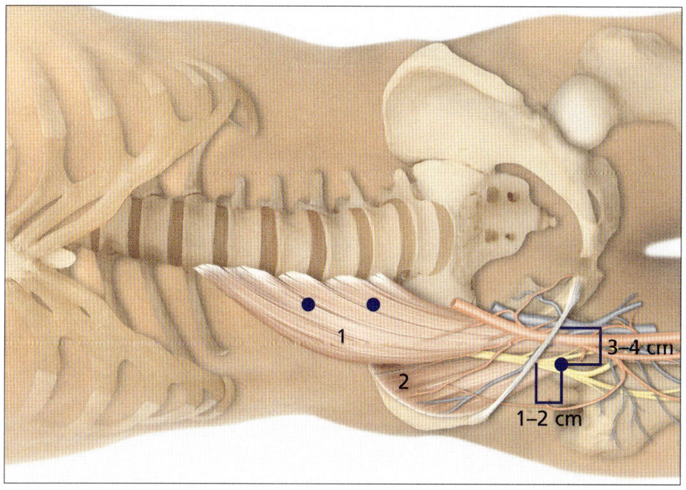

Injektionsschema
Anzahl der Punktionsstellen: je Muskelkopf ein bis zwei Stellen
(1: M. psoas major; 2: M. iliacus)
Lokalisationshinweis
Einstich in den M. psoas major unter Ultraschallkontrolle transperitoneal von ventral oder retroperitoneal unter CT-Kontrolle (nicht dargestellt).

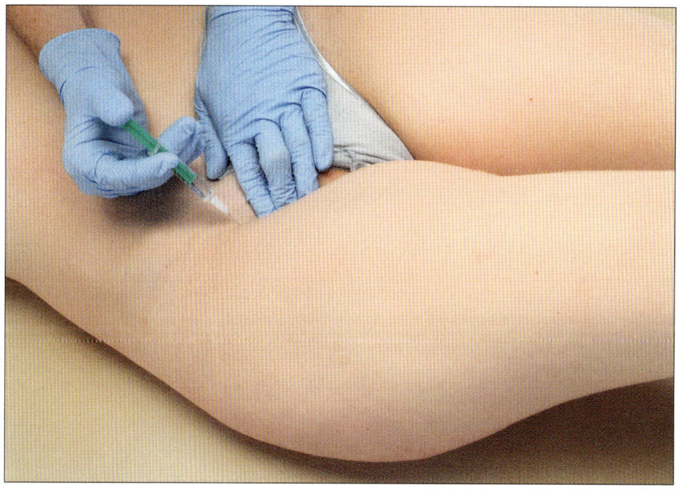

Injektionstechnik distal des Leistenbandes
Punktionsstelle: zwei Fingerbreit (3–4 cm) lateral der A. femoralis und ein Fingerbreit (1–2 cm) distal des Lig. inguinale
Stichtiefe: 2–4 cm, je nach Muskeldurchmesser
Lagerung: Rückenlage, das rechte Bein leicht angewinkelt

Klinische Hinweise
Die Injektion in den M. psoas major sollte nur durch erfahrene Anwender erfolgen. Wir führen die Injektion meist unter Ultraschallkontrolle von ventral durch. Eine Injektion in den M. psoas major ist von dorsal meist wirksamer (Muskelbauch sitzt in Höhe 3./4. LWK), bedarf aber einer Kontrolle durch CT. Eine Injektion unter dem Leistenband führen wir nur selten durch, da man nur einen kleinen Teil des Muskels erreicht.

Bei einer Kontraktur des M. iliopsoas wird die Lendenlordose dauerhaft verstärkt und dadurch können die Zwischenwirbelscheiben dieser Region geschädigt werden.

Musculus sartorius

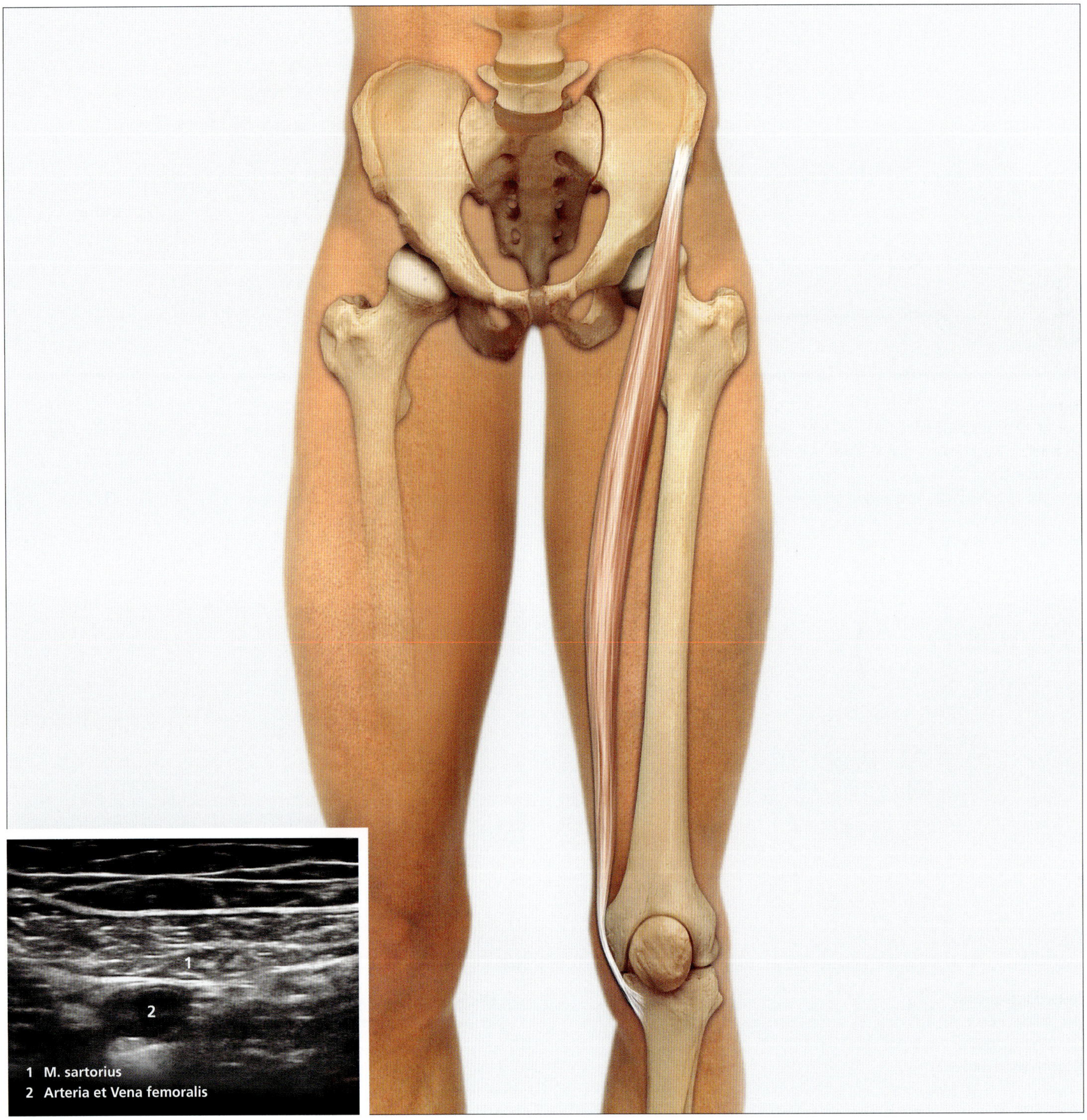

Innervation
Nervus femoralis, L2–L3

Ursprung
Spina iliaca anterior superior

Ansatz
proximale, mediale Fläche der Tibia via Pes anserinus

Dosierung/Nadel

Xeomin®:	10–40 MU (selten auch höher)
Botox®:	10–40 MU (selten auch höher)
Dysport®:	40–140 MU (selten auch höher)
Injektionsstellen:	1–2
Nadel:	20–40 mm /27 Gauge

Bitte die Hinweise zu den zugelassenen Präparaten, zur Off-Label-Therapie (S. 4 ff.) und die einschlägigen Fachinformationen (S. 276 ff.) berücksichtigen.

3

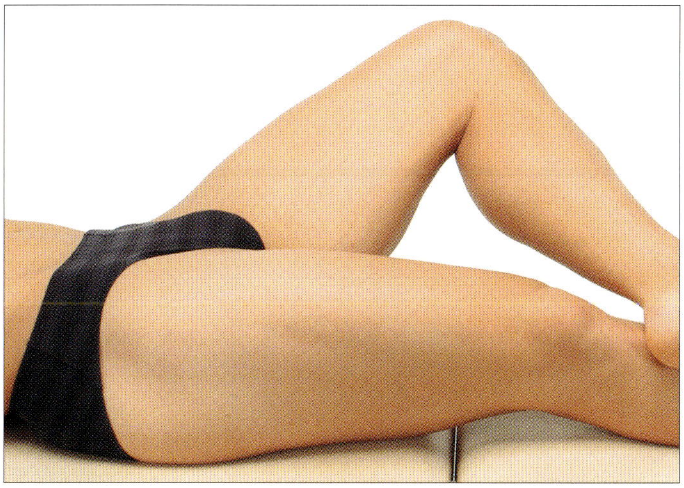

Funktion
Der M. sartorius beugt im Hüft- und im Kniegelenk und rotiert das Bein im Hüftgelenk nach außen. Seine Funktionen vereinen sich beim Einnehmen des Schneidersitzes.

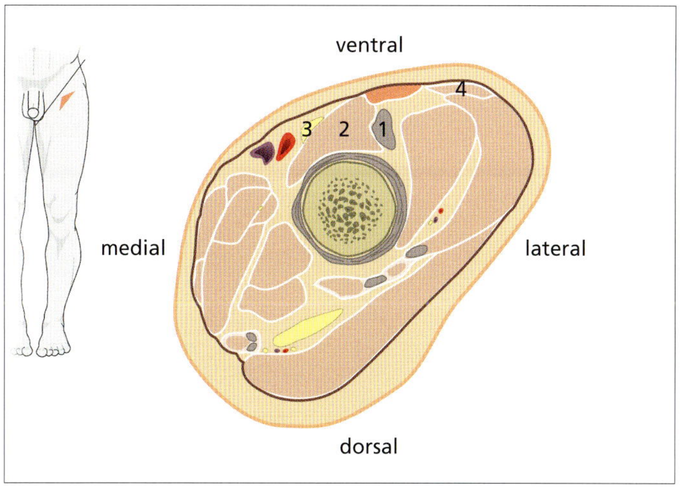

Topografische Hinweise
Der schlanke Muskel ist schwierig zu punktieren. Bei zu tiefer Injektion punktiert man den M. rectus femoris (1). Medial trifft man den M. iliacus (2) oder den N. femoralis (3), zu weit lateral den M. tensor fasciae latae (4).

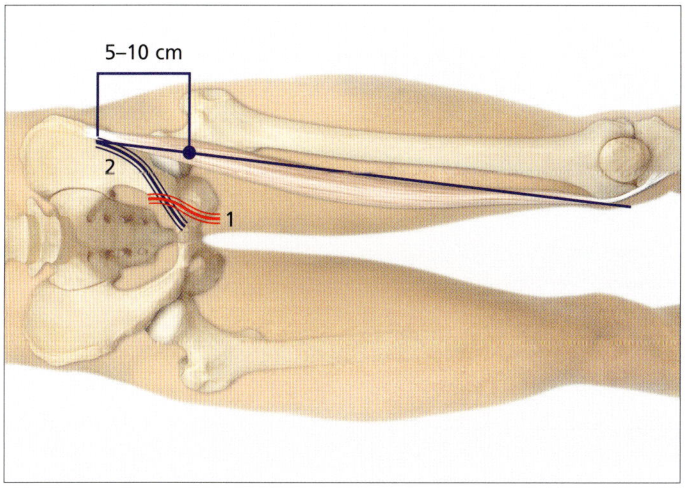

Injektionsschema
Anzahl der Punktionsstellen: 1–2
1: A. femoralis
2: Lig. inguinale

Eine Injektion unter Ultraschallkontrolle ist sinnvoll.

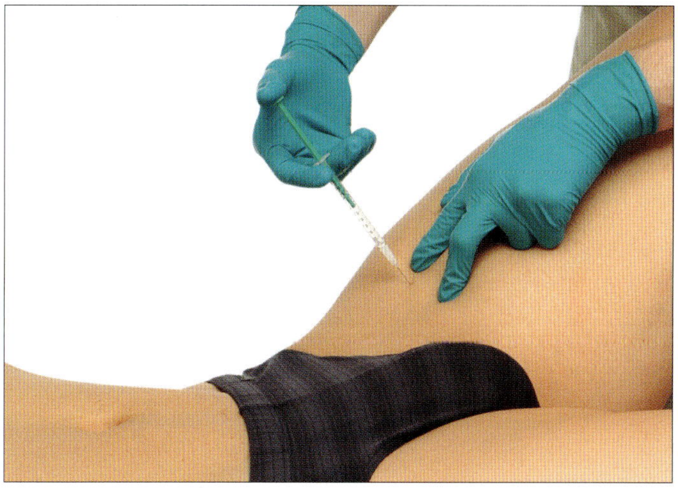

Injektionstechnik
Punktionsstelle: 5–10 cm distal der Spina iliaca anterior superior auf einer Linie zwischen Spina iliaca anterior superior und dem medialen Epicondylus, lateral der A. femoralis
Stichtiefe: 1–3 cm, je nach Muskeldurchmesser
Lagerung: Rückenlage mit leicht flektierter Hüfte

Klinische Hinweise
Der M. sartorius lässt sich in der Regel nur im Zusammenspiel mit den anderen Flexoren im Bereich des Hüftgelenks untersuchen. Die Ansatzsehne bildet gemeinsam mit den Sehnen des M. gracilis und M. semitendinosus den Pes anserinus superficialis.

Musculus gluteus medius

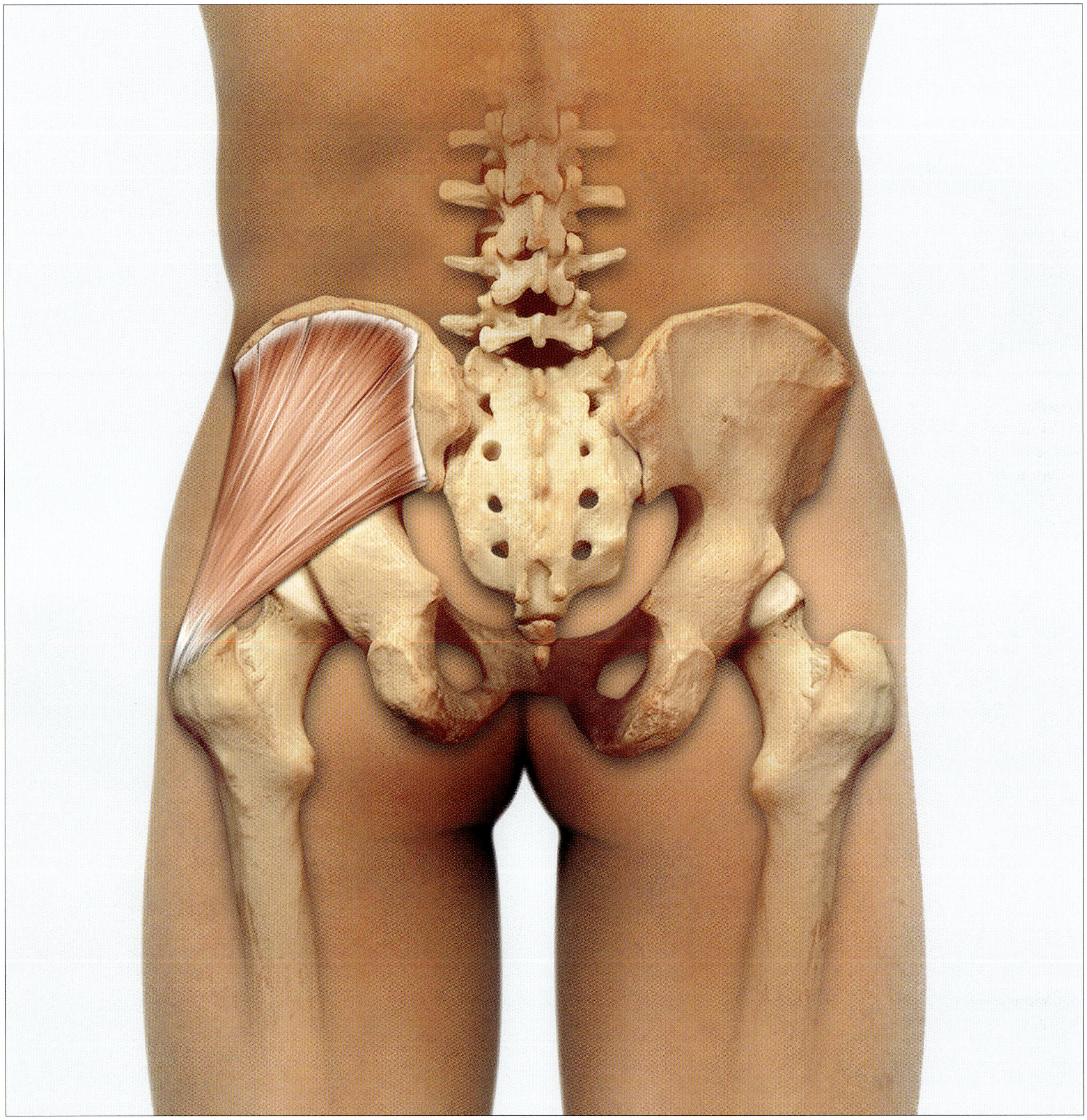

Innervation
Nervus gluteus superior, L4–S1
Ursprung
Ala ossis ilii zwischen Linea glutea anterior und posterior und Crista iliaca
Ansatz
Trochanter major

Dosierung/Nadel

Xeomin®:	20–60 MU (selten auch höher)
Botox®:	20–60 MU (selten auch höher)
Dysport®:	70–200 MU (selten auch höher)
Injektionsstellen:	1–2
Nadel:	20–40 mm/27 Gauge

⚠ Bitte die Hinweise zu den zugelassenen Präparaten, zur Off-Label-Therapie (S. 4 ff.) und die einschlägigen Fachinformationen (S. 276 ff.) berücksichtigen.

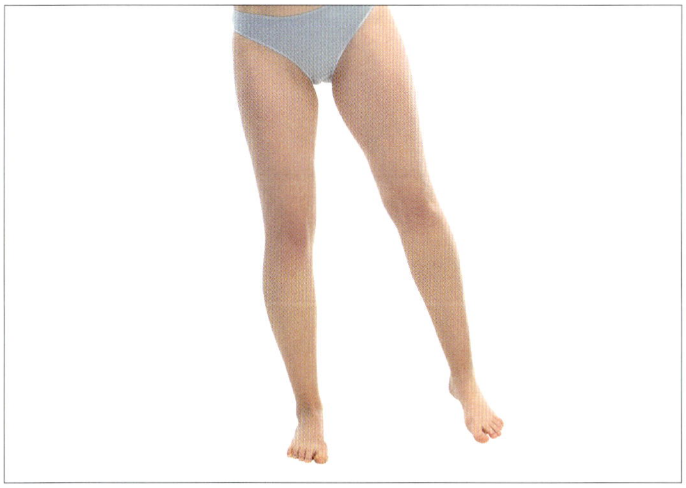

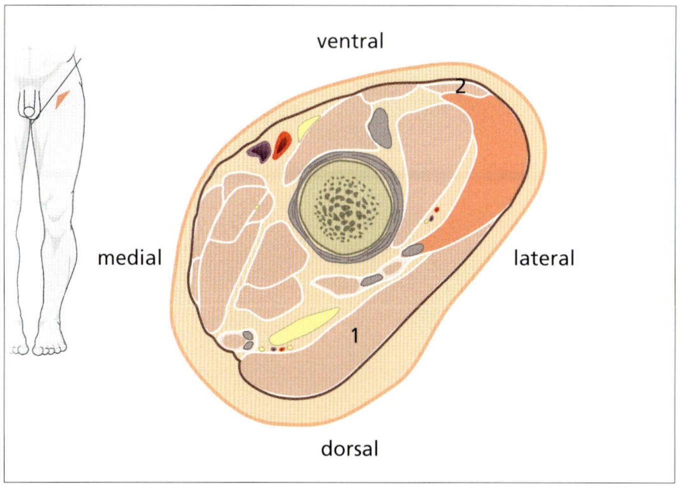

Funktion
Der M. gluteus medius abduziert das Bein im Hüftgelenk. Beim Laufen wird er jedoch an der Standbeinseite kontrahiert. Somit verhindert er das Abkippen des Beckens auf der Spielbeinseite und neigt das Becken sogar ein wenig zur Standbeinseite, wodurch es leichter wird, den Fuß vom Boden zu heben.

Topografische Hinweise
Punktiert man zu weit dorsal, trifft man den M. gluteus maximus (1) und zu weit ventral den M. tensor fasciae latae (2).

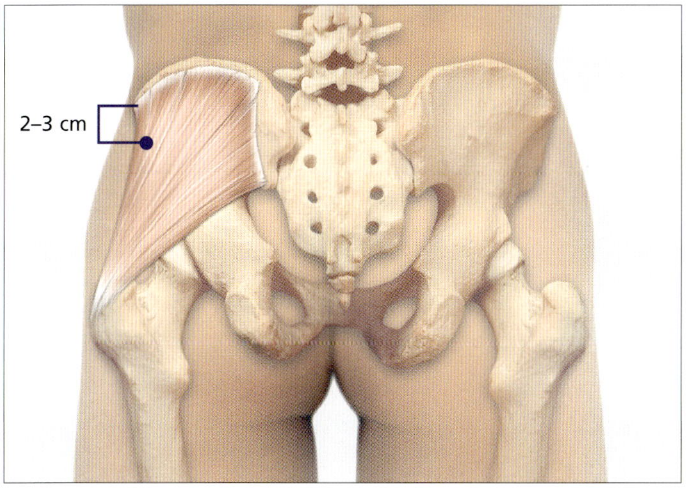

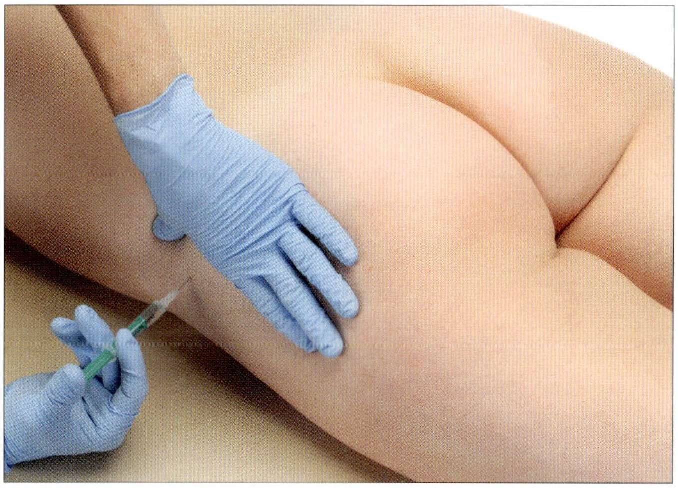

Injektionsschema
Anzahl der Punktionsstellen: 1–2, meist eine Stelle

Injektionstechnik
Punktionsstelle: 2–3 cm distal einer Linie zwischen Scheitelpunkt der Crista iliaca und Trochanter major
Stichtiefe: 2–4 cm, je nach Muskeldurchmesser und Unterhautfettgewebe
Lagerung: Bauch- oder Seitlage

Klinische Hinweise
Eine Schwäche der kleinen Glutealmuskeln führt beim Laufen zum Absinken des Beckens auf der Spielbeinseite (Trendelenburg-Zeichen). Der M. gluteus minimus kann nicht isoliert vom M. gluteus medius untersucht werden.

Musculus gluteus minimus

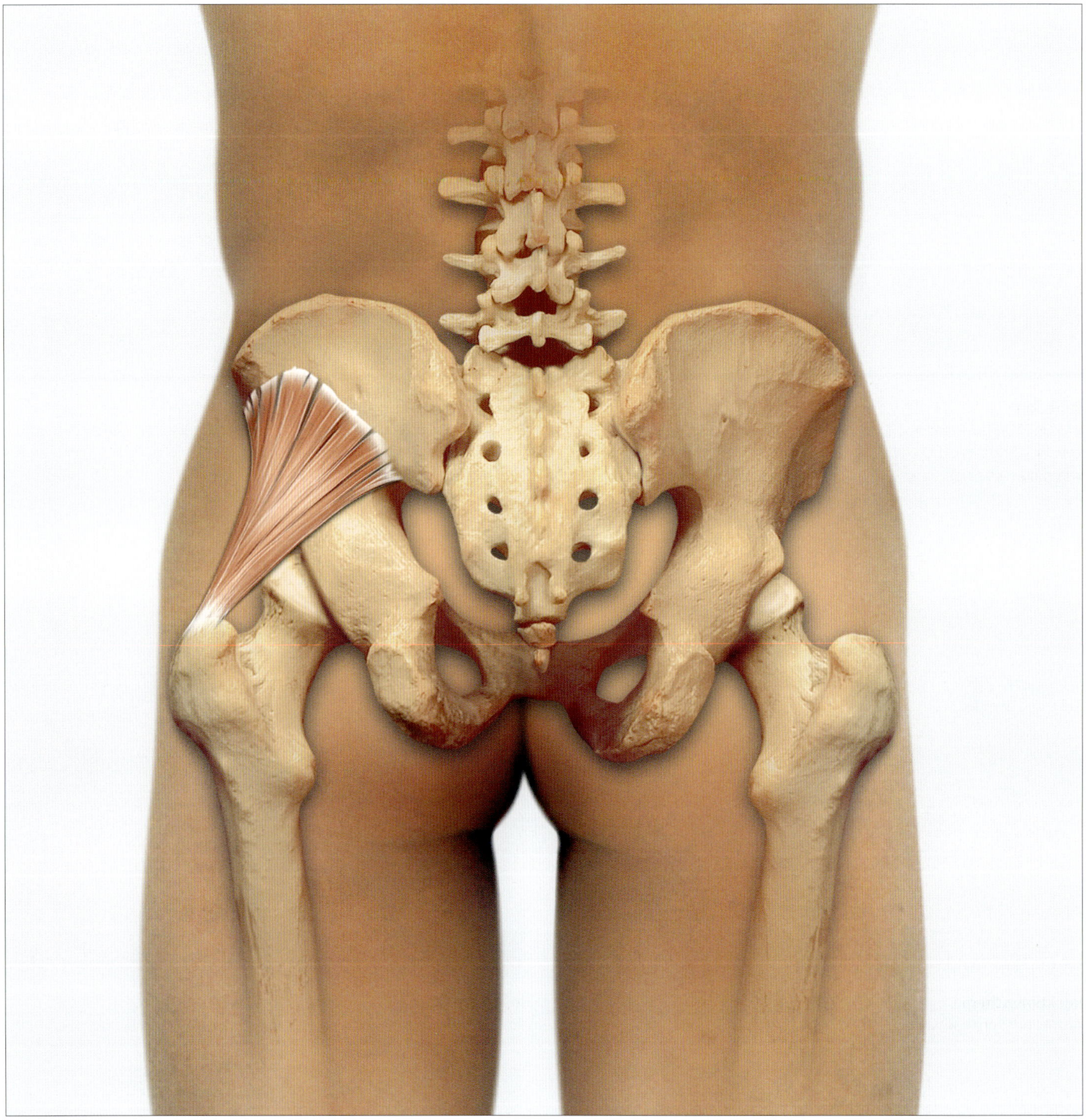

Innervation

Nervus gluteus superior, L4–S1

Ursprung

Facies glutaea der Ala ossis ilii zwischen Linea glutea anterior und inferior

Ansatz

Trochanter major

Dosierung/Nadel

Xeomin®:	20–60 MU (selten auch höher)
Botox®:	20–60 MU (selten auch höher)
Dysport®:	70–200 MU (selten auch höher)
Injektionsstellen:	1–2
Nadel:	20–40 mm/27 Gauge

⚠ Bitte die Hinweise zu den zugelassenen Präparaten, zur Off-Label-Therapie (S. 4 ff.) und die einschlägigen Fachinformationen (S. 276 ff.) berücksichtigen.

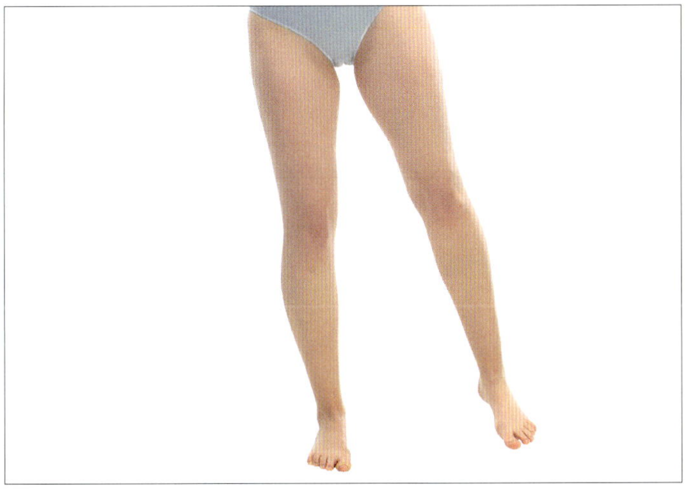

Funktion
Wie der M. gluteus medius abduziert auch der M. gluteus minimus das Bein im Hüftgelenk. Beim Laufen wird er ebenfalls an der Standbeinseite kontrahiert und verhindert das Abkippen des Beckens auf der Spielbeinseite.

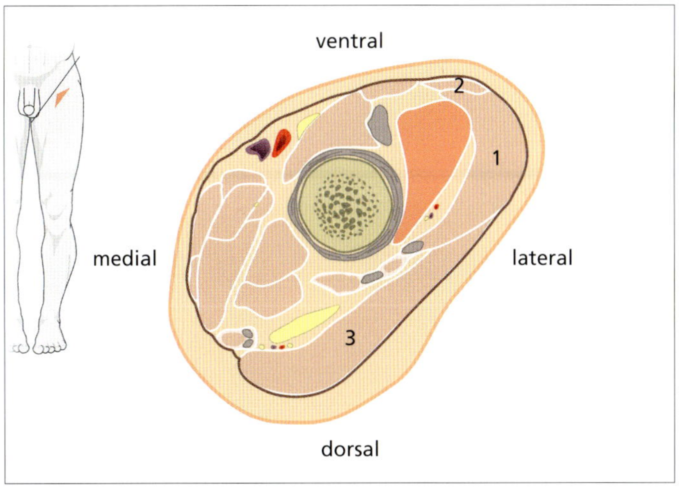

Topografische Hinweise
Punktiert man zu oberflächlich, trifft man in den M. gluteus medius (1), zu weit ventral den M. tensor fasciae latae (2). Bei zu weit dorsaler Injektion trifft man den M. gluteus maximus (3).

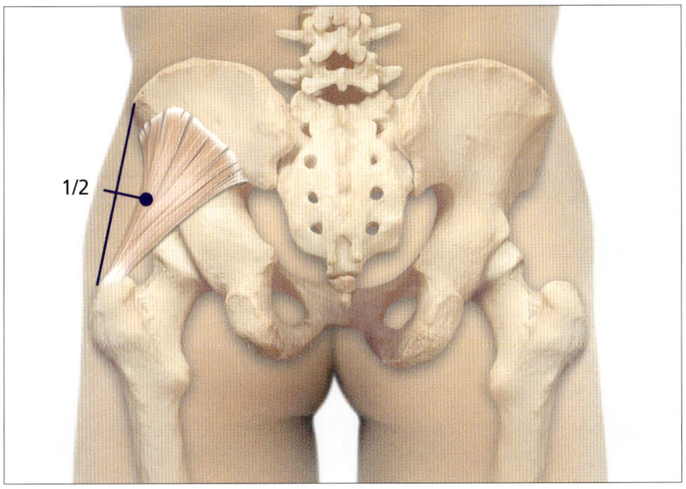

Injektionsschema
Anzahl der Punktionsstellen: eine Stelle

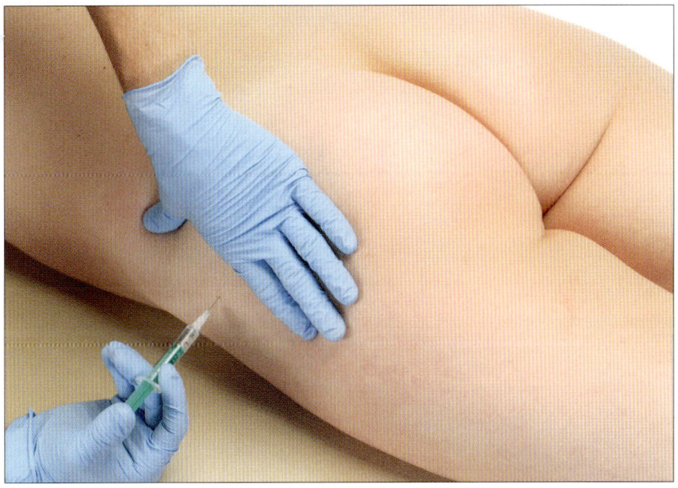

Injektionstechnik
Punktionsstelle: auf der Mitte einer Linie zwischen Oberrand der Crista iliaca und Trochanter major; Einstich bis auf die Beckenschaufel, dann die Nadel etwas zurückziehen
Stichtiefe: 2–5 cm, je nach Muskeldurchmesser und Unterhautfettgewebe
Lagerung: Bauch- oder Seitlage

Klinische Hinweise
Der M. gluteus minimus kann nicht isoliert vom M. gluteus medius untersucht werden, wobei er ein schwächerer Abduktor ist.
An seinem Ansatz findet sich eine Bursa.

Musculus tensor fasciae latae

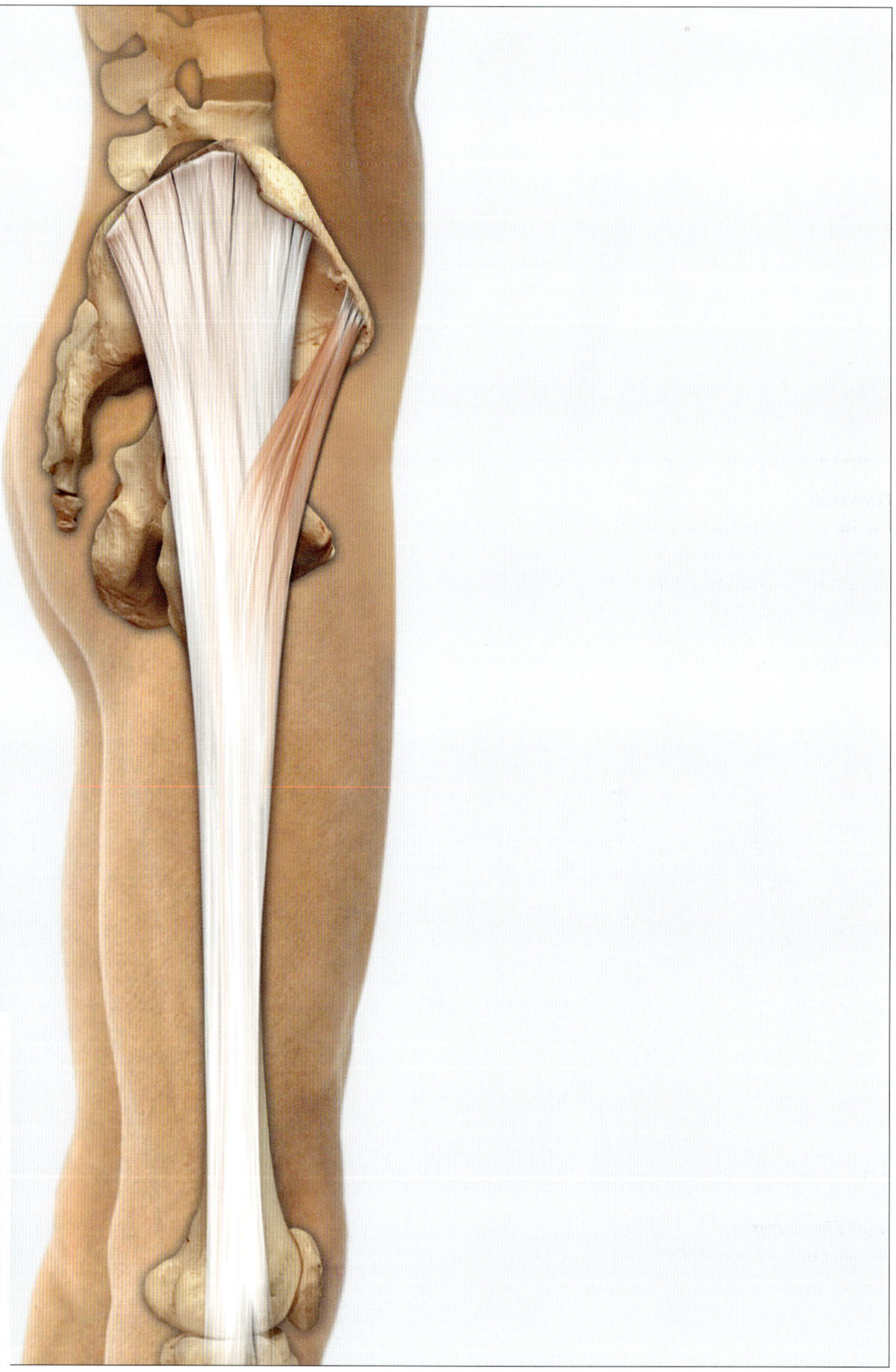

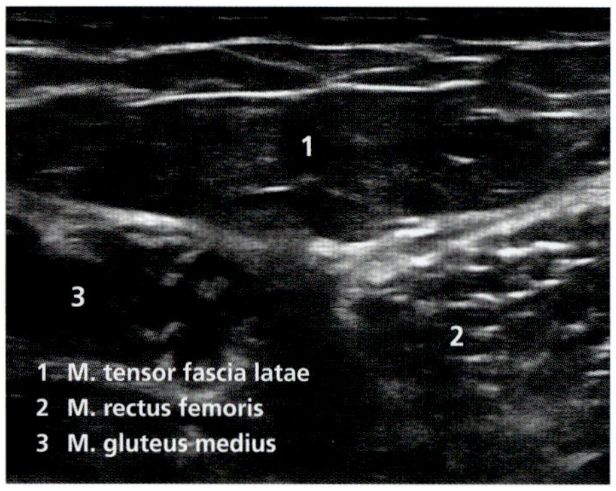

Innervation

Nervus gluteus superior, L4–L5

Ursprung

Crista iliaca, in der Nähe der Spina iliaca anterior superior

Ansatz

Tractus iliotibialis im Bereich des mittleren Femurdrittels

Dosierung/Nadel

Xeomin®:	20–50 MU (selten auch höher)
Botox®:	20–50 MU (selten auch höher)
Dysport®:	80–180 MU (selten auch höher)
Injektionsstellen:	1–2
Nadel:	20–40 mm/27 Gauge

⚠ Bitte die Hinweise zu den zugelassenen Präparaten, zur Off-Label-Therapie (S. 4 ff.) und die einschlägigen Fachinformationen (S. 276 ff.) berücksichtigen.

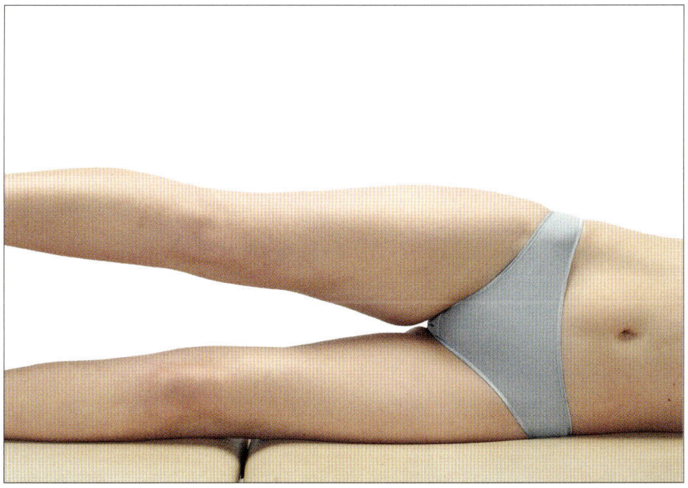

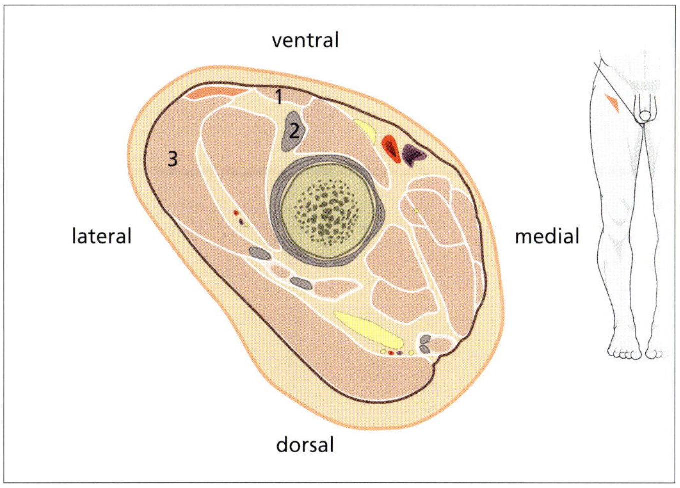

Funktion
Der M. tensor fasciae latae beugt und abduziert das Bein im Hüftgelenk. Ferner ist er als kräftiger Innenrotator an der Hüfte wichtig, wodurch er auch die außenrotierende Wirkung des M. gluteus maximus am Tractus iliotibialis ausgleichen kann. Am Kniegelenk ist seine über den Tractus vermittelte Extension stark genug, um notfalls einen gelähmten M. quadriceps femoris – zumindest teilweise – zu ersetzen.

Topografische Hinweise
Erfolgt der Einstich zu weit medial, punktiert man den M. sartorius (1) oder M. rectus femoris (2); zu weit lateral den M. gluteus medius (3). Sticht man zu weit distal tief ein, injiziert man in den Vastus lateralis.

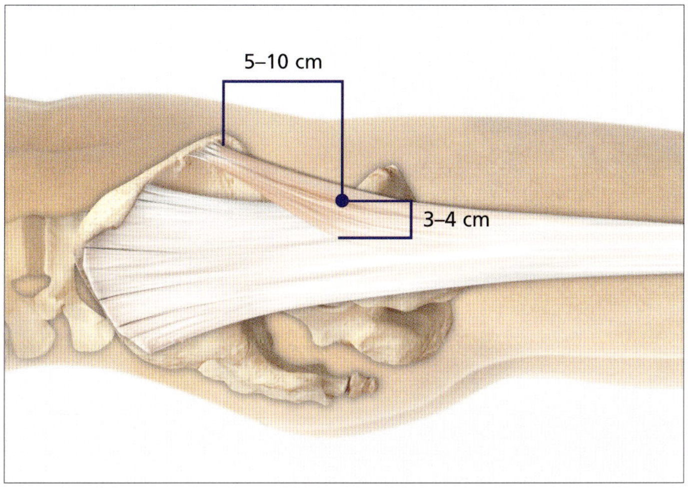

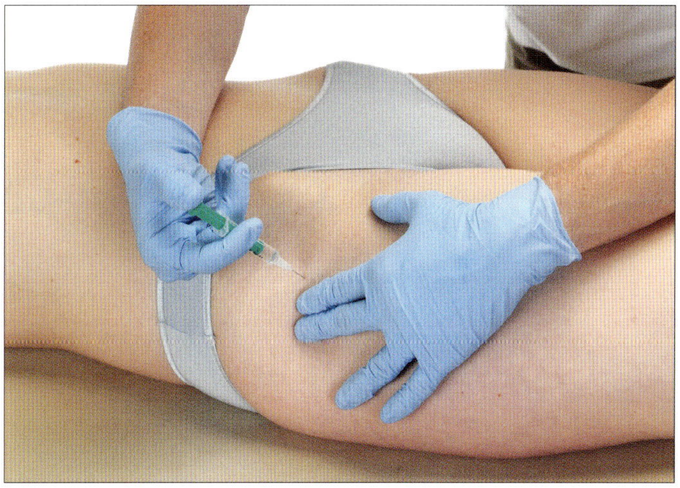

Injektionsschema
Anzahl der Punktionsstellen: 1–2

Injektionstechnik
Punktionsstelle: 3–4 cm (2 Finger) ventral des Trochanter major, 5–10 cm unterhalb der Spina iliaca superior anterior
Stichtiefe: 1–3 cm, je nach Muskeldurchmesser und Unterhautfettgewebe
Lagerung: Seit- oder Rückenlage

Klinische Hinweise
Eine Injektion in diesen Muskel ist nur selten notwendig. Die Abduktion im Hüftgelenk wird außer durch den M. tensor fasciae latae noch durch den M. gluteus medius und den M. gluteus minimus bewerkstelligt.

Der M. tensor fasciae latae wird auch als „Sprintermuskel" bezeichnet. Die Anspannung des Tractus iliotibialis wirkt im Sinne einer Zuggurtung der Biegebeanspuchung des Femur am Standbein entgegen. Hierbei wirkt er synergistisch mit dem M. adductor magnus zusammen.

Musculus adductor longus

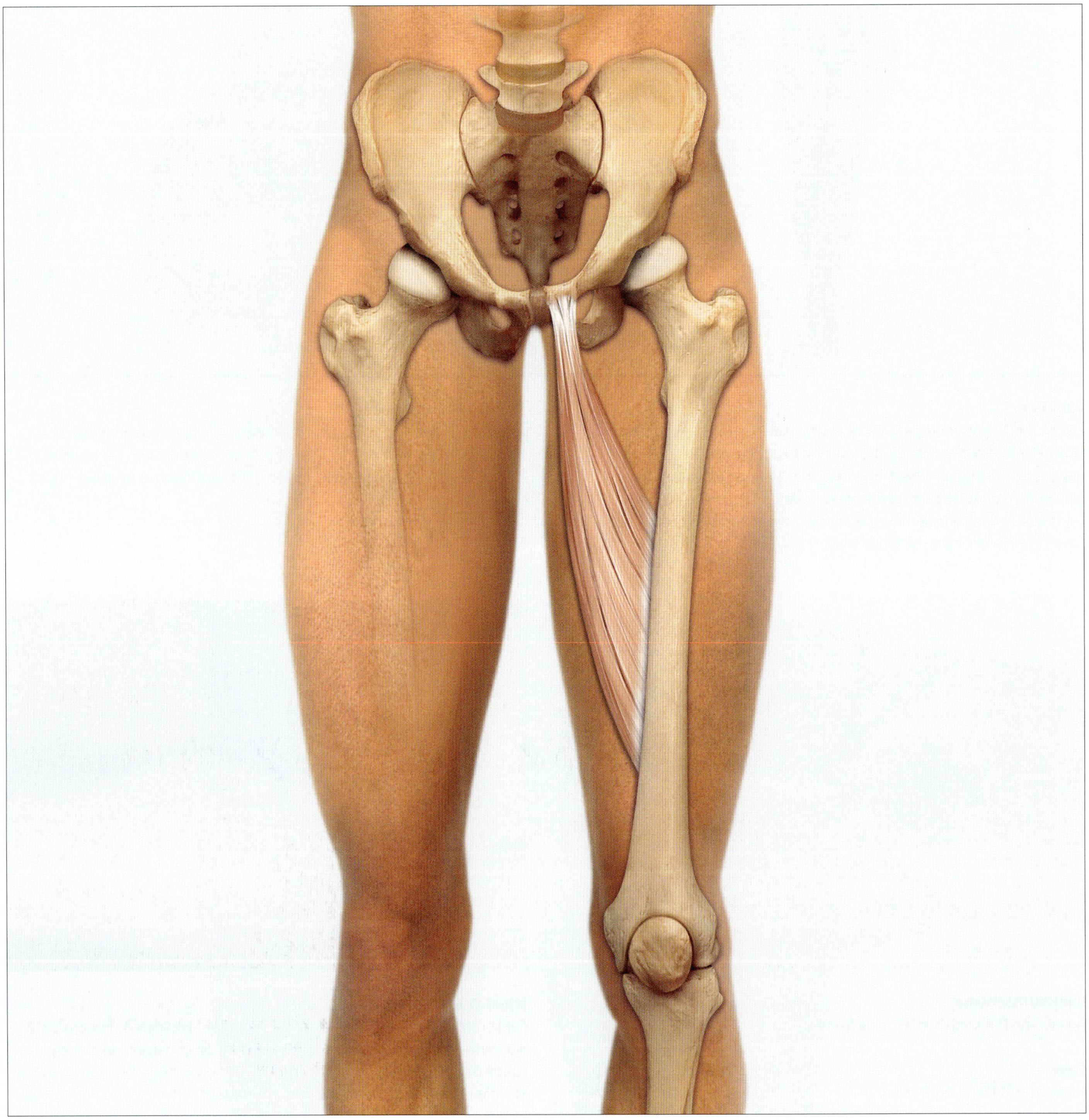

Innervation
Nervus obturatorius, Ramus anterior, L2–L4
Ursprung
Ramus superior ossis pubis
Ansatz
Labium mediale der Linea aspera (mittleres Drittel)

Dosierung/Nadel

Xeomin®:	20–100 MU (selten auch höher)
Botox®:	20–100 MU (selten auch höher)
Dysport®:	50–400 MU (selten auch höher)
Injektionsstellen:	1–3
Nadel:	mind. 40 mm/27 Gauge

⚠ Bitte die Hinweise zu den zugelassenen Präparaten, zur Off-Label-Therapie (S. 4 ff.) und die einschlägigen Fachinformationen (S. 276 ff.) berücksichtigen.

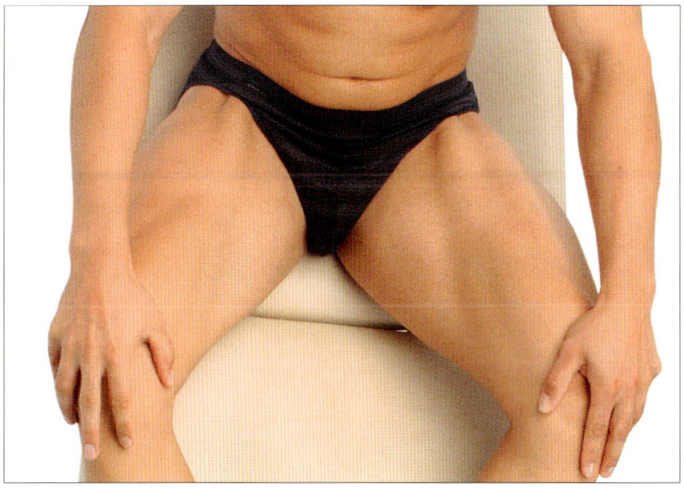

Funktion
Der M. adductor longus wirkt gleich dem M. adductor magnus.
Bei gebeugtem oder stark gestrecktem Hüftgelenk und aus extremen Rotationsstellungen führt er das Bein in die Neutralstellung zurück.

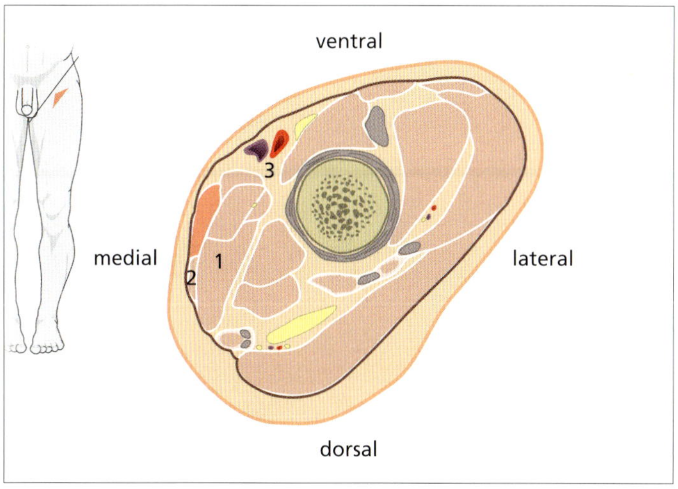

Topografische Hinweise
Bei zu tiefer Injektion erreicht man den M. adductor magnus (1).
Zu weit dorsal sticht man in den M. gracilis (2). Ferner besteht die Gefahr, das Gefäß-Nerven-Bündel aus A. und V. femoralis und N. saphenus zu punktieren (3).

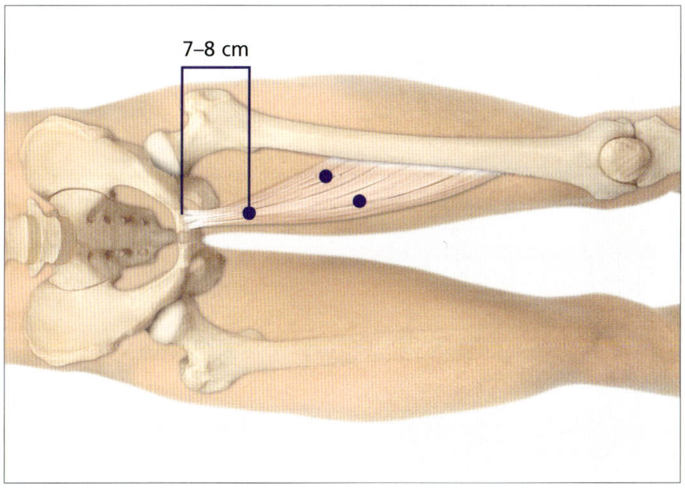

Injektionsschema
Anzahl der Punktionsstellen: 1–3

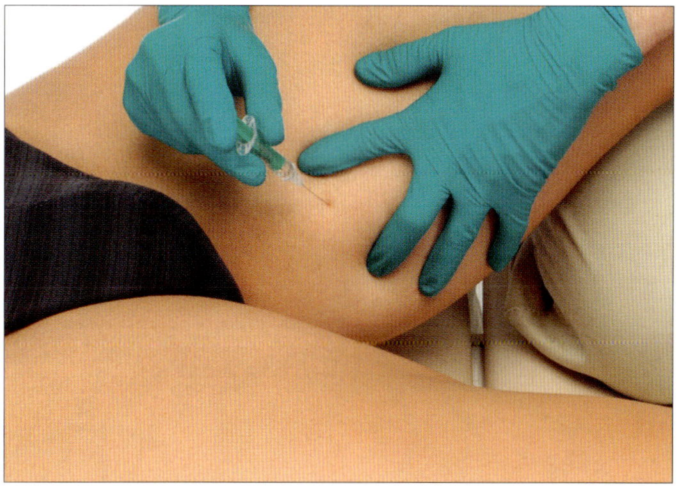

Injektionstechnik
Punktionsstelle: Tasten der Sehne am Ursprungsbereich des Tuberculum pubicum, Einstich vier Fingerbreit (7–8 cm) distal in den Muskelbauch
Stichtiefe: 1–3 cm, je nach Muskeldurchmesser und Unterhautfettgewebe
Lagerung: Rückenlage, leichte Flexion und Abduktion im Hüftgelenk, leichte Flexion im Kniegelenk

Klinische Hinweise
Die Adduktoren lassen sich nicht immer sicher voneinander abgrenzen. Bei der genannten Dosierung wird davon ausgegangen, dass beidseits und z. B. auch der M. adductor magnus injiziert wird. Wird selektiv nur der M. adductor longus injiziert, können auch höhere Dosierungen gewählt werden. Dann sollten auch mehrere Injektionsstellen gewählt werden.

Musculus adductor brevis

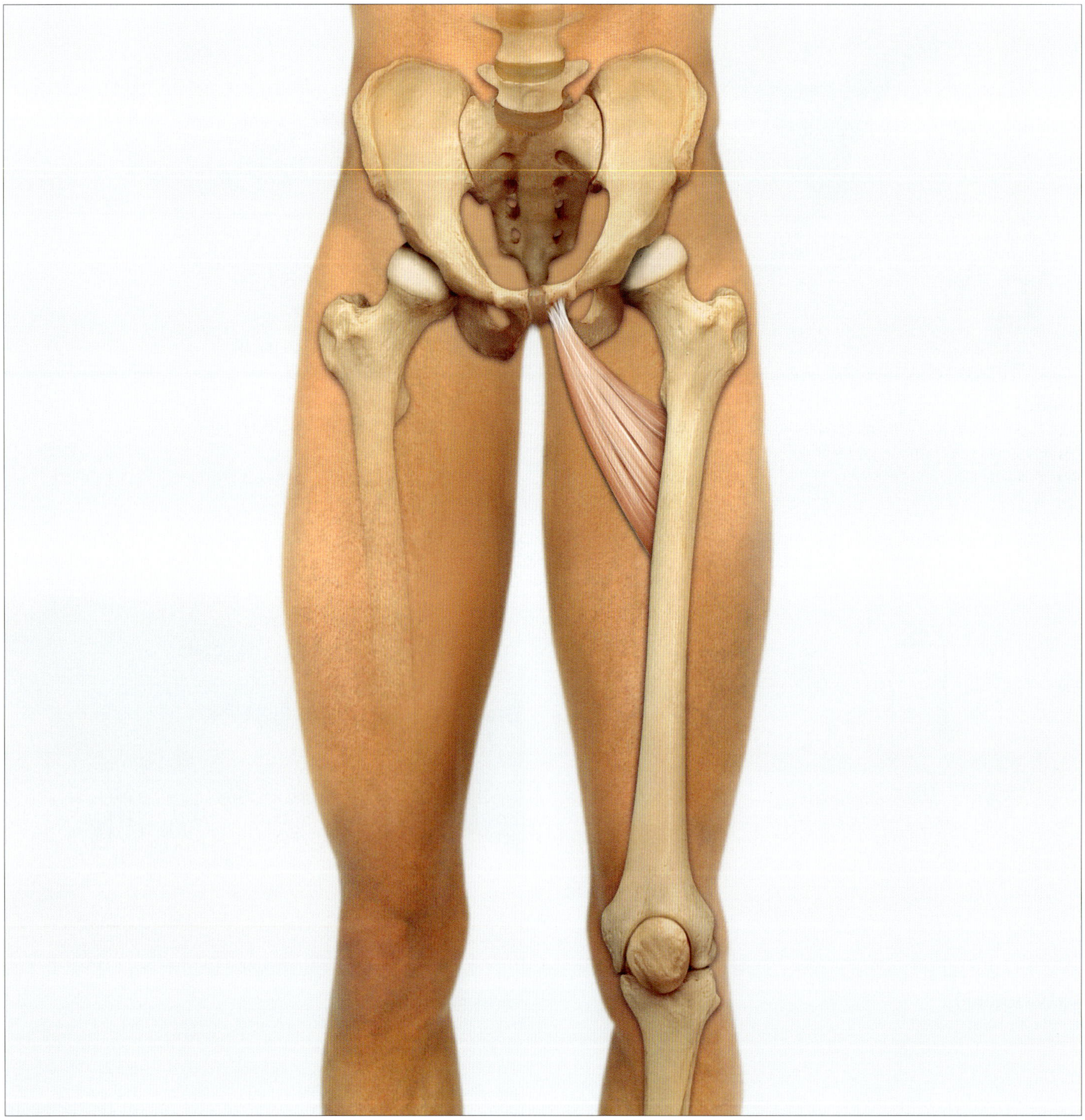

Innervation

Nervus obturatorius, Ramus anterior, L2–L4

Ursprung

Ramus inferior ossis pubis

Ansatz

kranialer Anteil der Linea aspera des Femur, Labium mediale

Dosierung/Nadel

Xeomin®:	20–80 MU (selten auch höher)
Botox®:	20–80 MU (selten auch höher)
Dysport®:	50–300 MU (selten auch höher)
Injektionsstellen:	1–2
Nadel:	40 mm/27 Gauge

Bitte die Hinweise zu den zugelassenen Präparaten, zur Off-Label-Therapie (S. 4 ff.) und die einschlägigen Fachinformationen (S. 276 ff.) berücksichtigen.

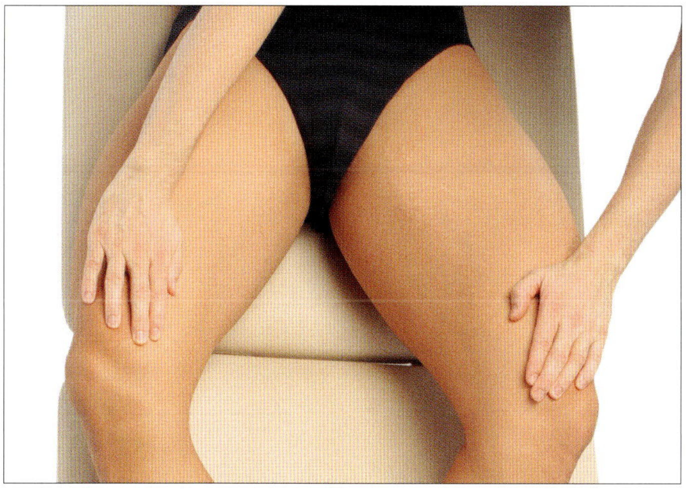

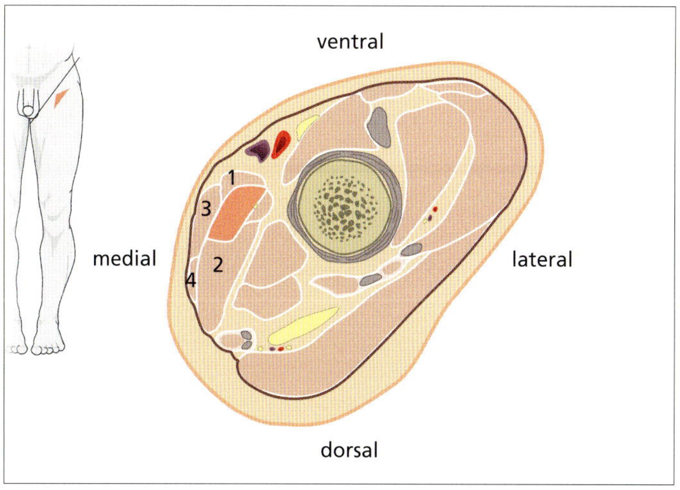

Funktion

Der M. adductor brevis adduziert im Hüftgelenk. Bei gebeugtem oder stark gestrecktem Hüftgelenk und aus extremen Rotationsstellungen führt er das Bein in die Neutralstellung zurück.

Topografische Hinweise

Der Muskel liegt zwischen M. pectineus (1) und M. adductor magnus (2) unter dem M. adductor longus (3). Sticht man nicht tief genug, injiziert man in den M. adductor longus oder dorsomedial in den M. gracilis (4). Zu weit medial bzw. zu tief injiziert man in den M. adductor magnus.

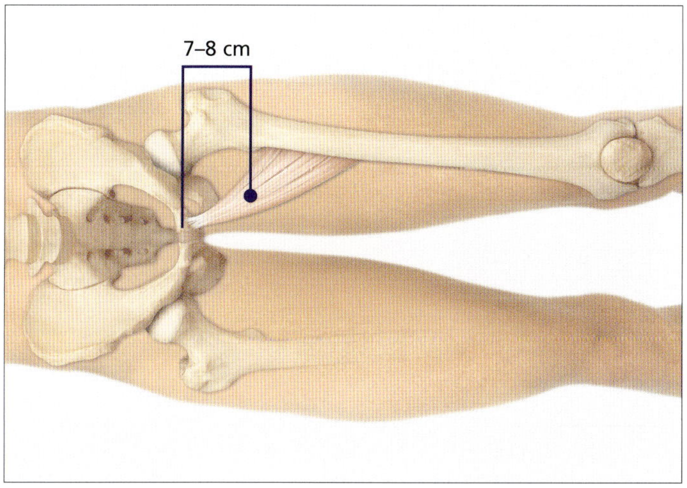

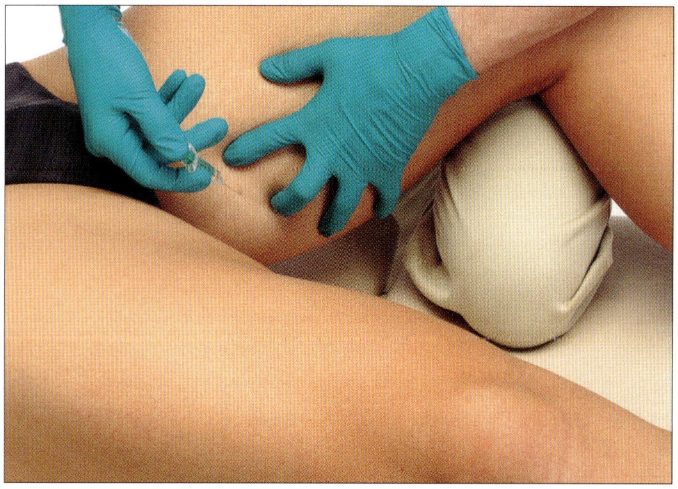

Injektionsschema

Anzahl der Punktionsstellen: 1–2, meist eine Stelle

Injektionstechnik

Punktionsstelle: Tasten der Sehne am Ursprungsbereich des Tuberculum pubicum, Einstich vier Fingerbreit (7–8 cm) distal etwa 3–5 cm tief durch den M. adductor longus hindurch

Stichtiefe: 3–5 cm, je nach Muskeldurchmesser

Lagerung: Rückenlage, leichte Flexion und Abduktion im Hüftgelenk, leichte Flexion im Kniegelenk

Klinische Hinweise

Die Palpation des M. adductor brevis ist nicht möglich. Meist wird man bei tiefem Einstich in den M. adductor longus den M. adductor brevis „mitbehandeln". Eine Injektion unter Ultraschallkontrolle ist sinnvoll.

Die angegebenen Dosierungen beziehen sich auf eine Dosis im Rahmen z. B. einer Spastik, wenn auch die anderen Adduktoren behandelt werden. Wird selektiv lediglich der M. adductor brevis injiziert, sind auch höhere Dosierungen vorstellbar.

Musculus gracilis

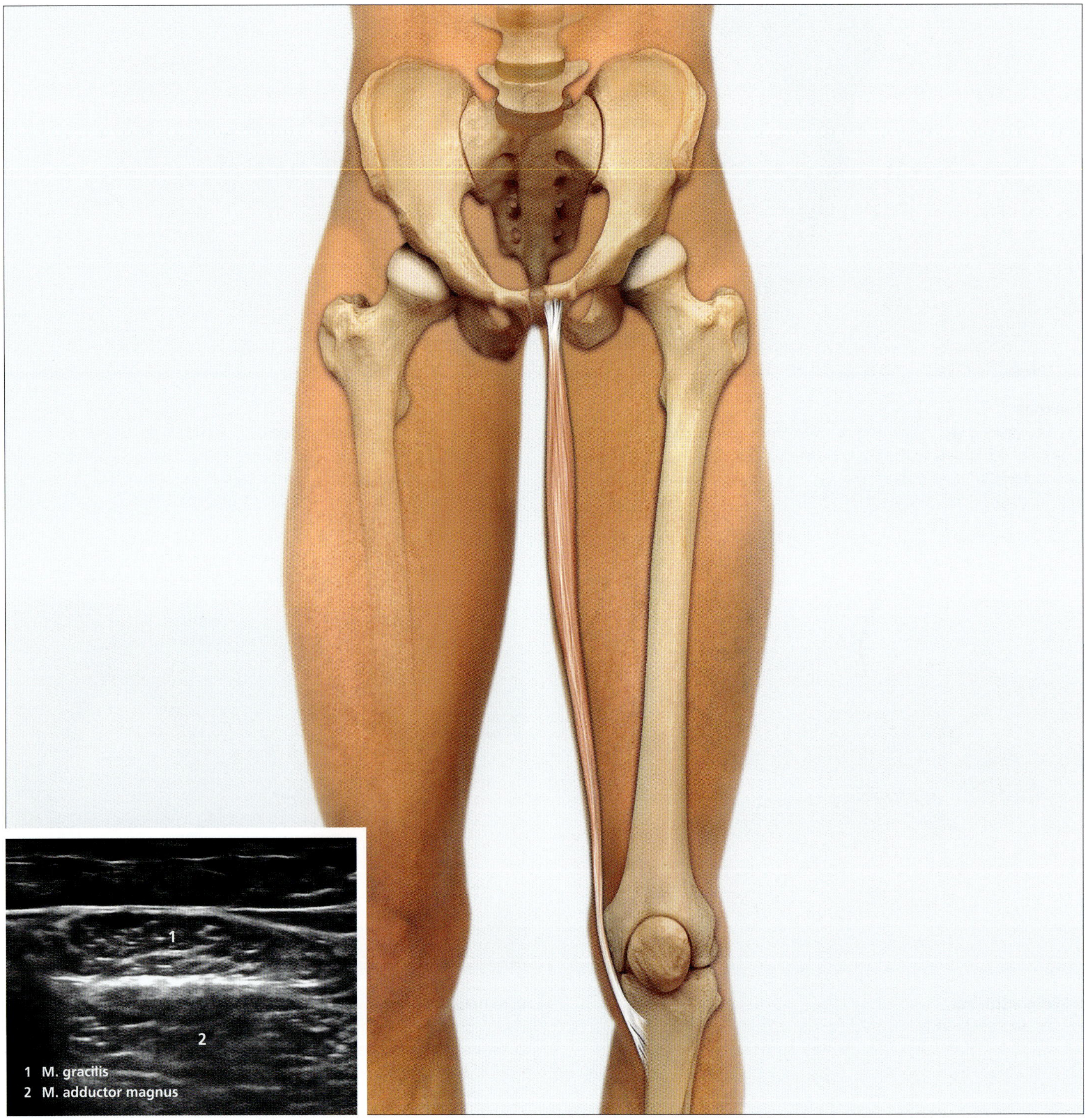

Innervation

Nervus obturatorius, Ramus anterior, L2–L4

Ursprung

Ramus inferior ossis pubis

Ansatz

proximales Ende der Tibia, am Pes anserinus superficialis

Dosierung/Nadel

Xeomin®:	20–60 MU (selten auch höher)
Botox®:	20–60 MU (selten auch höher)
Dysport®:	50–200 MU (selten auch höher)
Injektionsstellen:	1–3
Nadel:	40 mm/27 Gauge

⚠ Bitte die Hinweise zu den zugelassenen Präparaten, zur Off-Label-Therapie (S. 4 ff.) und die einschlägigen Fachinformationen (S. 276 ff.) berücksichtigen.

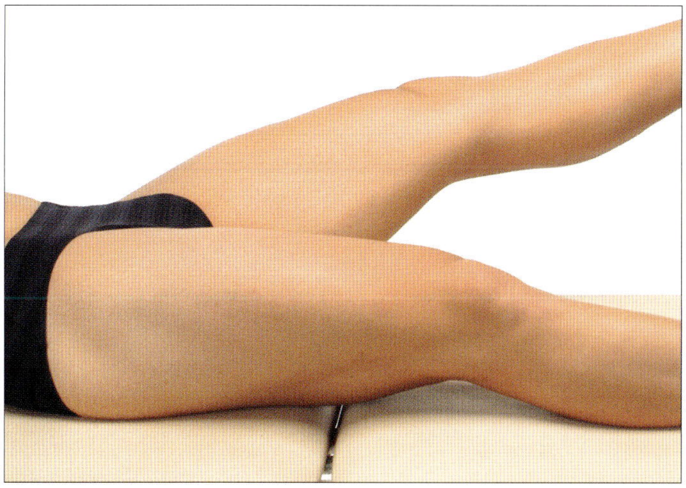

Funktion
Der M. gracilis beugt das Bein im Hüft- und im Kniegelenk, etwa in der Einleitung der Schwungphase des Spielbeins beim Laufen. Zugleich wirkt er adduzierend auf den Oberschenkel. Bei gebeugtem Knie hat der Muskel eine innenrotatorische Funktion.

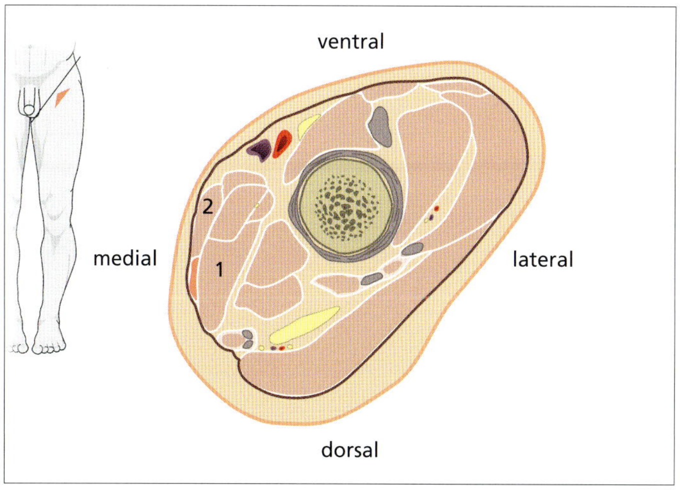

Topografische Hinweise
Erfolgt der Einstich zu tief, injiziert man in den M. adductor magnus (1), zu weit lateral in den M. adductor longus (2).

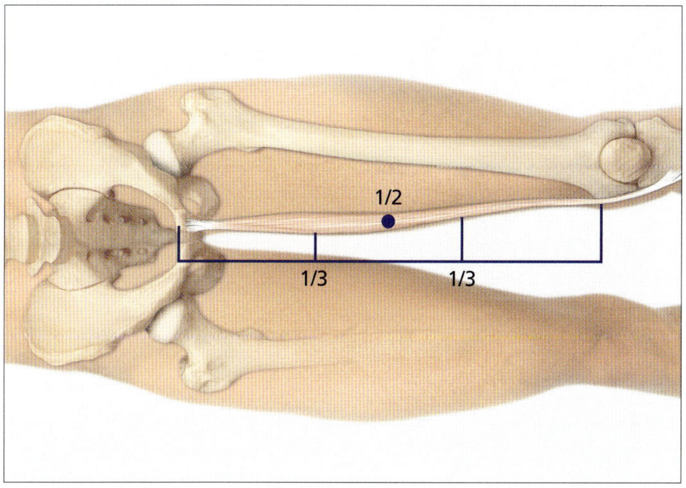

Injektionsschema
Anzahl der Punktionsstellen: 1–3
Hinweis: Der Muskel lässt sich gut tasten. Bei abduziertem Bein tritt der Muskel deutlich hervor.

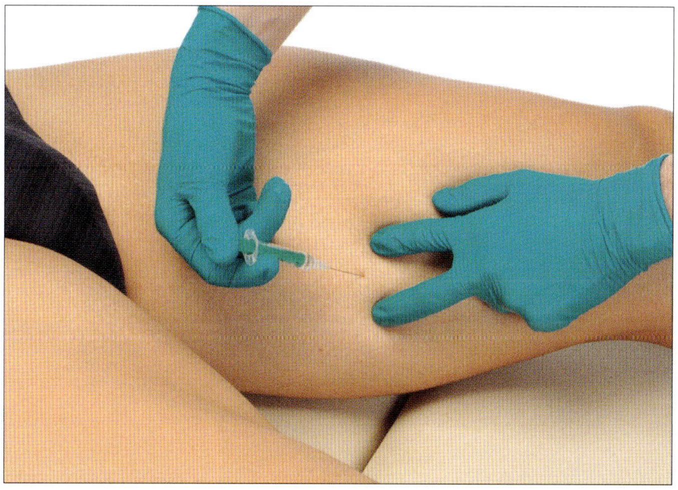

Injektionstechnik
Punktionsstellen: bei einer Punktion in der Mitte einer Linie zwischen Tuberculum pubis und dem Epiondylus medialis; bei zwei Punktionen jeweils nach einem Drittel
Stichtiefe: 1–3 cm, je nach Muskeldurchmesser und Unterhautfettgewebe
Lagerung: Rückenlage, Bein leicht abduziert

Klinische Hinweise
Der M. gracilis wird nur selten injiziert, sollte aber insbesondere bei der Adduktorenspastik gegebenenfalls berücksichtigt werden.
Er setzt gemeinsam mit dem M. semitendinosus und dem M. sartorius am Pes anserinus superficialis an (mit der darunterliegenden Bursa anserina).

Musculus adductor magnus

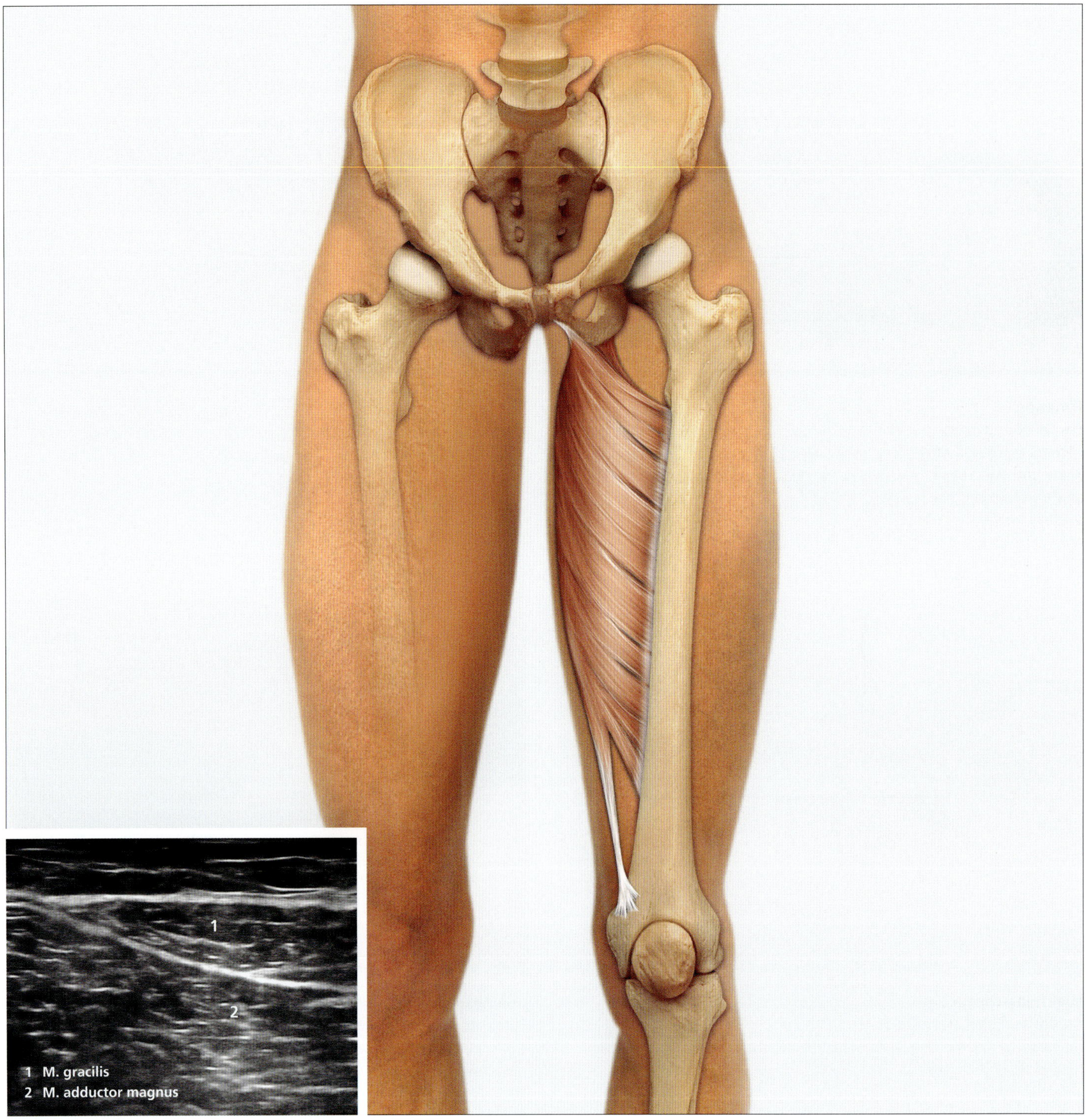

Innervation

ventraler Anteil: Nervus obturatorius, L2–L4

dorsaler Anteil: Nervus ischiadicus, L4–S1

Ursprung

Ramus inferior ossis pubis, Ramus ossis ischii, Tuber ischiadicum

Ansatz

ventraler Anteil: Linea aspera des Femur

dorsaler Anteil: Tuberculum adductorium

Dosierung/Nadel

Xeomin®:	30–120 MU (selten auch höher)
Botox®:	30–120 MU (selten auch höher)
Dysport®:	100–400 MU (selten auch höher)
Injektionsstellen:	1–3
Nadel:	mind. 40 mm/27 Gauge

⚠ Bitte die Hinweise zu den zugelassenen Präparaten, zur Off-Label-Therapie (S. 4 ff.) und die einschlägigen Fachinformationen (S. 276 ff.) berücksichtigen.

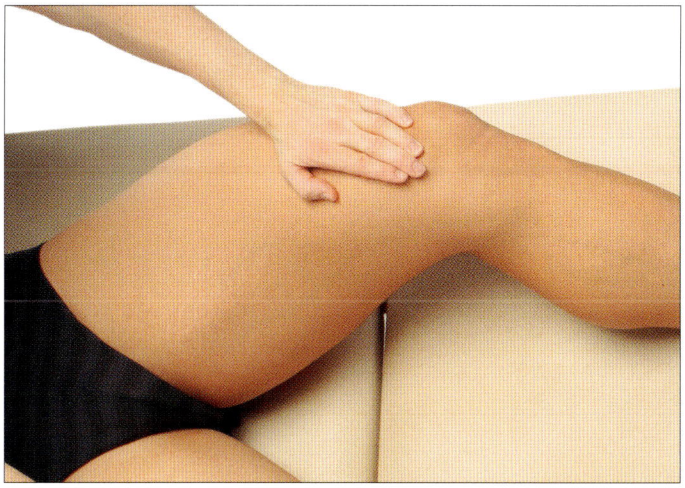

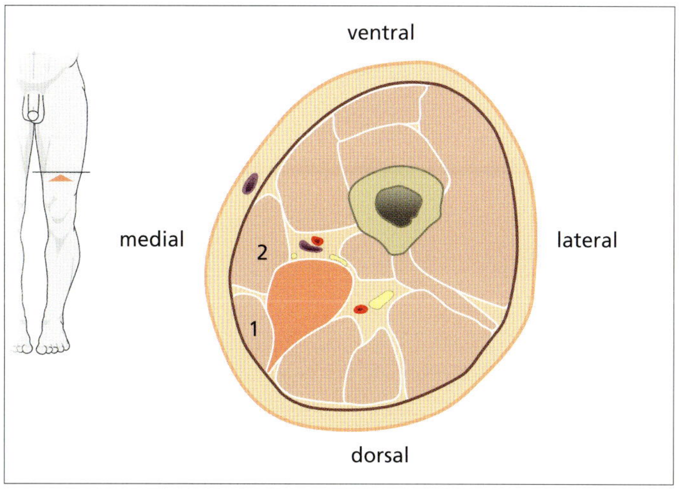

Funktion
Der M. adductor magnus wirkt am Spielbein als Adduktor. Bei breit gespreiztem Stand verhindert er beidseitig das Auseinanderweichen der Beine unter dem Körpergewicht. Beim Laufen spannt sich der Muskel an der Standbeinseite an und balanciert gemeinsam mit den kleinen Glutealmuskeln das Becken auf dem Femurkopf, wodurch der Körperschwerpunkt ausgerichtet wird.

Topografische Hinweise
Der M. adductor magnus ist ein kräftiger Muskel, der gut getastet werden kann. Im distalen Anteil bildet sich zwischen den beiden Ansätzen eine schlitzförmige Öffnung. In diesem Bereich sollte nicht injiziert werden. Wird zu weit dorsal eingestochen, punktiert man die Flexoren; zu weit oberflächlich den M. gracilis (1) und zu weit ventral den M. sartorius (2).

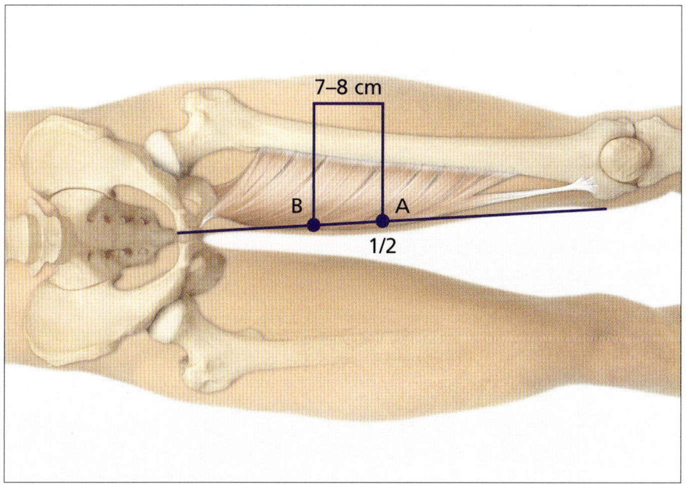

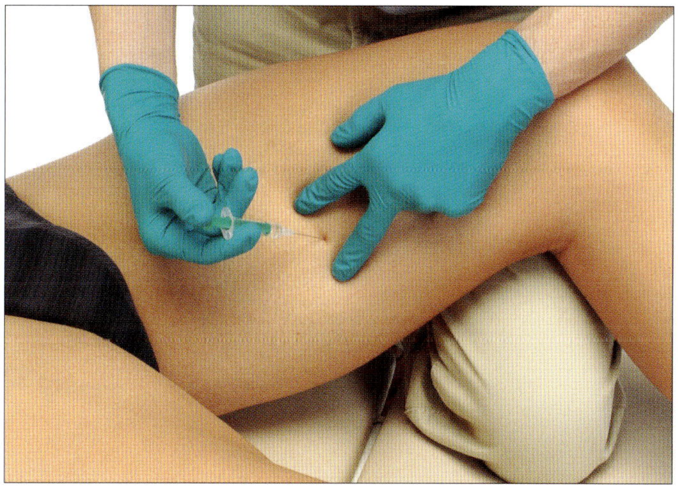

Injektionsschema
Anzahl der Punktionsstellen: 1–3
Hinweis: Bei mehreren Einstichen erfolgen die Injektionen nicht nur in der Längsrichtung, sondern auch in der Breite des Muskels, was bei dem kräftigen Muskel problemlos möglich ist.

Injektionstechnik
Punktionsstellen: bei zwei Punktionen Einstiche in der Mitte einer Linie zwischen dem medialen Epicondylus femoralis und dem Tuberculum pubicum (A) sowie vier Fingerbreit (7–8 cm) oberhalb (B)
Stichtiefe: 10–13 mm, je nach Muskeldurchmesser und Fettgewebe
Lagerung: Rückenlage, Bein leicht flektiert, abduziert, außenrotiert und im Kniegelenk leicht flektiert

Klinische Hinweise
Wesentlich ist die Wirkung des M. adductor magnus auf den Femur, dessen Biegebeanspruchung nach lateral er gemeinsam mit dem M. tensor fasciae latae ausgleicht. Bei gebeugtem oder stark gestrecktem Hüftgelenk und aus extremen Rotationsstellungen führt er das Bein in die Neutralstellung zurück.

Die beiden Anteile des Muskels begrenzen den Adduktorenschlitz (Hiatus tendineus adductorius), durch den die Vasa femoralia zur Kniekehle ziehen. Die angegebenen Dosierungen beziehen sich auf eine Dosis im Rahmen z. B. einer Spastik, wenn auch die anderen Adduktoren behandelt werden. Wird lediglich der M. adductor magnus injiziert, sind auch deutlich höhere Dosierungen vorstellbar.

Musculus quadriceps femoris: Musculus rectus femoris

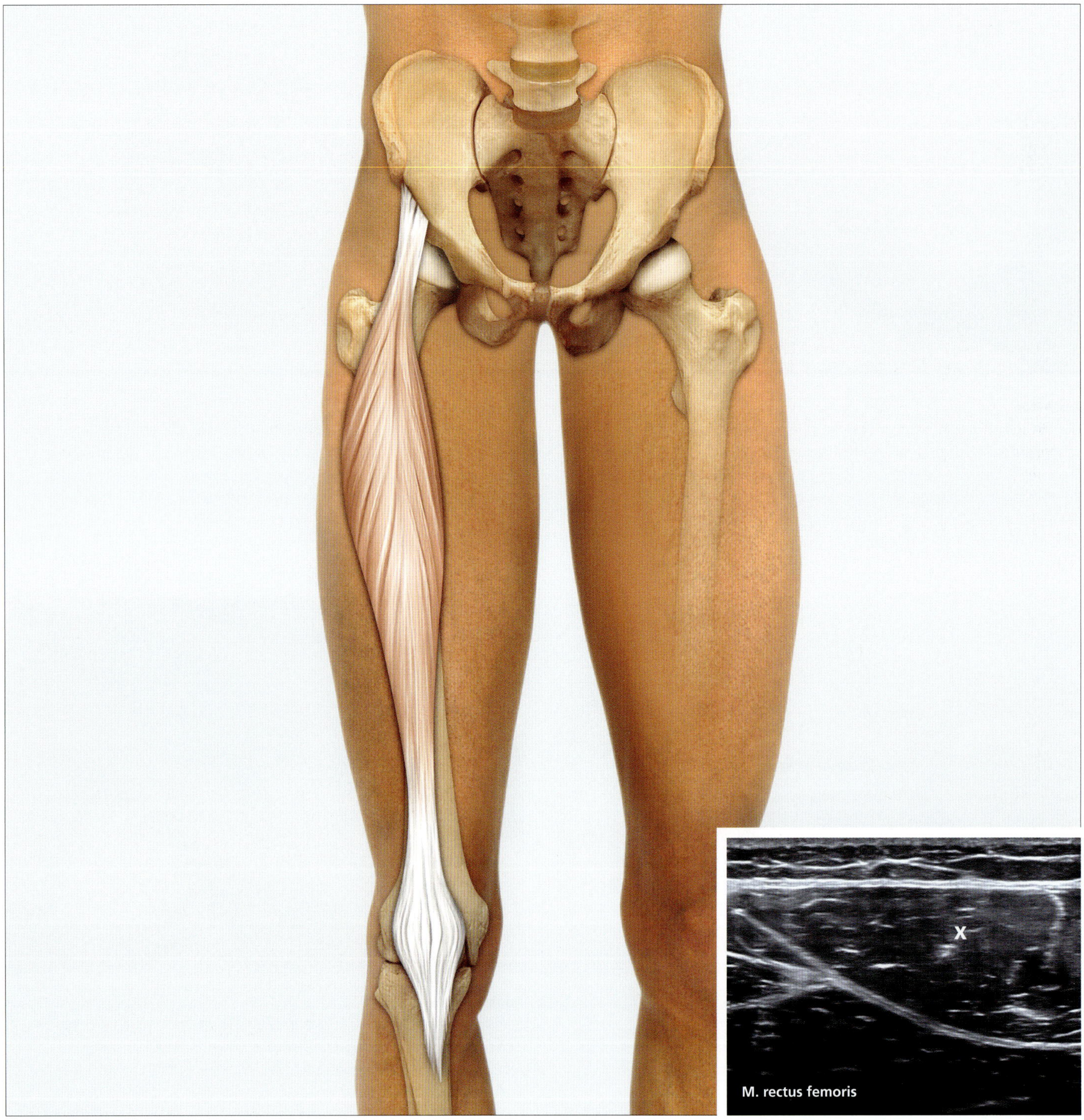

Innervation

Nervus femoralis, L2–L4

Ursprung

M. rectus femoris, Caput rectum:	Spina iliaca anterior inferior
M. rectus femoris, Caput reflexum:	Sulcus supraacetabularis

Ansatz

über das Ligamentum patellae an der Tuberositas tibiae

Dosierung/Nadel

Xeomin®:	20–100 MU (selten auch höher)
Botox®:	20–100 MU (selten auch höher)
Dysport®:	50–400 MU (selten auch höher)
Injektionsstellen:	1–3
Nadel:	40 mm/27 Gauge

 ⚠ Bitte die Hinweise zu den zugelassenen Präparaten, zur Off-Label-Therapie (S. 4 ff.) und die einschlägigen Fachinformationen (S. 276 ff.) berücksichtigen.

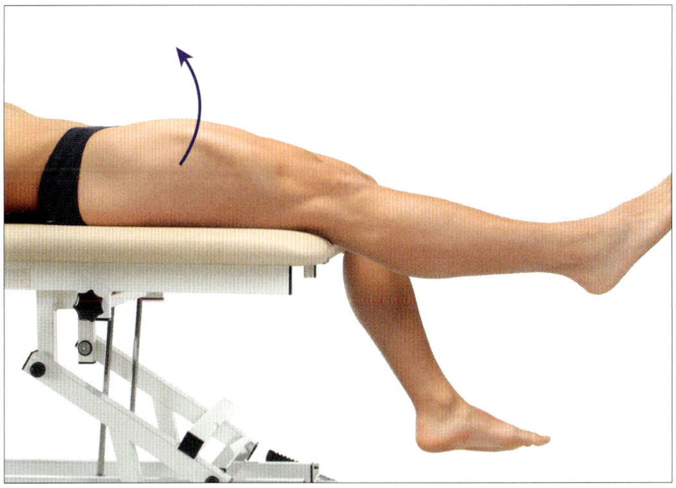

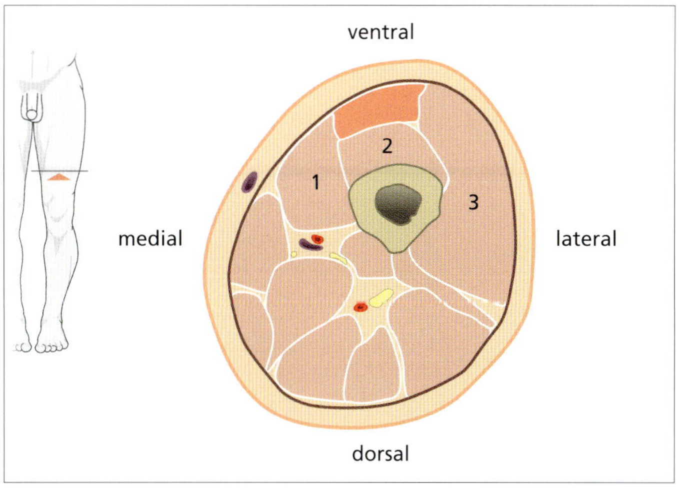

Funktion
Der M. quadriceps femoris beugt mit dem zweigelenkigen M. rectus femoris in der Hüfte und streckt mit allen seinen Köpfen das Knie. Dabei sichert er auch die Lage der Patella auf der Facies patellaris des Femur. Der M. rectus femoris beugt kraftvoll im Hüftgelenk und streckt im Kniegelenk.
Beide Funktionen werden beim Vorschwingen des Spielbeins gebraucht.

Topografische Hinweise
Der Muskel kann distal relativ gut von den anderen Anteilen des M. quadriceps femoris abgegrenzt werden. Bei einem Einstich zu weit medial wird der Vastus medialis punktiert (1). Im mittleren Anteil des Muskels kann bei einem Einstich zu weit medial oder zu tief der Vastus intermedius (2), zu weit lateral der Vastus lateralis (3) getroffen werden.

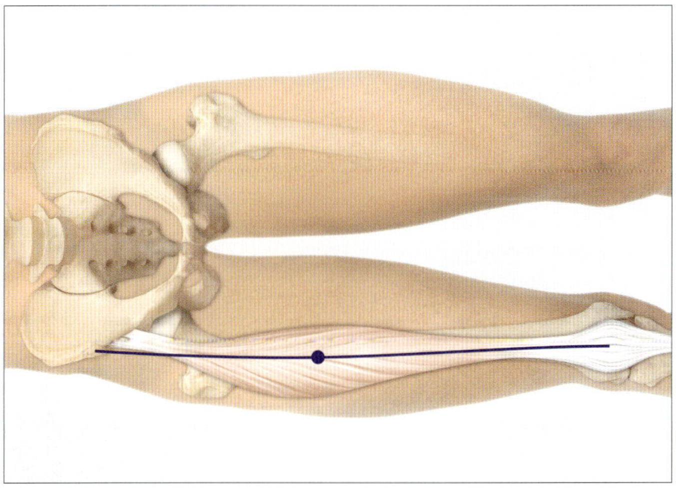

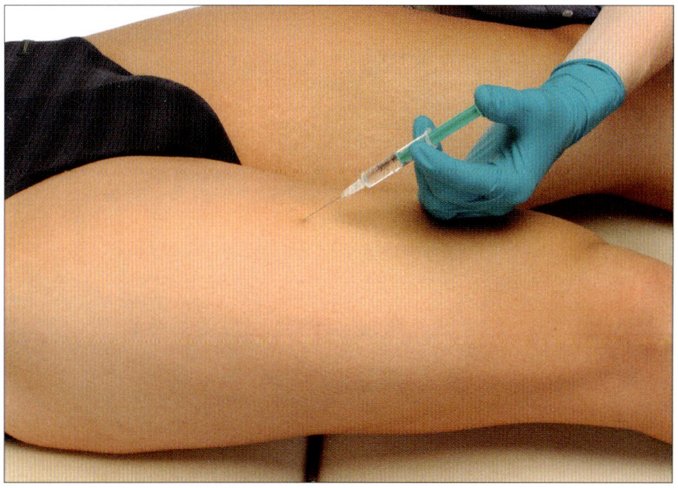

Injektionsschema
Anzahl der Punktionsstellen: 1–3

Injektionstechnik
Punktionsstelle: in der Mitte des Muskelbauchs, etwa in der Mitte einer Linie zwischen Spina iliaca anterior superior und dem oberen Pol der Patella.
Stichtiefe: 15–30 mm, je nach Muskeldurchmesser
Lagerung: Rückenlage

Klinische Hinweise
Der Muskel muss immer in Zusammenschau mit den anderen Anteilen des M. quadriceps femoris gesehen werden.
Der M. rectus femoris wird bei gleichzeitiger Funktion im Sinne einer Hüftflexion und Knieextension aktiv insuffizient, d. h. er kann dann keine volle Kraft mehr entfalten.

Die angegebenen Dosierungen beziehen sich auf eine Dosis im Rahmen z. B. einer Spastik, wenn auch die anderen Anteile des Quadrizeps behandelt werden. Wird lediglich der M. rectus femoris injiziert, sind auch höhere Dosierungen vorstellbar.

Musculus quadriceps femoris: Musculus vastus medialis

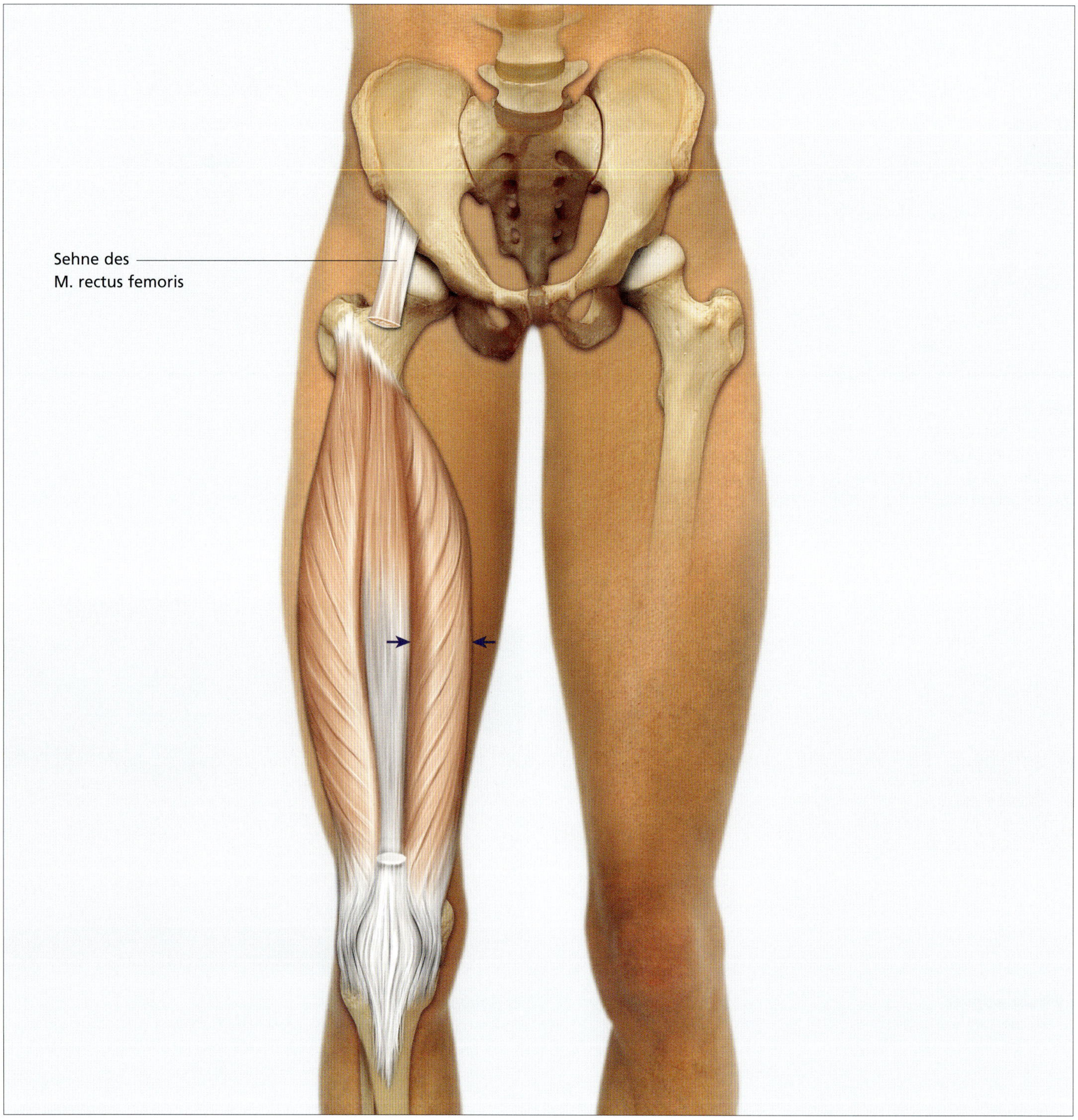

Innervation

Nervus femoralis, L2–L4

Ursprung

Labium mediale der Linea aspera

Linea intertrochanterica

Sehnen der Mm. adductores magnus und longus

Ansatz

über das Ligamentum patellae an der Tuberositas tibiae

Dosierung/Nadel

Xeomin®:	20–80 MU (selten auch höher)
Botox®:	20–80 MU (selten auch höher)
Dysport®:	50–300 MU (selten auch höher)
Injektionsstellen:	1–3
Nadel:	40 mm/27 Gauge

Bitte die Hinweise zu den zugelassenen Präparaten, zur Off-Label-Therapie (S. 4 ff.) und die einschlägigen Fachinformationen (S. 276 ff.) berücksichtigen.

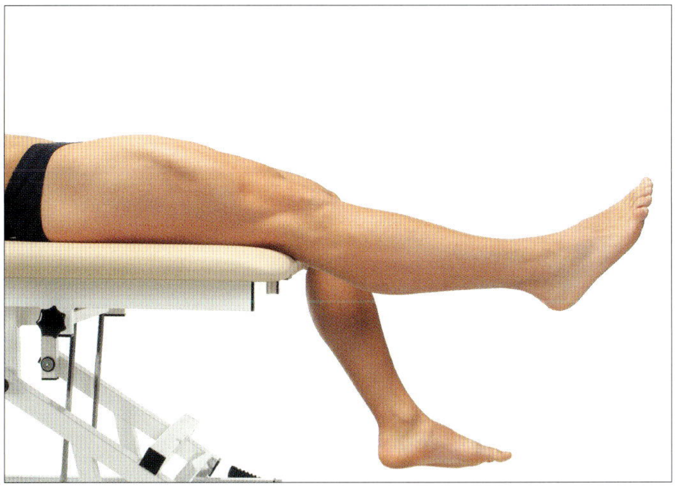

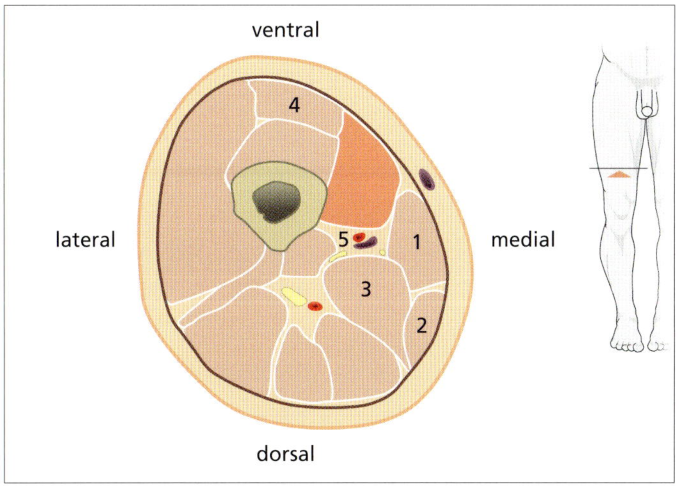

Funktion

Der M. vastus medialis streckt ebenso wie die anderen Mm. vasti das Bein im Kniegelenk, wobei er sich vor allem in der Schlussphase der Extension anspannt und wohl die Patella am Abgleiten nach lateral hindert.
Er antagonisiert die außenrotierende Komponente des M. vastus lateralis.

Topografische Hinweise

Bei einem Einstich zu weit medial können M. sartorius (1), M. gracilis (2) und M. adductor magnus (3) getroffen werden, zu weit lateral der M. rectus femoris (4). In enger Nachbarschaft liegen A. und V. femoralis sowie der N. saphenus (5) und Endäste des N. femoralis.

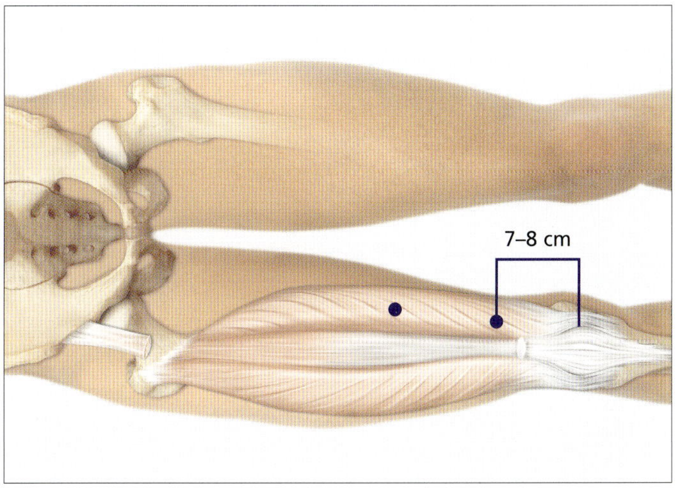

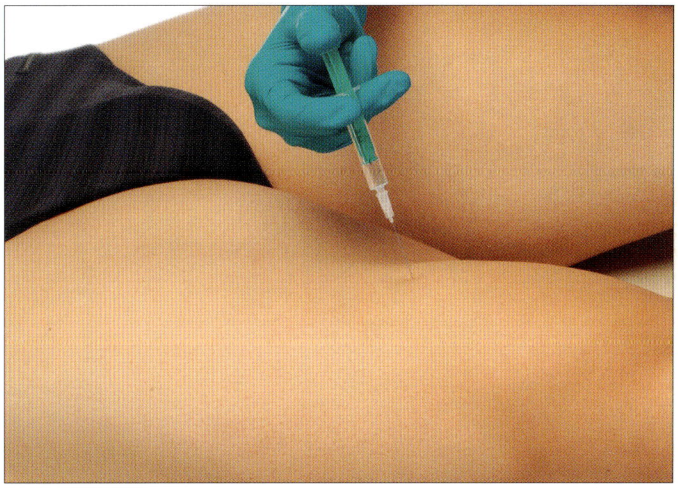

Injektionsschema

Anzahl der Punktionsstellen: 1–3

Injektionstechnik

Punktionsstelle: in die Mitte des distalen Muskelbauchs, 7–8 cm bzw. vier Fingerbreit proximal einer Linie vom oberen medialen Patellawinkel
Stichtiefe: 15–30 mm, je nach Muskeldurchmesser
Lagerung: Rückenlage

Klinische Hinweise

Bei muskelschwachen Patienten kann dieser Muskel sehr dünn sein. Bei Außenrotation im Hüftgelenk wird die Spannung des M. vastus medialis deutlicher.
Die angegebenen Dosierungen beziehen sich auf eine Dosis im Rahmen z. B. einer Spastik, wenn auch die anderen Anteile des Quadrizeps behandelt werden.

Musculus quadriceps femoris: Musculus vastus intermedius

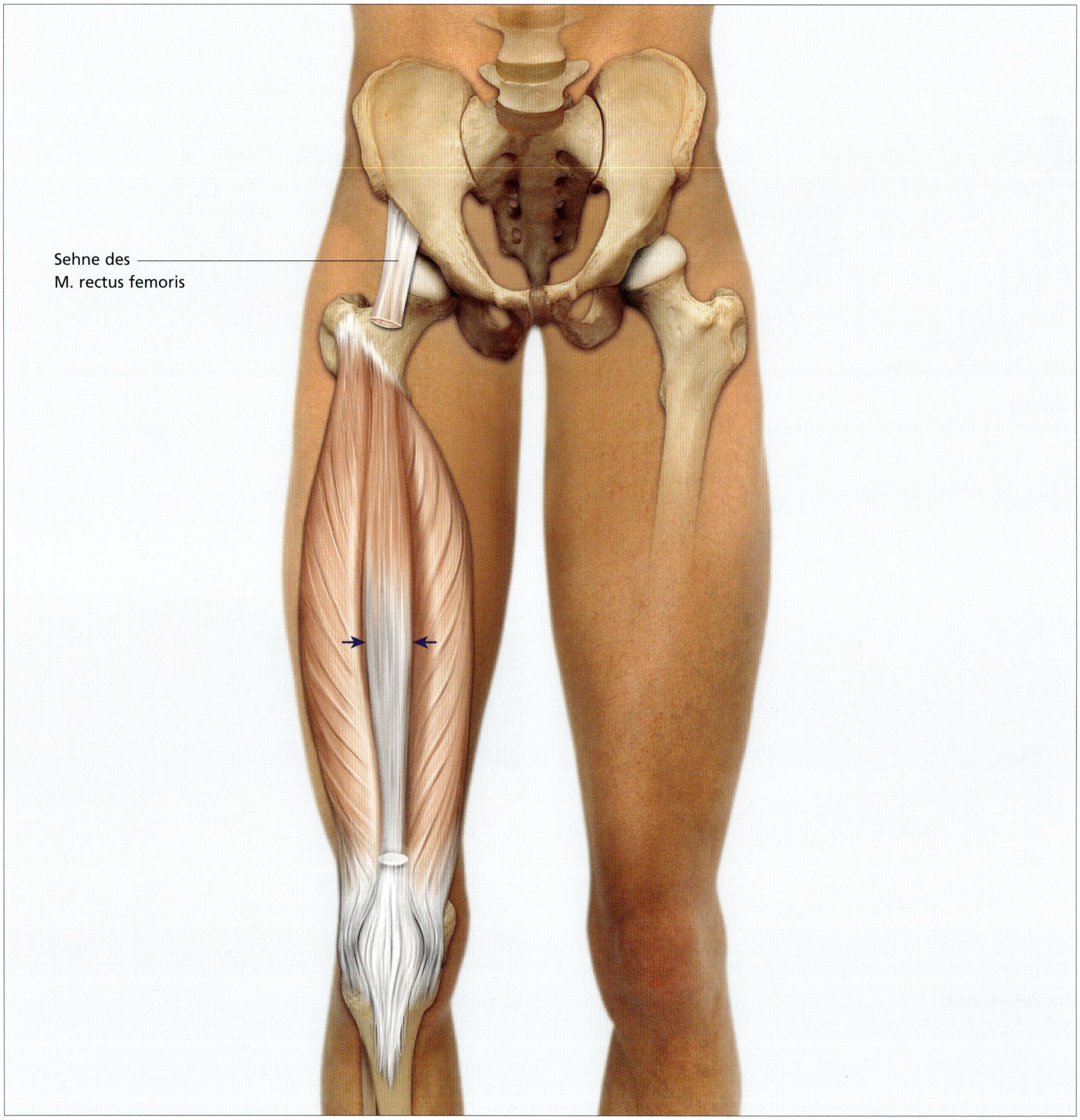

Innervation
Nervus femoralis, L2–L4

Ursprung
obere zwei Drittel des ventralen Femurschafts,
Linea intertrochanterica

Ansatz
über das Ligamentum patellae an der Tuberositas tibiae

Dosierung/Nadel

Xeomin®:	20–80 MU (selten auch höher)
Botox®:	20–80 MU (selten auch höher)
Dysport®:	50–300 MU (selten auch höher)
Injektionsstellen:	1–2
Nadel:	40 mm/27 Gauge

⚠ Bitte die Hinweise zu den zugelassenen Präparaten, zur Off-Label-Therapie (S. 4 ff.) und die einschlägigen Fachinformationen (S. 276 ff.) berücksichtigen.

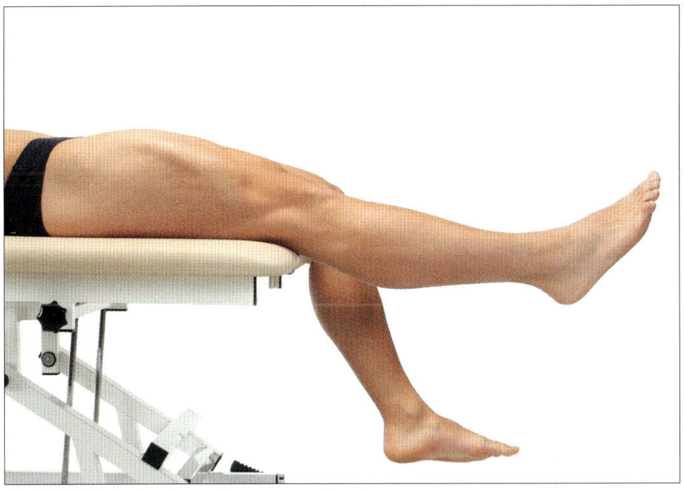

Funktion
Auch der M. vastus intermedius bewirkt eine Extension im Kniegelenk.

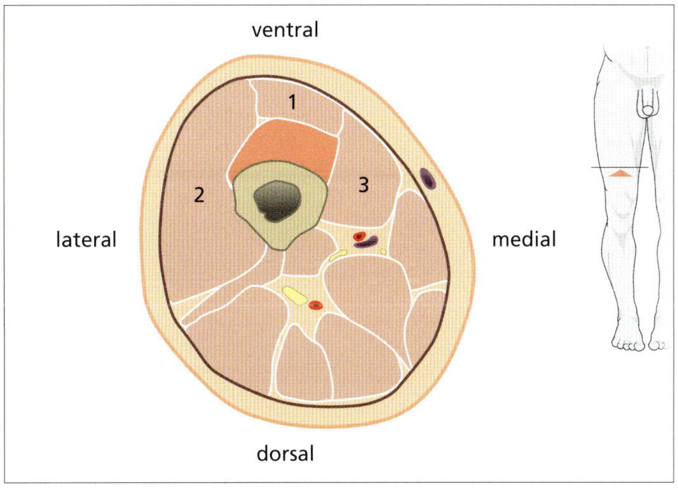

Topografische Hinweise
Gegenüber den anderen Anteilen des M. quadriceps femoris kann der M. vastus intermedius weder getastet noch abgegrenzt werden. Man muss durch den M. rectus femoris (1) hindurchstechen. Bleibt man zu oberflächlich, befindet man sich im M. rectus femoris. Sticht man zu weit lateral, trifft man den M. vastus lateralis (2), zu weit medial den M. vastus medialis (3).

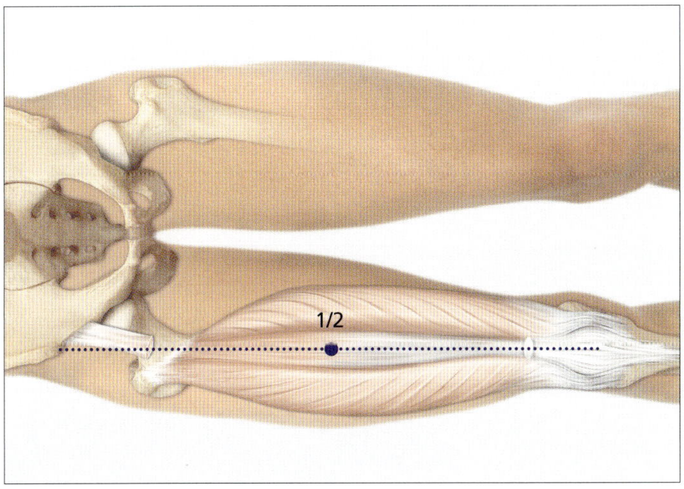

Injektionsschema
Anzahl der Punktionsstellen: 1–2

Eine Injektion unter Ultraschallkontrolle ist sinnvoll.

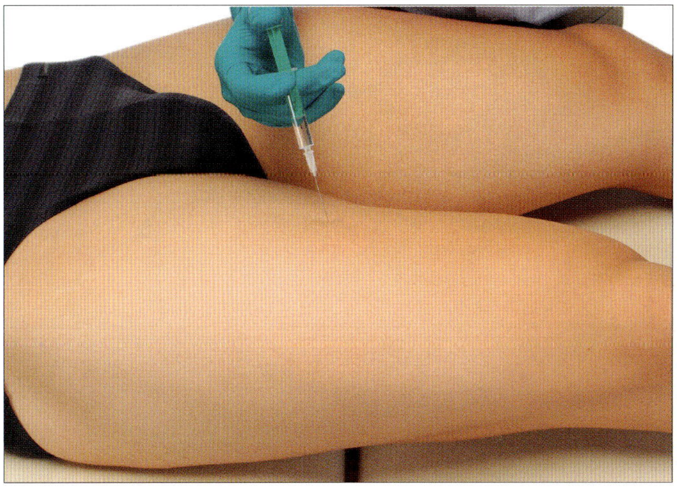

Injektionstechnik
Punktionsstelle: in der Mitte einer Linie zwischen Spina iliaca anterior superior und der Mitte des oberen Patellarandes. Um sicher im M. vastus intermedius zu liegen, empfiehlt es sich, die Nadel bis zum Knochen einzustechen und dann etwas zurückzuziehen.
Stichtiefe: 3–5 cm, je nach Muskeldurchmesser
Lagerung: Rückenlage

Klinische Hinweise
Der M. vastus intermedius kann nicht palpiert werden. Er bedeckt den M. articularis genus und ist schlecht gegen den M. vastus medialis abgrenzbar.
Der M. vastus intermedius und der M. rectus femoris sind bei der Knieextension funktionell nicht zu unterscheiden.
Der M. vastus intermedius liegt eingebettet zwischen dem M. vastus medialis und dem M. vastus lateralis sowie dem M. rectus femoris.

Musculus quadriceps femoris: Musculus vastus lateralis

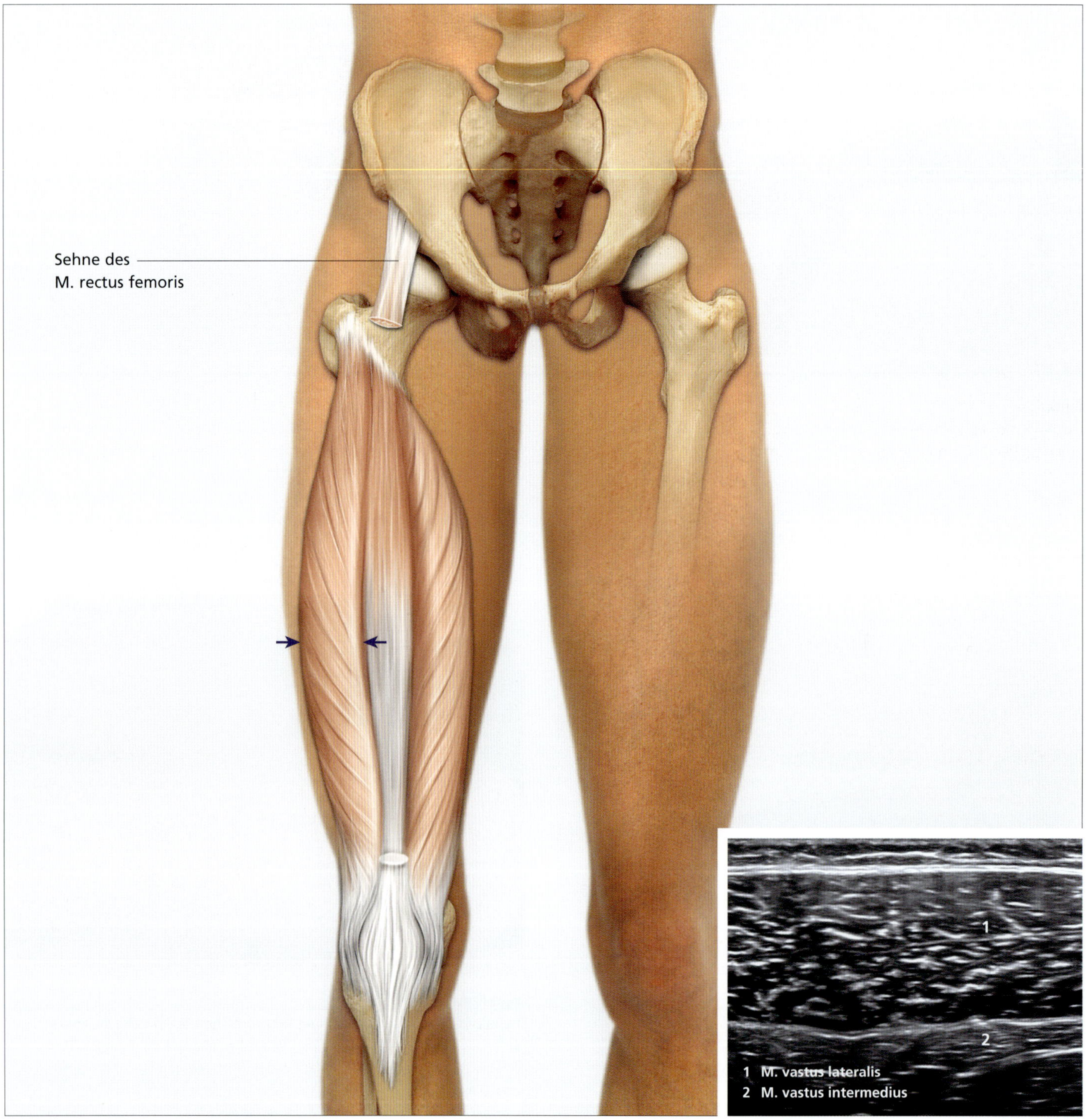

Innervation
Nervus femoralis, L2–L4

Ursprung
Linea aspera, Labium laterale, basaler Trochanter major

Ansatz
über das Ligamentum patellae an der Tuberositas tibiae

Dosierung/Nadel

Xeomin®:	20–80 MU (selten auch höher)
Botox®:	20–80 MU (selten auch höher)
Dysport®:	50–300 MU (selten auch höher)
Injektionsstellen:	1–3
Nadel:	40 mm/27 Gauge

⚠ Bitte die Hinweise zu den zugelassenen Präparaten, zur Off-Label-Therapie (S. 4 ff.) und die einschlägigen Fachinformationen (S. 276 ff.) berücksichtigen.

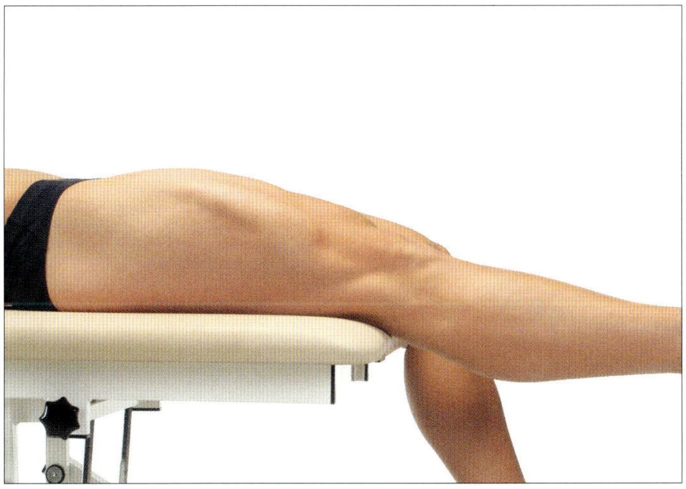

Funktion
Der M. vastus lateralis streckt das Kniegelenk. Dabei antagonisiert er die innenrotierende Komponente des M. vastus medialis.

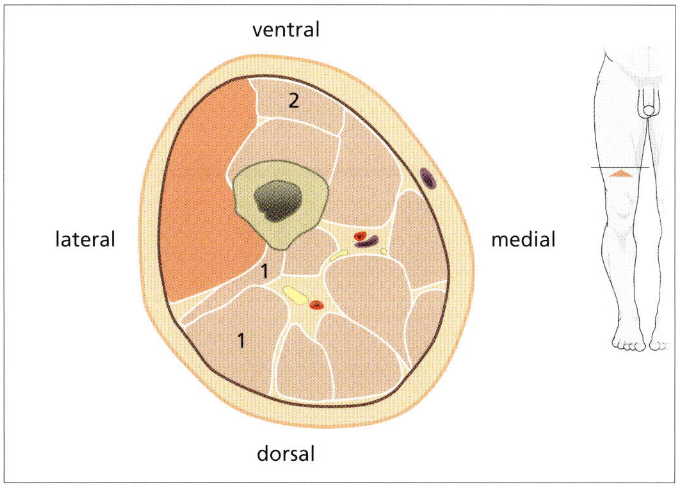

Topografische Hinweise
Injiziert man im distalen Bereich, kann bei Einstich zu weit dorsal der M. biceps femoris (1) und zu weit ventral der M. rectus femoris (2) punktiert werden.

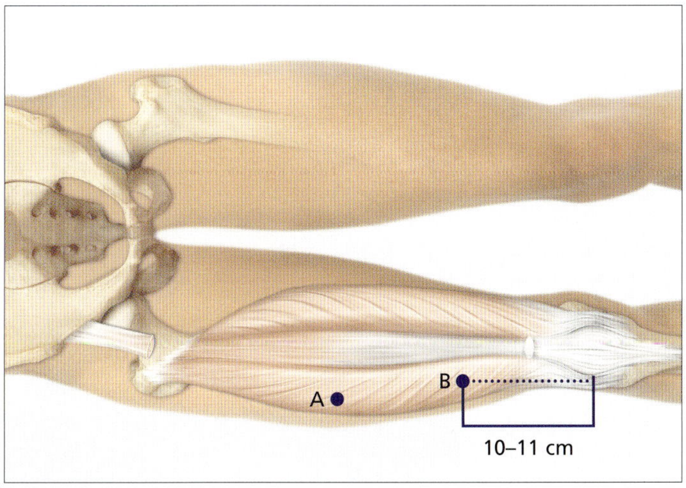

Injektionsschema
Anzahl der Punktionsstellen: 1–3, meistens erfolgt die Injektion an 1–2 Stellen.

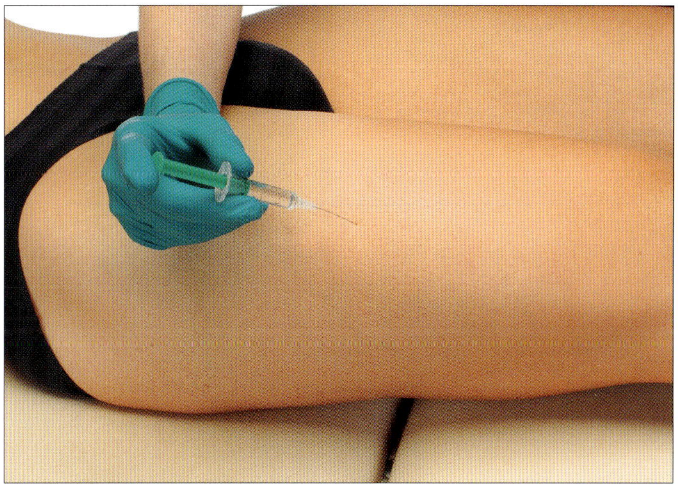

Injektionstechnik
Punktionsstelle: meist im mittleren und unteren Bereich des Muskelbauchs; A: in der Mitte des Oberschenkels, ventral der Rinne zwischen M. biceps femoris und M. vastus lateralis; B: 10–11 cm bzw. eine Handbreit über der Patella in den lateralen Muskelwulst
Stichtiefe: 15–30 mm, je nach Muskeldurchmesser
Lagerung: Rückenlage

Klinische Hinweise
Der M. vastus lateralis gilt als größter Muskel der Quadrizeps-Gruppe und ist relativ einfach zu punktieren.
Bei Innenrotation im Hüftgelenk wird die Spannung des M. vastus lateralis deutlicher.
Die angegebenen Dosierungen beziehen sich auf eine Dosis im Rahmen z. B. einer Spastik, wenn auch die anderen Anteile des Quadrizeps behandelt werden. Wird lediglich der M. vastus lateralis injiziert, sind auch höhere Dosierungen vorstellbar.

Musculus biceps femoris

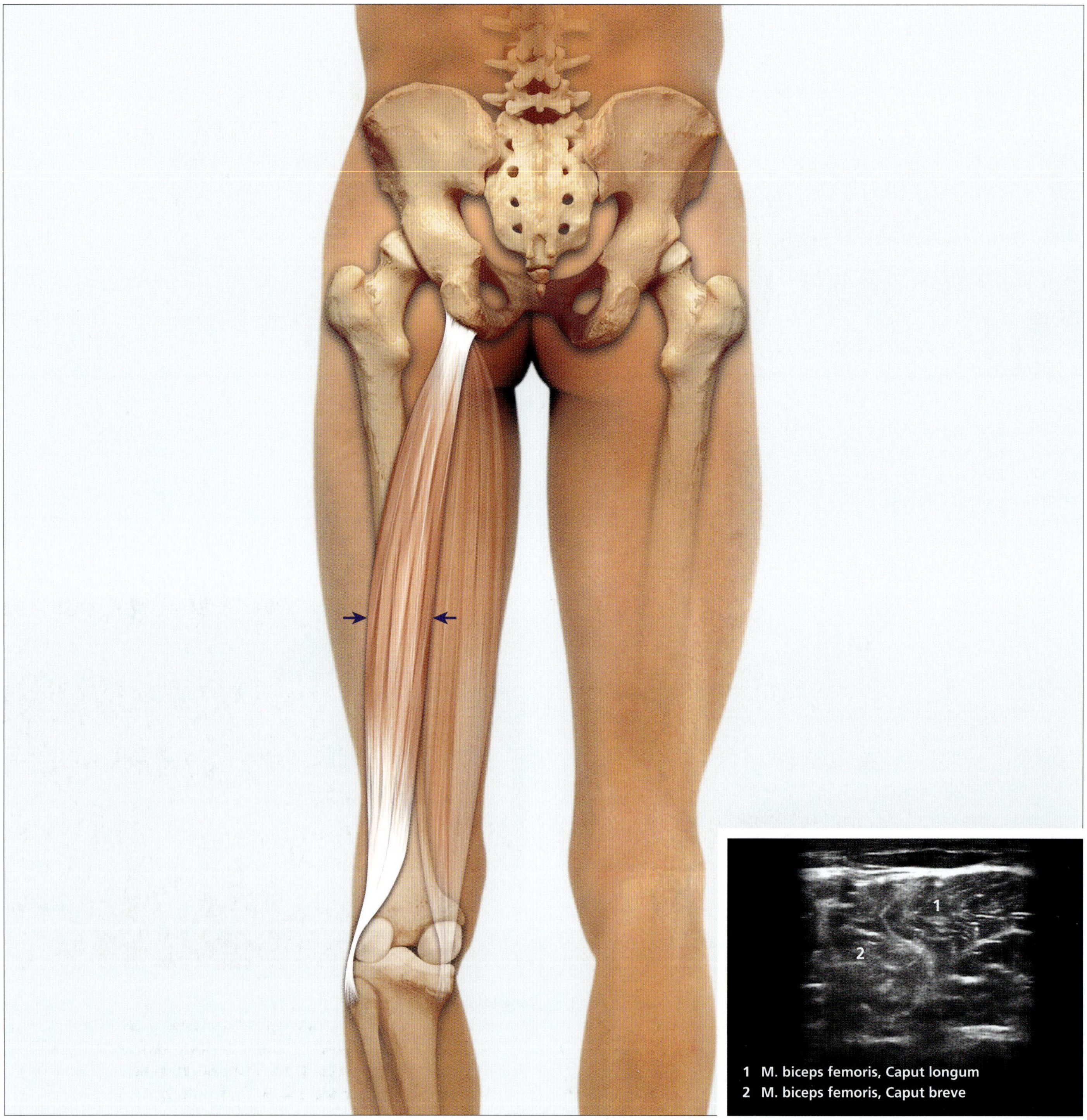

1 M. biceps femoris, Caput longum
2 M. biceps femoris, Caput breve

Innervation

Caput longum: Nervus ischiadicus, tibialer Anteil, L5–S2

Ursprung

Caput longum: Tuber ischiadicum und Ligamentum sacrotuberale

Caput breve: Linea aspera des Femur, Septum intermusculare laterale

Ansatz

laterale Fläche des Caput fibulae, Condylus lateralis tibiae

Dosierung/Nadel

Xeomin®:	40–140 MU (selten auch höher)
Botox®:	40–140 MU (selten auch höher)
Dysport®:	100–500 MU (selten auch höher)
Injektionsstellen:	1–3
Nadel:	40 mm/27 Gauge

⚠ Bitte die Hinweise zu den zugelassenen Präparaten, zur Off-Label-Therapie (S. 4 ff.) und die einschlägigen Fachinformationen (S. 276 ff.) berücksichtigen.

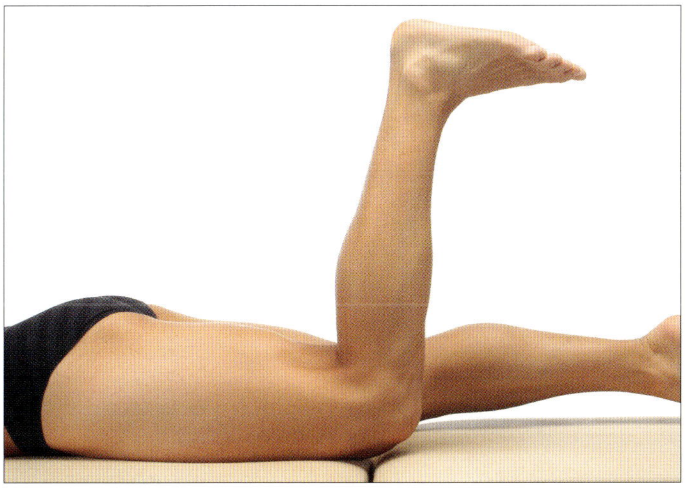

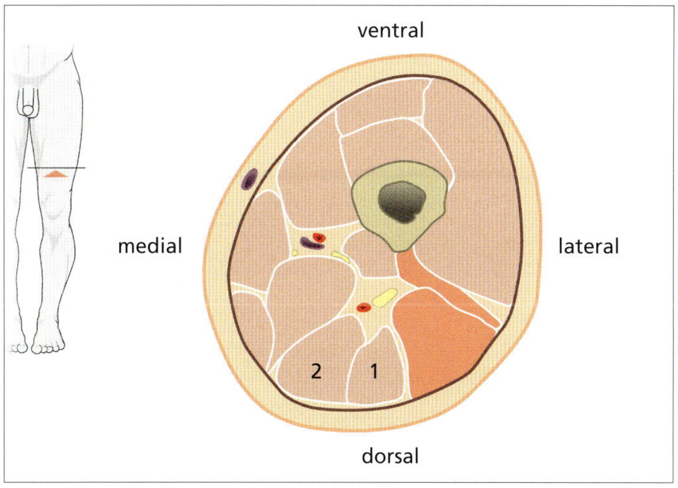

Funktion

Der M. biceps femoris streckt im Hüftgelenk und rotiert den Femur nach außen. Das gestreckte Knie kann er kraftvoll beugen und bei gebeugtem Knie den Unterschenkel nach außen rotieren. Bei der Aufrichtung des Rumpfes aus gebückter Haltung zieht er das Becken in eine aufrechte Position und wirkt so indirekt abflachend auf die Lendenlordose.

Topografische Hinweise

Injiziert man zu weit medial, punktiert man den M. semitendinosus (1). Injiziert man in das Caput breve, müssen das Caput longum und nach medial der M. semimembranosus (2) abgegrenzt werden.

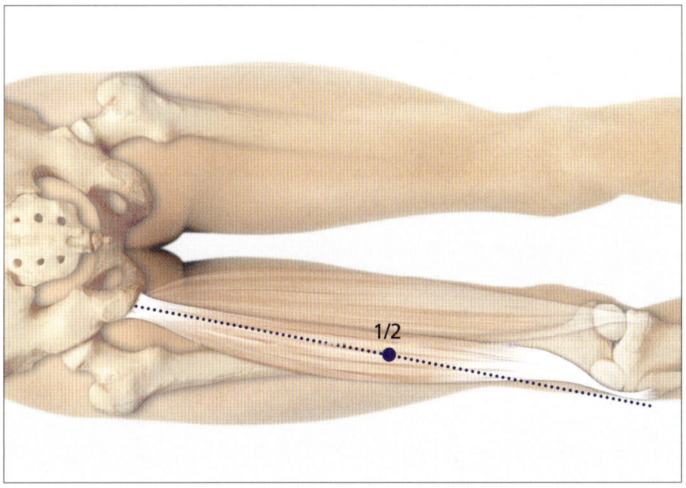

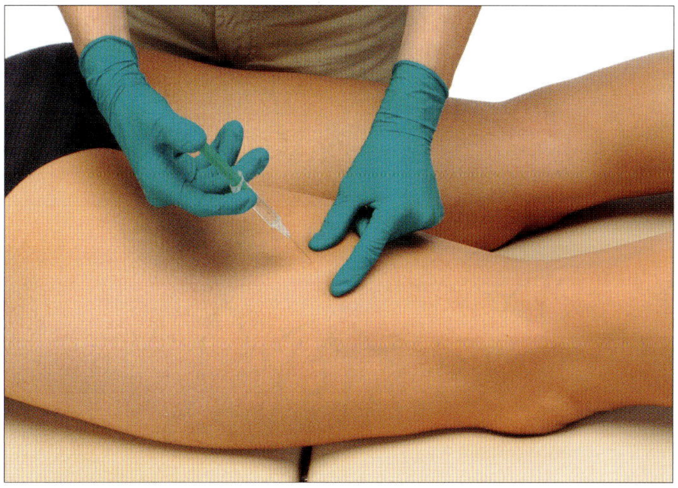

Injektionsschema

Anzahl der Punktionsstellen:
Caput longum: 1–3
Caput breve: eine Stelle

Injektionstechnik

Punktionsstellen: Caput longum: in der Mitte einer Linie zwischen Fibulaköpfchen und Tuber ischiadicum und proximal davon; Caput breve: oberhalb der Kniekehle, etwa vier Fingerbreit oberhalb des Fibulaköpfchens, medial oder lateral der Sehne des Caput longum (hier nicht dargestellt)
Lagerung: Bauchlage

Klinische Hinweise

Die Ansatzsehne des Muskels bildet die obere laterale Begrenzung der Kniekehle. Das Caput breve kann fehlen.
Ein Ausfall der ischiokruralen Muskulatur wirkt sich kaum auf alltägliche Funktionen wie Gehen, Aufstehen und Treppensteigen aus, wenn der M. gluteus maximus den Ausfall kompensieren kann. Im Kniegelenk kommt es jedoch zu einer Überstreckung.

Die angegebenen Dosierungen beziehen sich auf eine Dosis im Rahmen einer Behandlung mehrerer Muskeln. Der Muskel wird meist gemeinsam mit den anderen Kniebeugern behandelt.

Musculus semimembranosus

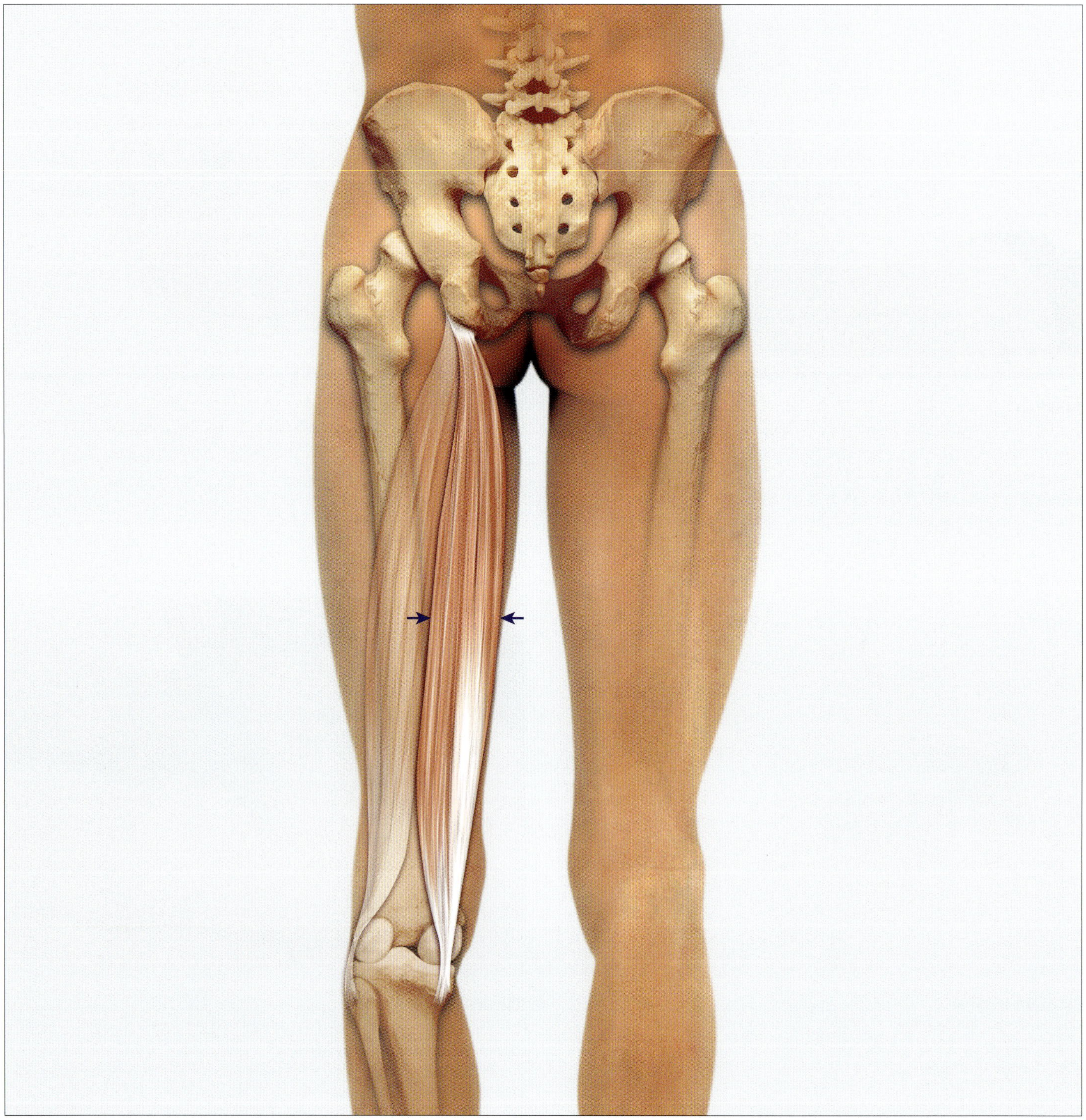

Innervation

Nervus ischiadicus, tibialer Anteil, L5–S2

Ursprung

Tuber ischiadicum, proximal und lateral vom Caput commune

Ansatz

posteromedialer Teil des Condylus medialis tibiae

Dosierung/Nadel

Xeomin®:	20–100 MU
Botox®:	20–100 MU
Dysport®:	80–400 MU (selten auch höher)
Injektionsstellen:	1–3
Nadel:	40 mm/27 Gauge

Bitte die Hinweise zu den zugelassenen Präparaten, zur Off-Label-Therapie (S. 4 ff.) und die einschlägigen Fachinformationen (S. 276 ff.) berücksichtigen.

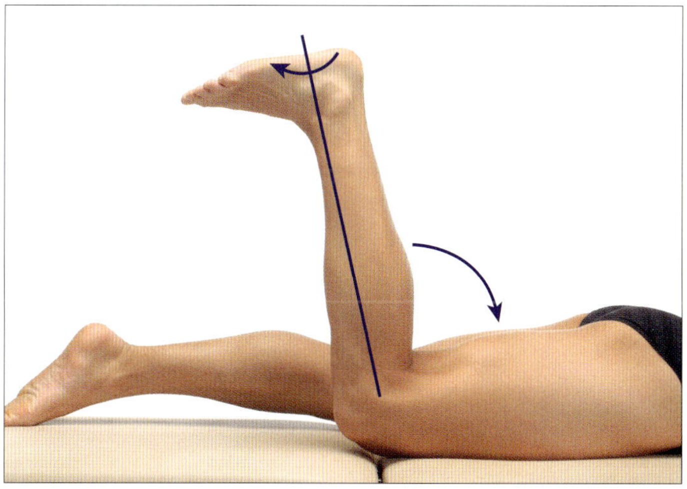

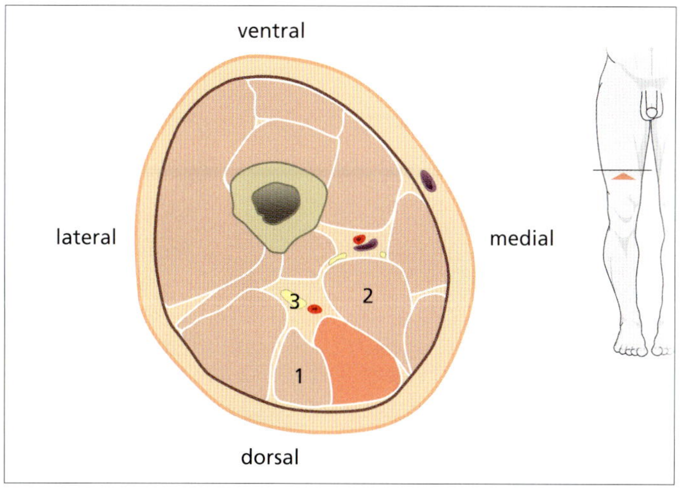

Funktion

Beim Laufen erzeugt der M. semimembranosus gemeinsam mit den anderen ischiokruralen Muskeln die kraftvolle Extension im Hüftgelenk der Standbeinseite und damit den Vortrieb. Am Spielbein wirkt der Muskel zusätzlich beugend im Kniegelenk. Seine isolierte Anspannung bei gebeugtem Knie bewirkt eine Innenrotation des Unterschenkels im Kniegelenk.

Topografische Hinweise

Die ischiokrurale Muskulatur ist häufig nur schwer zu differenzieren. Der Muskel liegt zwischen M. semitendinosus (1) und M. adductor magnus (2). Punktiert man zu weit lateral, trifft man den M. semitendinosus. Lateral liegt der kurze Kopf des M. biceps sowie der N. ischiadicus (3). Weiter proximal, etwa in der Mitte des Oberschenkels, verläuft der Muskel unter dem M. semitendinosus.

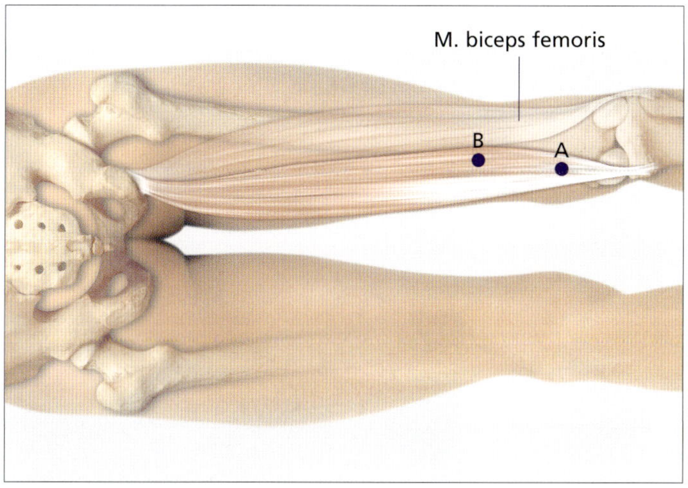

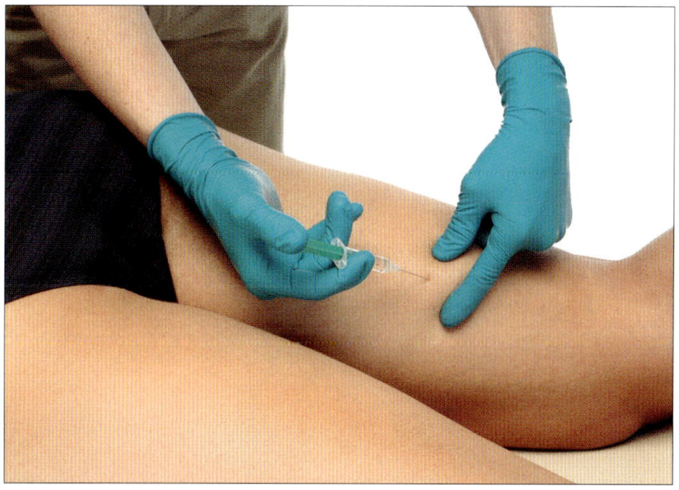

Injektionsschema

Anzahl der Punktionsstellen: 1–3, meistens erfolgt die Injektion an 1–2 Stellen.

Injektionstechnik

Punktionsstellen: A: im unteren Anteil lateral des Randes der Sehne des M. semitendinosus; B: proximal, in der Mitte zwischen den Muskelköpfen des M. semitendinosus (mediale Begrenzung) und des langen Kopfes des M. biceps (laterale Begrenzung)

Stichtiefe: 15–30 mm, je nach Muskeldurchmesser

Lagerung: Bauchlage

Klinische Hinweise

Der Muskel kann fehlen oder mit dem M. semitendinosus verschmolzen sein.

Ein Ausfall der ischiokruralen Muskulatur wirkt sich kaum auf alltägliche Funktionen wie Gehen, Aufstehen und Treppensteigen aus, wenn der M. gluteus maximus den Ausfall kompensieren kann. Im Kniegelenk kommt es jedoch zu einer Überstreckung.

Der M. semimembranosus wird zusammen mit dem M. semitendinosus und dem M. popliteus untersucht.

Musculus semitendinosus

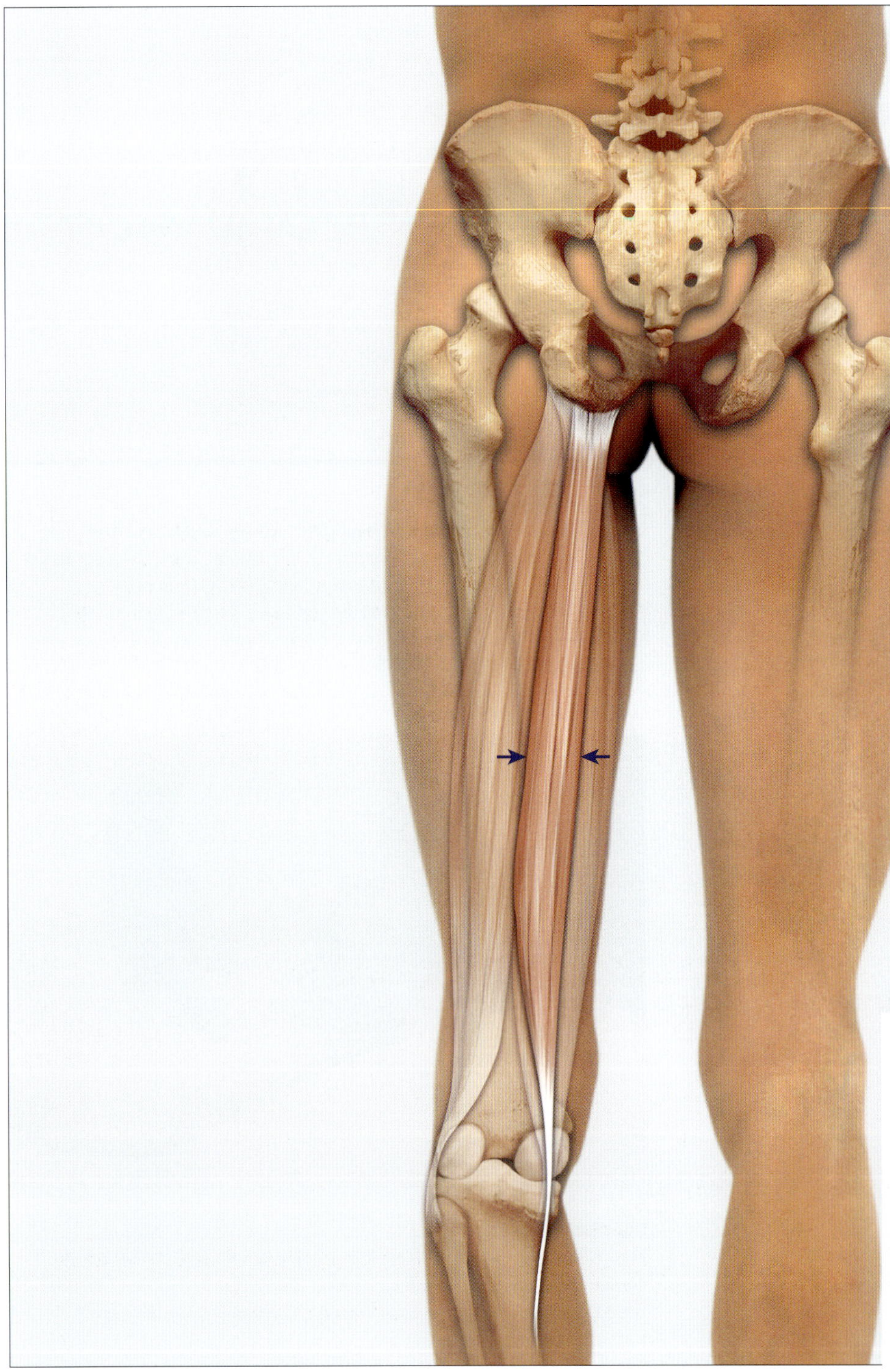

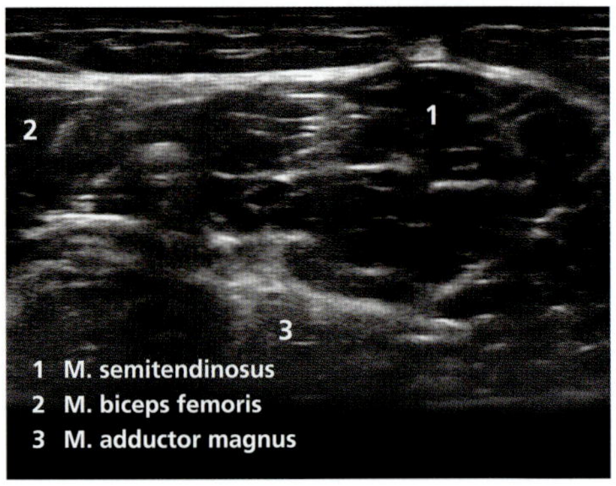

Innervation

Nervus ischiadicus, tibialer Anteil, L5–S2

Ursprung

Tuber ischiadicum (gemeinsame Sehne, Caput commune mit dem Caput longum des M. biceps femoris)

Ansatz

Tuberositas tibiae via Pes anserinus

Dosierung/Nadel

Xeomin®:	20–80 MU
Botox®:	20–80 MU
Dysport®:	60–300 MU (selten auch höher)
Injektionsstellen:	1–3
Nadel:	40 mm/27 Gauge

Bitte die Hinweise zu den zugelassenen Präparaten, zur Off-Label-Therapie (S. 4 ff.) und die einschlägigen Fachinformationen (S. 276 ff.) berücksichtigen.

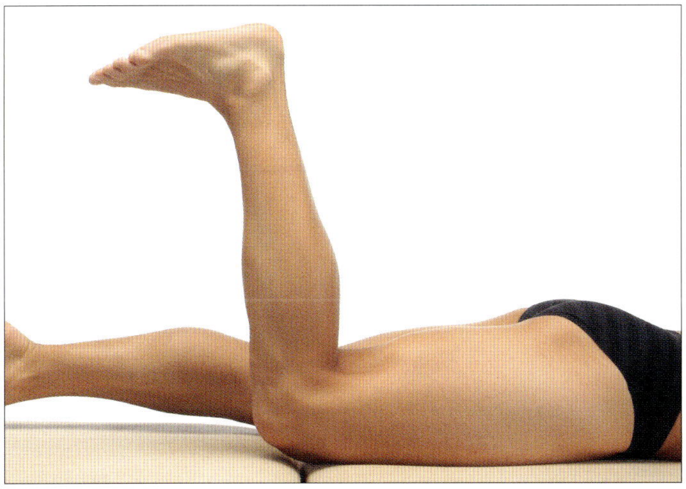

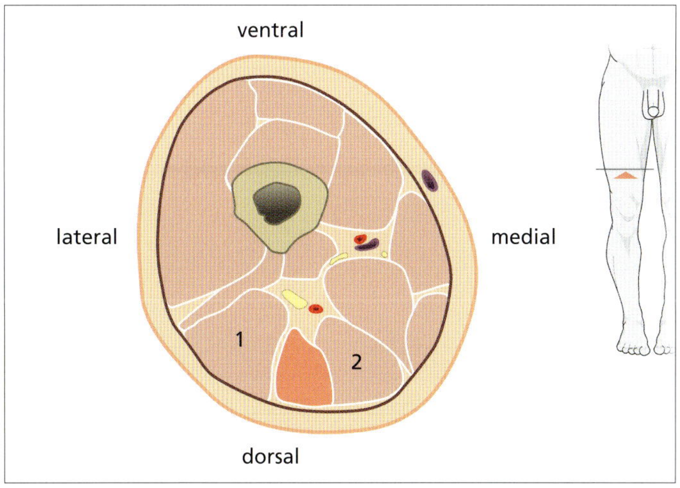

Funktion
Beim Laufen bewirkt der M. semitendinosus die kraftvolle Extension im Hüftgelenk der Standbeinseite und damit den Vortrieb. Am Spielbein verhindert er die Extension im Kniegelenk, wie sie durch den Schwung des pendelnden Unterschenkels eintreten würde. Zusätzlich kontrolliert er die Vorneigung des Rumpfes über den Hüftgelenken und hilft kraftvoll bei der Aufrichtung des Rumpfes aus vorgebeugter Position.

Topografische Hinweise
Die ischiokrurale Muskulatur ist häufig nur schwer zu differenzieren. Bei einem Einstich zu weit lateral trifft man den langen Kopf des M. biceps (1), zu tief oder medial den M. semimembranosus (2). Der M. semitendinosus ist der oberflächlichste der medialen „hamstrings".

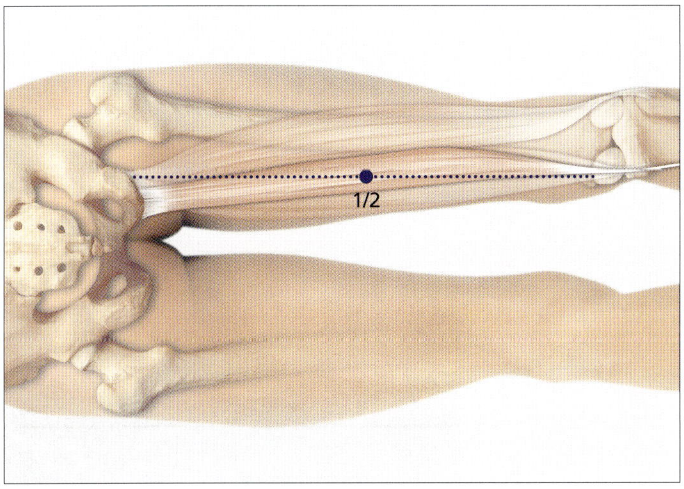

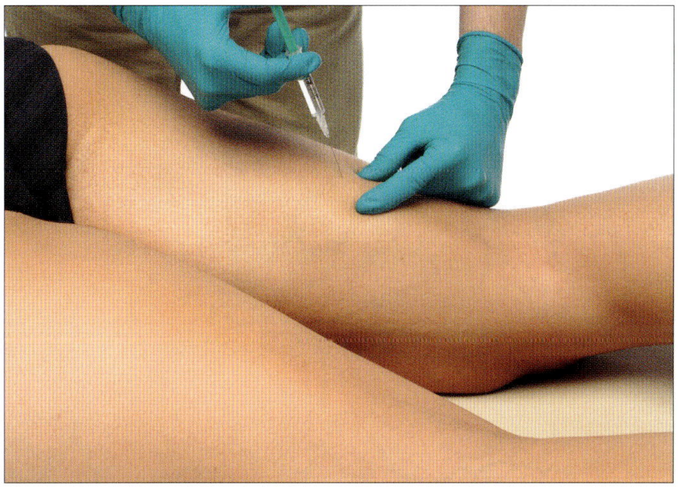

Injektionsschema
Anzahl der Punktionsstellen: 1–3, meistens erfolgt die Injektion an 1–2 Stellen.

Injektionstechnik
Punktionsstelle: in der Mitte einer Linie zwischen dem Tuber ischiadicum und dem Epicondylus medialis
Stichtiefe: 15–30 mm, je nach Muskeldurchmesser
Lagerung: Bauchlage

Klinische Hinweise
Die Kontraktion des M. semitendinosus wirkt indirekt abflachend auf die Lendenlordose und antagonisiert damit die Wirkung des M. iliopsoas. Am Spielbein wirkt der Muskel zusätzlich beugend im Kniegelenk. Seine isolierte Anspannung bei gebeugtem Knie bewirkt eine Innenrotation des Unterschenkels im Kniegelenk.

Ein Ausfall der ischiokruralen Muskulatur wirkt sich kaum auf alltägliche Funktionen wie Gehen, Aufstehen und Treppensteigen aus, wenn der M. gluteus maximus den Ausfall kompensieren kann. Im Kniegelenk kommt es jedoch zu einer Überstreckung.
In Einzelfällen findet sich eine Intersectio tendinea innerhalb des Muskelbauchs.

Musculus gastrocnemius

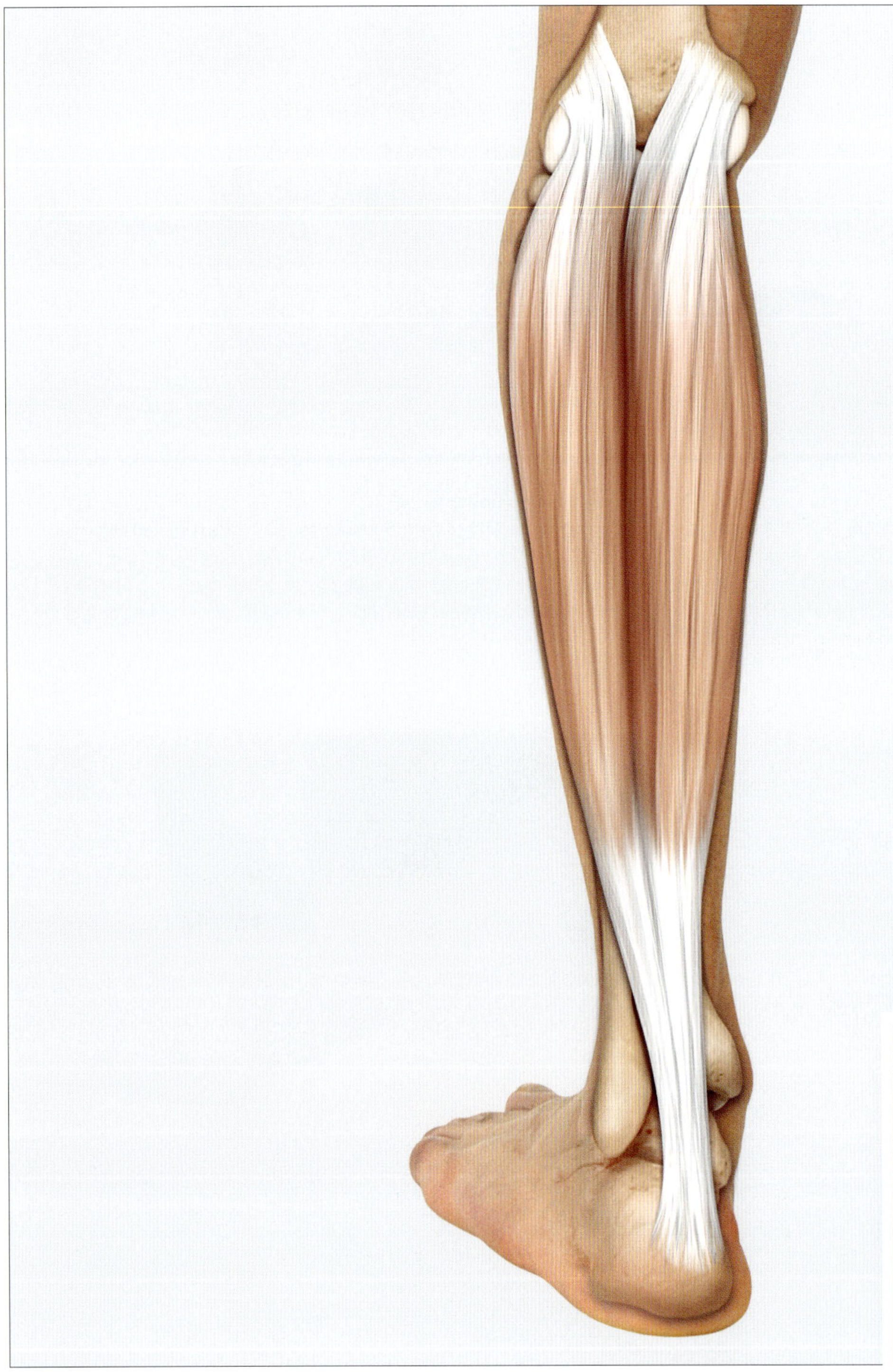

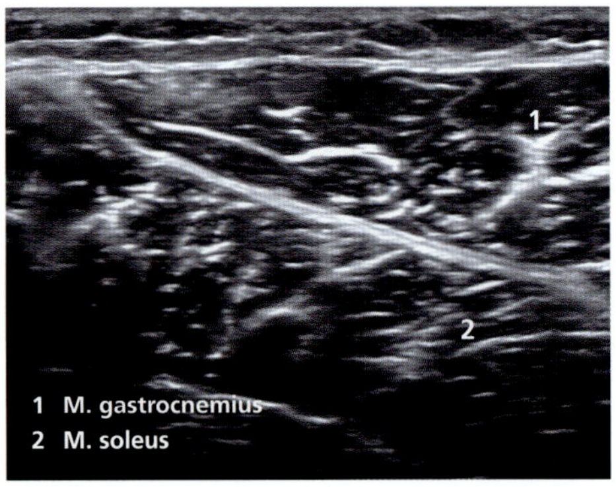

Innervation
Nervus tibialis, S1–S2
Ursprung
Condylus medialis und lateralis femoris
Ansatz
kraniale und mediale Anteile des Tuber calcanei

Dosierung/Nadel

Xeomin®:	20–100 MU pro Kopf
Botox®:	20–100 MU pro Kopf
Dysport®:	80–400 MU pro Kopf
Injektionsstellen:	1–3 pro Kopf
Nadel:	40 mm/27 Gauge

⚠ Bitte die Hinweise zu den zugelassenen Präparaten, zur Off-Label-Therapie (S. 4 ff.) und die einschlägigen Fachinformationen (S. 276 ff.) berücksichtigen.

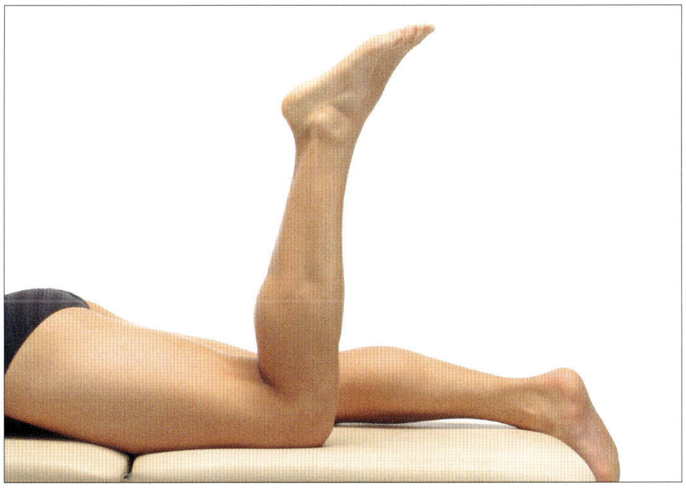

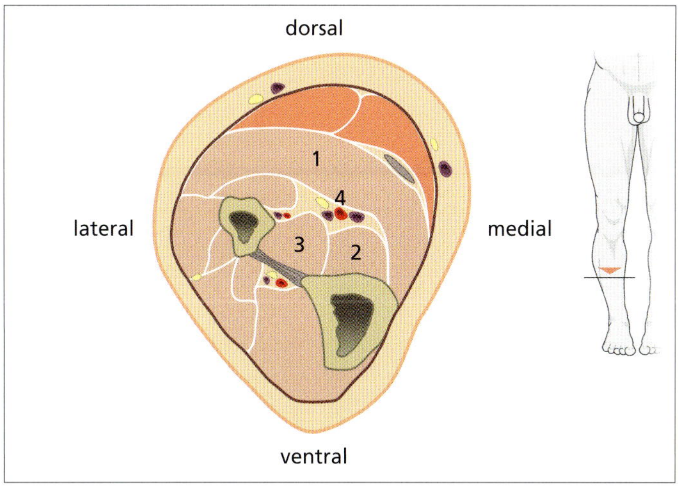

Funktion
Der M. gastrocnemius beugt kraftvoll im Kniegelenk und in den Sprunggelenken. Damit fällt ihm eine wichtige Aufgabe beim Abrollen des Standbeins zu, bei dem beide Komponenten den Vorschub beim Laufen bewirken. Im unteren Sprunggelenk wirkt der Muskel als Supinator, er hebt also bei der Flexion zugleich den medialen Fußrand an.

Topografische Hinweise
Bei zu tiefem Einstich injiziert man in den M. soleus (1). Bei zu tiefem Einstich in den medialen Kopf trifft man den M. flexor digitorum longus (2), evtl. sogar den M. flexor hallucis longus oder den M. tibialis posterior (3). In der Tiefe verläuft das Gefäß-Nerven-Bündel A., V. und N. tibialis (4).

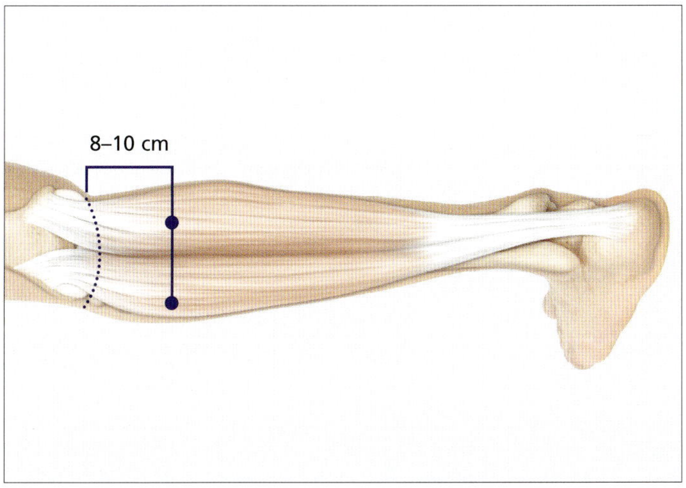

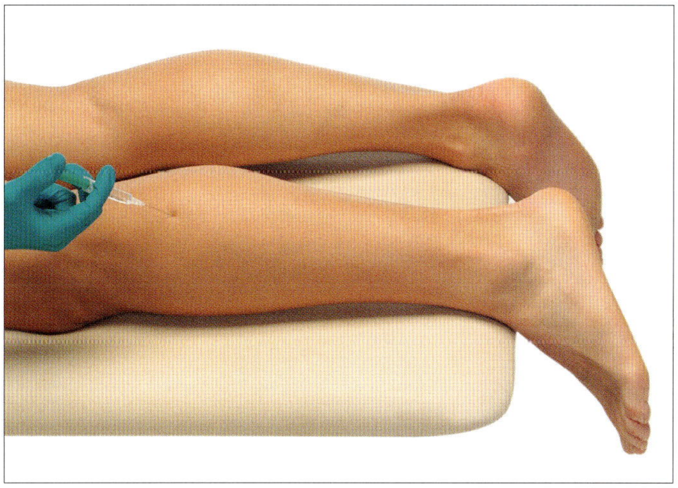

Injektionsschema
Anzahl der Punktionsstellen: 1–3 pro Kopf, meistens erfolgt die Injektion an 1–2 Stellen.

Injektionstechnik
Punktionsstelle: jeweils in den lateralen bzw. medialen Muskelbauch, etwa vier Fingerbreit bzw. 8–10 cm distal der Kniegelenksfalte
Stichtiefe: 2–4 cm, je nach Muskeldurchmesser
Lagerung: Bauchlage, Füße von der Untersuchungsliege herabhängend oder mit Rolle unterlagert

Klinische Hinweise
Der M. gastrocnemius bildet mit dem M. soleus und dem M. plantaris den M. triceps surae.
Die volle Wirkung des M. triceps surae wird nur bei gestrecktem Knie erreicht.
Der M. triceps surae gilt als der stärkste Supinator.

Bei der Injektion und der Wahl der Dosis ist der gewünschte Effekt zu berücksichtigen, d. h., ob z. B. der Spitzfuß oder eine Supination im Vordergrund steht. Bei Supination wird meist der mediale Anteil in Kombination mit dem M. tibialis posterior injiziert.

Musculus soleus

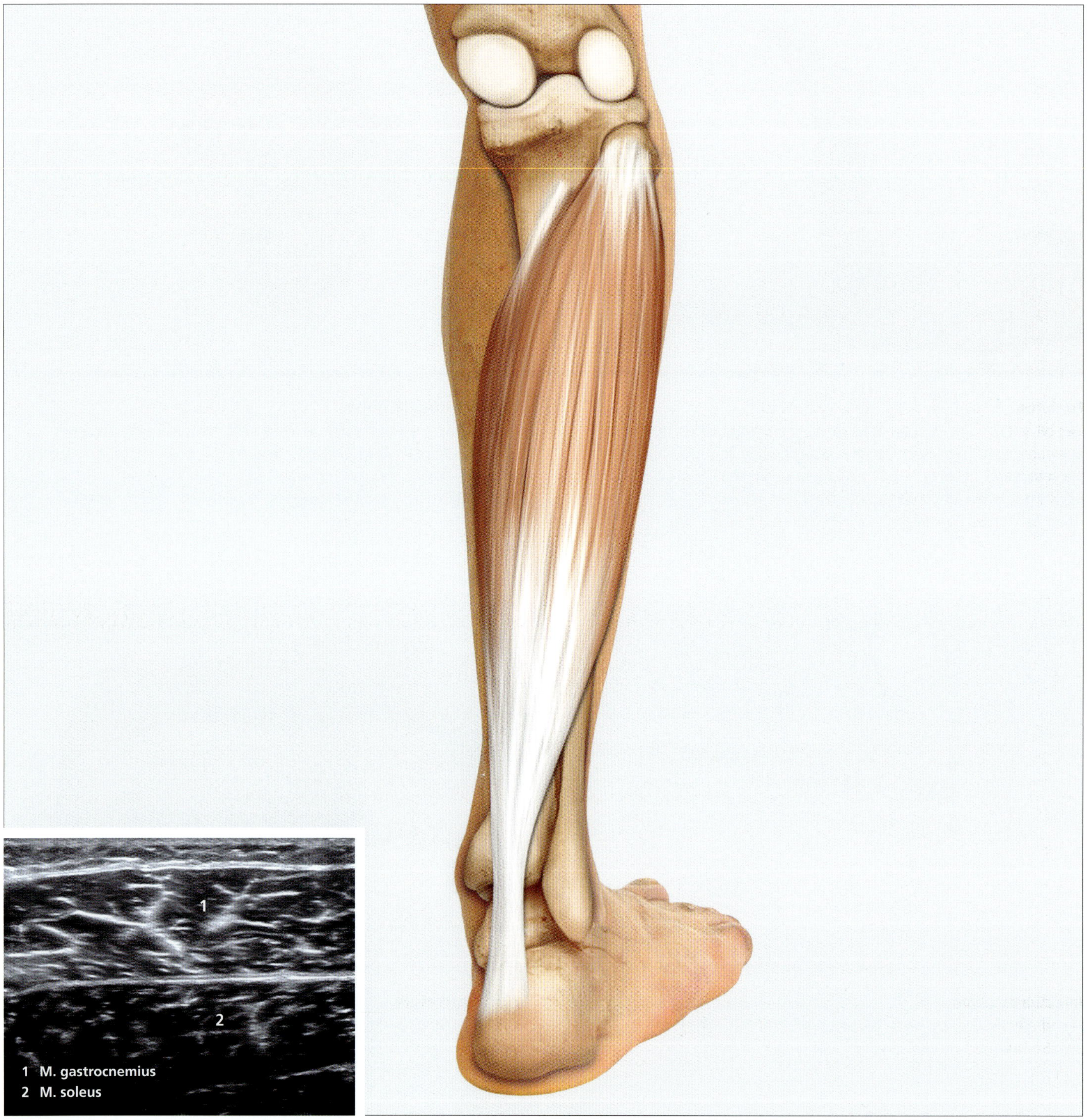

Innervation

Nervus tibialis, S1–S2

Ursprung

dorsales, proximales Drittel der Fibula

mittleres Drittel der Tibia

Arcus tendineus musculi solei

Ansatz

kranialer und medialer Anteil des Tuber calcanei

Dosierung/Nadel

Xeomin®:	20–80 MU (selten auch höher)
Botox®:	20–80 MU (selten auch höher)
Dysport®:	80–300 MU (selten auch höher)
Injektionsstellen:	2–4
Nadel:	40 mm/27 Gauge

⚠ Bitte die Hinweise zu den zugelassenen Präparaten, zur Off-Label-Therapie (S. 4 ff.) und die einschlägigen Fachinformationen (S. 276 ff.) berücksichtigen.

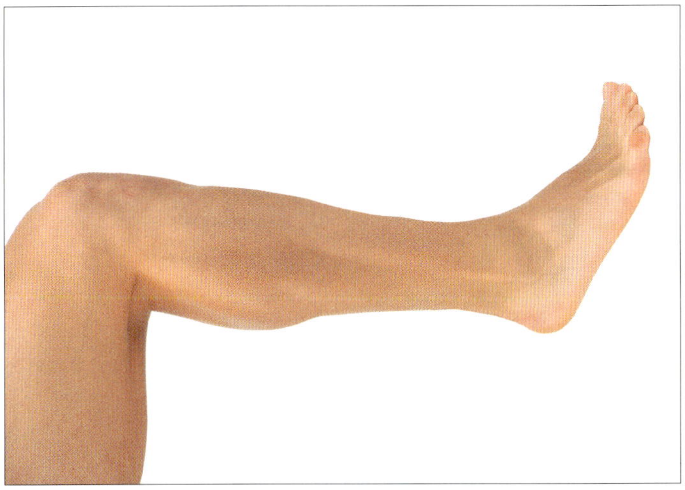

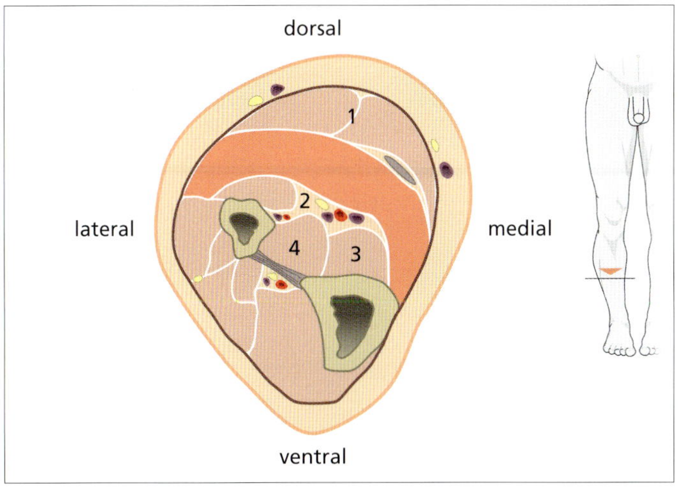

Funktion

Der M. soleus ist ein wichtiger Flexor im oberen Sprunggelenk und Supinator im unteren Sprunggelenk. Besondere Bedeutung fällt ihm jedoch auch im Stand zu, wenn er die Ausbalancierung des Beins über den Sprunggelenken ermöglicht.

Topografische Hinweise

Bei zu oberflächlicher oder zu weit proximaler Insertion trifft man auf den M. gastrocnemius (1). In der Tiefe, unter dem Muskel, verläuft das Gefäß-Nerven-Bündel A., V. und N. tibialis (2).

Bei einem Einstich medial kann bei zu tiefem Einstich der M. flexor digitorum longus (3) oder der M. tibialis posterior (4) getroffen werden.

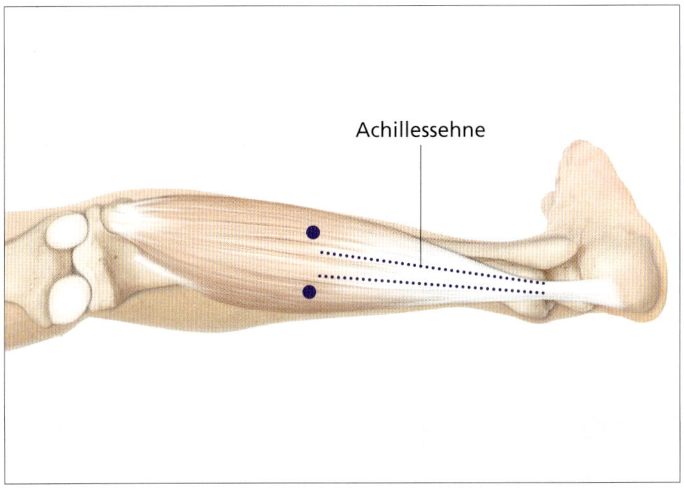

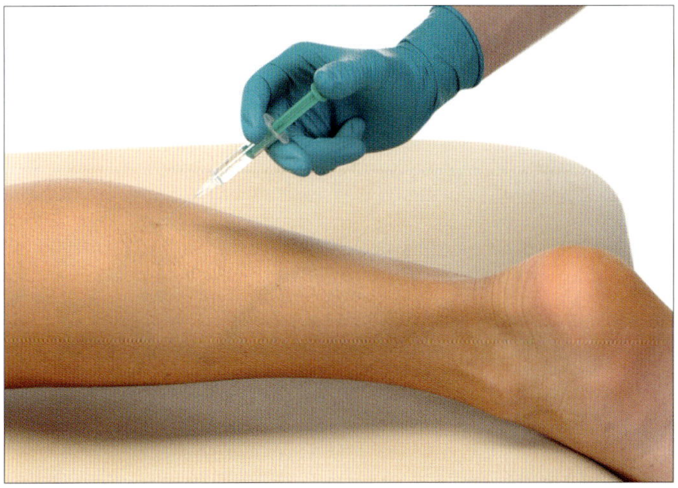

Injektionsschema

Anzahl der Punktionsstellen: 2–4, meistens erfolgt die Injektion an 1–2 Stellen.

Injektionstechnik

Punktionsstelle: unterhalb der Köpfe des M. gastrocnemius, medial und lateral der Sehne des M. gastrocnemius

Stichtiefe: 2–4 cm, je nach Muskeldurchmesser

Lagerung: Bauchlage, Füße von der Untersuchungsliege herabhängend oder mit Rolle unterlagert

Musculus tibialis posterior

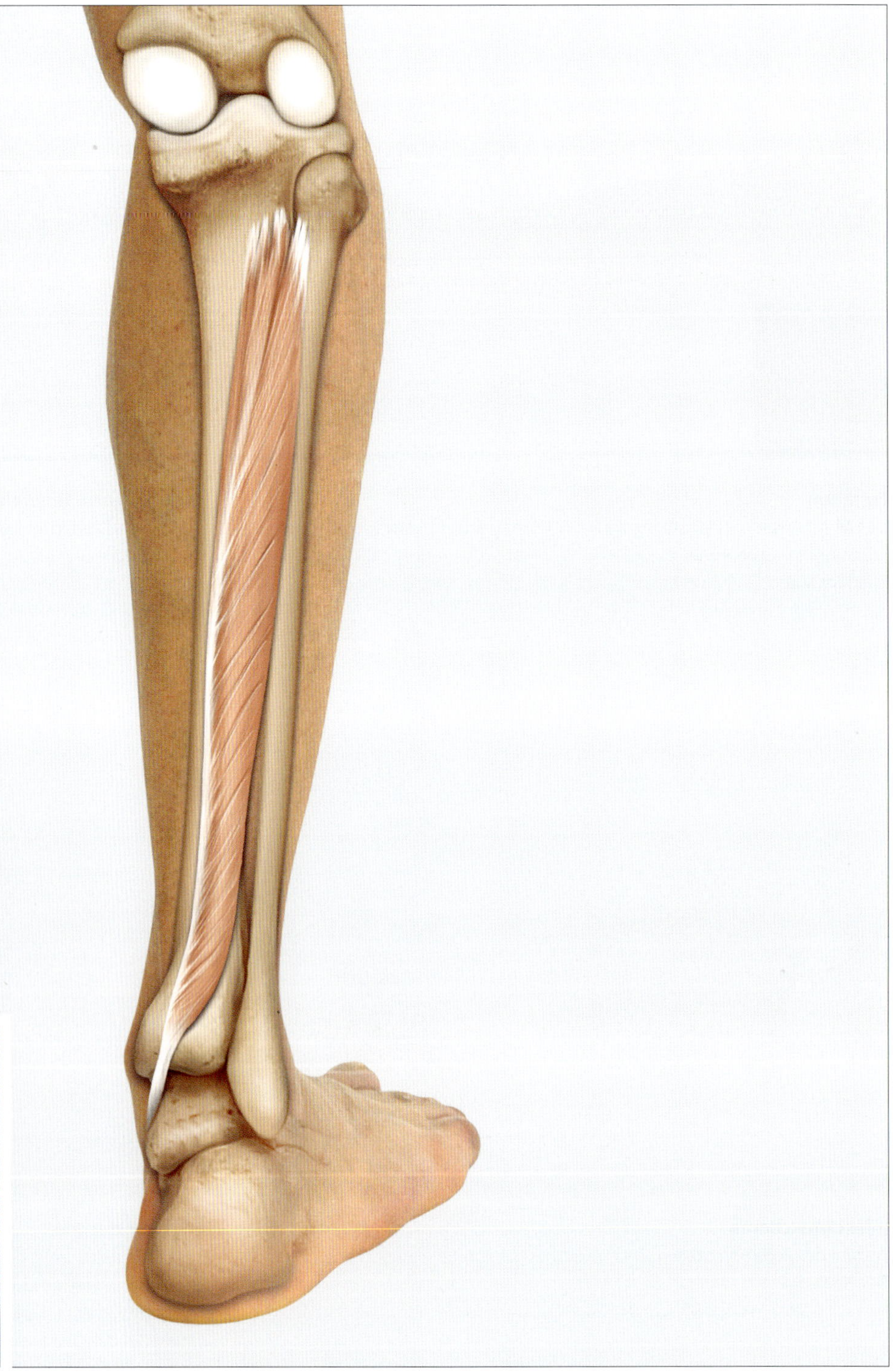

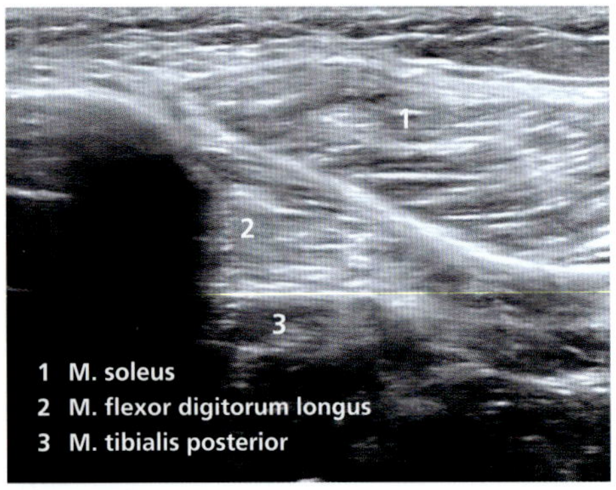

Innervation

Nervus tibialis, L5–S1

Ursprung

proximale zwei Drittel der Facies posterior tibiae
proximale zwei Drittel der Facies medialis fibulae
Membrana interossea cruris

Ansatz

Os naviculare, Ossa cuneiformia
Os cuboideum, Ossa metatarsi II–IV

Dosierung/Nadel

Xeomin®:	20–100 MU (selten auch höher)
Botox®:	20–100 MU (selten auch höher)
Dysport®:	80–400 MU (selten auch höher)
Injektionsstellen:	1–3
Nadel:	40 mm (evtl. auch länger)/27 Gauge

⚠ Bitte die Hinweise zu den zugelassenen Präparaten, zur Off-Label-Therapie (S. 4 ff.) und die einschlägigen Fachinformationen (S. 276 ff.) berücksichtigen.

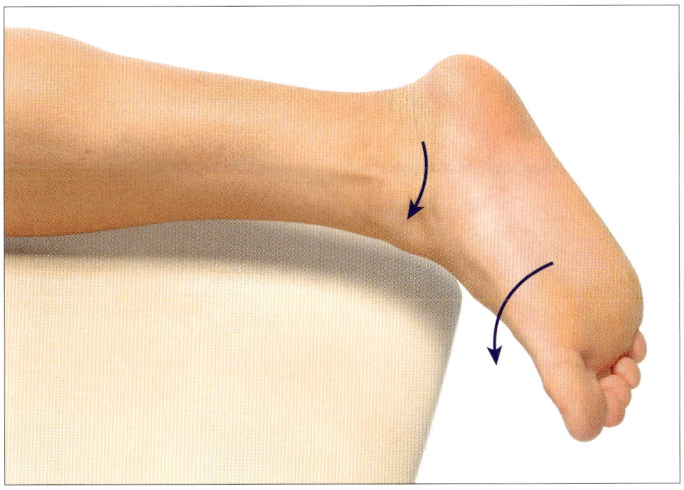

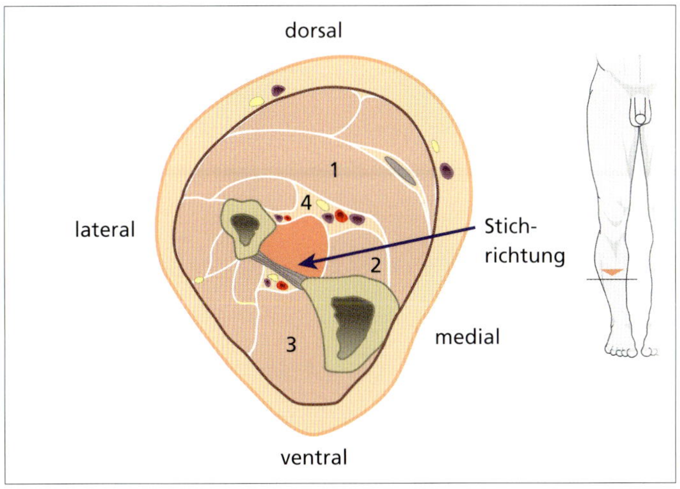

Funktion

Der M. tibialis posterior supiniert und flektiert den Fuß. Da er unter die Sohle zieht, stützt er, gemeinsam mit dem M. peroneus longus, das Fußgewölbe.

Topografische Hinweise

Bei zu oberflächlichem Einstich punktiert man den M. soleus (1) oder den M. flexor digitorum longus (2). Bei zu tiefem Einstich kann man den M. tibialis anterior (3) treffen.

Eine ungewollte Punktion in das Gefäß-Nerven-Bündel A., V. und N. tibialis (4) ist wegen der benachbarten Lage möglich.

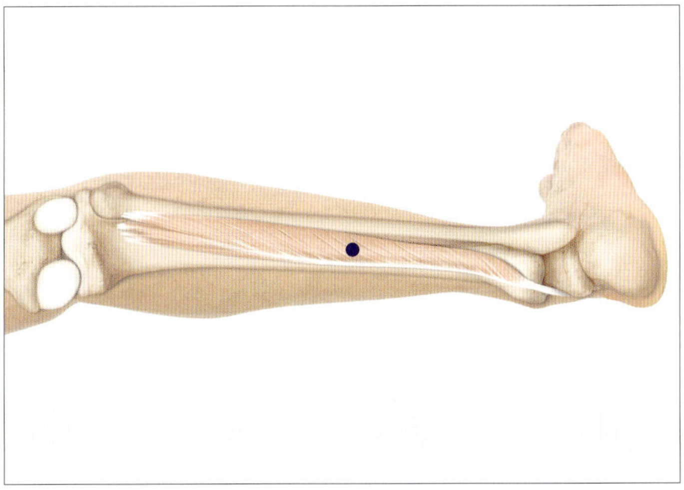

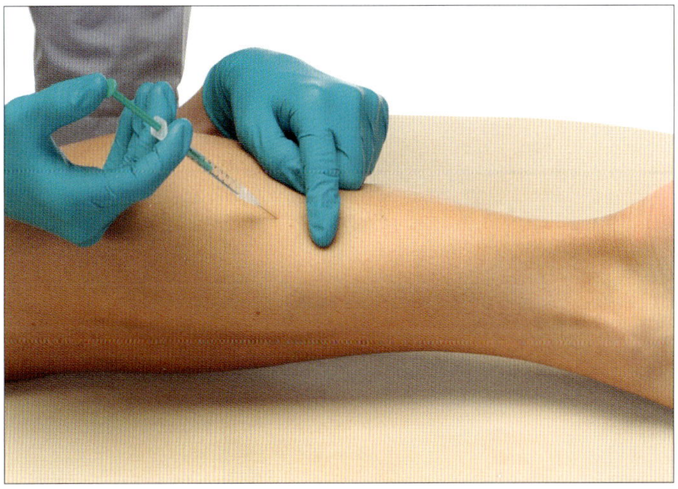

Injektionsschema

Anzahl der Punktionsstellen: 1–3

Der Zugang weiter proximal trifft zwar eher den Hauptanteil des Muskels, ist aber wegen der Überlagerung durch den M. gastrocnemius schwieriger. Alternativ kann von ventral durch den M. tibialis anterior hindurch eingestochen werden. Dieser Zugangsweg wird selten gewählt.

Injektionstechnik

Punktionsstelle: unterhalb des medialen Kopfes des M. gastrocnemius und dorsal der Margo medialis der Tibia (Die Nadel durchsticht den M. soleus und den M. flexor digitorum longus.)

Stichtiefe: 2–4 cm, je nach Muskeldurchmesser

Stichrichtung: Man tastet den Knochen und sticht in schrägem Winkel ein.

Lagerung: Bauchlage, Bein leicht innenrotiert

Klinische Hinweise

Der Muskel ist wegen der tiefen Lage relativ schwierig zu punktieren. Der Muskel liegt dem Knochen an. Er kann in seltenen Fällen fehlen.

Die Funktion des M. tibialis posterior wird vom M. gastrocnemius, vom M. flexor digitorum longus und vom M. flexor hallucis longus unterstützt, beim Pes equinovarus u. U. auch vom M. tibialis anterior.

Durch Ultraschall oder EMG (ggf. mit Stimulation) kann die Injektion optimiert werden.

Musculus tibialis anterior

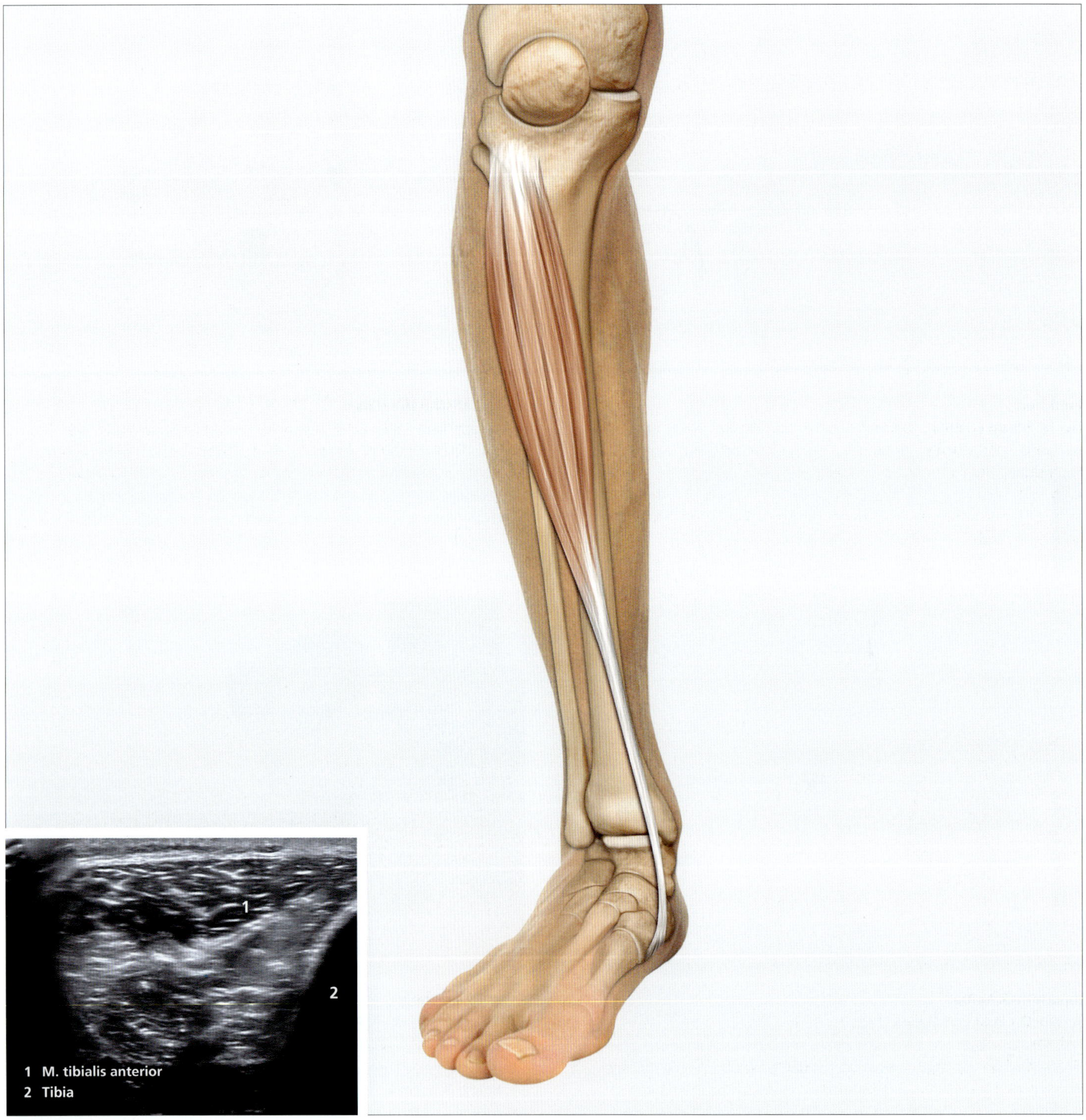

Innervation

Nervus peroneus profundus, L4–L5

Ursprung

Condylus lateralis tibiae

proximale, laterale Hälfte der Tibia

Membrana interossea cruris

tiefe Fascia cruris, Septum intermusculare laterale

Ansatz

mediale und plantare Fläche des Os cuneiforme mediale

Basis des Os metatarsi I

Dosierung/Nadel

Xeomin®:	20–80 MU (selten auch höher)
Botox®:	20–80 MU (selten auch höher)
Dysport®:	80–300 MU (selten auch höher)
Injektionsstellen	1–3
Nadel:	20–40 mm/27 Gauge

⚠ Bitte die Hinweise zu den zugelassenen Präparaten, zur Off-Label-Therapie (S. 4 ff.) und die einschlägigen Fachinformationen (S. 276 ff.) berücksichtigen.

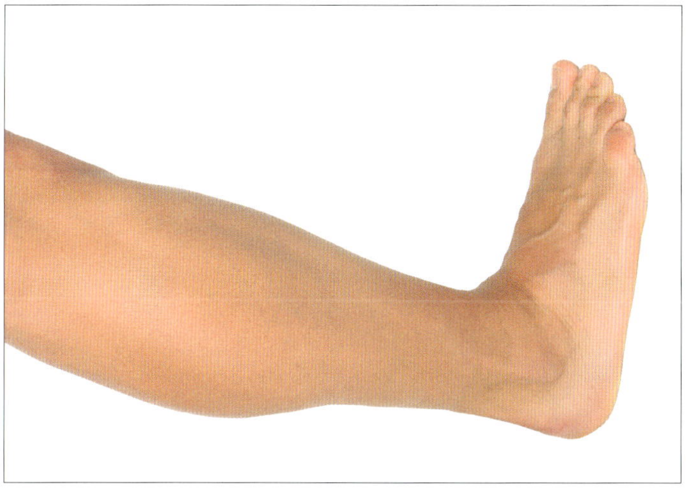

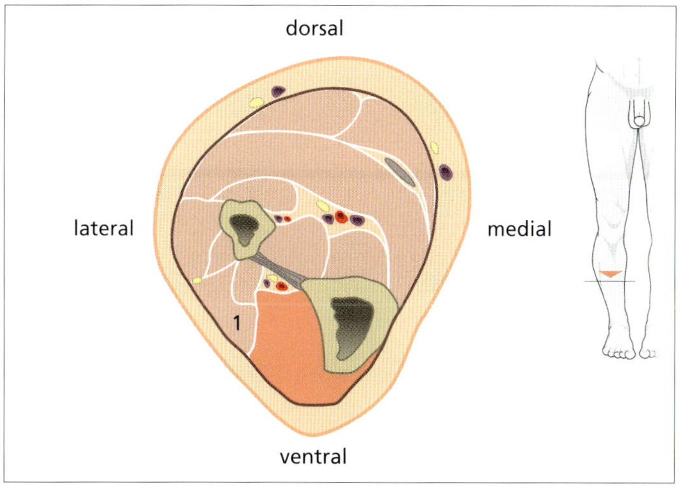

Funktion
Der M. tibialis anterior führt eine Extension in den Sprunggelenken herbei und kann den medialen Fußrand anheben (Pronation). Insbesondere, wenn beim Laufen der Fuß vom Boden angehoben und später die Ferse wieder aufgesetzt wird, ist der Muskel aktiv. Beim Stehen balanciert der M. tibialis anterior gemeinsam mit dem antagonistischen M. soleus den Unterschenkel auf der Talusrolle.

Topografische Hinweise
Bei zu weit lateralem Einstich punktiert man den M. extensor digitorum longus (1). Bei zu großem Injektionsvolumen und Blutung kann es zu lokalen Schmerzen und theoretisch auch zu einem Kompartmentsyndrom kommen.

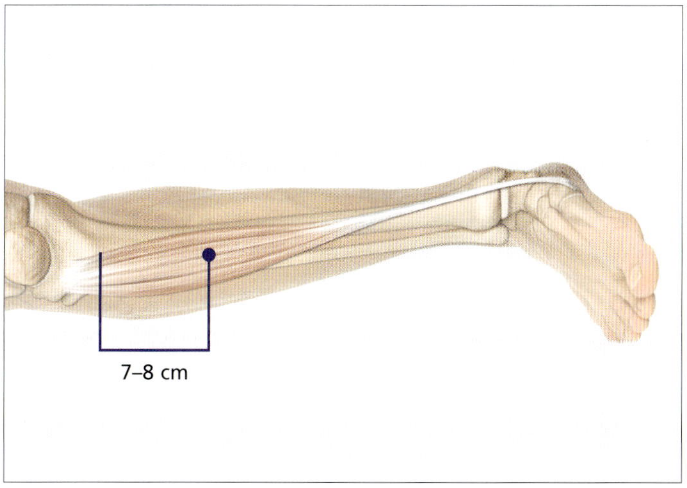

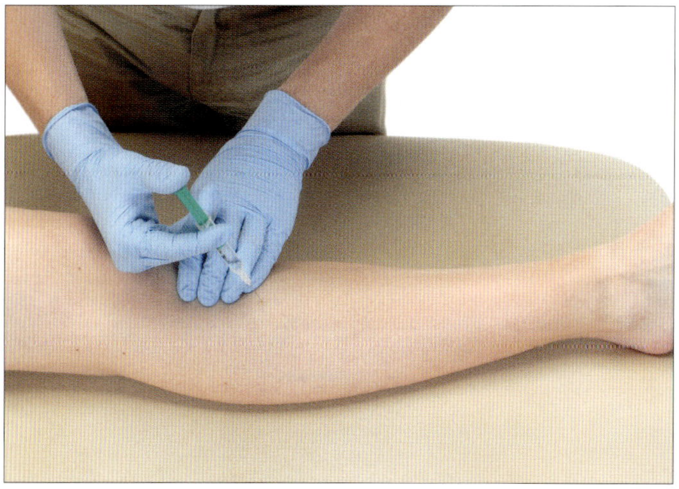

Injektionsschema
Anzahl der Punktionsstellen: 1–3, meistens erfolgt die Injektion an 1–2 Stellen.
Der Muskel kann gut gesehen und getastet werden, sodass auch einfach in den Muskelbauch injiziert werden kann.

Injektionstechnik
Punktionsstelle: 7–8 cm unterhalb der Tuberositas tibiae und eine Fingerbreite lateral des Tibiaschafts
Stichtiefe: 15–30 mm, je nach Muskeldurchmesser
Lagerung: Rückenlage

Klinische Hinweise
Bei verkürzter Wadenmuskulatur besteht eventuell eine Kontraktionshemmung des M. tibialis anterior. Deshalb sollte der Krafttest bei im Kniegelenk flektiertem Bein vorgenommen werden.
Damit der M. extensor digitorum longus und der M. extensor hallucis longus nicht mitarbeiten, müssen die Zehen locker gelassen werden.
Die Injektion des M. tibialis anterior ist nur selten notwendig, sollte jedoch nicht ganz außer Acht gelassen werden.
Beim Pes equinovarus wird er häufig mitbehandelt.
Bei ausgeprägter Supination kann der M. tibialis anterior auch zum „Supinator" werden (Sehne tritt deutlich hervor). Dann empfiehlt es sich, auch den M. tibialis anterior mitzubehandeln.

Musculus peroneus longus

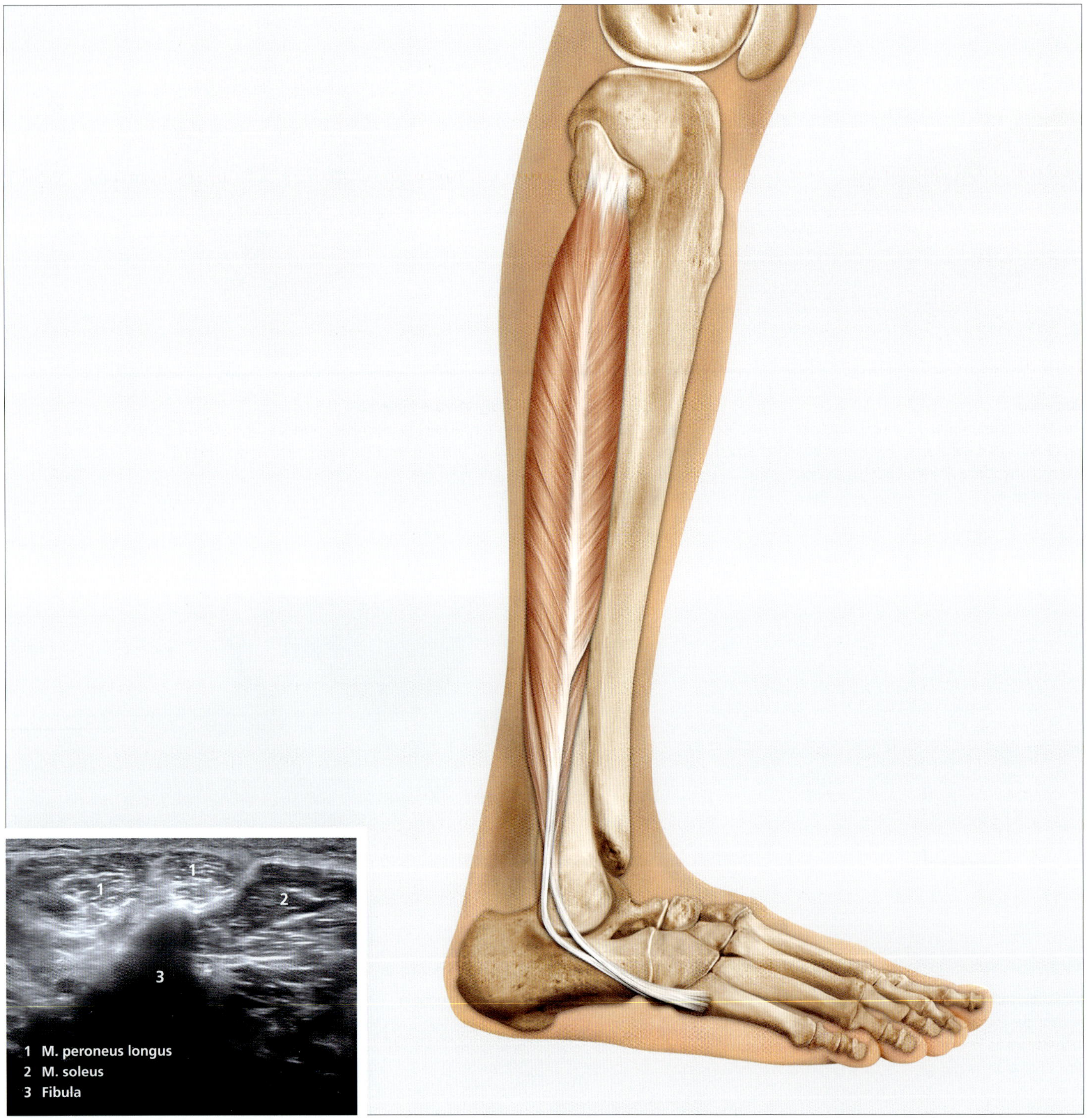

Innervation

Nervus peroneus superficialis, L5–S1

Ursprung

Condylus lateralis tibiae
proximale zwei Drittel der Fibula
Septum intermusculare cruris

Ansatz

Basis des Os metatarsi I
Os cuneiforme mediale

Dosierung/Nadel

Xeomin®:	5–40 MU (selten auch höher)
Botox®:	5–40 MU (selten auch höher)
Dysport®:	20–140 MU (selten auch höher)
Injektionsstellen:	1–2
Nadel:	20–40 mm/27 Gauge

⚠ Bitte die Hinweise zu den zugelassenen Präparaten, zur Off-Label-Therapie (S. 4 ff.) und die einschlägigen Fachinformationen (S. 276 ff.) berücksichtigen.

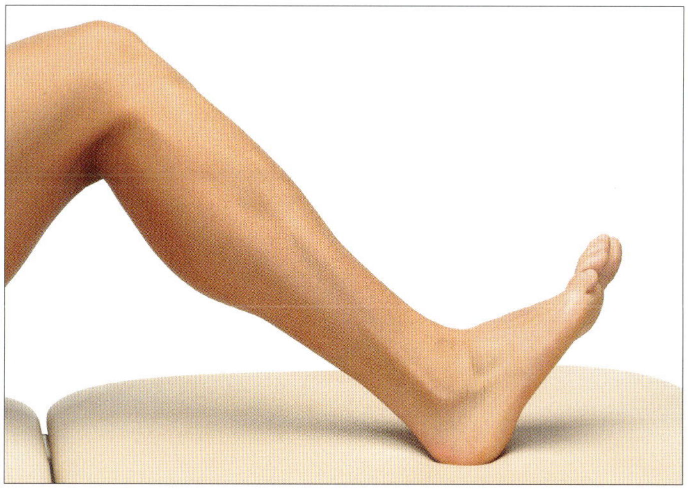

Funktion
Der M. peroneus longus proniert und flektiert den Fuß. Dabei stützt seine Sehne das Fußgewölbe, gemeinsam mit dem M. tibialis posterior. Außerdem ist er für die Ausrichtung des Fußes beim Aufsetzen auf den Boden wichtig.

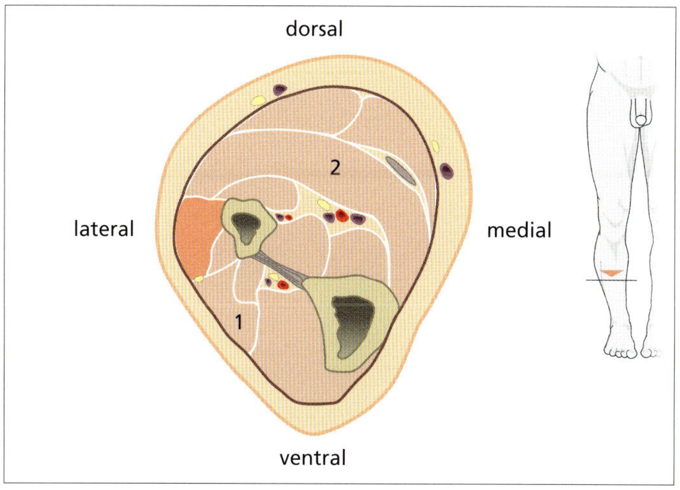

Topografische Hinweise
Sticht man zu weit ventral ein, erreicht man den M. extensor digitorum longus (1). Bei einem Einstich zu weit dorsal kann man den M. soleus (2) punktieren.

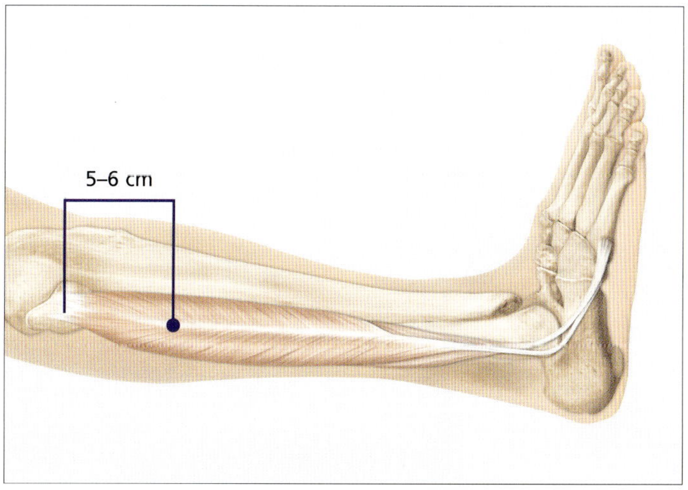

Injektionsschema
Anzahl der Punktionsstellen: 1–2
Man kann das Fibularköpfchen als Orientierung benutzen.

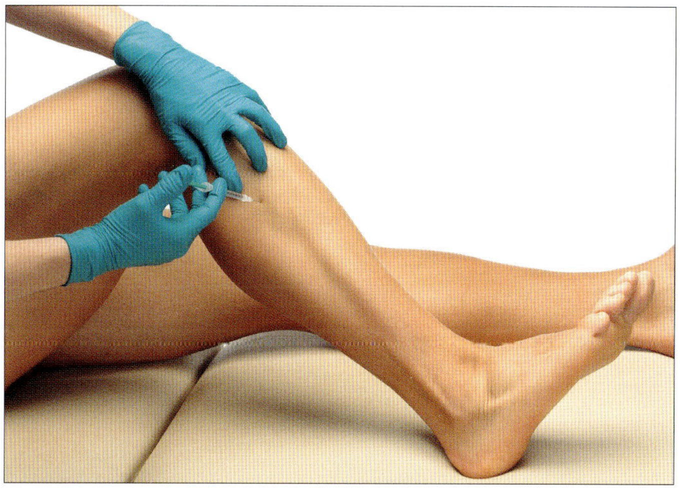

Injektionstechnik
Punktionsstelle: 5–6 cm unterhalb des tastbaren Fibulakopfes, senkrecht in Richtung laterale Fibulaseite
Stichtiefe: 15–30 mm, je nach Muskeldurchmesser
Lagerung: Rückenlage; Knie leicht flektiert, ggf. unterlagert

Klinische Hinweise
Der M. peroneus longus ist auch unter dem Synonym M. fibularis longus zu finden.
Der Muskel hat eine lange Sehne, die gemeinsam mit der Sehne des M. peronaeus brevis unter dem Retinaculum mm. peroneorum superius und distal im Retinaculum mm. peroneorum inferius verläuft.

Musculi extensores digitorum brevis und hallucis brevis

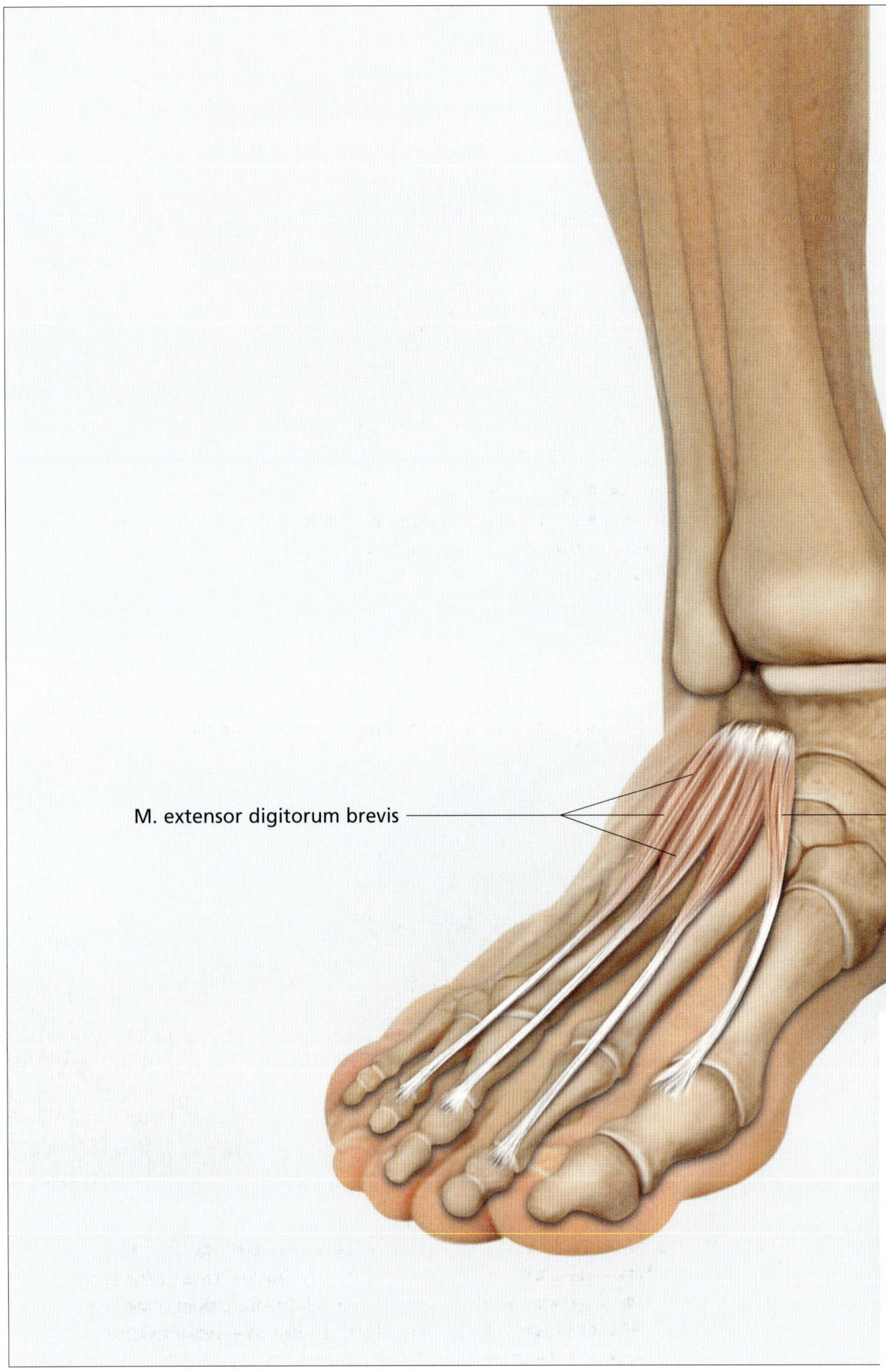

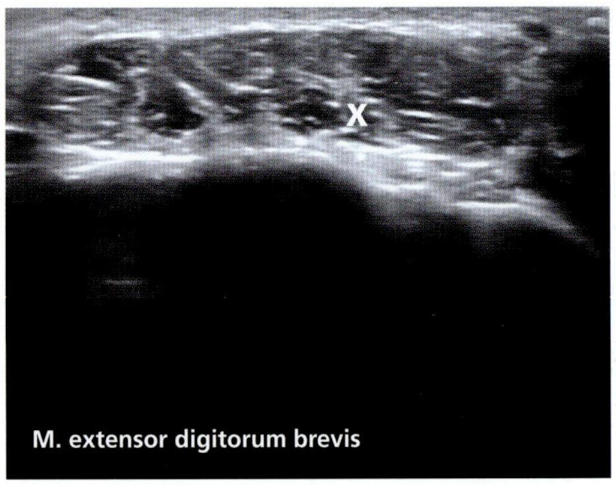

Innervation

M. extensor digitorum brevis:	Nervus peroneus profundus, L5–S1
M. extensor hallucis brevis:	Nervus fibularis profundus, L5–S1

Ursprung

M. extensor digitorum brevis:	obere, laterale Fläche des Calcaneus
M. extensor hallucis brevis:	dorsolaterale Fläche des Calcaneus, Sinus tarsi

Ansatz

M. extensor digitorum brevis:	Dorsalaponeurose der Zehen II–IV
M. extensor hallucis brevis:	Phalanx proximalis der Großzehe

Dosierung/Nadel

Xeomin®:	5–30 MU
Botox®:	5–30 MU
Dysport®:	20–100 MU
Injektionsstellen:	1–3
Nadel:	20 mm/27–30 Gauge

⚠ Bitte die Hinweise zu den zugelassenen Präparaten, zur Off-Label-Therapie (S. 4 ff.) und die einschlägigen Fachinformationen (S. 276 ff.) berücksichtigen.

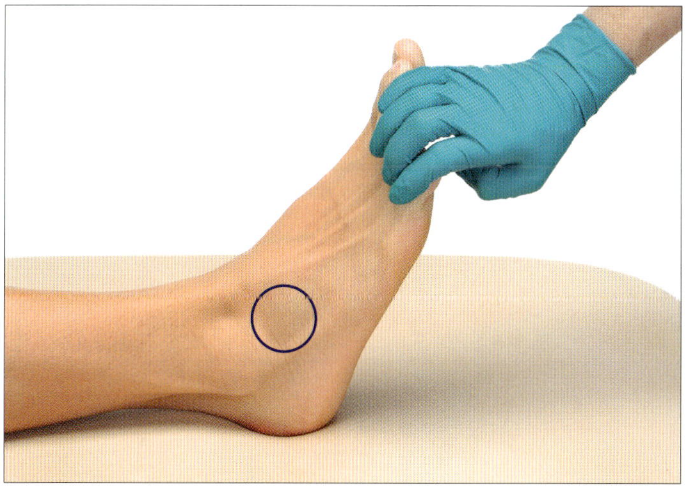

Funktion

Der M. extensor digitorum brevis streckt die 2. bis 4. Zehe und unterstützt damit den M. extensor digitorum longus.

Der M. extensor hallucis brevis streckt den großen Zeh, wie auch der M. extensor hallucis longus.

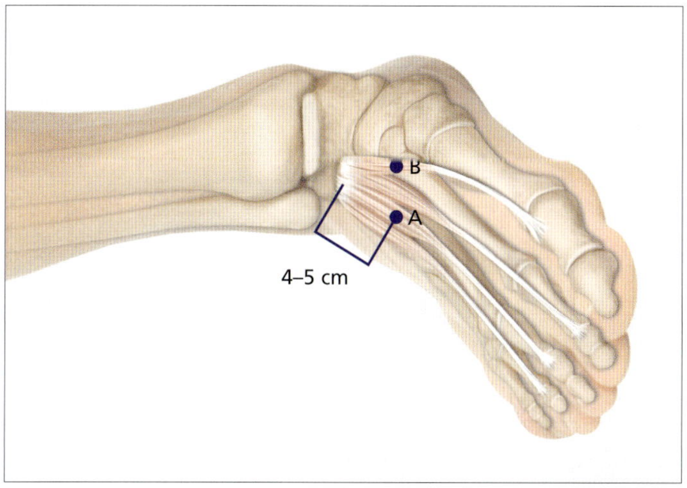

Injektionsschema

Anzahl der Punktionsstellen: 1–3

A: M. extensor digitorum brevis: Der Muskelbauch ist relativ kurz, sodass häufig nur an einer Stelle punktiert wird.

B: M. extensor hallucis brevis: eine Stelle

Topografische Hinweise

Bei der Injektion kann man die verschiedenen Anteile des Muskels nicht sicher voneinander abgrenzen.

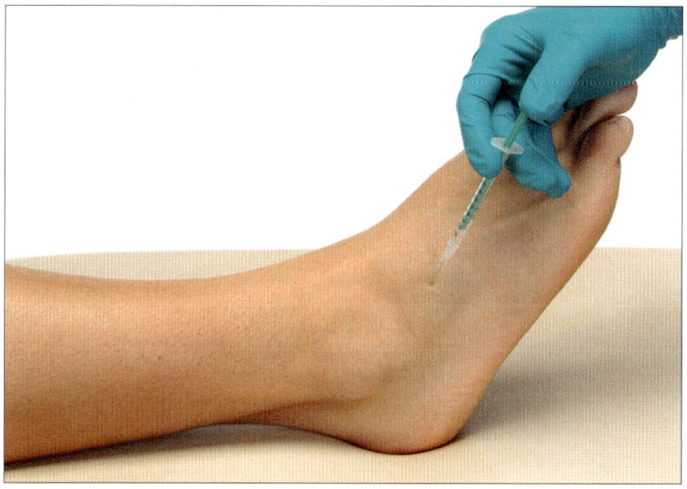

Injektionstechnik

Punktionsstelle:

A: im proximalen Drittel des lateralen Fußrückens, zwei bis drei Fingerbreiten bzw. 4–5 cm distal des Malleolus lateralis, direkt in den abgrenzbaren Muskelbauch

B: medial von A

Stichtiefe: 5–10 mm, je nach Muskeldurchmesser

Lagerung: Rückenlage

Klinische Hinweise

Der M. extensor digitorum brevis wird häufig injiziert bei Verdacht auf Antikörper (EDB-Test). Dabei sticht man in den Hauptmuskelbauch, der häufig wie ein einzelner Muskelbauch imponiert. Dies ist problematisch, da man ggf. das Muskelaktionspotenzial aller Muskelanteile beider Muskeln misst, bei der Injektion aber nur Anteile davon injiziert.

Musculus extensor hallucis longus

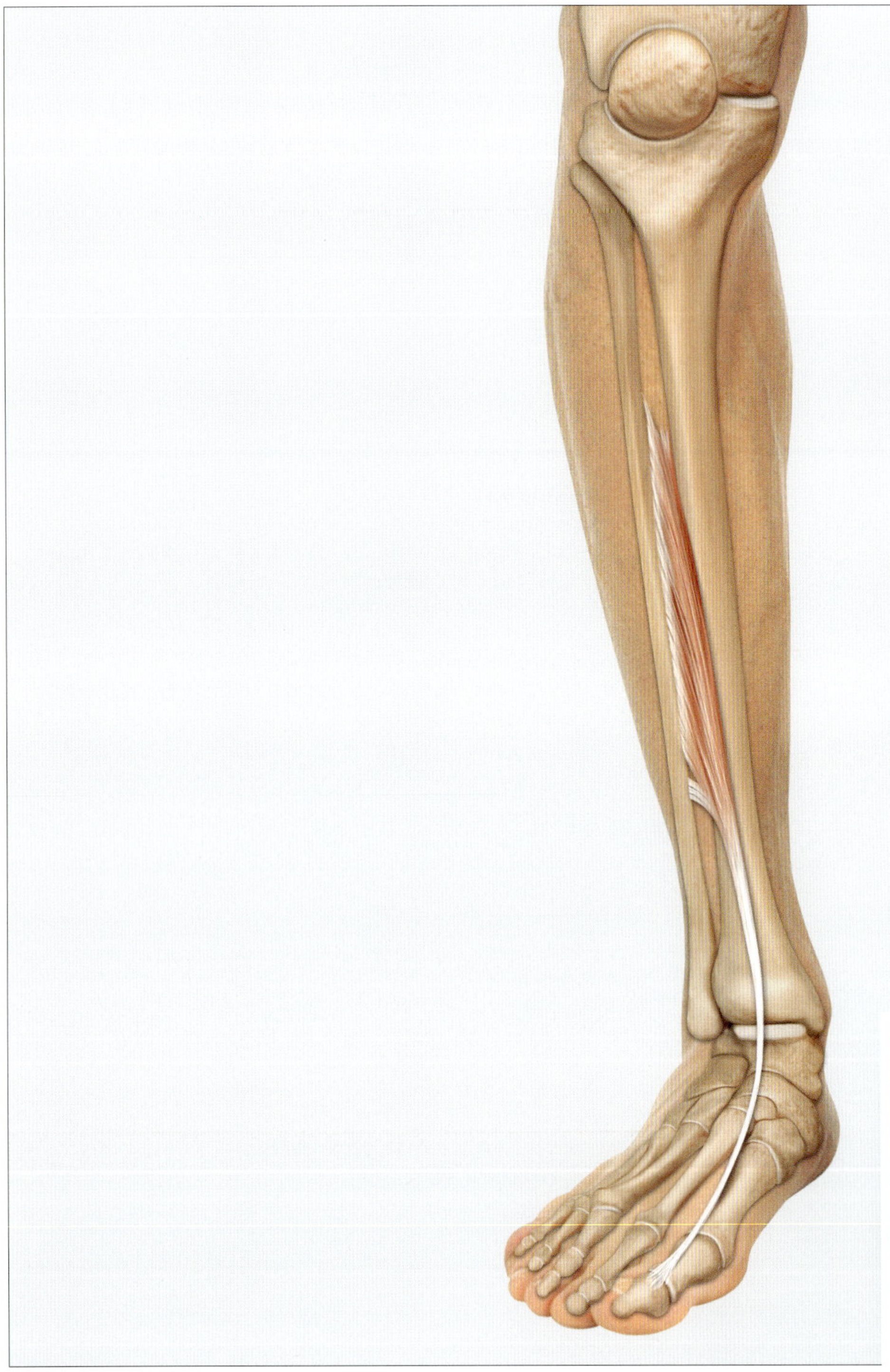

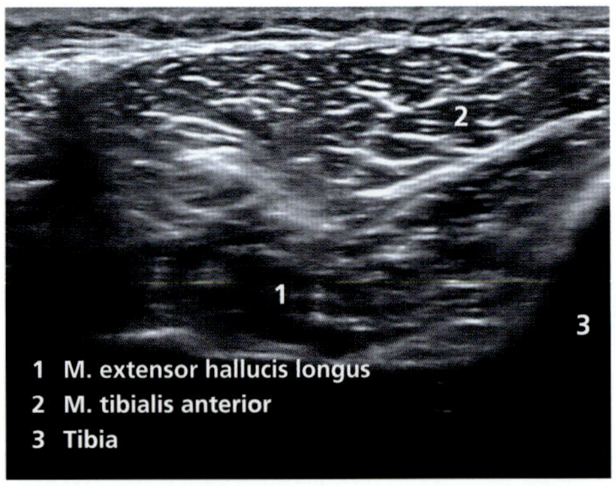

Innervation
Nervus peroneus profundus, L5–S1

Ursprung
mittleres Drittel der Ventralfläche der Fibula, Membrana interossea cruris

Ansatz
Dorsalfläche der Phalanx distalis der Großzehe

Dosierung/Nadel

Xeomin®:	20–40 MU (selten auch höher)
Botox®:	20–40 MU (selten auch höher)
Dysport®:	80–140 MU (selten auch höher)
Injektionsstellen:	1–2
Nadel:	40 mm/27 Gauge

⚠ Bitte die Hinweise zu den zugelassenen Präparaten, zur Off-Label-Therapie (S. 4 ff.) und die einschlägigen Fachinformationen (S. 276 ff.) berücksichtigen.

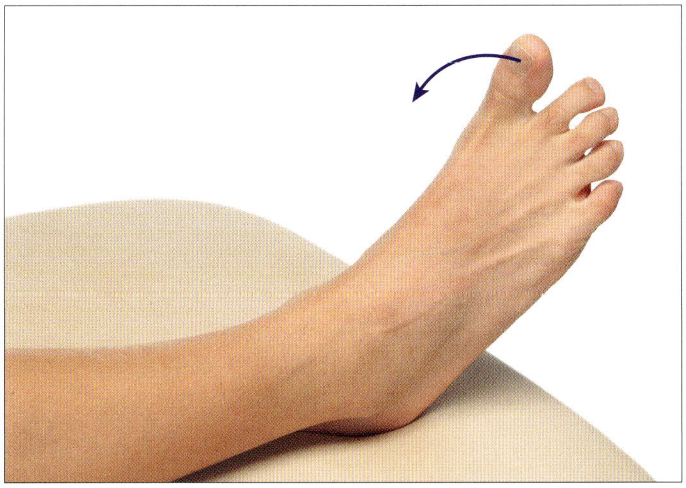

Funktion
Der M. extensor hallucis longus ist der einzige kraftvolle Extensor der Großzehe, außerdem wirkt er natürlich auch auf die Sprunggelenke als Strecker.

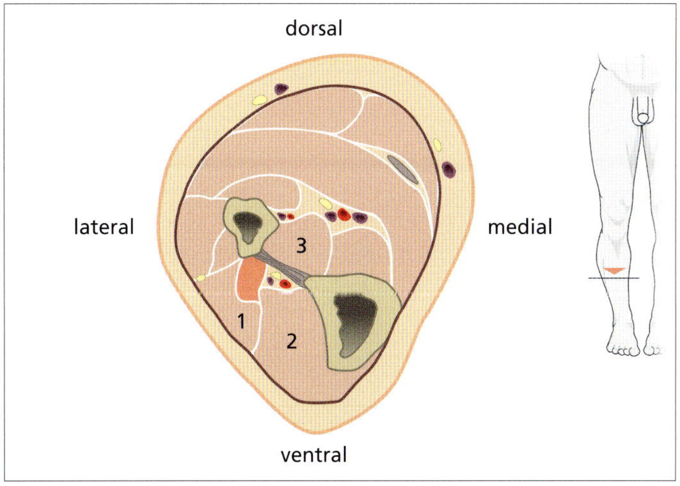

Topografische Hinweise
Sticht man zu weit lateral ein, erwischt man den M. peroneus tertius oder den M. extensor digitorum longus (1). Sticht man zu weit ventral ein, injiziert man in den M. tibialis anterior (2). Bei einem zu tiefen Einstich kann man theoretisch durch die Membrana interossea bis in den M. tibialis posterior (3) stechen.

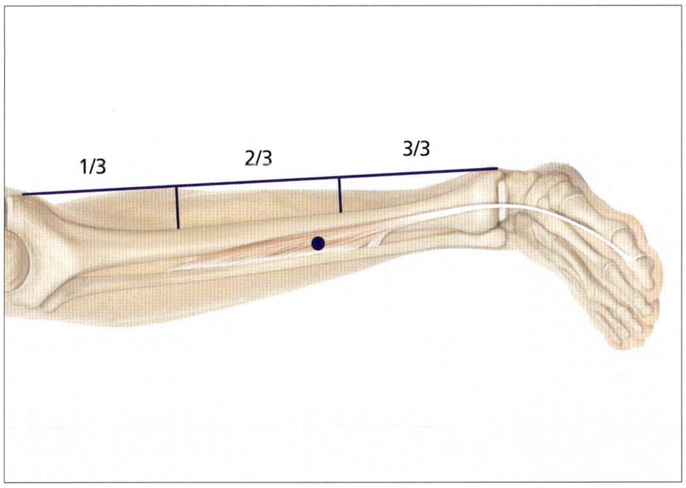

Injektionsschema
Anzahl der Punktionsstellen: 1–2, meistens erfolgt die Injektion an einer Stelle.

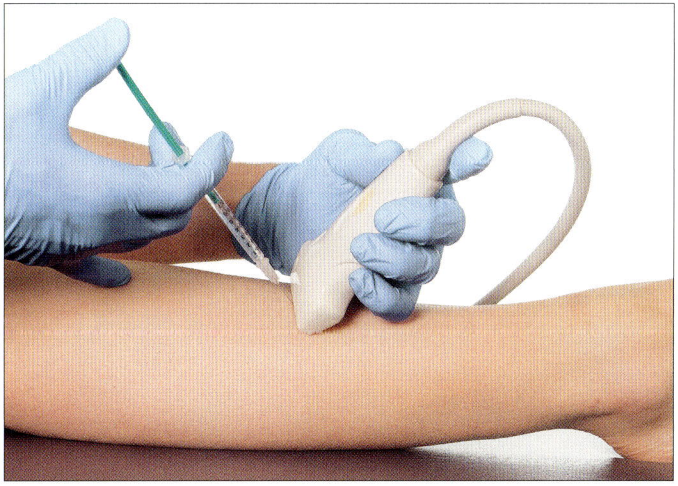

Injektionstechnik
Punktionsstelle: zwischen distalem und mittlerem Drittel des Unterschenkels, an der lateralen Tibiakante
Stichtiefe: 5–15 mm, je nach Muskeldurchmesser
Lagerung: Rückenlage
Anmerkung: Der Muskel lässt sich oft nur schlecht vom M. extensor digitorum longus abgrenzen, weshalb im Ultraschall die Anspannung des Muskels hilfreich ist.

Klinische Hinweise
Dieser Muskel wird injiziert, um die Dorsalextension des Großzehs (striatal toe) bei einer Spastik zu beseitigen. Die Sehne des Muskels zieht zwischen den Sehnen des M. tibialis anterior und des M. extensor digitorum longus unter den Retinacula mm. extensorum superius et inferius hindurch.

Der Puls der A. dorsalis pedis ist im Bereich des mittleren Fußrückens lateral der Sehne des M. musculus extensor hallucis longus zu tasten.
Der M. extensor hallucis longus unterstützt in seiner Funktion im Sprunggelenk den M. tibialis anterior.

Musculus extensor digitorum longus

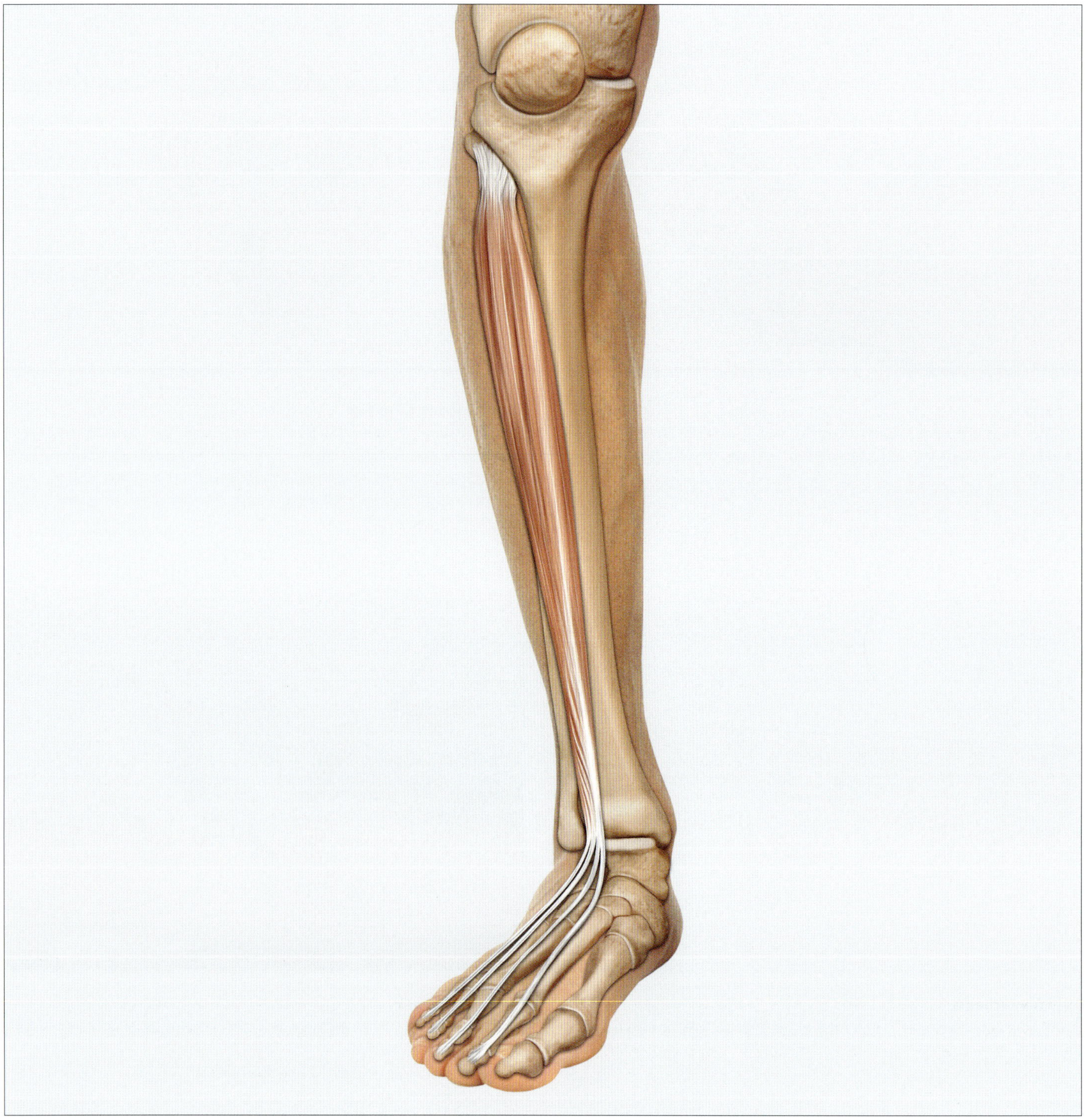

Innervation

Nervus peroneus profundus, L5–S1

Ursprung

Epicondylus lateralis tibiae

proximale drei Viertel der Ventralfläche der Fibula

Membrana interossea cruris

tiefe Fascia cruris, Septum intermusculare anterior

Ansatz

über vier Sehnen zu den Dorsalaponeurosen der Zehen II–V (Phalanx medialis und distalis)

Dosierung/Nadel

Xeomin®:	5–30 MU (selten auch höher)
Botox®:	5–30 MU (selten auch höher)
Dysport®:	20–100 MU (selten auch höher)
Injektionsstellen:	1–2
Nadel:	40 mm/27 Gauge

⚠ Bitte die Hinweise zu den zugelassenen Präparaten, zur Off-Label-Therapie (S. 4 ff.) und die einschlägigen Fachinformationen (S. 276 ff.) berücksichtigen.

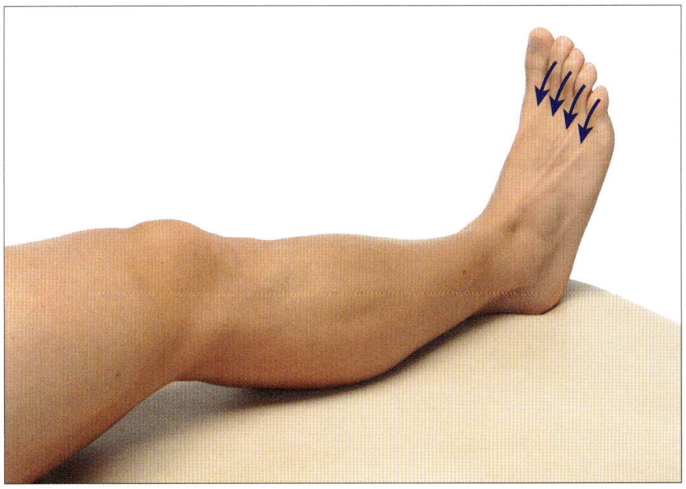

Funktion
Der M. extensor digitorum longus bewirkt eine Extension in den Zehengelenken, den Metatarsophalangealgelenken und in den Sprunggelenken.

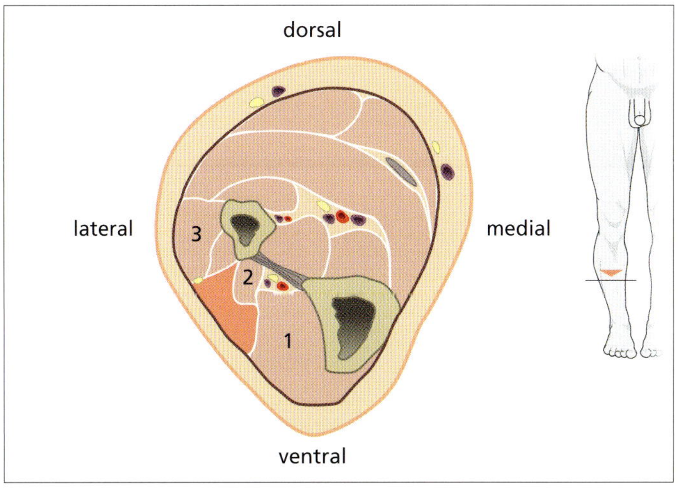

Topografische Hinweise
Dieser Muskel ist schwierig zu punktieren. Bei der Injektion muss der Muskel vom kräftigeren, ventral gelegenen M. tibialis anterior (1) abgegrenzt werden. Bei zu tiefem Einstich kann man den M. extensor hallucis longus (2), bei einem Einstich zu weit lateral den M. peroneus longus (3) treffen. Theoretisch kann bei der Injektion ein Kompartmentsyndrom verursacht werden.

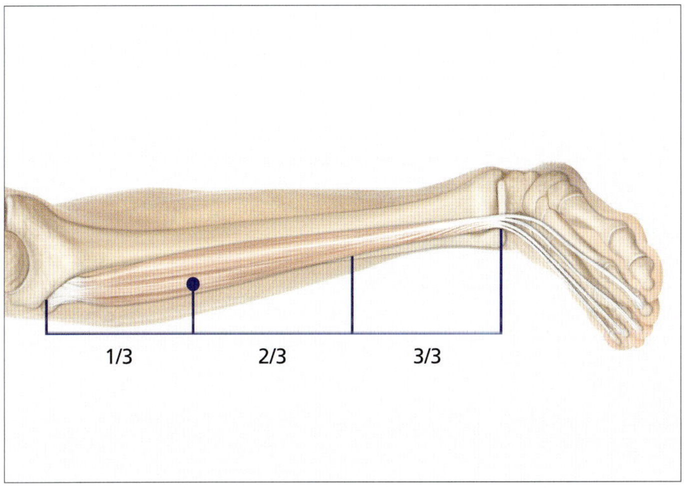

Injektionsschema
Anzahl der Punktionsstellen: 1–2, meistens erfolgt die Injektion an einer Stelle, bei einer zweiten Punktionsstelle eventuell in der Mitte der Strecke.

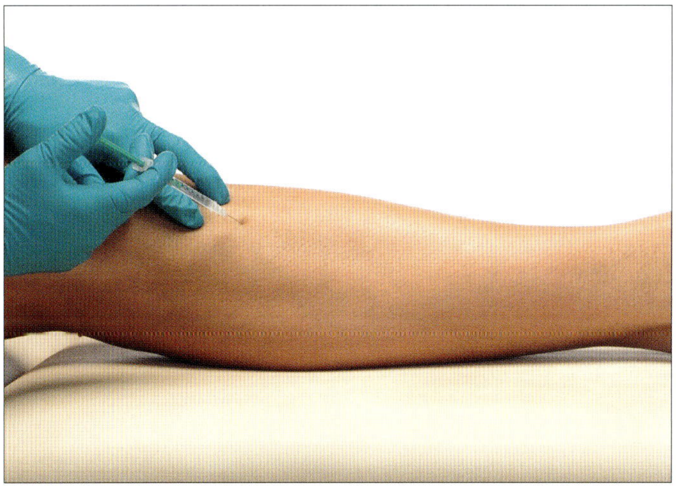

Injektionstechnik
Punktionsstelle: im mittleren Drittel des Unterschenkels, zwischen Tibia und Fibula
Stichtiefe: 5–10 mm, je nach Muskeldurchmesser
Lagerung: Rückenlage
Hinweis: Sticht man weiter kranial, muss man durch den M. tibialis anterior hindurchstechen.

Klinische Hinweise
Der M. extensor digitorum longus wird zusammen mit dem M. extensor digitorum brevis untersucht, beide strecken die Zehen in allen Gelenken.
Der M. extensor digitorum longus unterstützt in seiner Funktion in den Sprunggelenken den M. tibialis anterior.
Die Muskulatur liegt am Unterschenkel, die Sehnen ziehen unter den Retinacula mm. extensorum superius et inferius lateral des M. tibialis anterior zu den Dorsalaponeurosen der 2.–5. Zehe.

Musculus flexor hallucis brevis

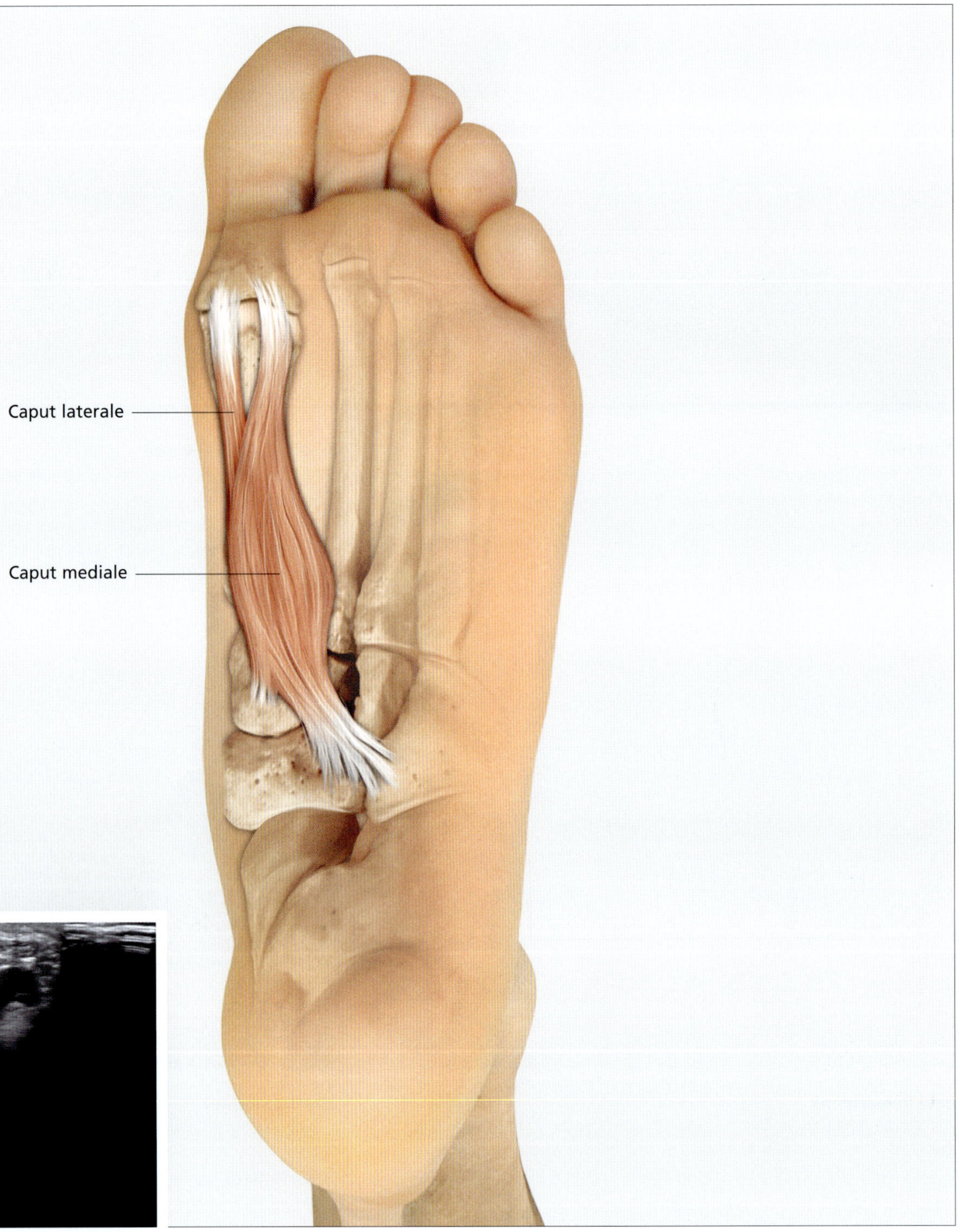

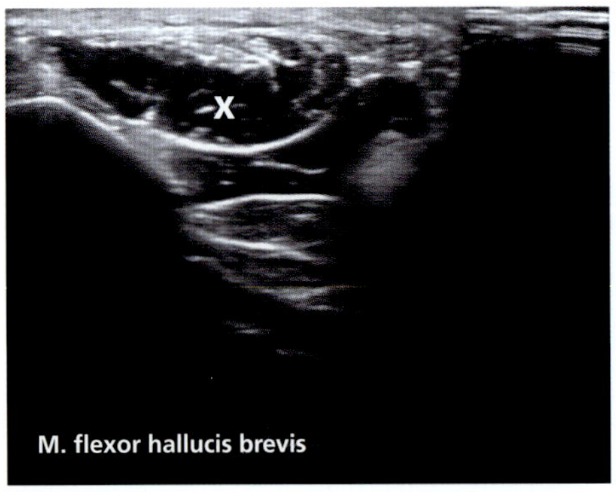

Innervation

Caput mediale: Nervus plantaris medialis, S1–S3
Caput laterale: Nervus plantaris lateralis, S1–S3

Ursprung

Caput mediale und Caput laterale: Plantarseite der Ossa cuneiformia, Ligamentum calcaneocuboideum plantare, Ligamentum plantare longum, Sehne des M. tibialis posterior

Ansatz

Caput mediale: Basis der Phalanx proximalis der Großzehe, mediales Sesambein
Caput laterale: Basis der Phalanx proximalis der Großzehe, laterales Sesambein

Dosierung/Nadel

Xeomin®:	5–30 MU (selten auch höher)
Botox®:	5–30 MU (selten auch höher)
Dysport®:	20–100 MU (selten auch höher)
Injektionsstellen:	1–2
Nadel:	20–40 mm/27–30 Gauge

Bitte die Hinweise zu den zugelassenen Präparaten, zur Off-Label-Therapie (S. 4 ff.) und die einschlägigen Fachinformationen (S. 276 ff.) berücksichtigen.

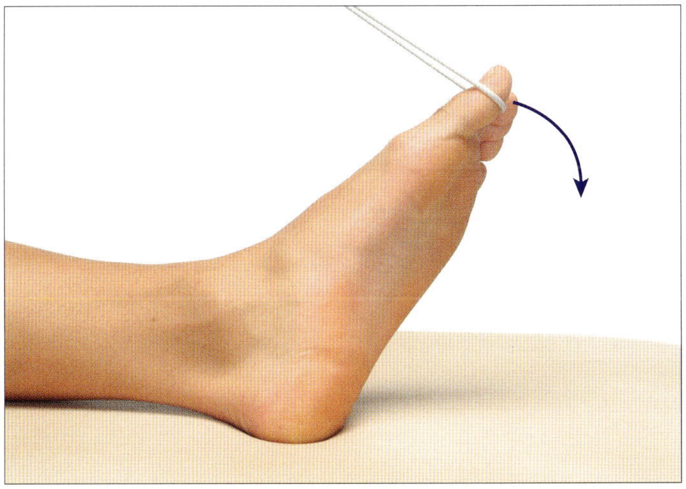

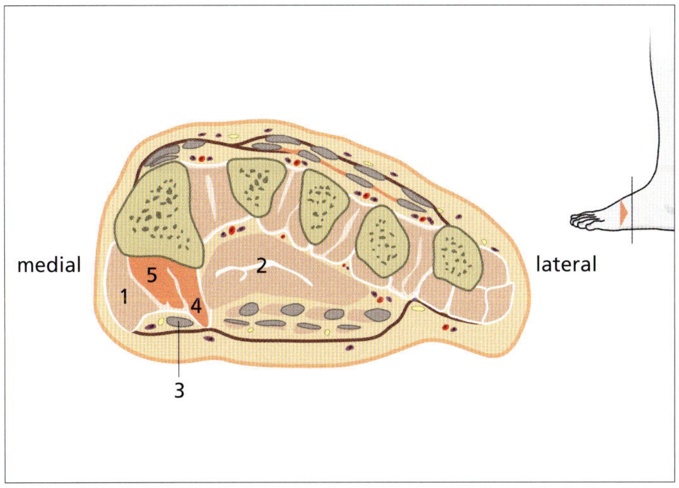

Funktion

Der M. flexor hallucis brevis beugt die Großzehe kraftvoll in der Endphase des Abhebens des Fußes vom Boden. Er trägt so zum Vorschub bei und hilft, den Fuß in dieser Phase nicht nach medial zu verkanten. Er verspannt außerdem das Fußgewölbe.

Topografische Hinweise

Der Muskel ist schlecht von den benachbarten Muskeln abzugrenzen. Injiziert man zu weit medial, punktiert man den M. abductor hallucis (1); zu weit lateral den M. addcutor hallucis (2) oder die Mm. lumbricales. Die Sehne des M. flexor hallucis longus (3) verläuft über den beiden Muskelbäuchen; der mediale Kopf (4) befindet sich medial der Sehne, der laterale Kopf (5) lateral davon.

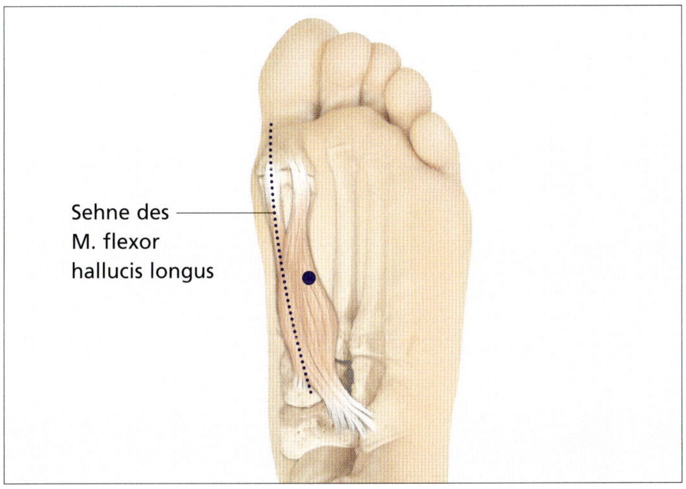

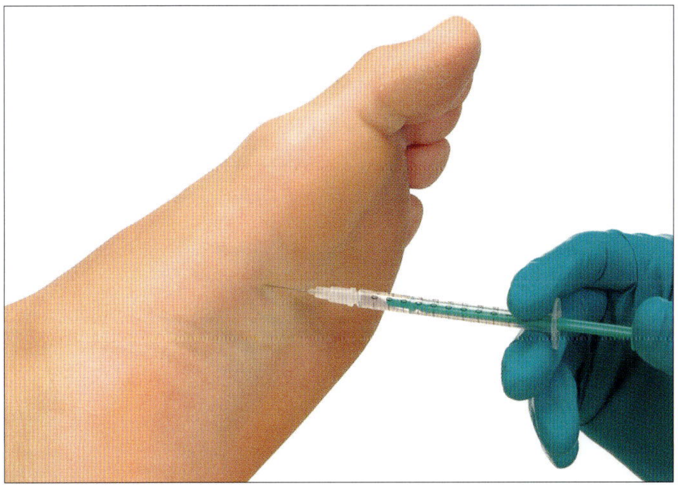

Injektionsschema

Anzahl der Punktionsstellen: 1–2, meistens erfolgt die Injektion an einer Stelle in das Caput mediale.

Injektionstechnik

Punktionsstelle: lateral des Os metatarsi I; Orientierung: Sehne des M. flexor hallucis longus, die über den beiden Muskelbäuchen verläuft; der mediale Kopf befindet sich medial der Sehne, der laterale Kopf lateral davon.
Stichtiefe: 5–10 mm, je nach Muskeldurchmesser
Lagerung: Rückenlage
Hinweis: Die Injektion wird als sehr schmerzhaft empfunden.

Klinische Hinweise

Die Funktion des M. flexor hallucis brevis ist nicht von der des M. flexor hallucis longus zu differenzieren. Der mediale Kopf ist mit dem M. abductor hallucis, der laterale Kopf mit dem M. adductor hallucis verwachsen.

Musculus flexor hallucis longus

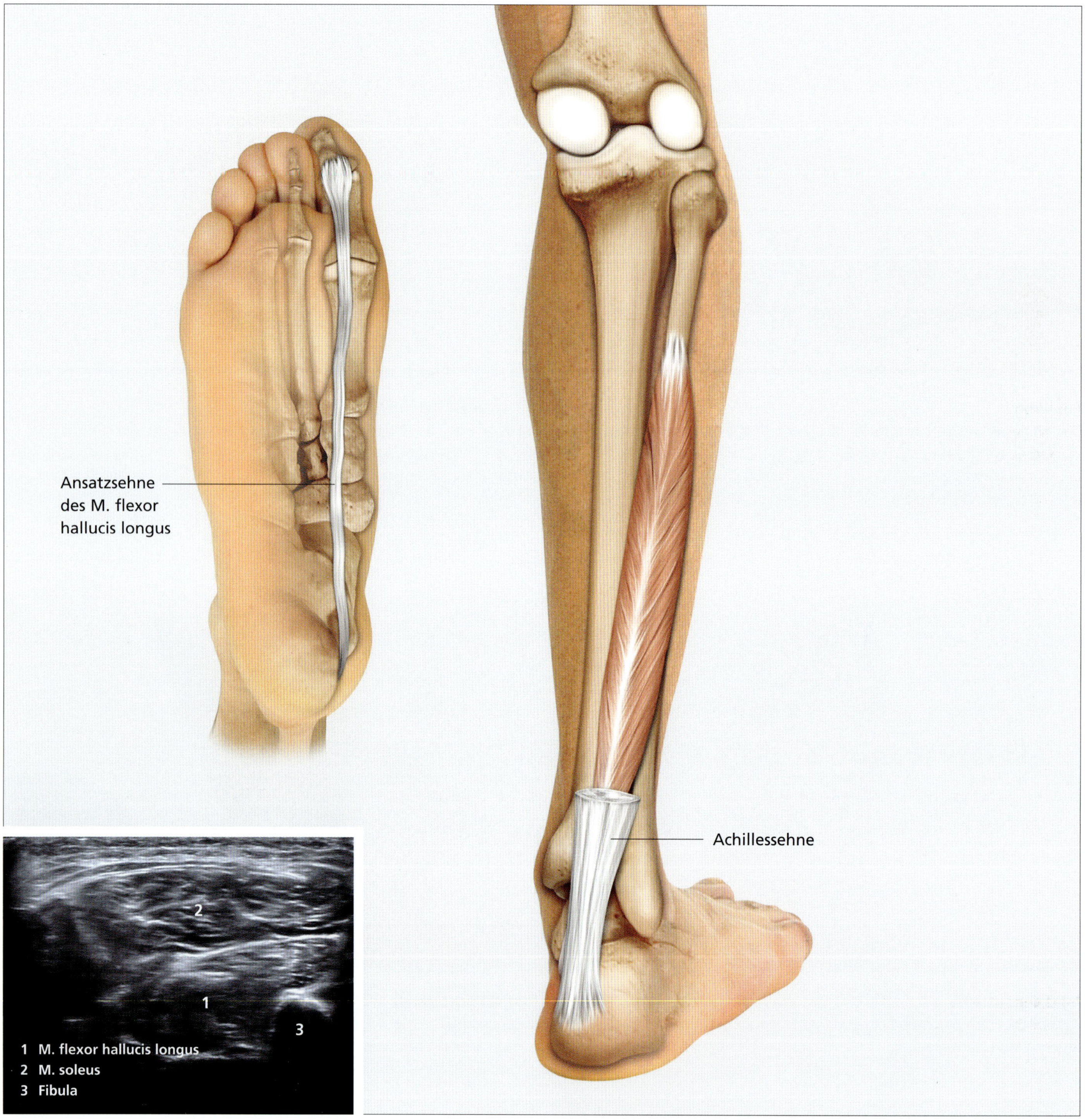

Innervation
Nervus tibialis, L5–S2

Ursprung
distale zwei Drittel der Dorsalfläche der Fibula, Membrana interossea cruris

Ansatz
Phalanx distalis der Großzehe

Dosierung/Nadel

Xeomin®:	10–40 MU (selten auch höher)
Botox®:	10–40 MU (selten auch höher)
Dysport®:	40–140 MU (selten auch höher)
Injektionsstellen:	1–2
Nadel:	40 mm/27 Gauge

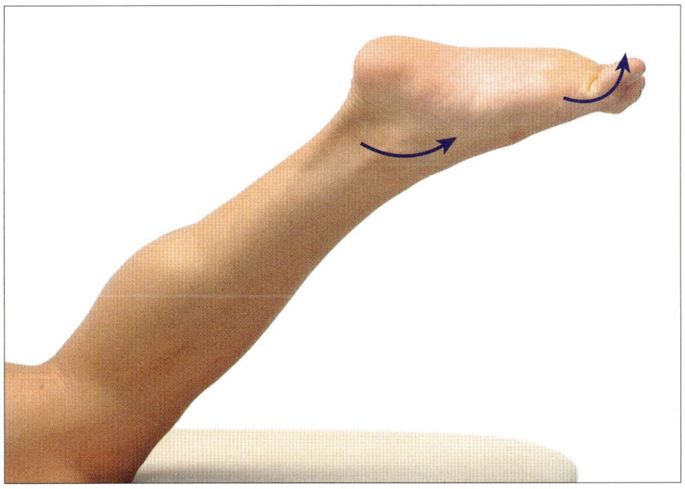

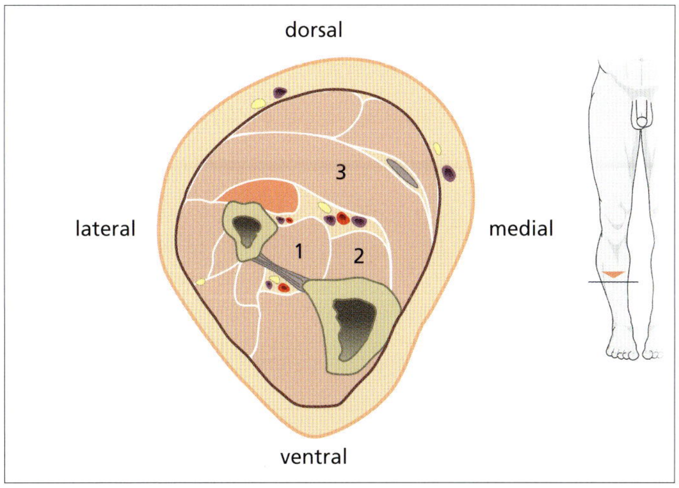

Funktion

Der M. flexor hallucis longus beugt den großen Zeh und die Sprunggelenke. Außerdem besitzt er eine supinierende Wirkung im unteren Sprunggelenk.

Topografische Hinweise

Bei zu tiefem Einstich injiziert man in den M. tibialis posterior (1). Zu weit medial punktiert man den M. flexor digitorum longus (2). Oberflächlich kann man proximal den M. soleus (3) punktieren.

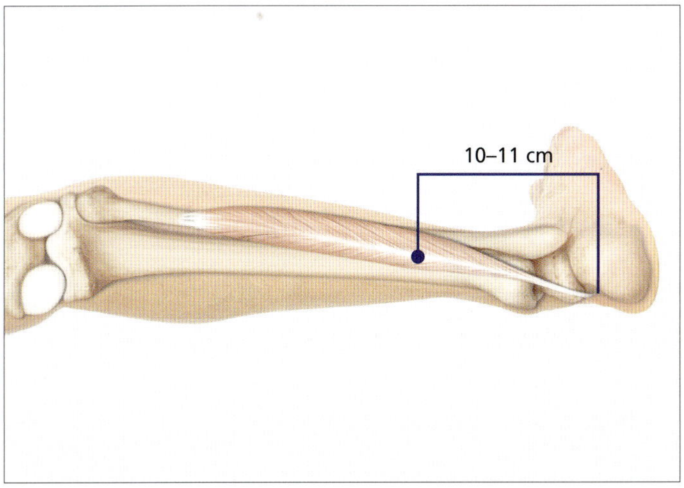

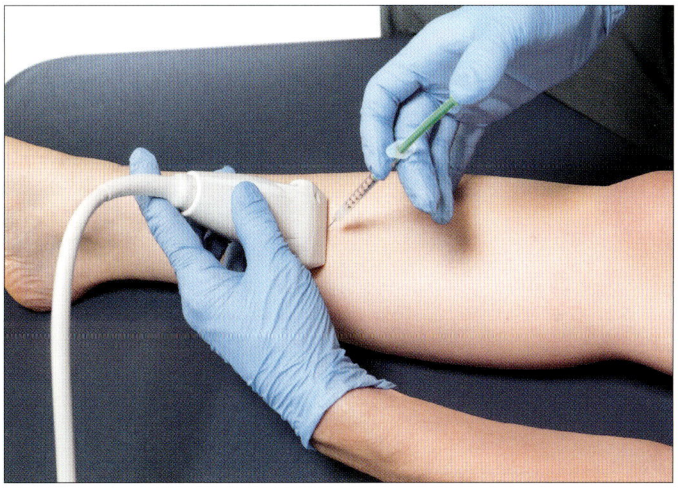

Injektionsschema

Anzahl der Punktionsstellen: 1–2, meistens erfolgt die Injektion an einer Stelle.

Injektionstechnik

Punktionsstelle: 10–11 cm proximal des Tuber calcanei, medial der Tibia
Stichtiefe: 15–30 mm, je nach Muskeldurchmesser
Lagerung: Rückenlage

Klinische Hinweise

Der M. flexor hallucis longus kann als einziger Muskel die Großzehe im Endgelenk flektieren.
Im Bereich des medialen Knöchels verlaufen die Sehnen von ventral nach dorsal gesehen in der Reihenfolge: M. tibialis posterior, M. flexor digitorum longus und M. flexor hallucis longus. Die Sehne kreuzt die Sehne des M. flexor digitorum longus.
In Einzelfällen bestehen auch Endsehnen zu der 2. und 3. Zehe.

Musculus flexor digitorum brevis

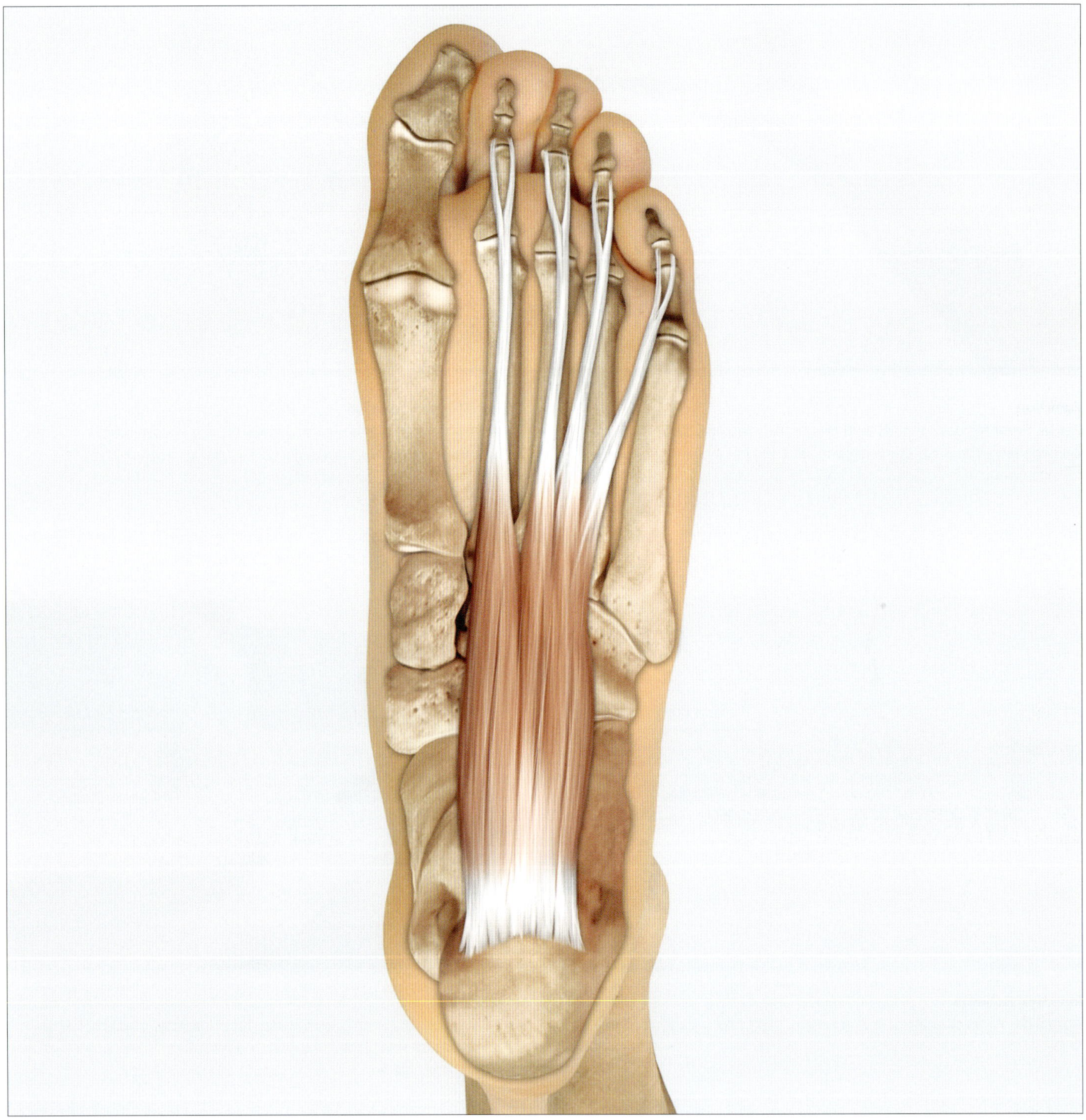

Innervation
Nervus plantaris medialis, S1–S2

Ursprung
Plantarseite des Tuber calcanei
Plantaraponeurose

Ansatz
Phalanx media der Zehen II–V

Dosierung/Nadel

Xeomin®:	10–60 MU
Botox®:	10–60 MU
Dysport®:	40–200 MU
Injektionsstellen:	1–3
Nadel:	20–40 mm/27–30 Gauge

⚠ Bitte die Hinweise zu den zugelassenen Präparaten, zur Off-Label-Therapie (S. 4 ff.) und die einschlägigen Fachinformationen (S. 276 ff.) berücksichtigen.

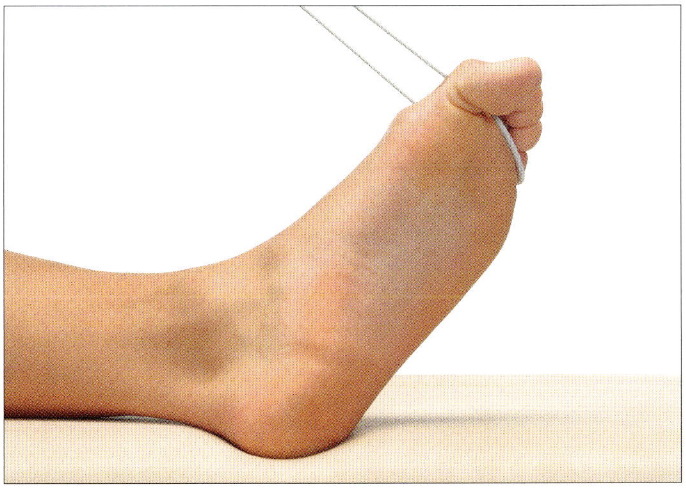

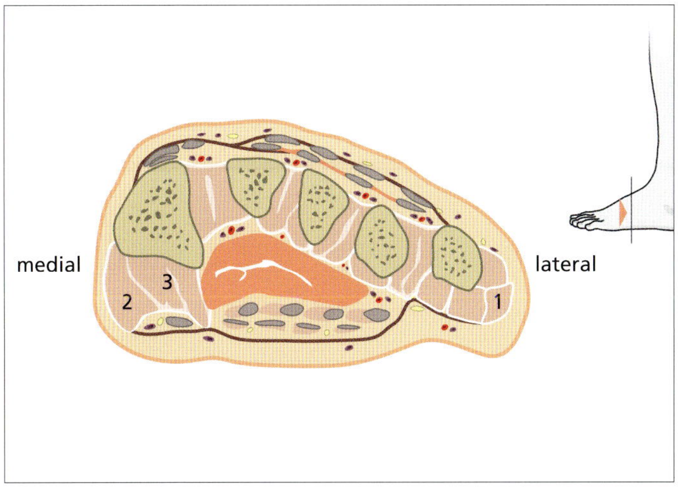

Funktion
Der M. flexor digitorum brevis ergänzt den M. flexor digitorum longus bei der Flexion der Zehen. Er kann als kurzer Beuger die Wirkung des M. extensor digitorum longus auf die Sprunggelenke fokussieren.

Topografische Hinweise
Injiziert man zu weit lateral, trifft man auf den M. abductor digiti minimi (1). Bei zu weit medialer Injektion erreicht man den M. abductor hallucis (2) oder den M. flexor hallucis brevis (3).

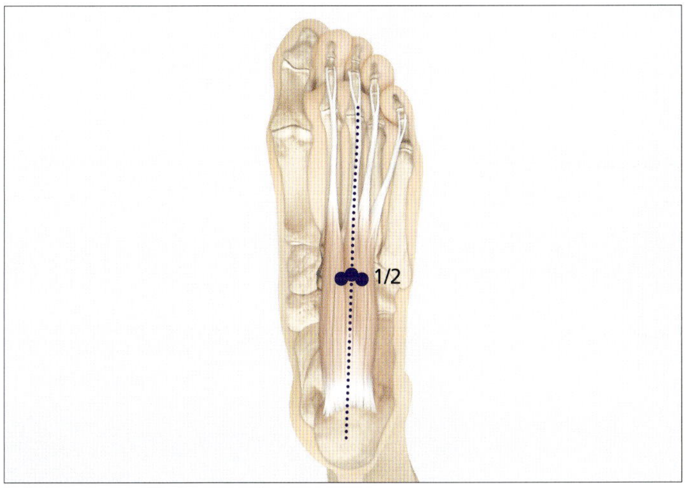

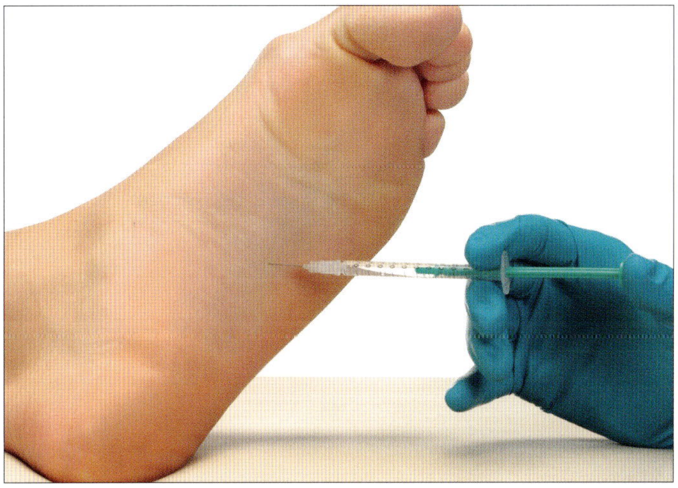

Injektionsschema
Anzahl der Punktionsstellen: 1–3

Injektionstechnik
Punktionsstellen: durch die Plantaraponeurose hindurch, in der Mitte des Fußgewölbes bzw. im Bereich des Mittelpunktes einer Linie zwischem dem Kopf des Os metatarsi III und dem Tuber calcanei
Stichtiefe: 5–15 mm, je nach Muskeldurchmesser
Lagerung: Rückenlage

Klinische Hinweise
Die Injektion wird als sehr schmerzhaft empfunden. Es empfiehlt sich, den Fuß zu fixieren. Bei einer zu dünnen Nadel (z. B. 30 Gauge) besteht die Gefahr, dass die feste Haut nicht durchstochen werden kann.

Musculus flexor digitorum longus

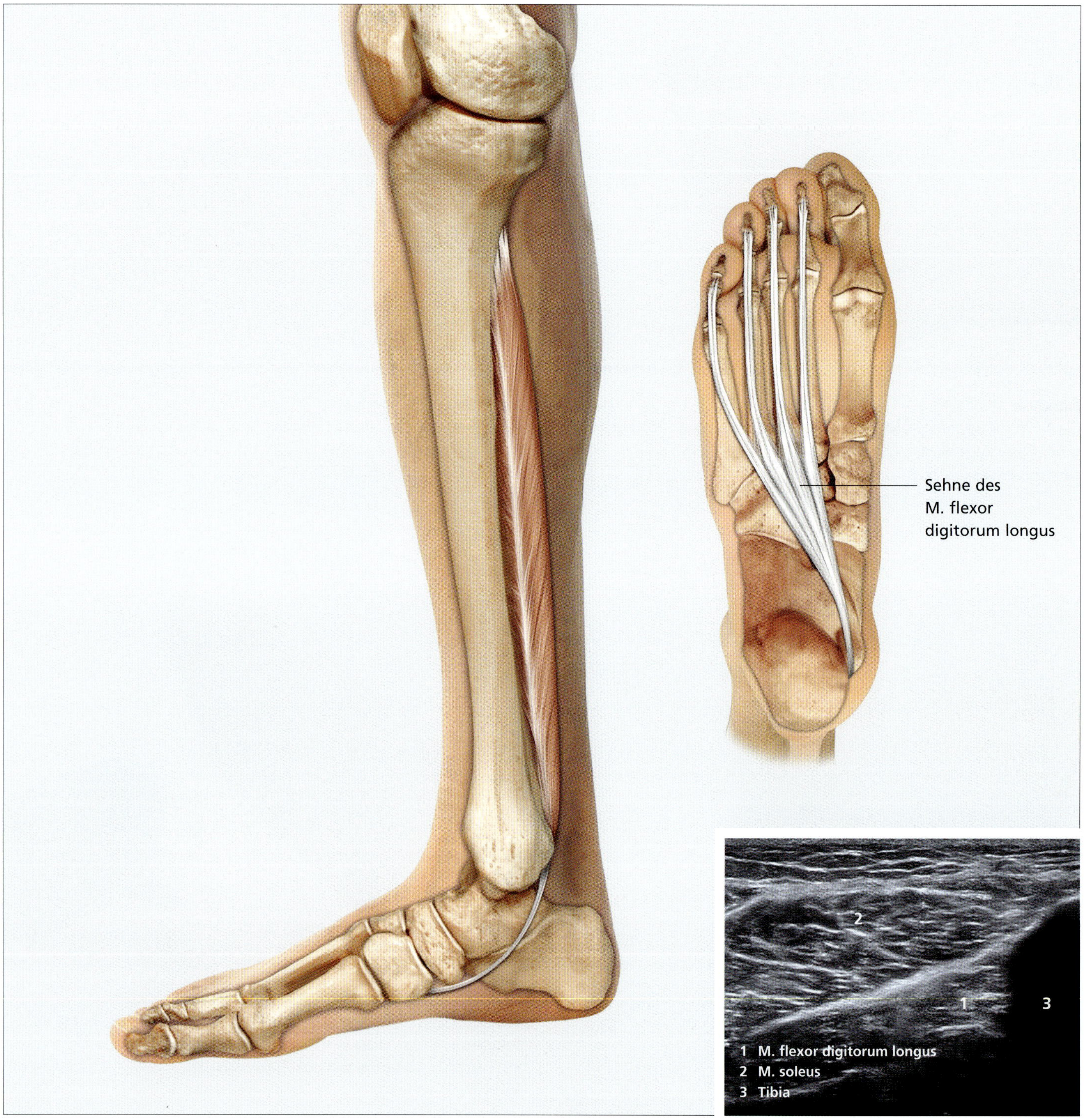

Innervation

Nervus tibialis, L5–S2

Ursprung

Dorsalfläche der Tibia

Ansatz

Phalanx distalis der Zehen II–V

Dosierung/Nadel

Xeomin®:	10–40 MU (selten auch höher)
Botox®:	10–40 MU (selten auch höher)
Dysport®:	40–140 MU (selten auch höher)
Injektionsstellen:	1–2
Nadel:	20–40 mm/27 Gauge

⚠ Bitte die Hinweise zu den zugelassenen Präparaten, zur Off-Label-Therapie (S. 4 ff.) und die einschlägigen Fachinformationen (S. 276 ff.) berücksichtigen.

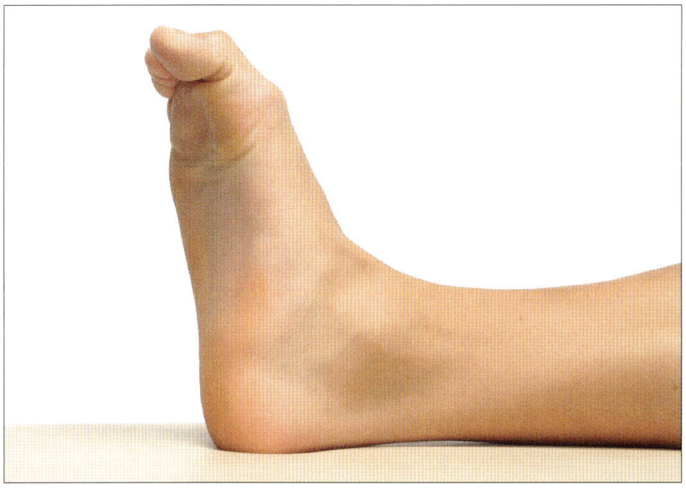

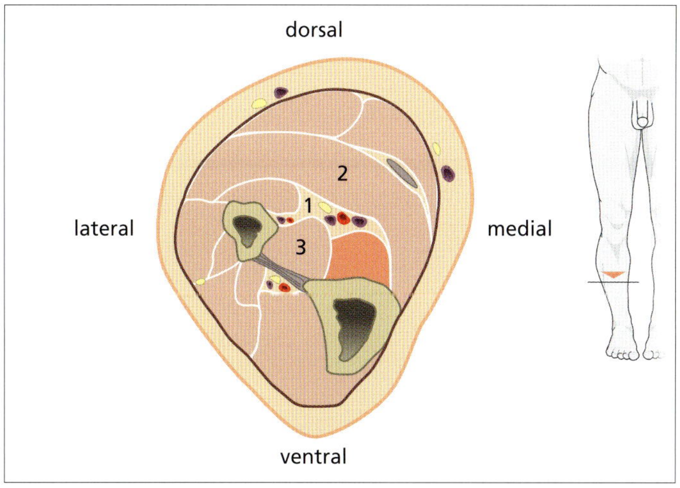

Funktion
Der M. flexor digitorum longus flektiert die Zehen und den Fuß. Damit ist er in der Phase des Abstoßens des Fußes vom Boden und für die Balance beim Stand wichtig.

Topografische Hinweise
Dorsal des Muskels verlaufen A., V. und N. tibialis (1).
Erfolgt die Punktion zu oberflächlich, erreicht man den M. soleus (2), zu tief den M. tibialis posterior (3).

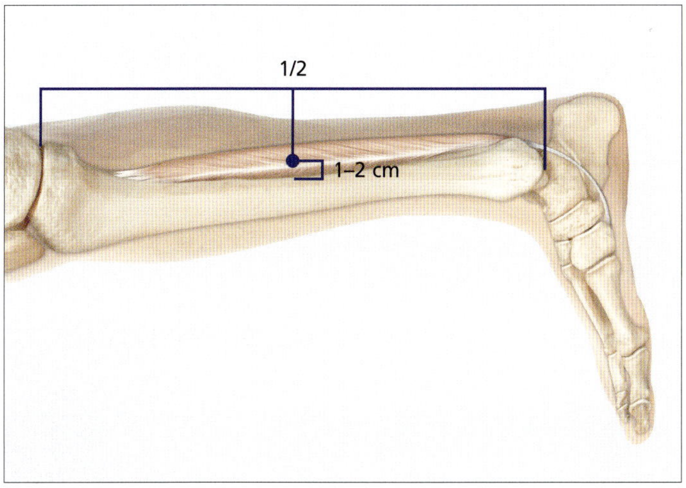

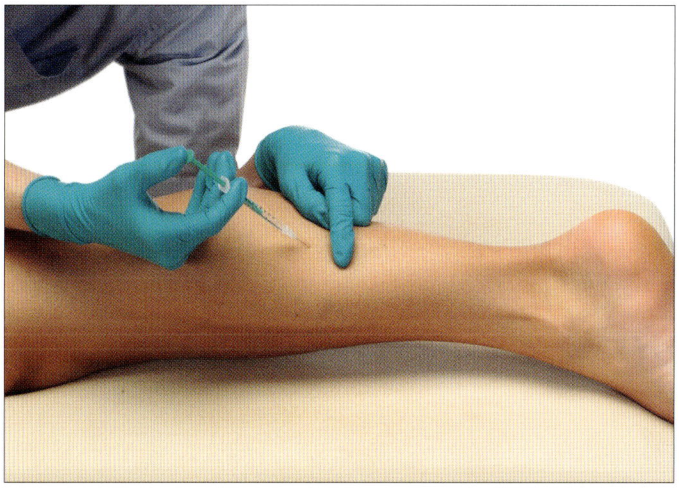

Injektionsschema
Anzahl der Punktionsstellen: 1 2, meistens erfolgt die Injektion an einer Stelle. Als Orientierung dient die Tibia.

Unter Ultraschallkontrolle ist die Injektion unproblematisch.

Injektionstechnik
Punktionsstellen: in der Mitte des Tibiaschafts, 1 2 cm dorsal der Margo medialis
Stichtiefe: 15–30 mm, je nach Muskeldurchmesser
Lagerung: Bauch- oder Rückenlage

Klinische Hinweise
Zur Therapie einer spastischen oder dystonen Zehenbeugung genügt in der Regel eine Injektion der kurzen Beuger nicht, sondern es ist eine Injektion des M. flexor digitorum longus erforderlich.
Am Unterschenkel überkreuzt der M. flexor digitorum longus den M. tibialis posterior.

Im Bereich des medialen Knöchels verlaufen die Sehnen von ventral nach dorsal gesehen in der Reihenfolge: M. tibialis posterior, M. flexor digitorum longus und M. flexor hallucis longus.

Musculus quadratus plantae

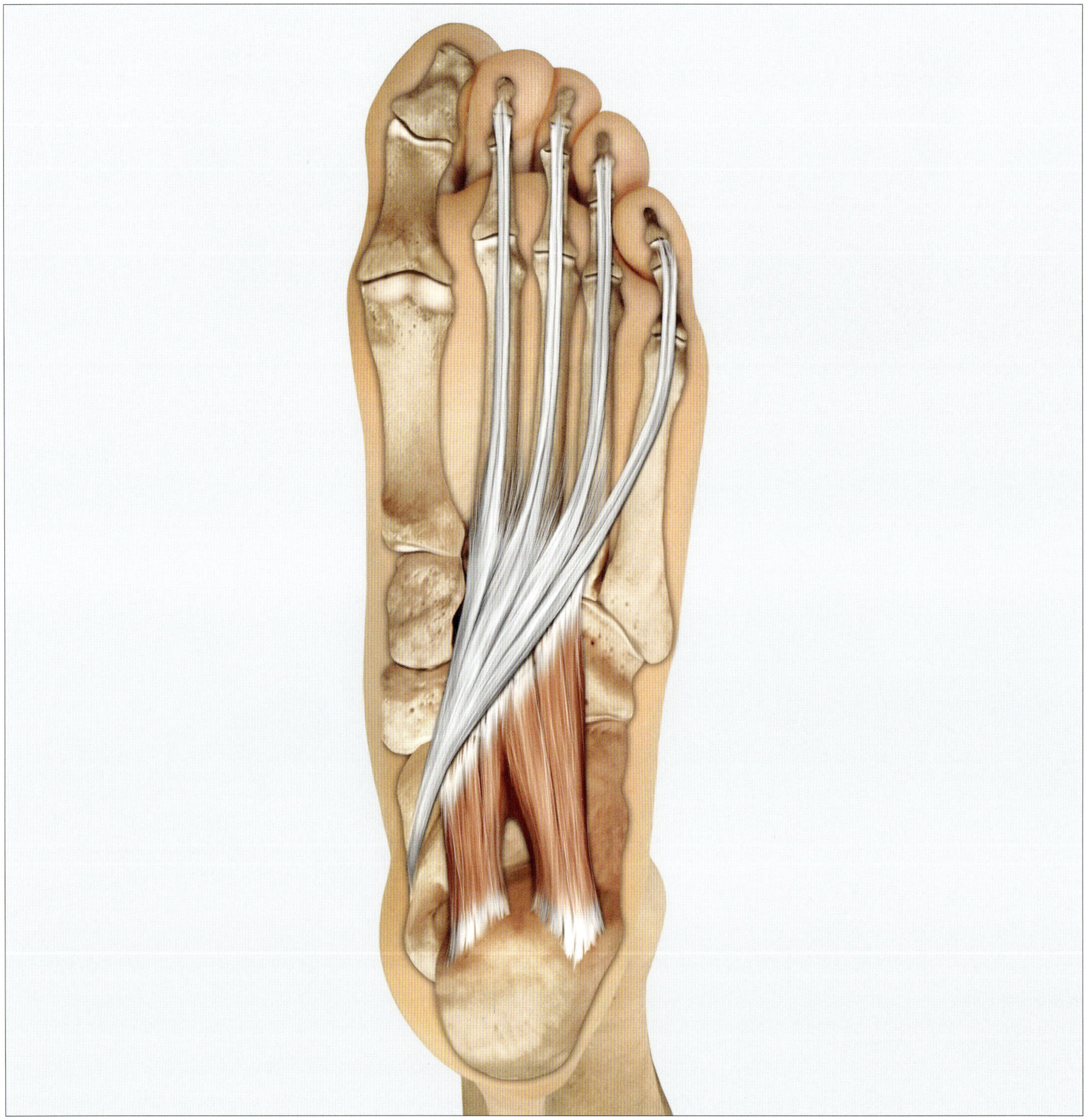

Innervation
Nervus plantaris lateralis, S2–S3

Ursprung
Plantarseite des Calcaneus, Ligamentum plantare longum

Ansatz
lateraler Rand des M. flexor digitorum longus vor dessen Aufzweigung in die Endsehnen

Dosierung/Nadel

Xeomin®:	5–20 MU (selten auch höher)
Botox®:	5–20 MU (selten auch höher)
Dysport®:	20–80 MU (selten auch höher)
Injektionsstellen:	1–2
Nadel:	20–40 mm/27–30 Gauge

⚠ Bitte die Hinweise zu den zugelassenen Präparaten, zur Off-Label-Therapie (S. 4 ff.) und die einschlägigen Fachinformationen (S. 276 ff.) berücksichtigen.

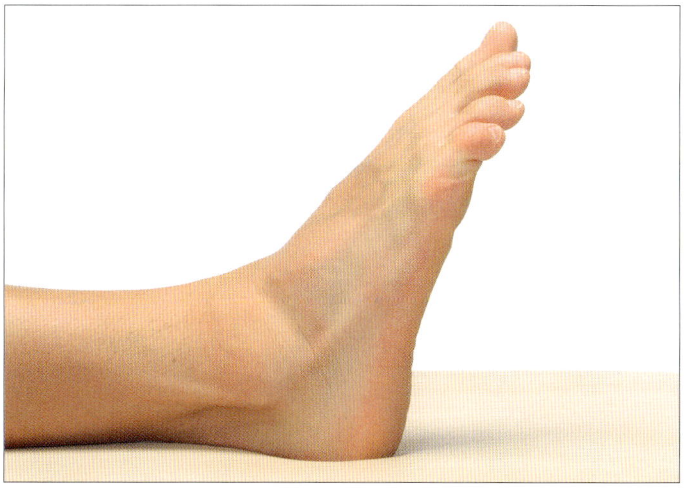

Funktion

Der M. quadratus plantae zieht die Sehnen des M. flexor digitorum longus, die von medial her in die Fußsohle ziehen, nach lateral. So können die Zehen in Richtung auf die Ferse hin gekrümmt werden. Außerdem addiert sich seine Verkürzung zu der des M. flexor digitorum longus, sodass die Zehen auch dann noch kraftvoll gebeugt werden können, wenn der Fuß in den Sprunggelenken bereits flektiert ist.

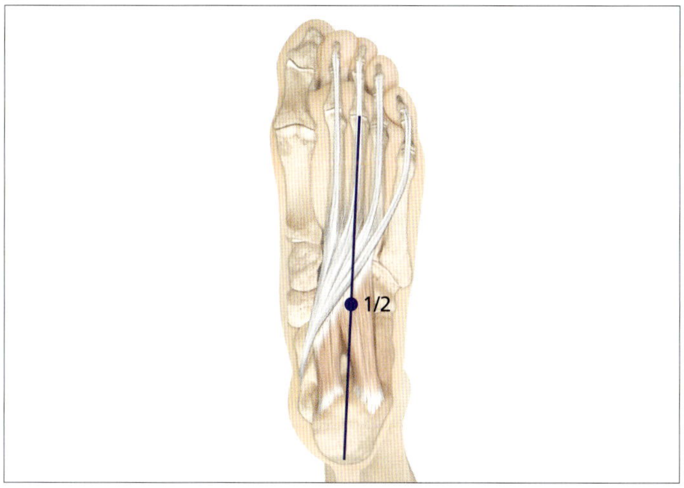

Injektionsschema

Anzahl der Punktionsstellen: 1–2

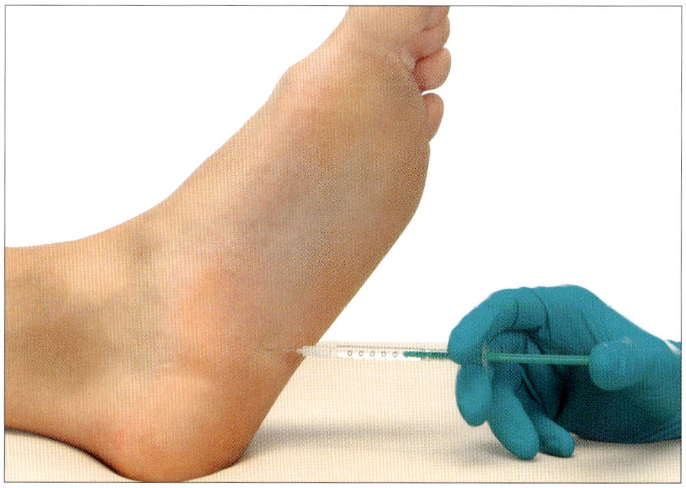

Injektionstechnik

Punktionsstelle: in der Mitte einer Linie zwischen Tuber calcanei und Kopf des Os metatarsi III; Einstich bis zum knöchernen Widerstand des Os cuneiforme laterale, Nadel dann etwas zurückziehen
Stichtiefe: 10–25 mm
Lagerung: Rückenlage

Klinische Hinweise

Der M. quadratus plantae kann nicht palpiert werden.
Der M. quadratus plantae wird zusammen mit dem M. flexor digitorum longus geprüft.
Eine Injektion ist selten notwendig.

Musculus flexor digiti minimi brevis pedis

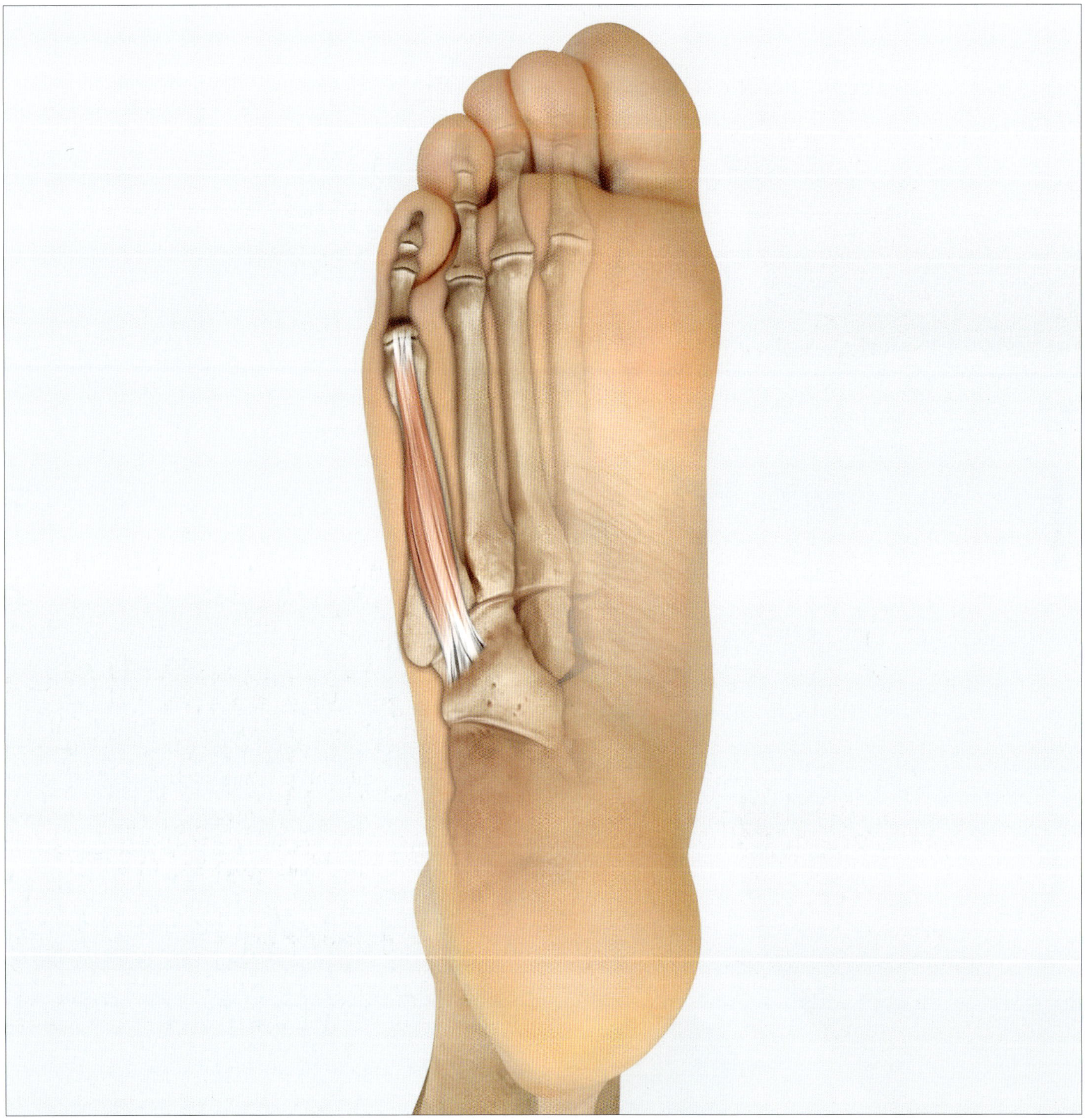

Innervation

Nervus plantaris lateralis, S2–S3

Ursprung

Basis des Os metatarsi V

Ligamentum plantare longum

Sehnenscheide des M. fibularis longus

Ansatz

Phalanx proximalis digiti minimi

Dosierung/Nadel

Xeomin®:	5–20 MU
Botox®:	5–20 MU
Dysport®:	20–80 MU
Injektionsstellen:	1
Nadel:	20 mm/30 Gauge

⚠ Bitte die Hinweise zu den zugelassenen Präparaten, zur Off-Label-Therapie (S. 4 ff.) und die einschlägigen Fachinformationen (S. 276 ff.) berücksichtigen.

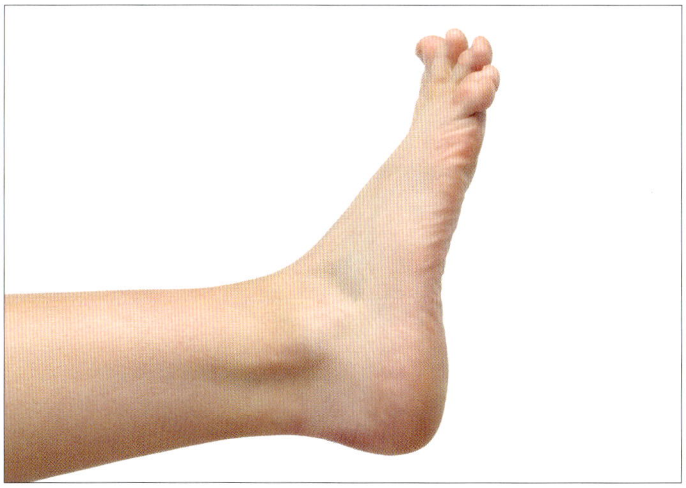

Funktion
Der M. flexor digiti minimi brevis beugt die 5. Zehe und stützt das Fußgewölbe.

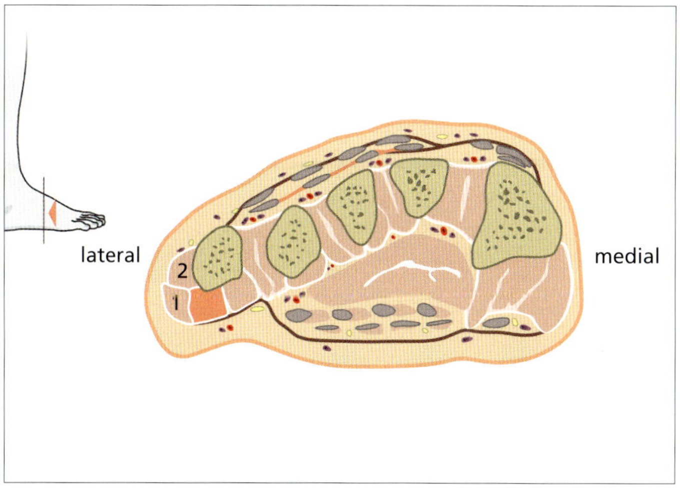

Topografische Hinweise
Sticht man zu weit lateral, punktiert man den M. abductor digiti minimi (1) oder den M. opponens digiti minimi (2).

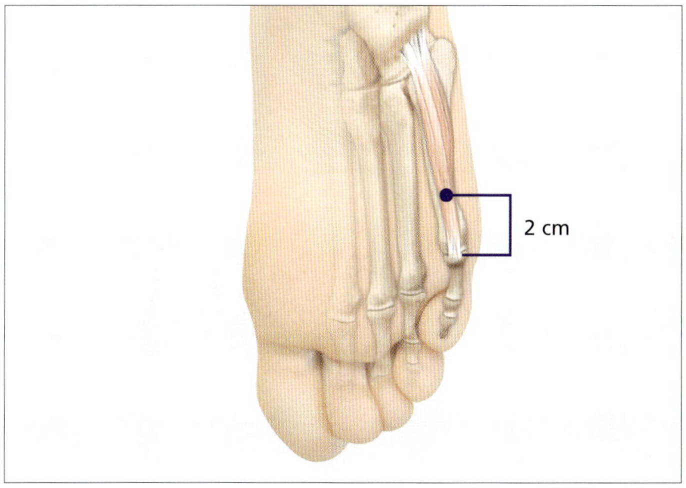

Injektionsschema
Anzahl der Punktionsstellen: eine Stelle

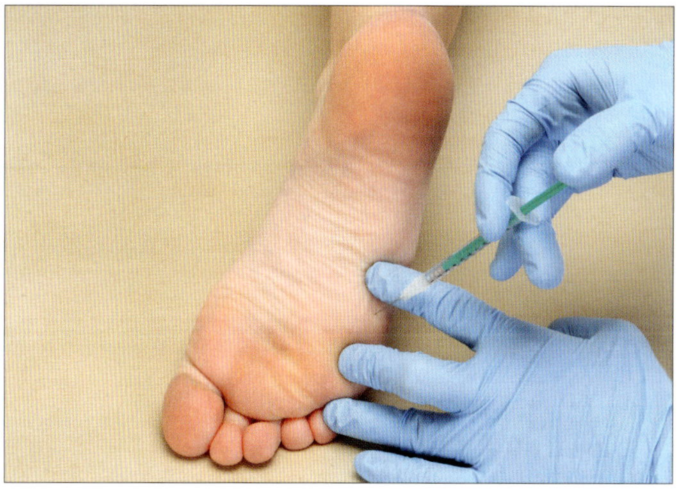

Injektionstechnik
Punktionsstelle: 2 cm proximal des Kopfes des Os metatarsi V,
Einstich bis zum Knochen, dann Nadel etwas zurückziehen
Stichtiefe: 5–10 mm, je nach Muskeldurchmesser
Lagerung: Bauchlage

Klinische Hinweise
Die Flexion in den Grund- und Mittelgelenken wird vom M. flexor digitorum brevis, dem M. flexor digitorum longus und dem M. flexor digiti minimi zusammen durchgeführt. Eine Injektion ist nur selten indiziert.

Musculi interossei dorsales pedis 1–4

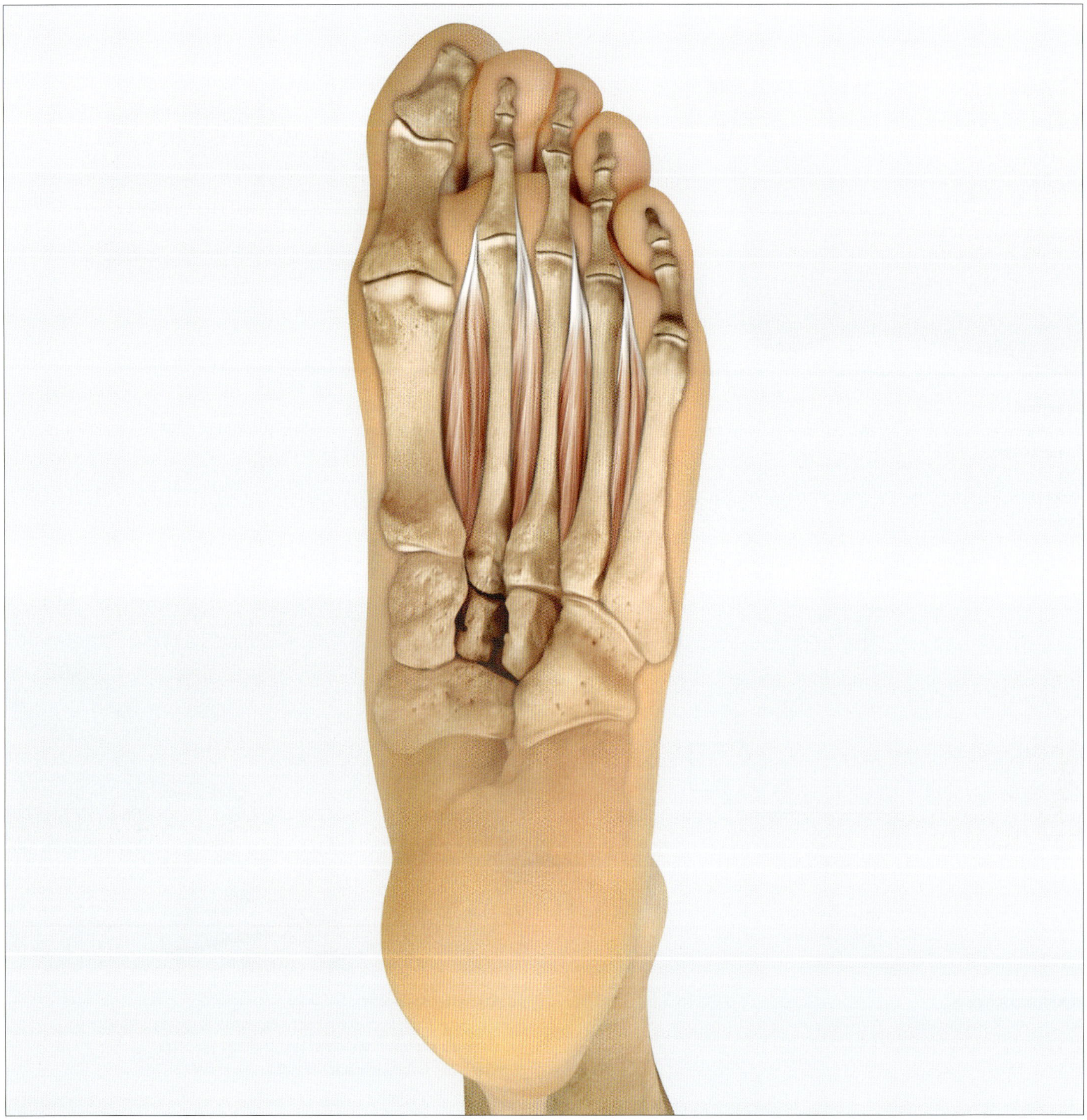

3

Innervation

Nervus plantaris lateralis, S2–S3

Ursprung

jeweils zweiköpfig von zwei jeweils gegenüberliegenden Ossa metatarsi

Ansatz

Seitenfläche der Phalanx proximalis der Zehen II–IV (fibulare Seite der Zehen II–IV, tibiale Seite der Zehe II)

Dosierung/Nadel

Xeomin®:	5–20 MU pro Muskel
Botox®:	5–20 MU pro Muskel
Dysport®:	20–80 MU pro Muskel
Injektionsstellen:	1 pro Muskel
Nadel:	20–40 mm/27–30 Gauge

Bitte die Hinweise zu den zugelassenen Präparaten, zur Off-Label-Therapie (S. 4 ff.) und die einschlägigen Fachinformationen (S. 276 ff.) berücksichtigen.

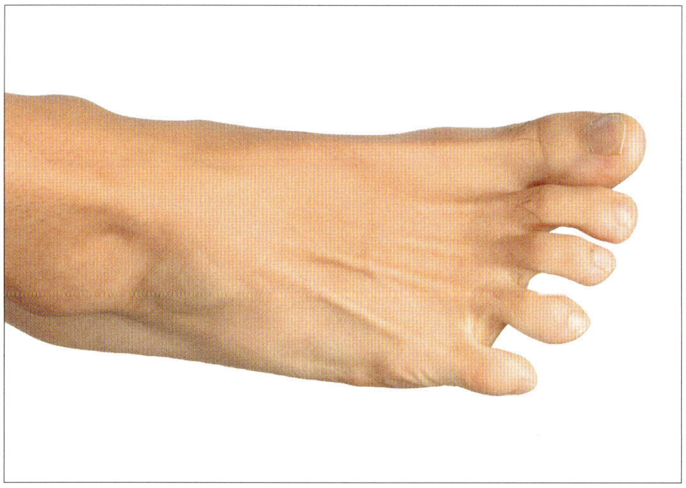

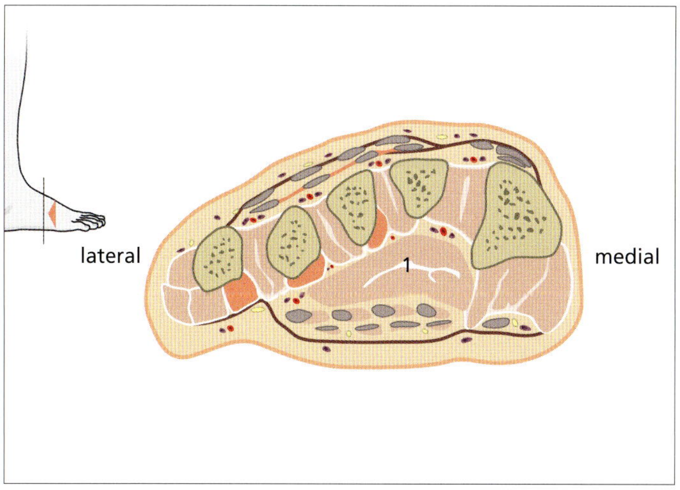

Funktion
Die Mm. interossei dorsales spreizen die Zehen und beugen in den Metatarsophalangealgelenken. Damit helfen sie, gemeinsam mit den Mm. lumbricales und den Mm. interossei plantares, die Kraftwirkung der langen Extensoren auf die Interphalangealgelenke oder die Sprunggelenke zu leiten. Sie haben kaum eine Wirkung auf die Interphalangealgelenke.

Topografische Hinweise
Es sind keine relevanten unerwünschten Wirkungen zu erwarten. Wenn man zu tief injiziert, punktiert man den M. adductor hallucis (1) mit seinem Caput transversum oder obliquum.

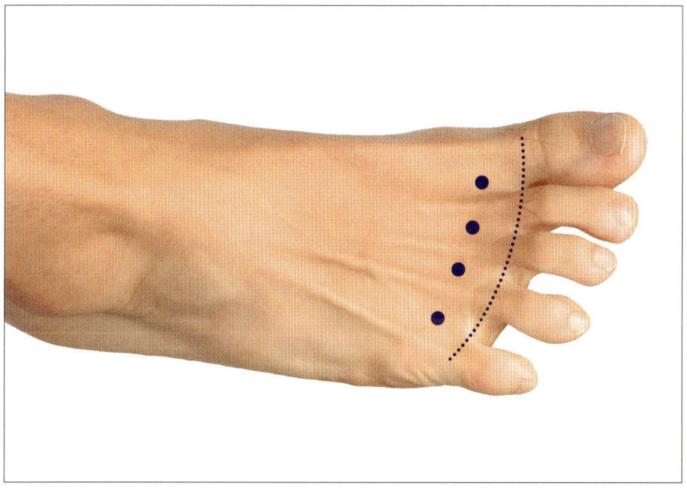

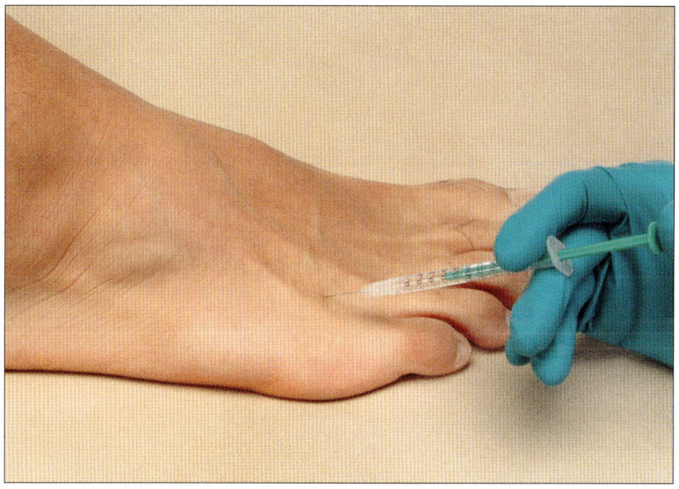

Injektionsschema
Anzahl der Punktionsstellen: 1–4 Muskeln, jeweils eine Stelle pro Muskel
Es kann auch durch die Fußsohle injiziert werden, was jedoch als viel schmerzhafter empfunden wird.

Injektionstechnik
Punktionsstellen: jeweils in den Raum zwischen den Mittelfußknochen, 1–2 cm proximal der Metatarsophalangealgelenke (Bei der Injektion des M. interosseus dorsalis I erfolgt der Stich in Richtung 2. Zehe.)
Lagerung: Rückenlage

Klinische Hinweise
Die vier Mm. interossei dorsales setzen an den Grundphalangen der 2. bis 4. Zehe an. Die Zuordnung erfolgt zur 2. Zehe. Großzehe und Kleinzehe werden durch ihre Abduktoren abgespreizt.

Musculus abductor hallucis

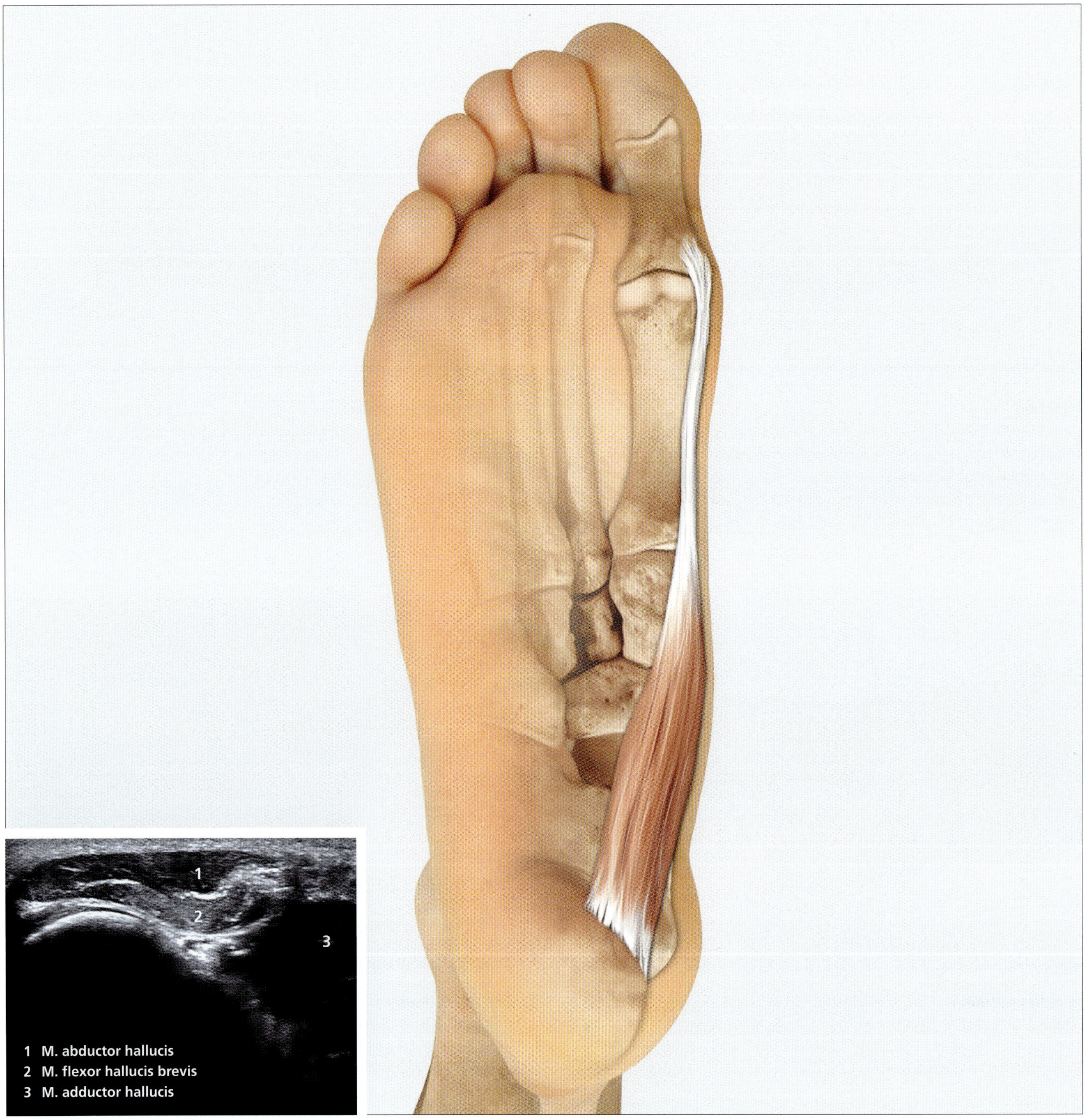

Innervation
Nervus plantaris medialis, S1–S2

Ursprung
medialer Anteil des Tuber calcanei
Plantaraponeurose

Ansatz
Phalanx proximalis der Großzehe

Dosierung/Nadel

Xeomin®:	5–20 MU (selten auch höher)
Botox®:	5–20 MU (selten auch höher)
Dysport®:	20–80 MU (selten auch höher)
Injektionsstellen:	1
Nadel:	20 mm/27–30 Gauge

⚠ Bitte die Hinweise zu den zugelassenen Präparaten, zur Off-Label-Therapie (S. 4 ff.) und die einschlägigen Fachinformationen (S. 276 ff.) berücksichtigen.

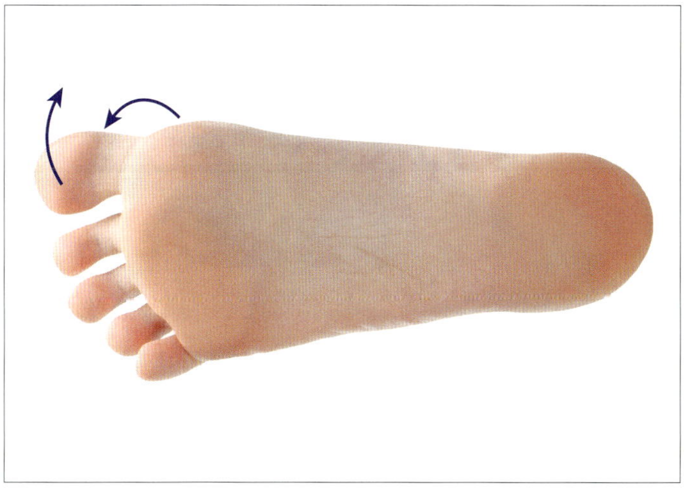

Funktion
Der M. abductor hallucis abduziert die Großzehe und beugt etwas im zugehörigen Metatarsophalangealgelenk. Vor allem aber stabilisiert er das Fußgewölbe medial und zwar besonders dann, wenn die Last des Körpergewichts beim Abstoßen vom Ballen das Gewölbe abzuflachen sucht.

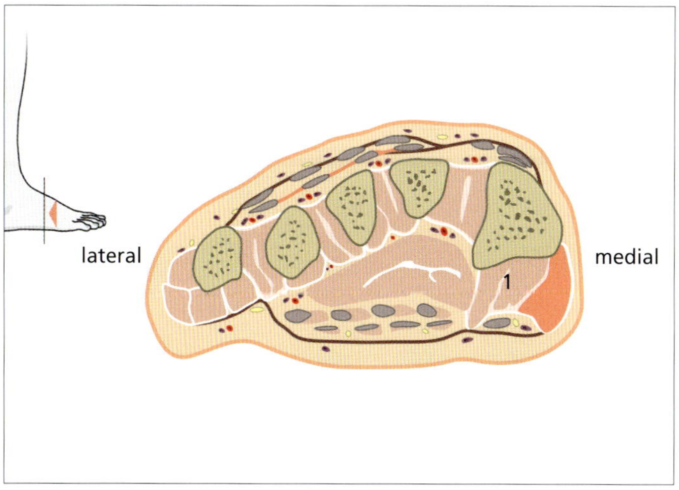

Topografische Hinweise
Bei einem Einstich zu weit distal injiziert man in den M. flexor hallucis brevis (1). Sticht man zu tief, trifft man den M. flexor digitorum brevis.

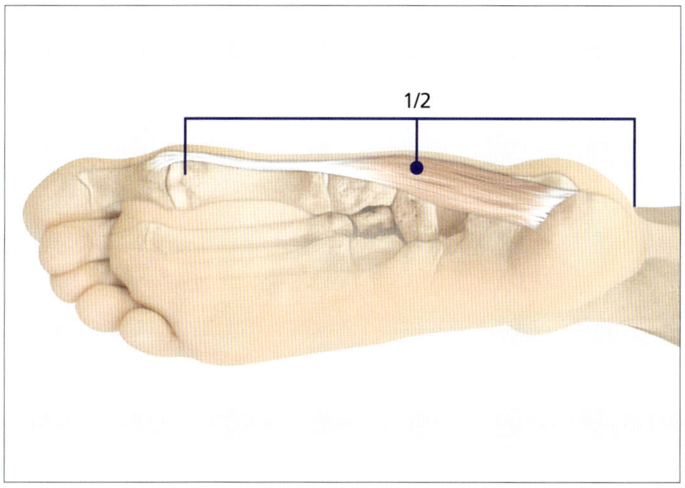

Injektionsschema
Anzahl der Punktionsstellen: eine Stelle

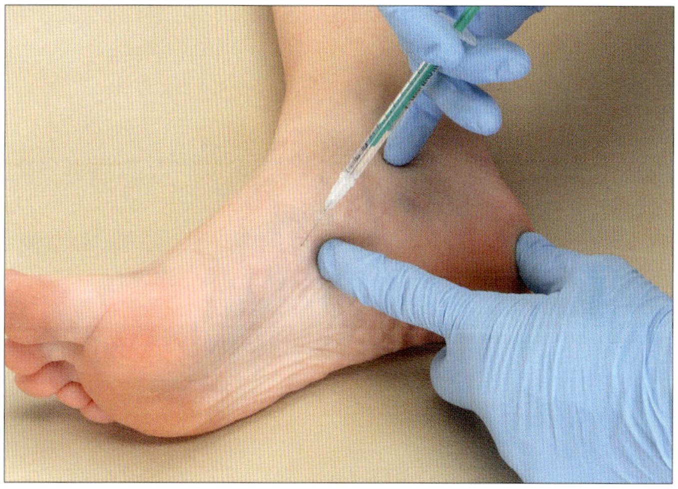

Injektionstechnik
Punktionsstellen: in der Mitte des medialen Fußrandes, etwa ein Fingerbreit unterhalb des Os naviculare
Stichtiefe: 5–10 mm
Lagerung: Rücken- oder Seitlage

Klinische Hinweise
Da sich die Großzehe häufig in Valgusstellung befindet, verkümmert der M. abductor hallucis. Eine Anspannung des Muskels ist dann deutlich erschwert. In diesem Fall ist es hilfreich, die Großzehe passiv in Mittelstellung zu bringen und dann den M. abductor hallucis anspannen zu lassen.
Beim Hallux valgus werden durch Lageveränderung die Extensoren und Flexoren zu Großzehenadduktoren.
Auch diese Spannung wirkt gegen eine Kontraktion des M. abductor hallucis.

Musculus abductor digiti minimi pedis

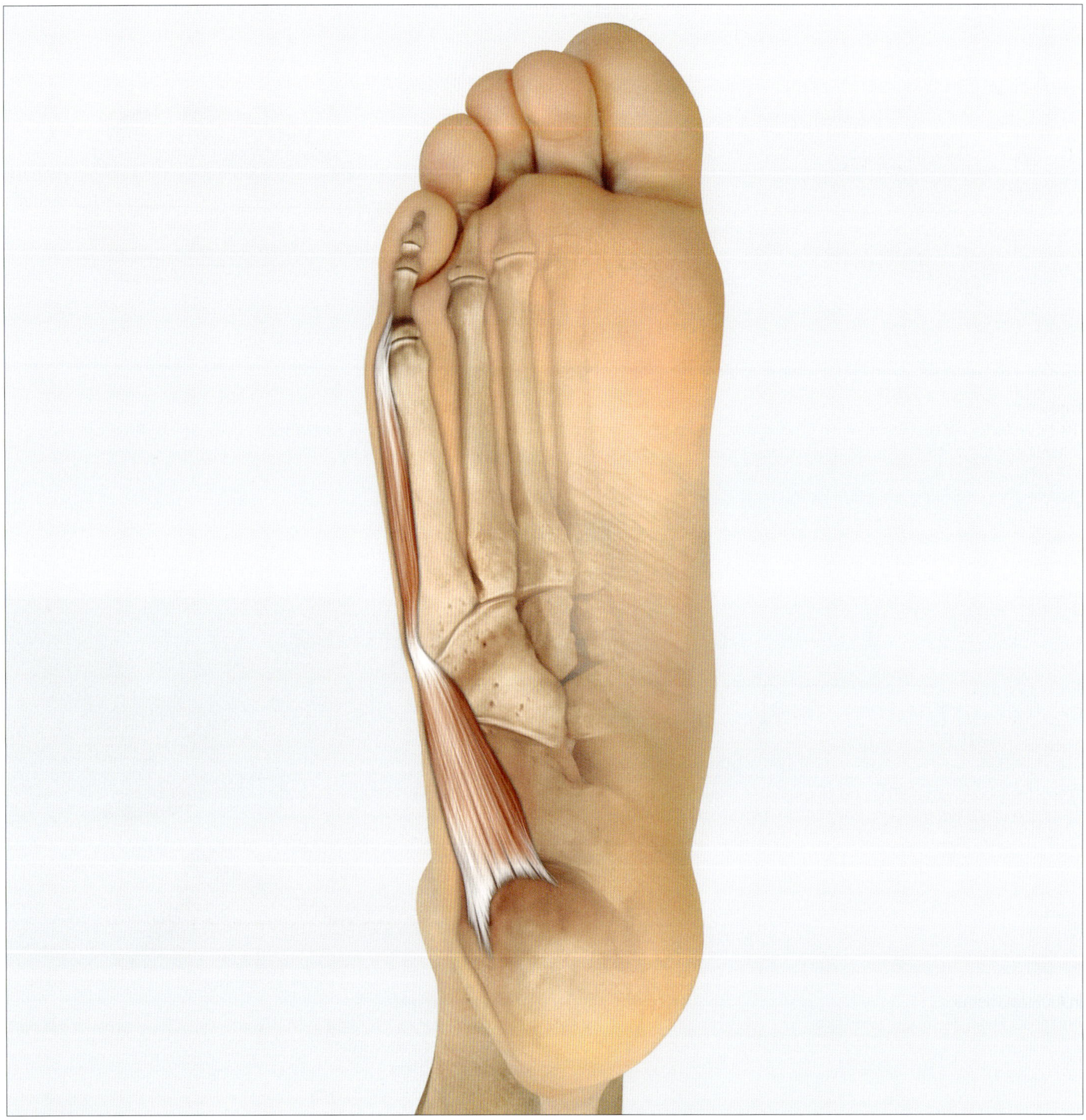

Innervation
Nervus plantaris lateralis, S2–S3
Ursprung
Processus lateralis des Tuber calacanei, angrenzende Faszien
Ansatz
laterale Fläche der Phalanx proximalis digiti minimi

Dosierung/Nadel

Xeomin®:	5–20 MU (selten auch höher)
Botox®:	5–20 MU (selten auch höher)
Dysport®:	20–80 MU (selten auch höher)
Injektionsstellen:	1
Nadel:	20–40 mm/27–30 Gauge

⚠ Bitte die Hinweise zu den zugelassenen Präparaten, zur Off-Label-Therapie (S. 4 ff.) und die einschlägigen Fachinformationen (S. 276 ff.) berücksichtigen.

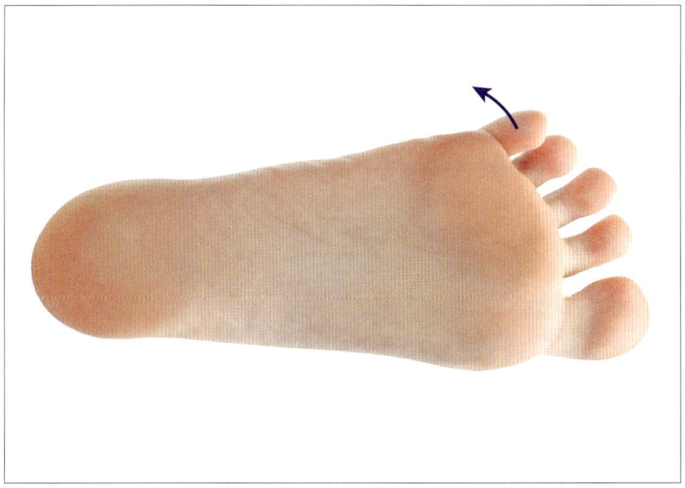

Funktion

Der M. abductor digiti minimi abduziert in geringem Ausmaß den kleinen Zeh und beugt ihn. Auch dieser Muskel verspannt das Fußgewölbe.

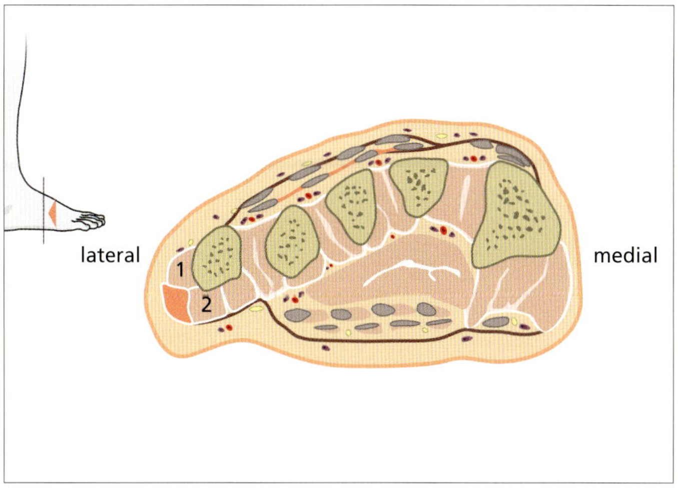

Topografische Hinweise

Bei Einstich zu weit ventral und zu tief erreicht man den M. opponens digiti minimi (1) und medial davon den M. flexor digiti minimi brevis (2).

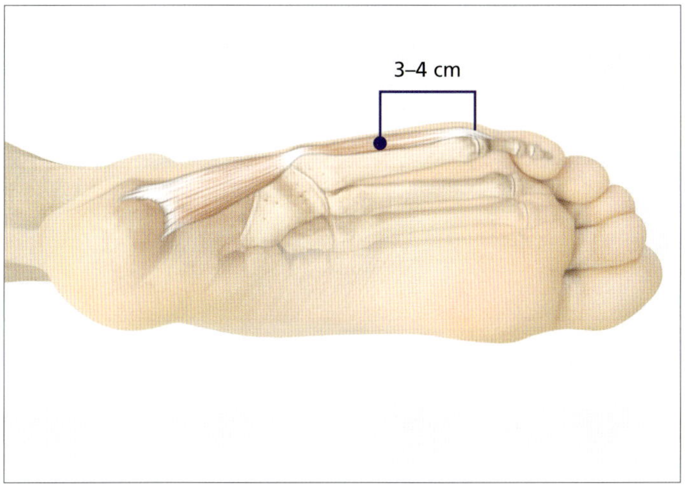

Injektionsschema

Anzahl der Punktionsstellen: eine Stelle

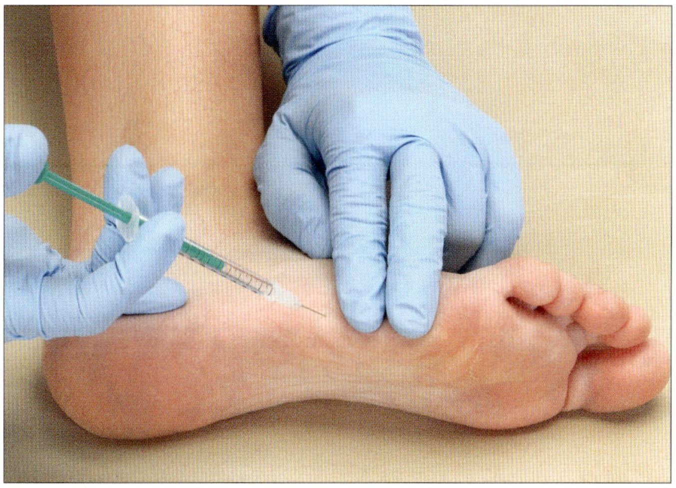

Injektionstechnik

Punktionsstelle: am lateralen Fußrand, 3–4 cm bzw. zwei Fingerbreit proximal des Caput ossis metatarsi V
Stichtiefe: 5–10 mm
Lagerung: Rücken- oder Seitlage

Klinische Hinweise
Der M. abductor digiti minimi ist der längste und größte Kleinzehenmuskel. Er formt den lateralen Fußrand und stützt die Fußwölbung. Neben der Abduktion flektiert er noch. Der Muskel ist häufig verkümmert.

Musculus adductor hallucis

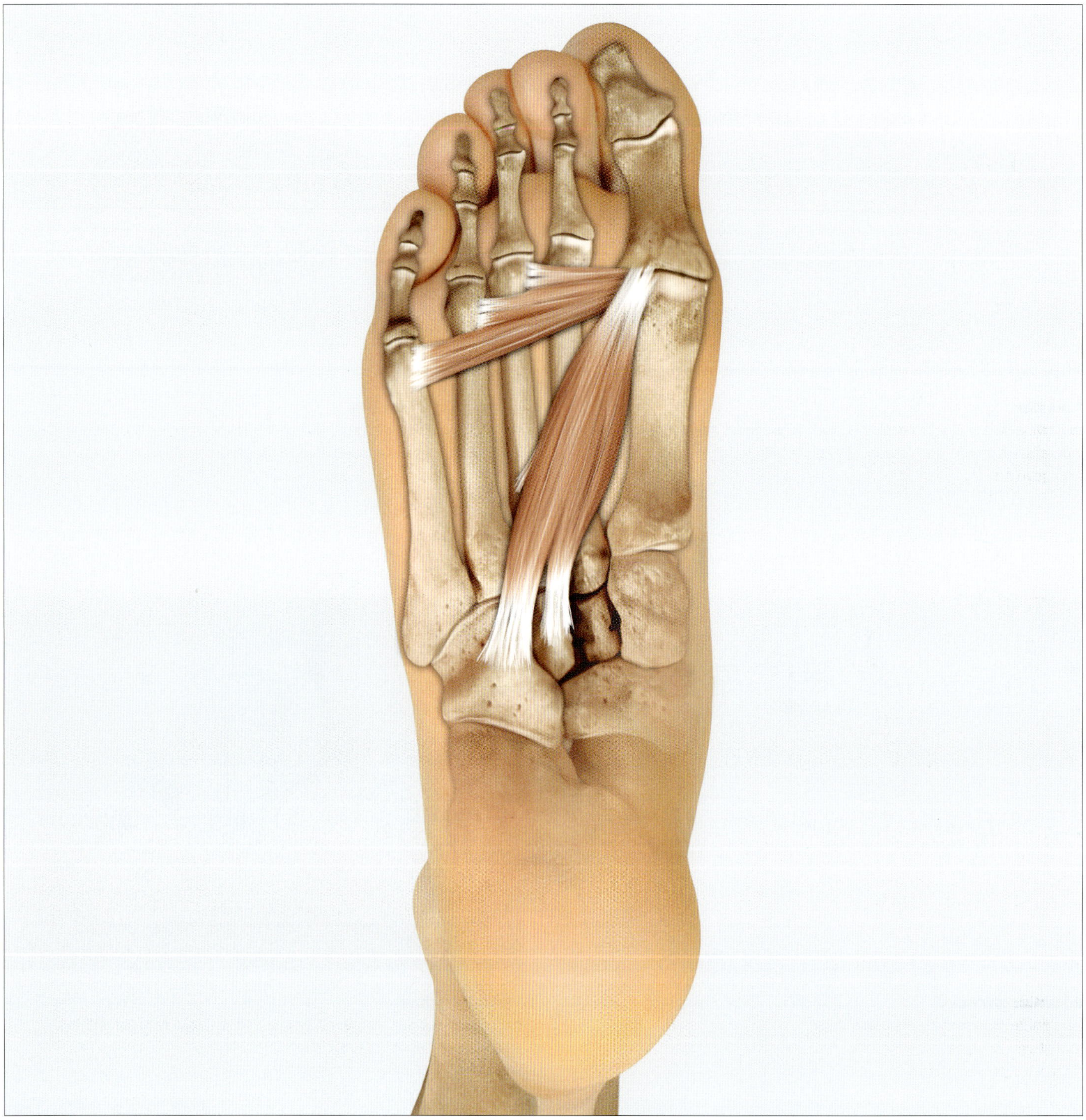

Innervation
Nervus plantaris lateralis, S2–S3

Ursprung

Caput obliquum: Os cuboideum, Os cuneiforme laterale, Ligamentum calcaneocuboideum plantare, Ligamentum plantare longum

Caput transversum: Kapseln der Articulationes metatarsophalangeae III und V, Ligamentum metatarsale transversum profundum

Ansatz
Phalanx proximalis und fibulares Sesambein der Großzehe

Dosierung/Nadel

Xeomin®:	5–20 MU pro Muskelkopf (selten auch höher)
Botox®:	5–20 MU pro Muskelkopf (selten auch höher)
Dysport®:	20–80 MU pro Muskelkopf (selten auch höher)
Injektionsstellen:	1–2
Nadel:	20–40 mm/27–30 Gauge

⚠ Bitte die Hinweise zu den zugelassenen Präparaten, zur Off-Label-Therapie (S. 4 ff.) und die einschlägigen Fachinformationen (S. 276 ff.) berücksichtigen.

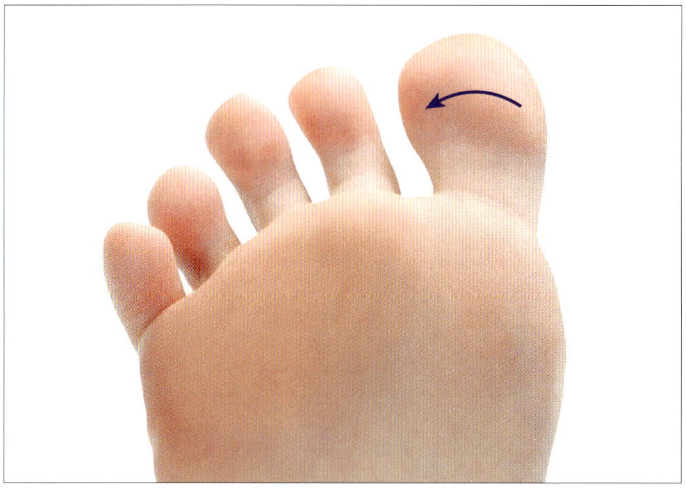

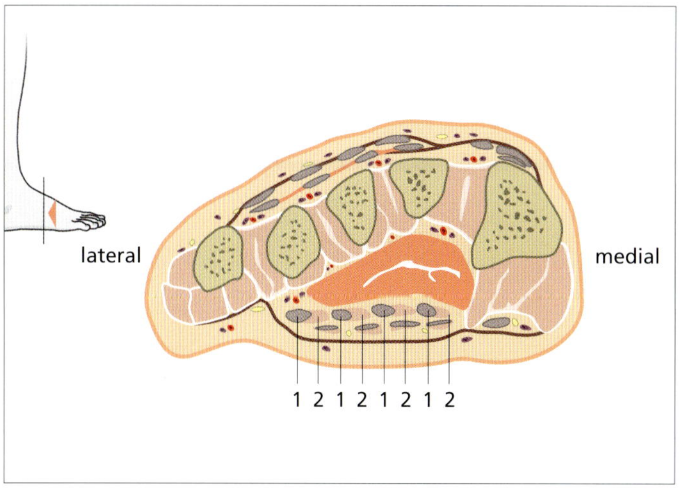

Funktion
Der M. adductor hallucis adduziert die große Zehe und beugt sie etwas. Vor allem aber verspannt er mit seinem Verlauf quer zur Fußsohle das Fußgewölbe.

Topografische Hinweise
Der Muskel liegt unter dem M. flexor digitorum brevis (1) und dem M. flexor digitorum longus (2). Injiziert man von dorsal, besteht die Gefahr, dass man die Mm. lumbricales injiziert.

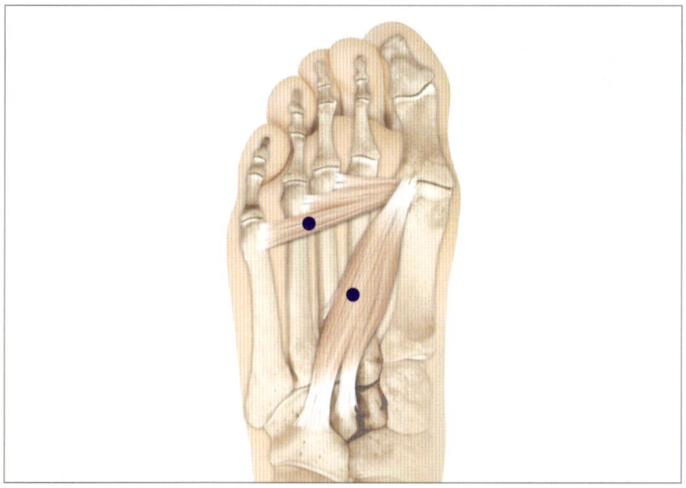

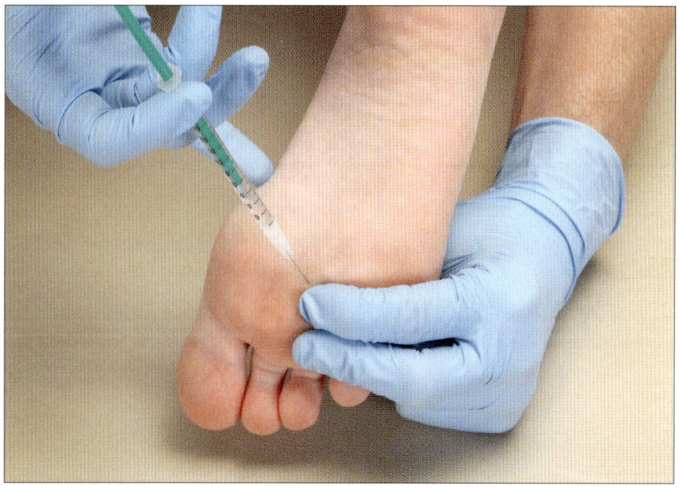

Injektionsschema
Anzahl der Punktionsstellen: 1 2, meist eine Stelle
Meist wird nur das Caput obliquum injiziert. Man kann auch das Caput transversum punktieren.

Injektionstechnik
Punktionsstelle: Caput obliquum: proximal des Caput ossis metatarsi III; Einstich bis zum knöcheren Widerstand des Os metatarsi III, dann die Nadel etwas zurückziehen
Caput transversum: 3–4 Fingerbreit proximal des Interdigitalraums II–III (hier dargestellt)
Stichtiefe: ca. 1 cm
Lagerung: Bauchlage

Klinische Hinweise
Bei vielen Patienten befindet sich das Großzehengrundgelenk schon in Adduktionsstellung (Hallux valgus). So ist bei einem Bewegungsauftrag, die Großzehe an die anderen Zehen heranzuführen, keine Bewegung sichtbar.

Musculi interossei plantares 1–3

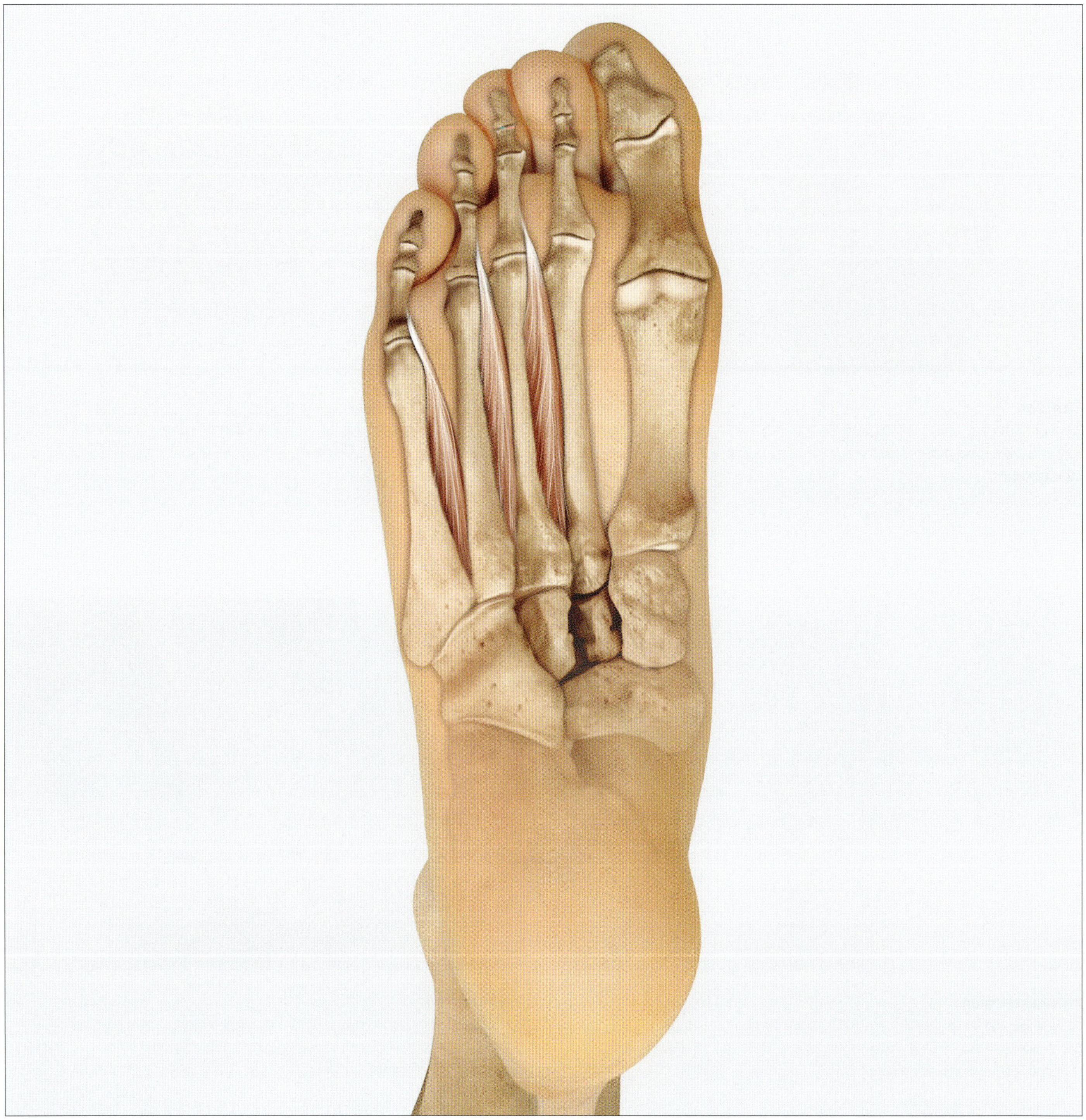

Innervation

Nervus plantaris lateralis, S2–S3

Ursprung

Basis und mediale Anteile der Ossa metatarsi III–V

Ansatz

mediale Anteile der Phalanges proximales der Zehen III–V

Dosierung/Nadel

Xeomin®:	5–10 MU pro Muskelkopf (selten auch höher)
Botox®:	5–10 MU pro Muskelkopf (selten auch höher)
Dysport®:	20–40 MU pro Muskelkopf (selten auch höher)
Injektionsstellen:	1–3
Nadel:	40 mm/27 Gauge

⚠ Bitte die Hinweise zu den zugelassenen Präparaten, zur Off-Label-Therapie (S. 4 ff.) und die einschlägigen Fachinformationen (S. 276 ff.) berücksichtigen.

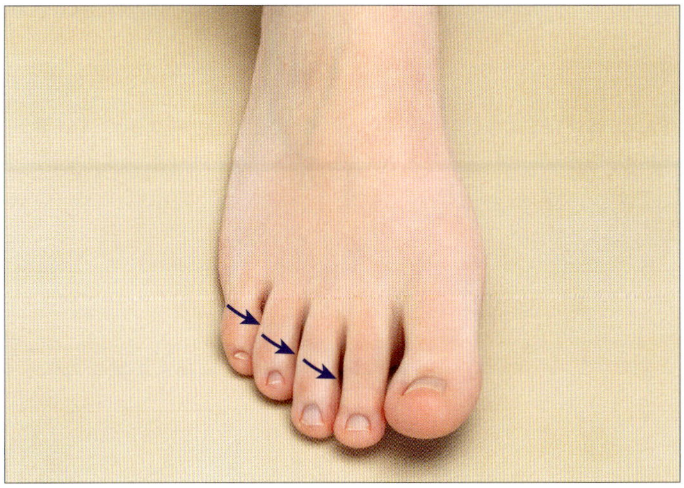

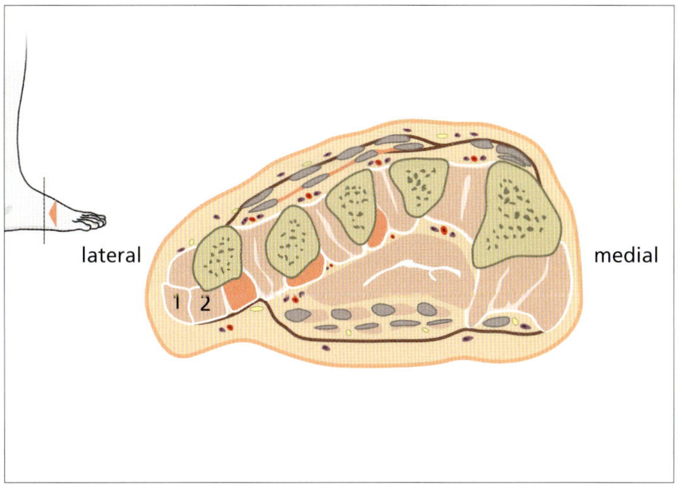

Funktion

Die Mm. interossei plantares führen den 3., 4. und 5. Zeh an den 2. Zeh heran. Durch ihre beugende Wirkung an den betroffenen Metatarsophalangealgelenken fokussieren sie die Wirkung der langen Extensoren auf die Interphalangealgelenke oder die Sprunggelenke.

Topografische Hinweise

Die Mm. interossei plantares sind schwer von den anderen kleinen Fußmuskeln abzugrenzen. Lateral liegt der M. flexor digiti minimi brevis (1), noch weiter lateral der M. abductor digiti minimi (2); medial und oberflächlicher die Mm. lumbricales.

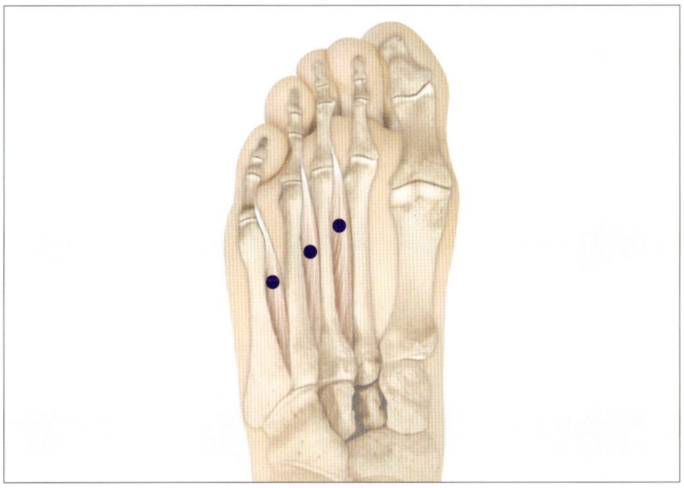

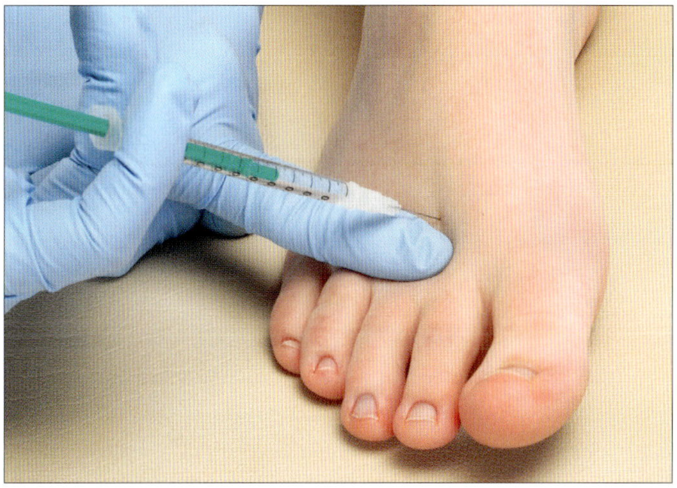

Injektionsschema

Anzahl der Punktionsstellen: 1–3 Muskeln, jeweils eine Stelle pro Muskel
Meist wird durch den Fußrücken injiziert, da die Injektion durch die Fußsohle sehr schmerzhaft ist.

Injektionstechnik

Punktionsstelle – Zugang von dorsal: Einstich von medial nach lateral unter das jeweilige Os metatarsi (III–V)
Punktionsstelle – Zugang von plantar (hier nicht dargestellt): von medial nach lateral auf das jeweilige Os metatarsi (III–V), nach Knochenkontakt Nadel etwas zurückziehen
Stichtiefe: 10–15 mm
Lagerung: Rückenlage oder Bauchlage

Musculi lumbricales pedis 1–4

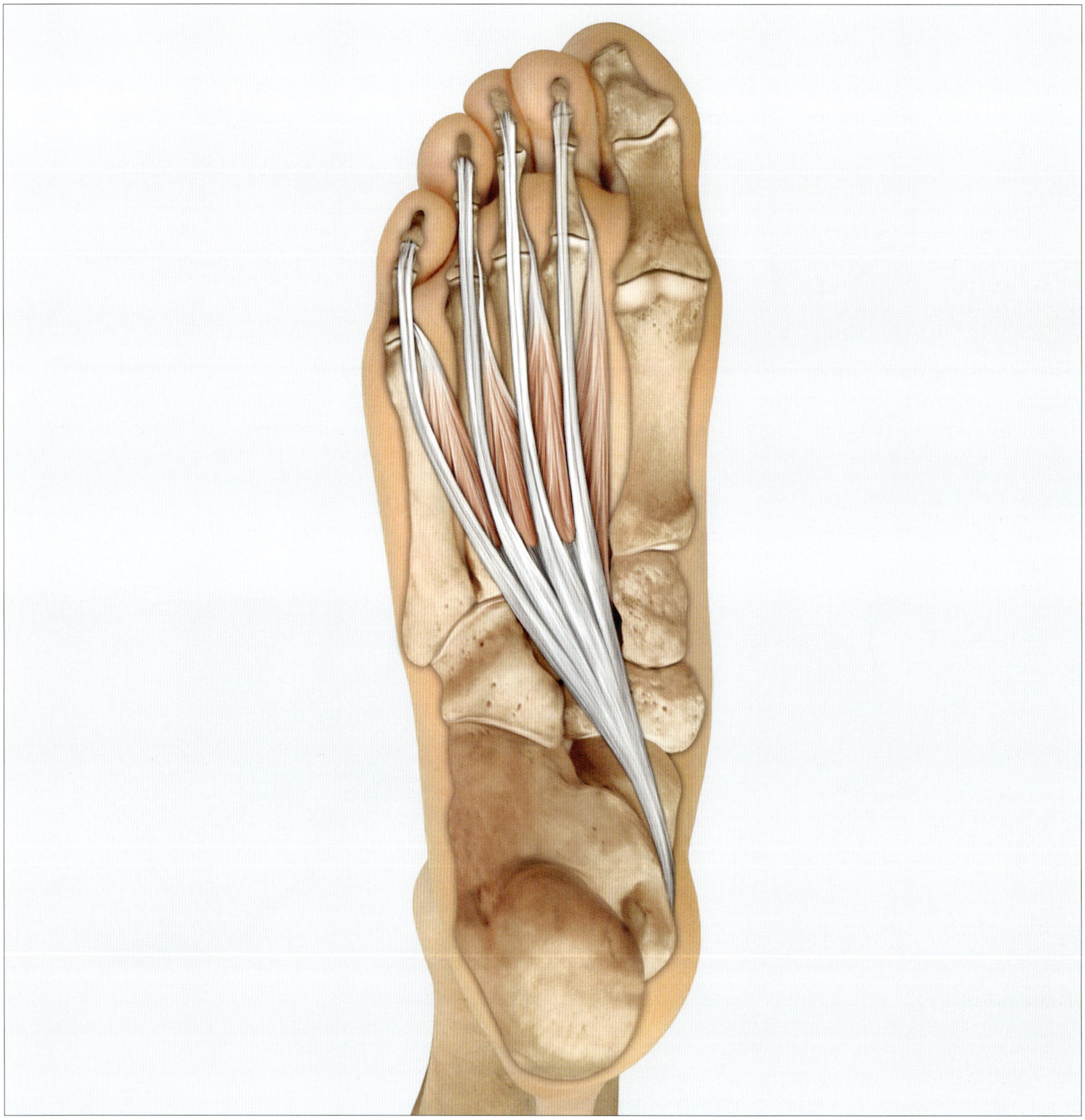

Innervation

M. lumbricalis pedis I:	Nervus plantaris medialis, S1–S2
Mm. lumbricales pedis II bis IV:	Nervus plantaris lateralis, S2–S3

Ursprung

Sehnen des M. flexor digitorum longus

Ansatz

Grundphalangen der Zehen II–V, Dorsalaponeurosen dieser Zehen

Dosierung/Nadel

Xeomin®:	5–10 MU pro Injektionsstelle (selten auch höher)
Botox®:	5–10 MU pro Injektionsstelle (selten auch höher)
Dysport®:	20–40 MU pro Injektionsstelle (selten auch höher)
Injektionsstellen:	2–4
Nadel:	20–40 mm/27Gauge

⚠ Bitte die Hinweise zu den zugelassenen Präparaten, zur Off-Label-Therapie (S. 4 ff.) und die einschlägigen Fachinformationen (S. 276 ff.) berücksichtigen.

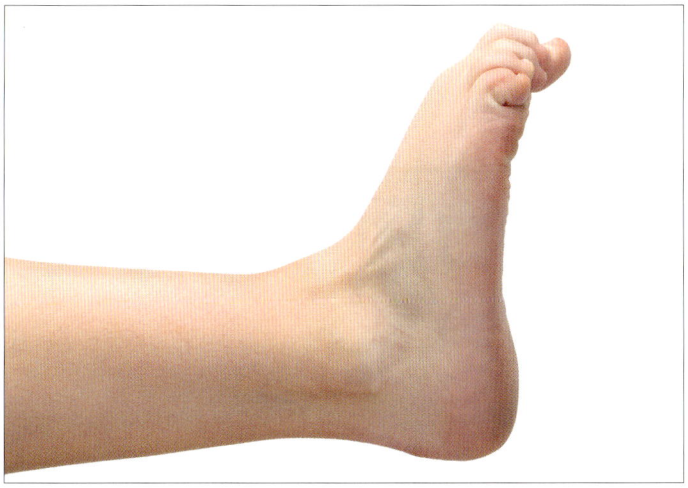

Funktion

Die Mm. lumbricales beugen in den Metatarsophalangealgelenken und verhindern eine Hyperextension dieser Gelenke. Die Wirkung der Mm. lumbricales und der Mm. interossei auf die Streckung der Mittel- und Endgelenke wird, im Gegensatz zu den gleichnamigen Muskeln an der Hand, als sehr schwach bis nicht vorhanden eingestuft.

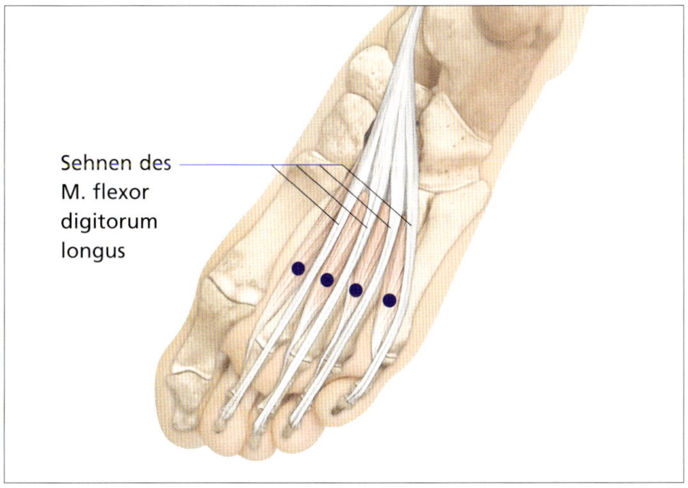

Injektionsschema

Anzahl der Punktionsstellen: jeweils eine Stelle pro Muskel (insbesondere bei Behandlung einer pathologischen Zehenbeugung)

Topografische Hinweise

Eine sichere Abgrenzung zu den anderen kleinen Fußmuskeln ist schwierig, insbesondere eine Fehlpunktion des M. flexor digitorum brevis ist möglich, wenn man zu weit proximal injiziert. Injiziert man zu weit medial, kann man versehentlich den M. flexor hallucis brevis punktieren.

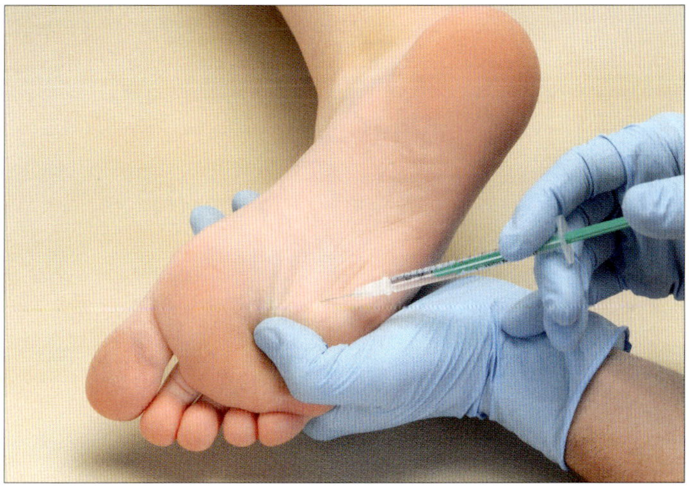

Injektionstechnik

Punktionsstelle: medial der Sehnen des M. flexor digitorum

Stichtiefe: ca. 1 cm

Lagerung: Bauchlage

Musculus rectus abdominis

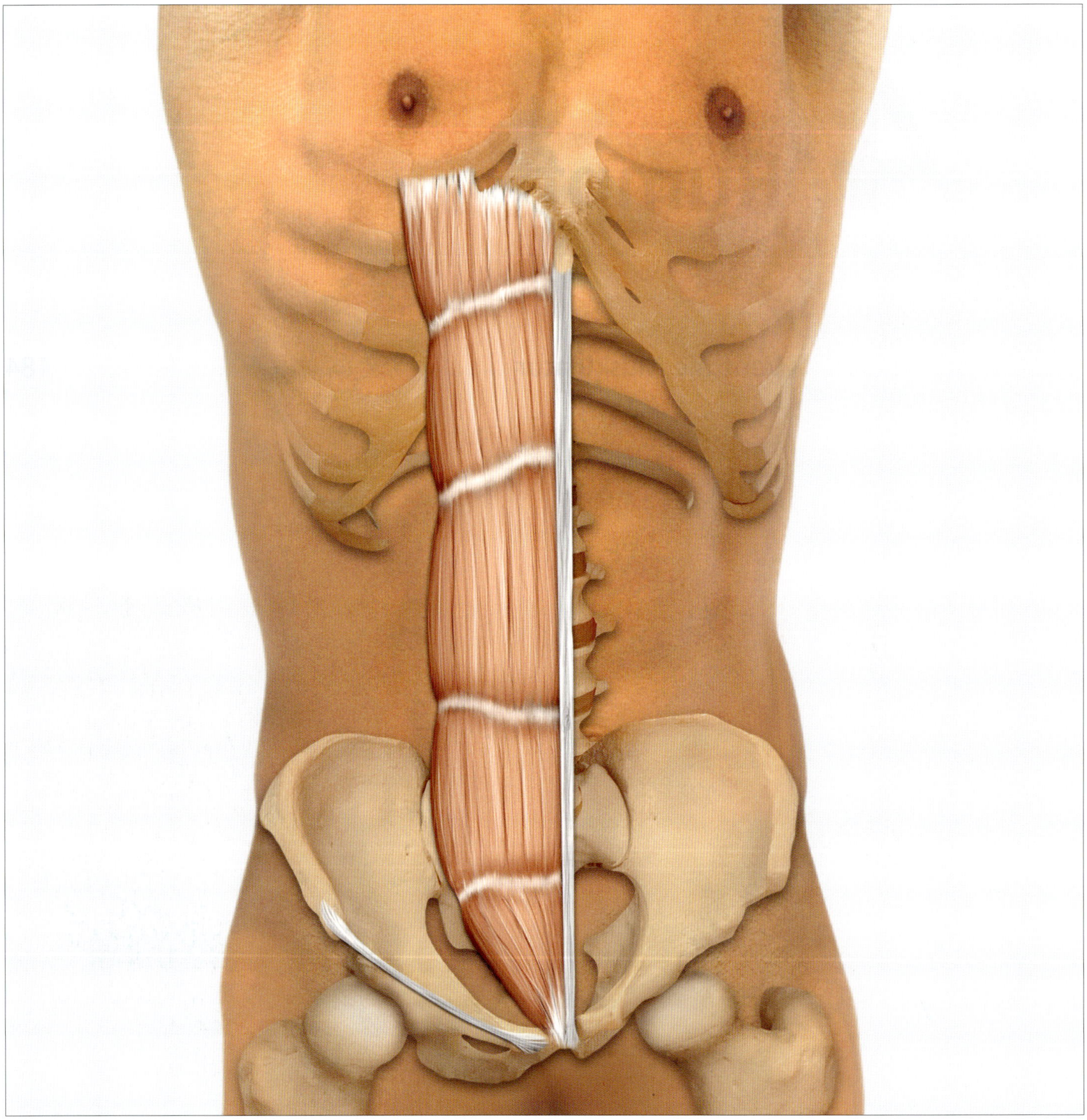

Innervation
Nervi intercostales, T5–T11
Nervus subcostalis, T12
Nervus iliohypogastricus, T12–L1
Nervus ilioinguinalis, L1

Ursprung
Crista pubica
Symphysis pubica

Ansatz
Außenfläche des 5.–7. Rippenknorpels, Processus xiphoideus

Dosierung/Nadel

Xeomin®:	10–40 MU pro Seite (selten auch höher)
Botox®:	10–40 MU pro Seite (selten auch höher)
Dysport®:	40–160 MU pro Seite (selten auch höher)
Injektionsstellen:	1–4 pro Seite
Nadel:	20–40 mm/27–30 Gauge

⚠ Bitte die Hinweise zu den zugelassenen Präparaten, zur Off-Label-Therapie (S. 4 ff.) und die einschlägigen Fachinformationen (S. 276 ff.) berücksichtigen.

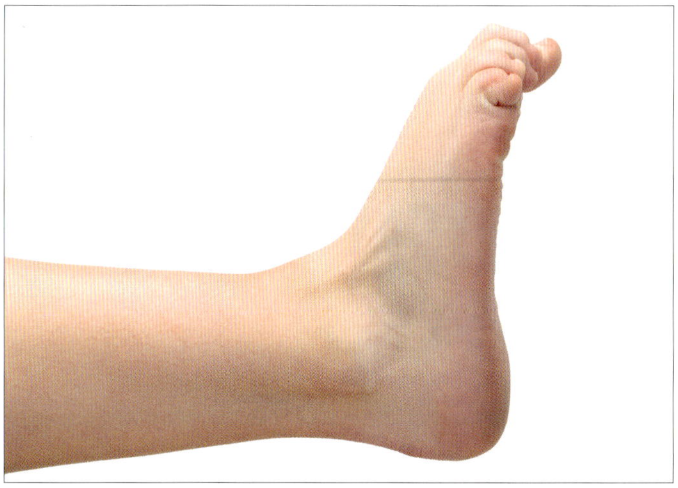

Funktion

Die Mm. lumbricales beugen in den Metatarsophalangealgelenken und verhindern eine Hyperextension dieser Gelenke. Die Wirkung der Mm. lumbricales und der Mm. interossei auf die Streckung der Mittel- und Endgelenke wird, im Gegensatz zu den gleichnamigen Muskeln an der Hand, als sehr schwach bis nicht vorhanden eingestuft.

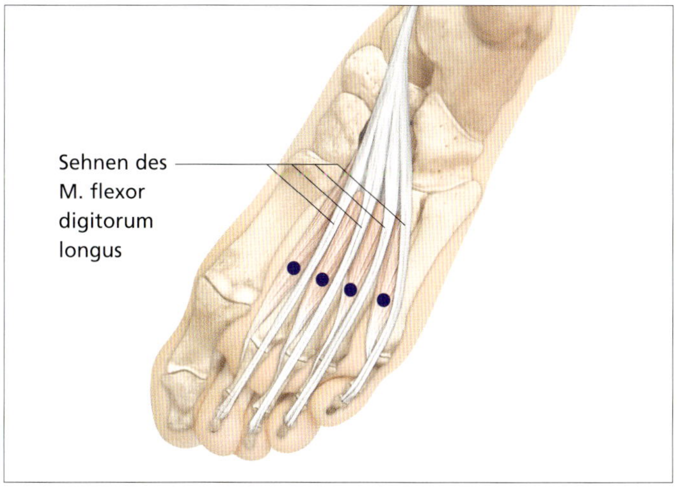

Injektionsschema

Anzahl der Punktionsstellen: jeweils eine Stelle pro Muskel (insbesondere bei Behandlung einer pathologischen Zehenbeugung)

Topografische Hinweise

Eine sichere Abgrenzung zu den anderen kleinen Fußmuskeln ist schwierig, insbesondere eine Fehlpunktion des M. flexor digitorum brevis ist möglich, wenn man zu weit proximal injiziert. Injiziert man zu weit medial, kann man versehentlich den M. flexor hallucis brevis punktieren.

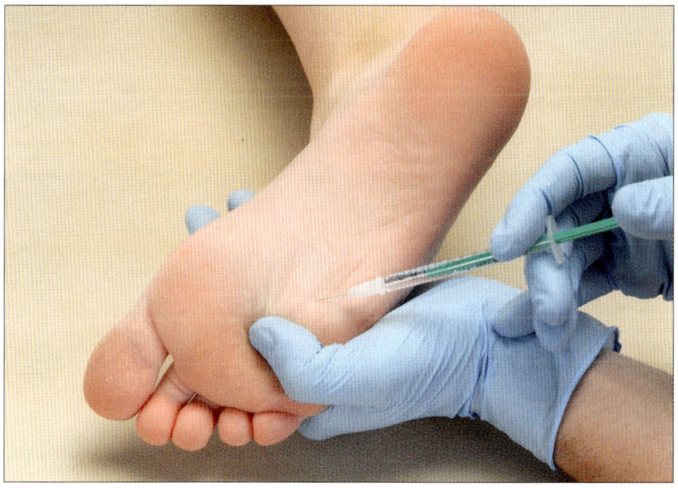

Injektionstechnik

Punktionsstelle: medial der Sehnen des M. flexor digitorum

Stichtiefe: ca. 1 cm

Lagerung: Bauchlage

Musculus rectus abdominis

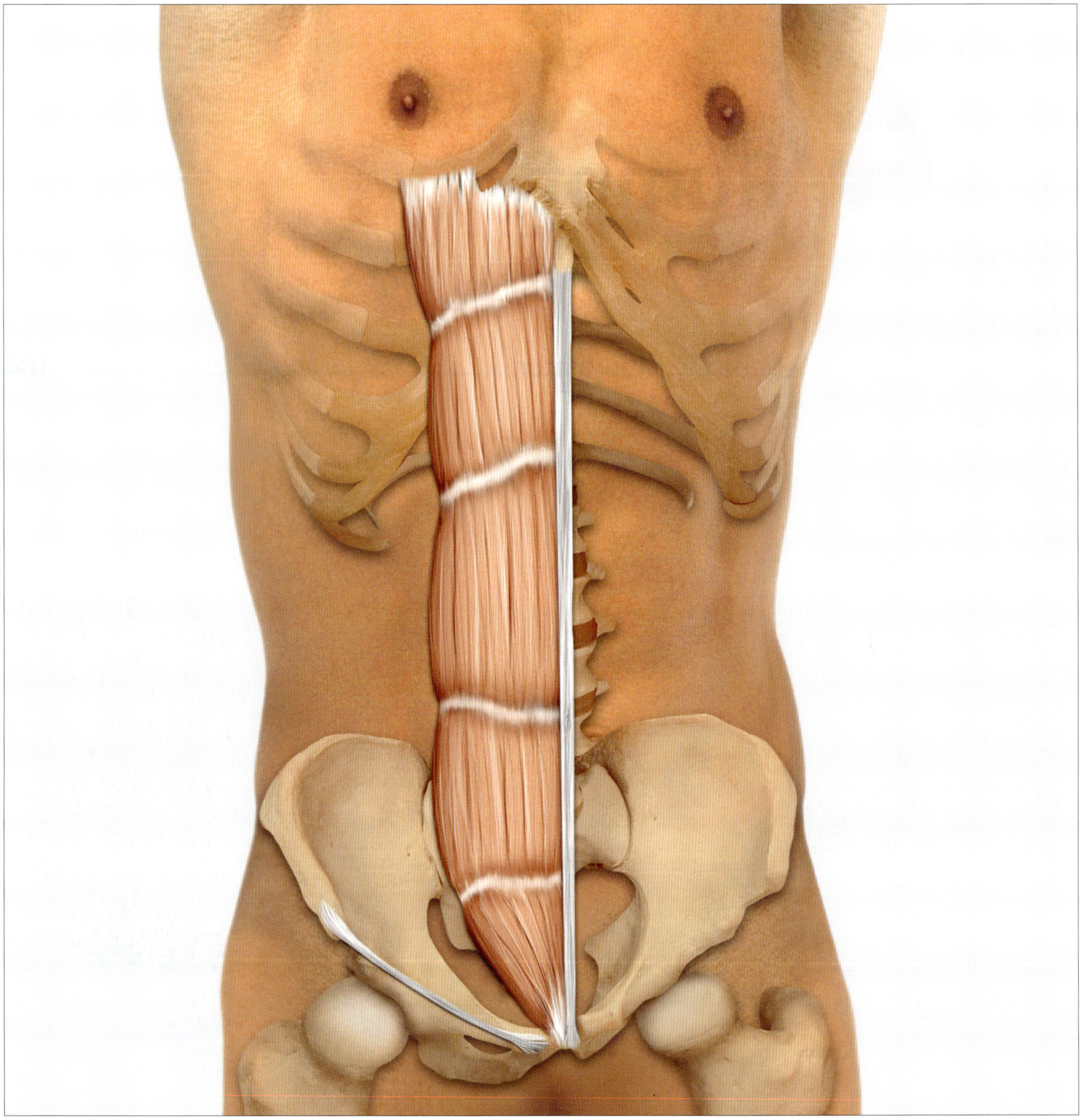

Innervation
Nervi intercostales, T5–T11
Nervus subcostalis, T12
Nervus iliohypogastricus, T12–L1
Nervus ilioinguinalis, L1

Ursprung
Crista pubica
Symphysis pubica

Ansatz
Außenfläche des 5.–7. Rippenknorpels, Processus xiphoideus

Dosierung/Nadel

Xeomin®:	10–40 MU pro Seite (selten auch höher)
Botox®:	10–40 MU pro Seite (selten auch höher)
Dysport®:	40–160 MU pro Seite (selten auch höher)
Injektionsstellen:	1–4 pro Seite
Nadel:	20–40 mm/27–30 Gauge

⚠ Bitte die Hinweise zu den zugelassenen Präparaten, zur Off-Label-Therapie (S. 4 ff.) und die einschlägigen Fachinformationen (S. 276 ff.) berücksichtigen.

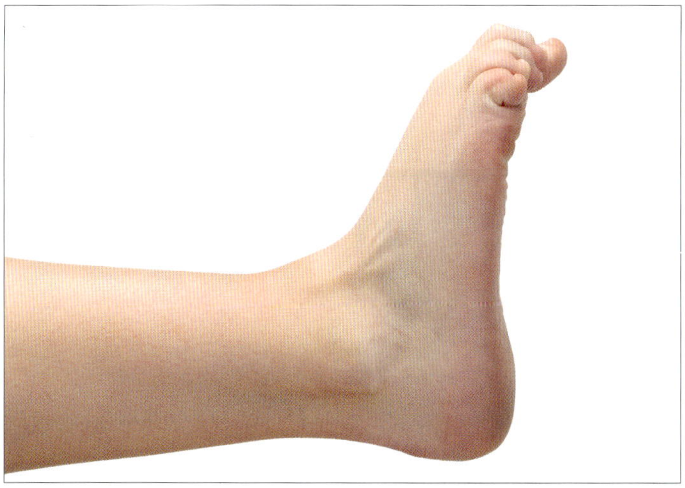

Funktion

Die Mm. lumbricales beugen in den Metatarsophalangealgelenken und verhindern eine Hyperextension dieser Gelenke. Die Wirkung der Mm. lumbricales und der Mm. interossei auf die Streckung der Mittel- und Endgelenke wird, im Gegensatz zu den gleichnamigen Muskeln an der Hand, als sehr schwach bis nicht vorhanden eingestuft.

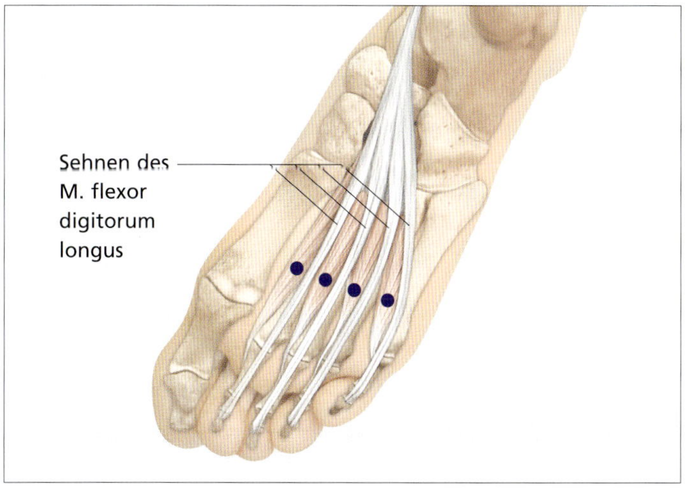

Injektionsschema

Anzahl der Punktionsstellen: jeweils eine Stelle pro Muskel (insbesondere bei Behandlung einer pathologischen Zehenbeugung)

Topografische Hinweise

Eine sichere Abgrenzung zu den anderen kleinen Fußmuskeln ist schwierig, insbesondere eine Fehlpunktion des M. flexor digitorum brevis ist möglich, wenn man zu weit proximal injiziert. Injiziert man zu weit medial, kann man versehentlich den M. flexor hallucis brevis punktieren.

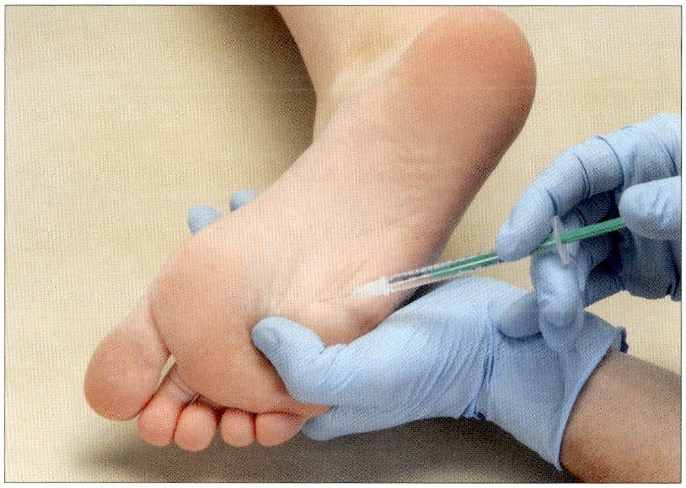

Injektionstechnik

Punktionsstelle: medial der Sehnen des M. flexor digitorum

Stichtiefe: ca. 1 cm

Lagerung: Bauchlage

4 Rumpf

Musculus rectus abdominis

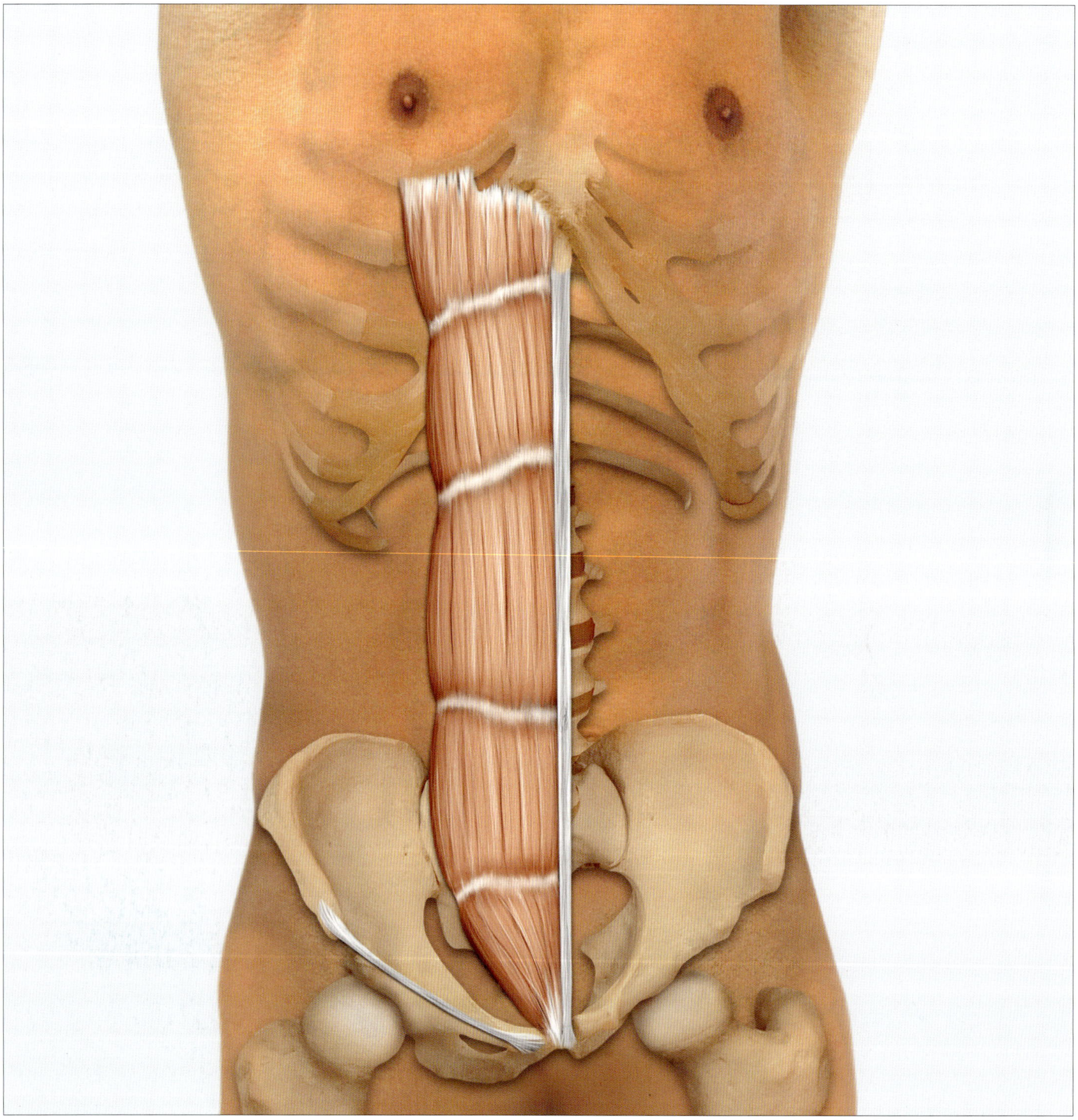

Innervation
Nervi intercostales, T5–T11
Nervus subcostalis, T12
Nervus iliohypogastricus, T12–L1
Nervus ilioinguinalis, L1

Ursprung
Crista pubica
Symphysis pubica

Ansatz
Außenfläche des 5.–7. Rippenknorpels, Processus xiphoideus

Dosierung/Nadel

Xeomin®:	10–40 MU pro Seite (selten auch höher)
Botox®:	10–40 MU pro Seite (selten auch höher)
Dysport®:	40–160 MU pro Seite (selten auch höher)
Injektionsstellen:	1–4 pro Seite
Nadel:	20–40 mm/27–30 Gauge

⚠ Bitte die Hinweise zu den zugelassenen Präparaten, zur Off-Label-Therapie (S. 4 ff.) und die einschlägigen Fachinformationen (S. 276 ff.) berücksichtigen.

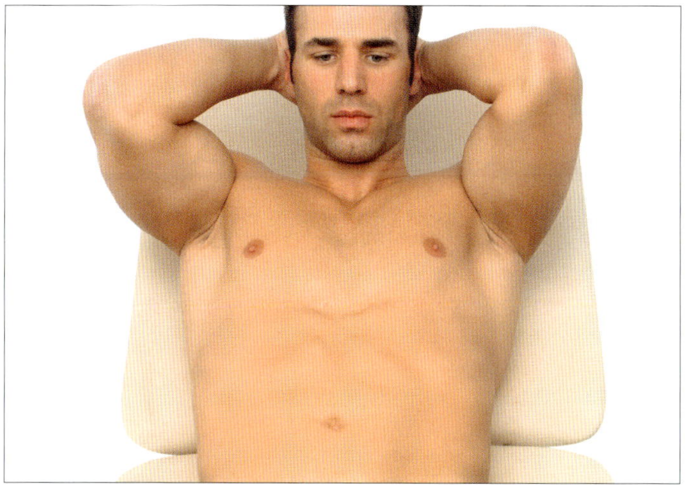

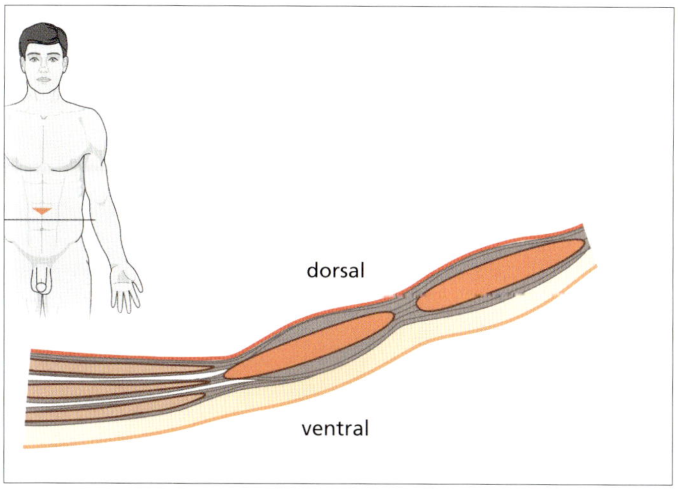

Funktion

Der M. rectus abdominis ist ein kraftvoller Beuger der Rumpfwirbelsäule, etwa bei der Aufrichtung aus der Rückenlage. Außerdem stabilisiert er die Stellung des Beckens auf den Femurköpfen und kann das Becken nach dorsal kippen. Der M. rectus abdominis hilft bei der Bauchpresse. Sein kranialer Anteil hat besondere Bedeutung für die feine Regulation der Expiration beim Sprechen.

Topografische Hinweise

Bei zu tiefem Einstich kann das Peritoneum durchstochen werden. Besondere Vorsicht ist geboten beim relativ häufigen Auseinanderweichen der Mm. recti (Rektusdiastase).

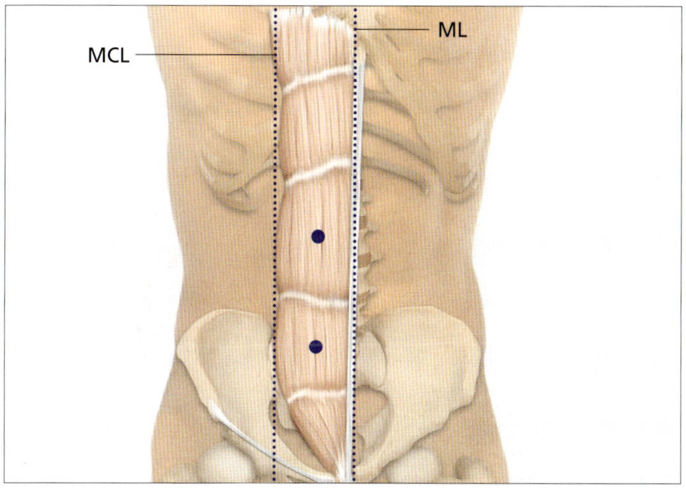

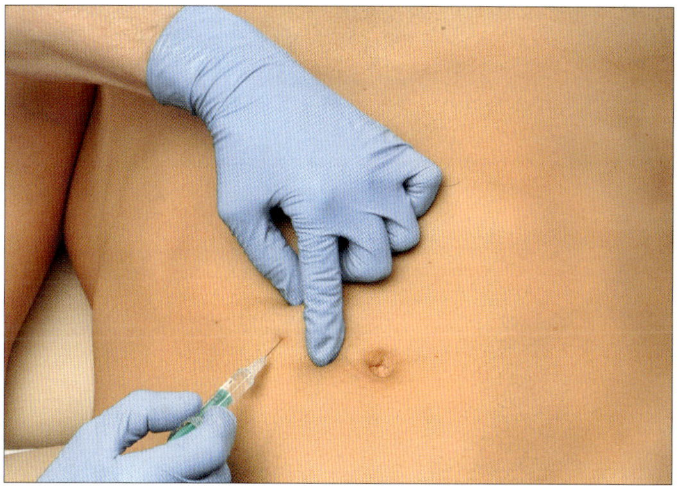

Injektionsschema

Anzahl der Punktionsstellen: 1–4, meistens erfolgt die Injektion an 2–3 Stellen.

Injektionstechnik

Punktionsstellen: zwischen der Median- (ML) und der Medioklavikularlinie (MCL)
Stichtiefe: je nach Muskeldurchmesser und Unterhautfettgewebe
Lagerung: Rückenlage

Klinische Hinweise

Der Muskel kann bei schlanken Menschen gut gesehen und abgegrenzt werden. Auch die Intersectiones tendineae sind gut zu sehen.
Die Injektion unter Sonografiekontrolle ist sinnvoll. Der Muskel weist auf seiner Vorderfläche bindegewebige Intersektionen auf, die in das vordere Blatt der Rektusscheide einstrahlen. Auf der Rückseite verlaufen die Muskelfasern kontinuierlich und ohne Intersektionen. Eine kleine Portion des Muskels, die vom Schambein zur Linea alba unterhalb des Bauchnabels zieht, wird auch als M. pyramidalis bezeichnet. Der M. rectus abdominis kann selten bei einer Kamptokormie ursächlich beteiligt sein.

Musculus obliquus internus abdominis

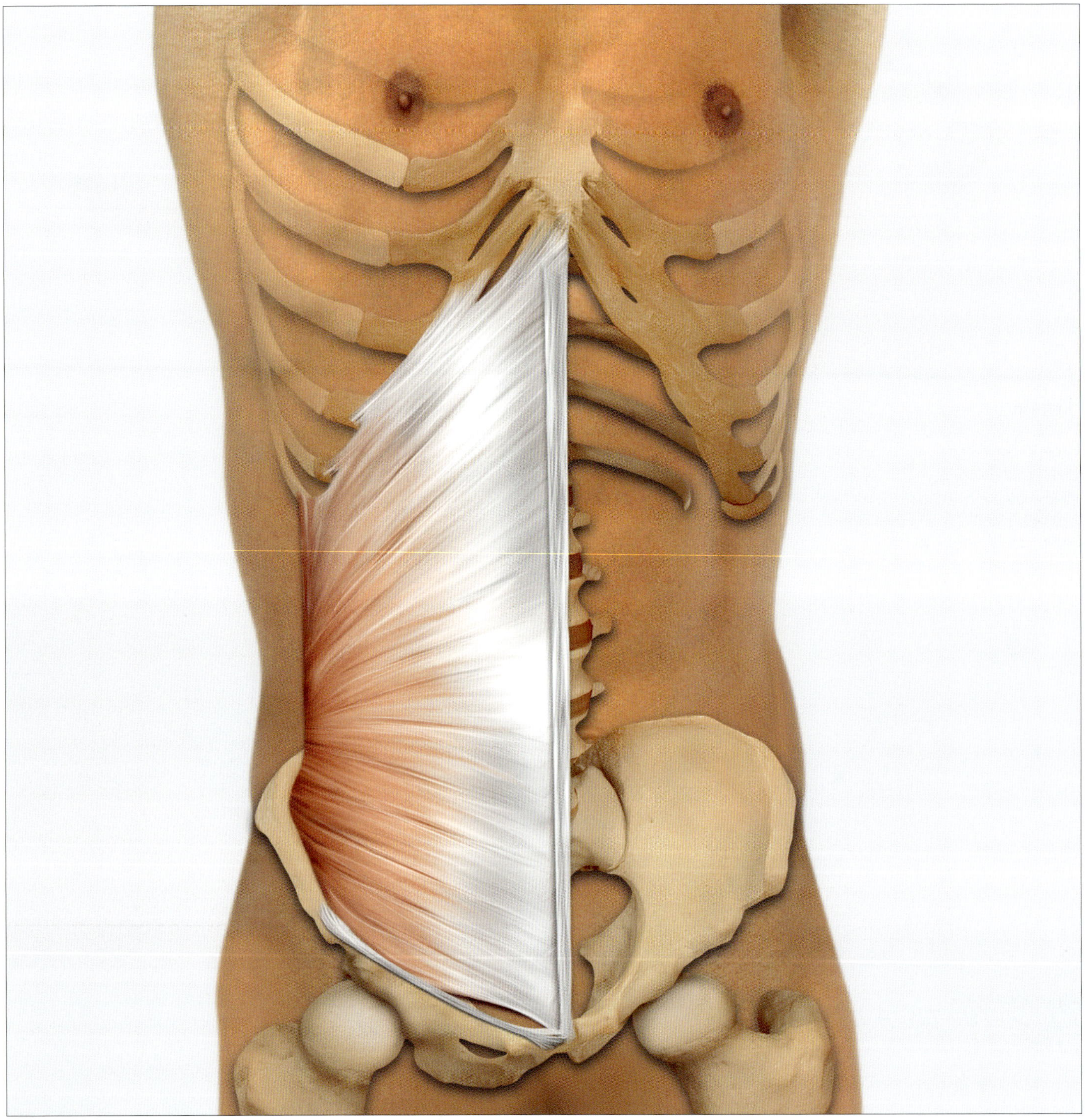

Innervation

Nervi intercostales, T5–T11
Nervus subcostalis, T12
Nervus iliohypogastricus, T12–L1
Nervus ilioinguinalis, L1

Ursprung

Ligamentum inguinale, Crista iliaca, Fascia thoracolumbalis

Ansatz

Crista pubica, Rippenknorpel der 9.–12. Rippe,
Linea alba via Rektusscheide

Dosierung/Nadel

Xeomin®:	5–10 MU pro Injektionsstelle (selten auch höher)
Botox®:	5–10 MU pro Injektionsstelle (selten auch höher)
Dysport®:	20–40 MU pro Injektionsstelle (selten auch höher)
Injektionsstellen:	bis 5 pro Seite
Nadel:	20–40 mm/27–30 Gauge

⚠ Bitte die Hinweise zu den zugelassenen Präparaten, zur Off-Label-Therapie (S. 4 ff.) und die einschlägigen Fachinformationen (S. 276 ff.) berücksichtigen.

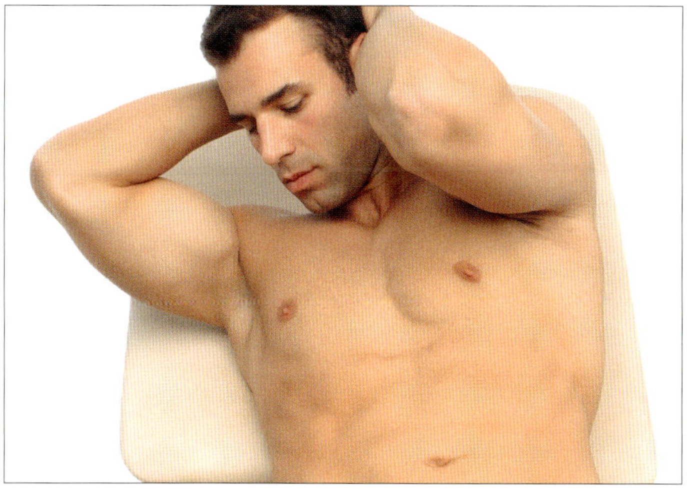

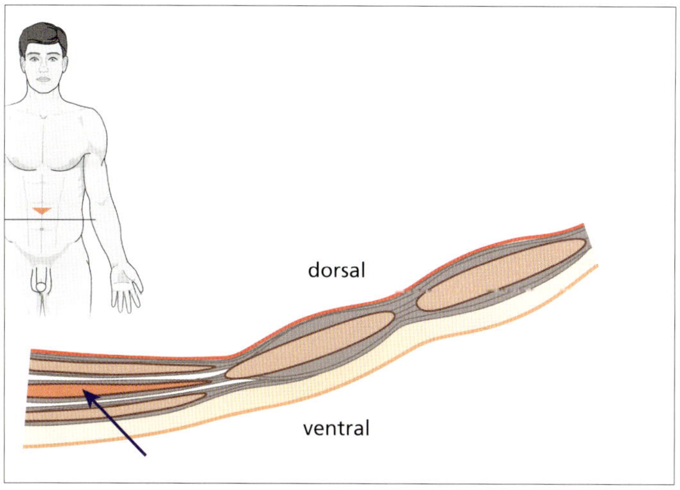

Funktion

Der M. obliquus internus abdominis dreht den Thorax gegen das Becken zur gleichen Seite und flektiert bei beidseitiger Anspannung die Wirbelsäule. Er erzeugt bei beidseitiger Anspannung, gemeinsam mit den anderen flachen Bauchmuskeln, die „Bauchpresse", etwa bei der Geburt oder bei Miktion und Defäkation. Sein kranialer Anteil kann bei beidseitiger Anspannung die untere Thoraxapertur verengen und damit exspiratorisch wirken.

Topografische Hinweise

Der Muskel ist sehr dünn, sodass er schnell durchstochen ist und die Gefahr eines transperitonealen Durchstichs droht. Insbesondere bei übergewichtigen Personen kann der Muskel nur schwer sicher punktiert werden.
Eine Abgrenzung zum M. transversus abdominis ist schwierig.

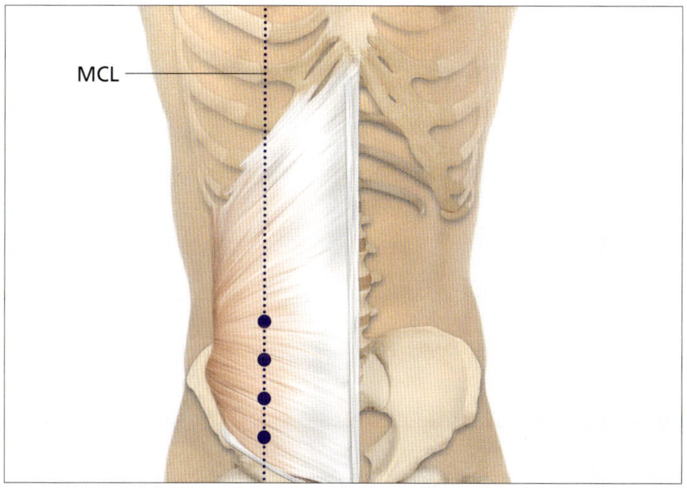

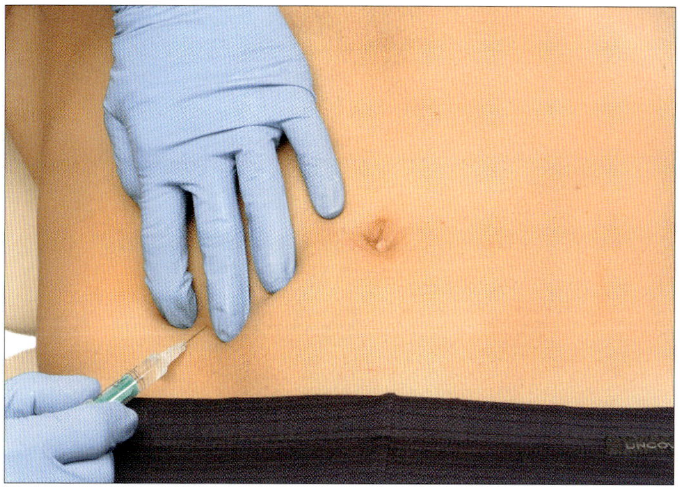

Injektionsschema

Anzahl der Punktionsstellen: 1–5, Injektion sinnvollerweise unter Ultraschallkontrolle

Injektionstechnik

Punktionsstellen: in der Medioklavikularlinie (MCL) zwischen Rippenbogen und Beckenkamm
Stichtiefe: je nach Muskeldurchmesser und Unterhautfettgewebe
Lagerung: Rückenlage

Klinische Hinweise

Da der Muskel dünn und nicht zu palpieren ist, kann er nicht ganz sicher punktiert werden.
Beim Mann ist der M. cremaster die Fortsetzung des Muskels nach kaudal. Der M. obliquus internus abdominis ist an der Bildung des vorderen und hinteren Blattes der Rektusscheide beteiligt. Im Bereich des Trigonum lumbale liegt der Muskel unmittelbar unter der Körperfaszie.
Der M. obliquus internus abdominis kann selten bei einer Kamptokormie ursächlich beteiligt sein.

Musculus obliquus externus abdominis

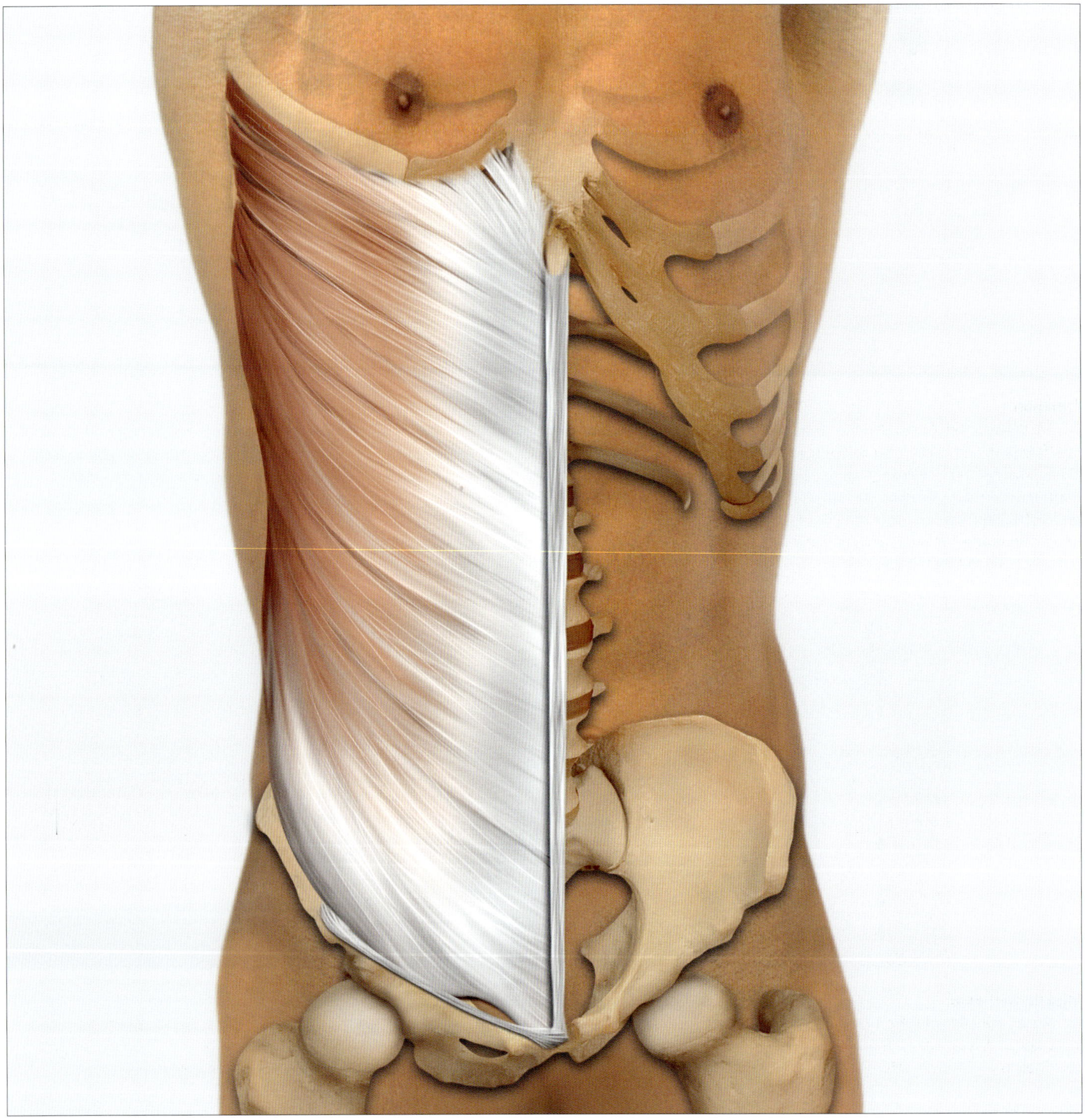

Innervation
Nervi intercostales, T5–T11
Nervus subcostalis, T12
Nervus iliohypogastricus, T12–L1
Nervus ilioinguinalis, L1

Ursprung
5.–12. Rippe, kaudale Ränder sowie Außenflächen

Ansatz
Tuberculum pubicum, Crista pubica, Labium externum der Crista iliaca, Ligamentum inguinale, Linea alba

Dosierung/Nadel

Xeomin®:	5–10 MU pro Injektionsstelle (selten auch höher)
Botox®:	5–10 MU pro Injektionsstelle (selten auch höher)
Dysport®:	20–40 MU pro Injektionsstelle (selten auch höher)
Injektionsstellen:	bis 5 pro Seite
Nadel:	20–40 mm/27–30 Gauge

 Bitte die Hinweise zu den zugelassenen Präparaten, zur Off-Label-Therapie (S. 4 ff.) und die einschlägigen Fachinformationen (S. 276 ff.) berücksichtigen.

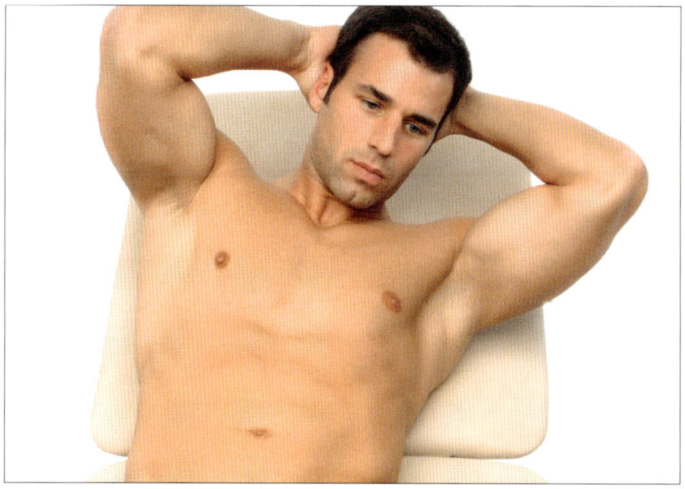

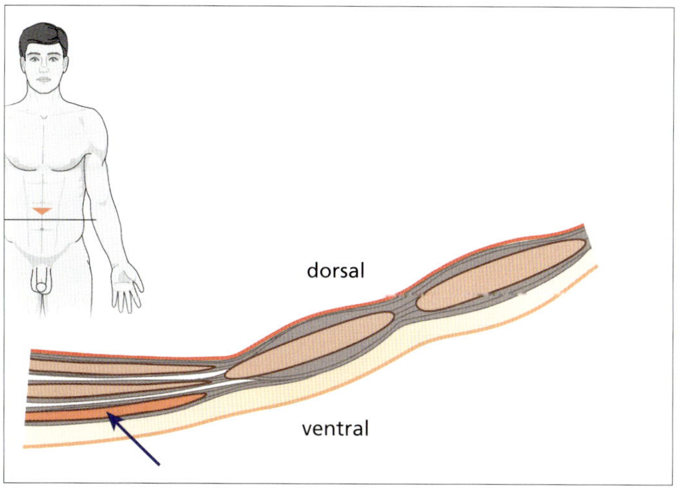

Funktion
Der M. obliquus externus abdominis dreht den Thorax gegen das Becken zur Gegenseite und wirkt bei beidseitiger Anspannung beugend auf die Wirbelsäule. Außerdem erzeugt er, gemeinsam mit den anderen flachen Bauchmuskeln, die „Bauchpresse", etwa bei der Geburt oder bei Miktion und Defäkation. Sein kranialer Anteil kann bei beidseitiger Anspannung die untere Thoraxapertur verengen und damit exspiratorisch wirken, was hier unberücksichtigt bleibt.

Topografische Hinweise
Der Muskel ist sehr dünn, sodass er schnell durchstochen ist und die Gefahr eines transperitonealen Durchstichs droht. Insbesondere bei übergewichtigen Personen kann der Muskel nur schwer sicher punktiert werden.

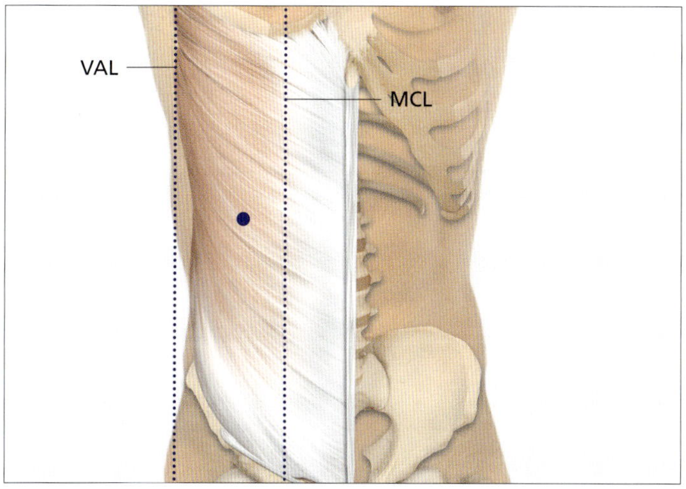

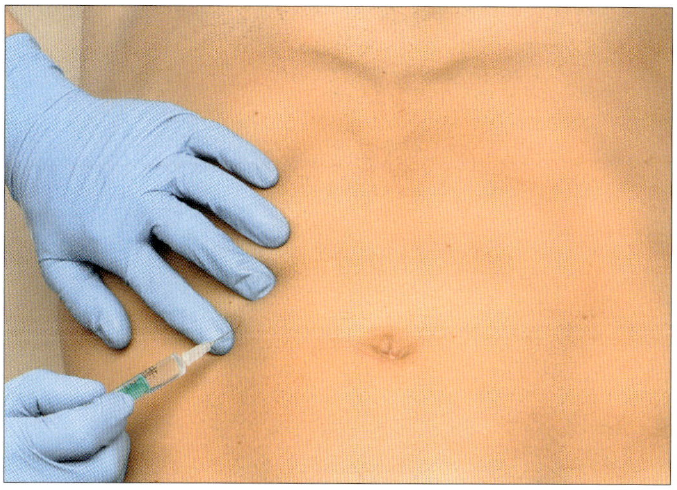

Injektionsschema
Anzahl der Punktionsstellen: 1–5, Injektionen unter Ultraschallkontrolle
Wird nur ein Einstich gewünscht, kann zwischen vorderer Axillarlinie (VAL) und Medioklavikularlinie (MCL) in Höhe der 7. Rippe eingestochen werden.

Injektionstechnik
Eine Abgrenzung zu den anderen Bauchmuskeln ist schwierig. Als Orientierung kann der Ansatz der Mm. serratus anterior und latissimus dorsi dienen, man sticht drei Fingerbreit ventral davon ein.
Lagerung: Rückenlage

Klinische Hinweise
Da der Muskel dünn und nicht sicher zu palpieren ist, kann er nicht ganz sicher punktiert werden.
Der M. obliquus externus abdominis ist an der Bildung des vorderen Blattes der Rektusscheide beteiligt. Der Ursprung interferiert zwischen der 5. bis 9. Rippe mit den Zacken des M. serratus anterior, zwischen der 10. bis 12. Rippe mit den Zacken des M. latissimus dorsi. Der M. obliquus externus abdominis kann selten bei einer Kamptokormie ursächlich beteiligt sein.

Musculus transversus abdominis

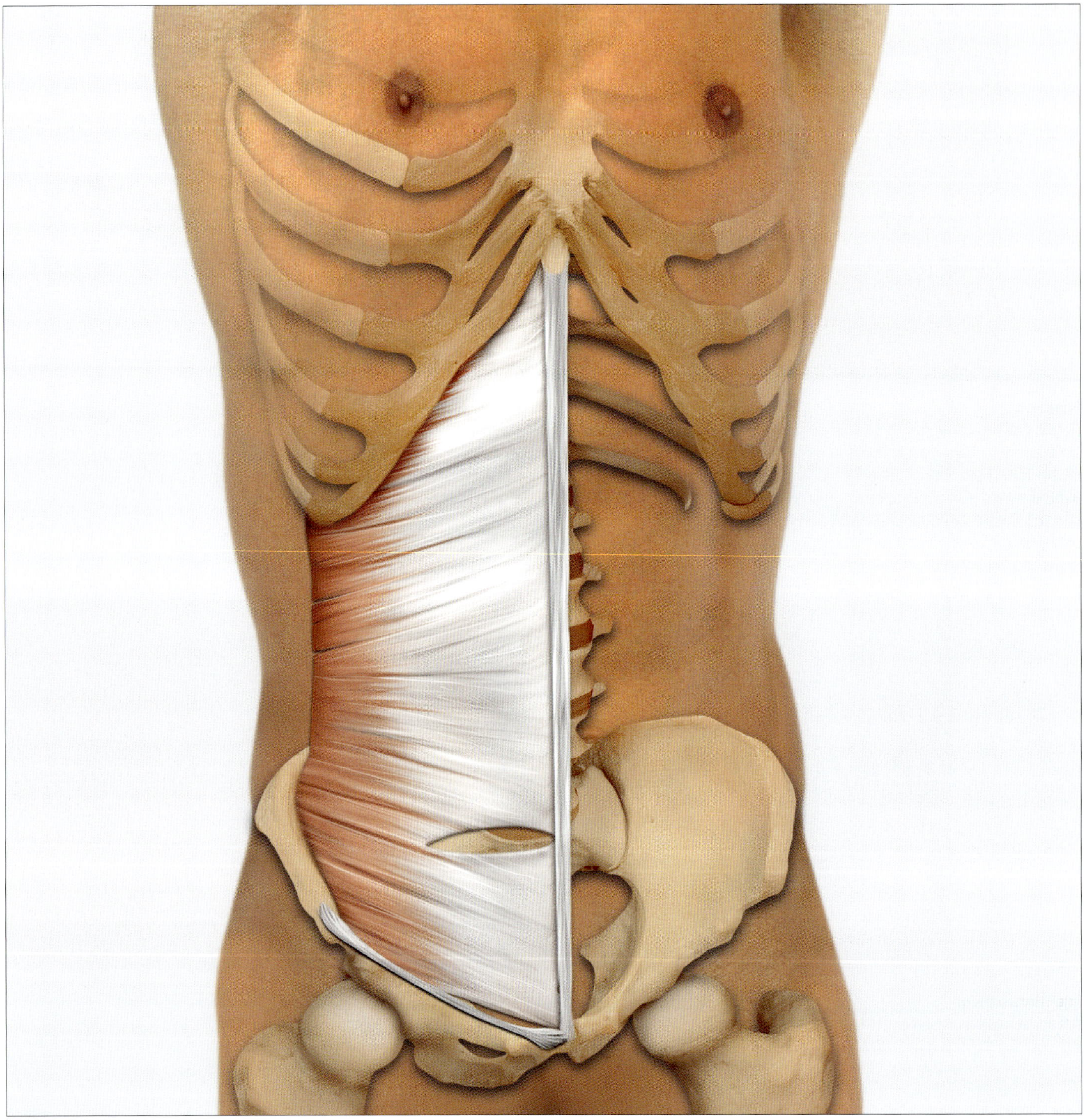

Innervation
Nervi intercostales, T5–T11
Nervus subcostalis, T12
Nervus iliohypogastricus, T12–L1
Nervus ilioinguinalis, L1

Ursprung
Rippenknorpel der 6.–12. Rippe
Processus costales der Lendenwirbel
Christa iliaca

Ansatz
Linea alba

Dosierung/Nadel

Xeomin®:	5–10 MU pro Injektionsstelle (selten auch höher)
Botox®:	5–10 MU pro Injektionsstelle (selten auch höher)
Dysport®:	20–40 MU pro Injektionsstelle (selten auch höher)
Injektionsstellen:	bis 5 pro Seite
Nadel:	20–40 mm/27–30 Gauge

⚠ Bitte die Hinweise zu den zugelassenen Präparaten, zur Off-Label-Therapie (S. 4 ff.) und die einschlägigen Fachinformationen (S. 276 ff.) berücksichtigen.

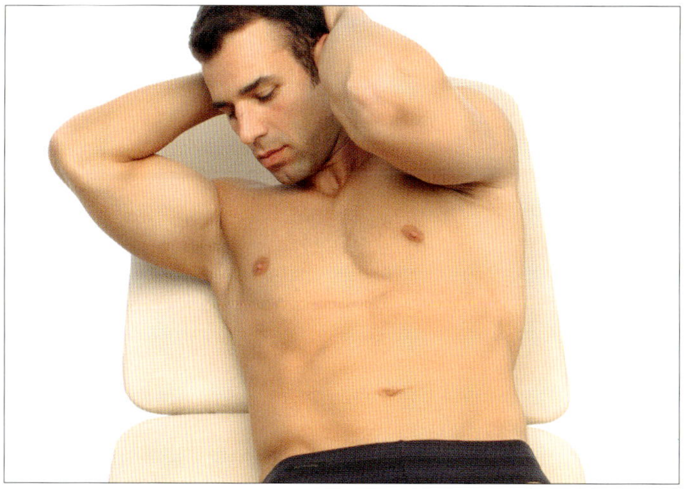

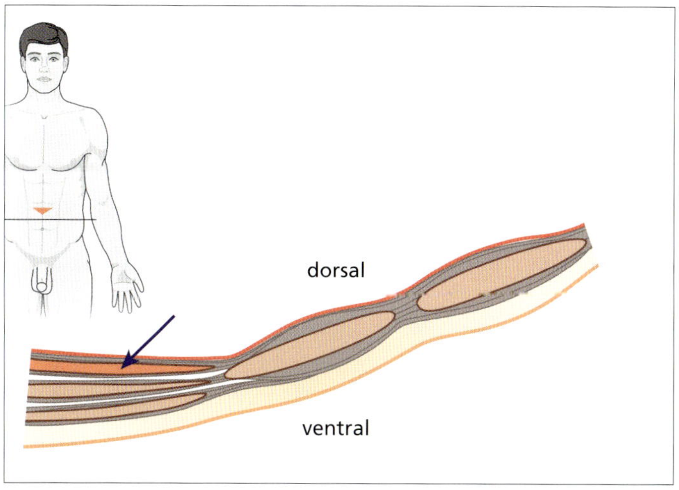

Funktion

Der M. transversus abdominis dreht den Thorax gegen das Becken zur gleichen Seite. Sein kranialer Anteil kann bei beidseitiger Anspannung die untere Thoraxapertur verengen und damit exspiratorisch wirken. Besonders geeignet ist der Muskel jedoch zur Erzeugung eines hohen intraabdominellen Drucks bei der „Bauchpresse", etwa bei der Geburt oder bei Defäkation sowie bei der kahnförmigen Einziehung der Bauchdecke.

Topografische Hinweise

Eine Abgrenzung zum M. obliquus abdominis internus ist schwierig. Der Muskel ist sehr dünn, sodass er schnell durchstochen ist und die Gefahr eines transperitonealen Durchstichs droht. Insbesondere bei übergewichtigen Personen kann der Muskel nur schwer sicher punktiert werden.

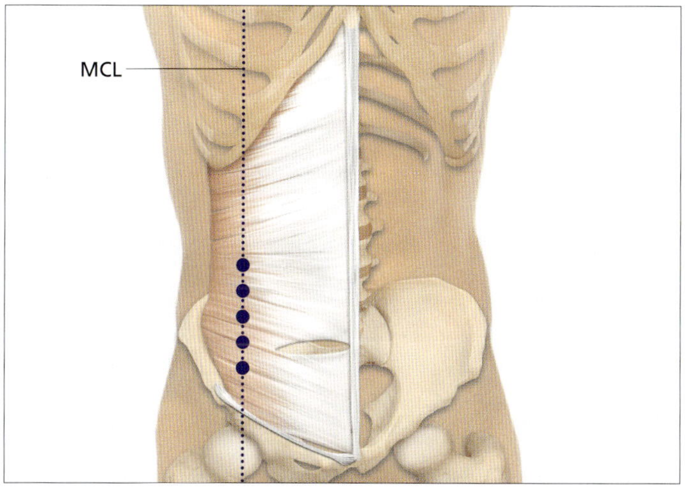

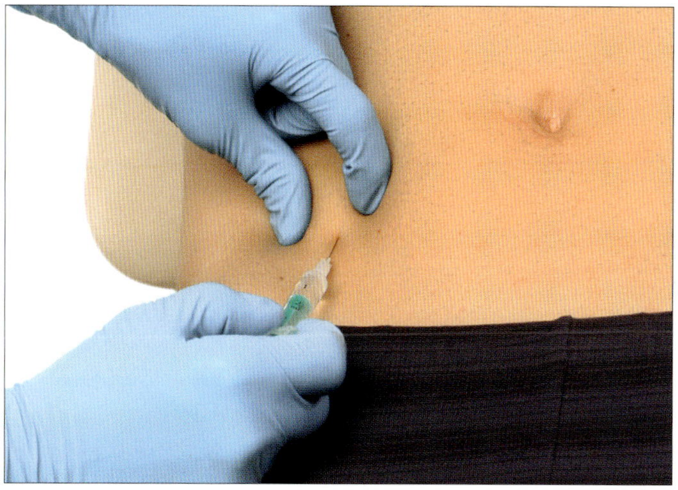

Injektionsschema

Anzahl der Punktionsstellen: 1–5, Injektionen unter Ultraschallkontrolle

Injektionstechnik

Punktionsstellen: in der Medioklavikularlinie (MCL) zwischen Rippenbogen und Beckenkamm
Stichtiefe: je nach Muskeldurchmesser und Unterhautfettgewebe
Lagerung: Rückenlage

Klinische Hinweise

Da der Muskel dünn und nicht sicher zu palpieren ist, kann er nicht ganz sicher punktiert werden.
Der M. transversus abdominis ist an der Bildung des vorderen und hinteren Blattes der Rektusscheide beteiligt.
Eine Abgrenzung zum M. obliquus abdominis internus ist schwierig.

5 Hals

Platysma

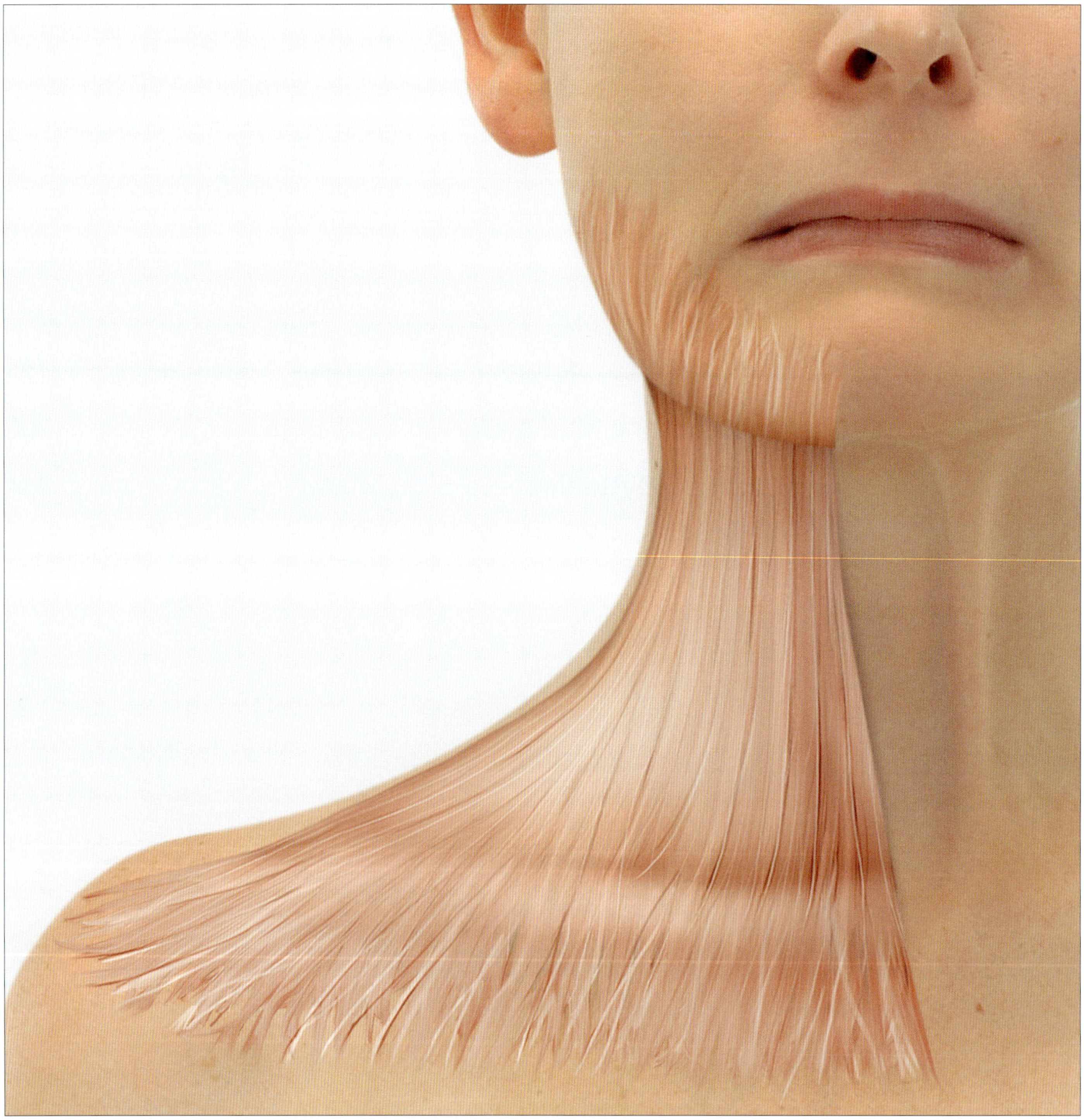

Innervation

Ramus colli des Nervus facialis (VII)

Ursprung

Basis mandibulae

Fascia parotidea

Ansatz

Haut kaudal der Clavicula

Fascia pectoralis

Dosierung/Nadel

Xeomin®:	2,5–5 MU pro Injektionsstelle
Botox®:	2,5–5 MU pro Injektionsstelle
Dysport®:	10–20 MU pro Injektionsstelle
Injektionsstellen:	4–8 pro Seite
Nadel:	10 mm/30 Gauge

⚠ Bitte die Hinweise zu den zugelassenen Präparaten, zur Off-Label-Therapie (S. 4 ff.) und die einschlägigen Fachinformationen (S. 276 ff.) berücksichtigen.

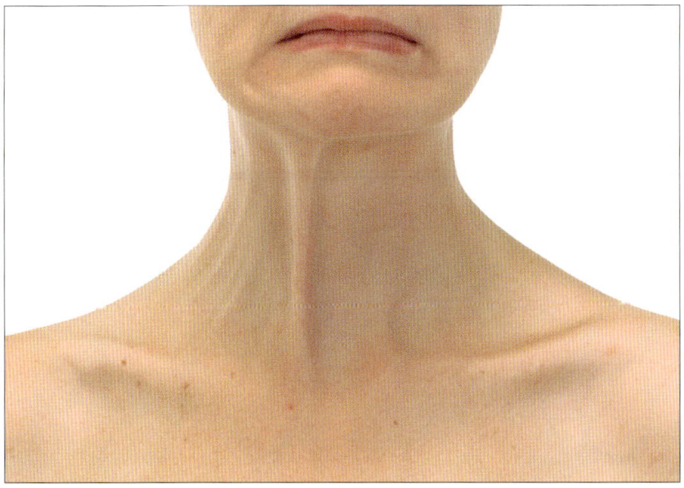

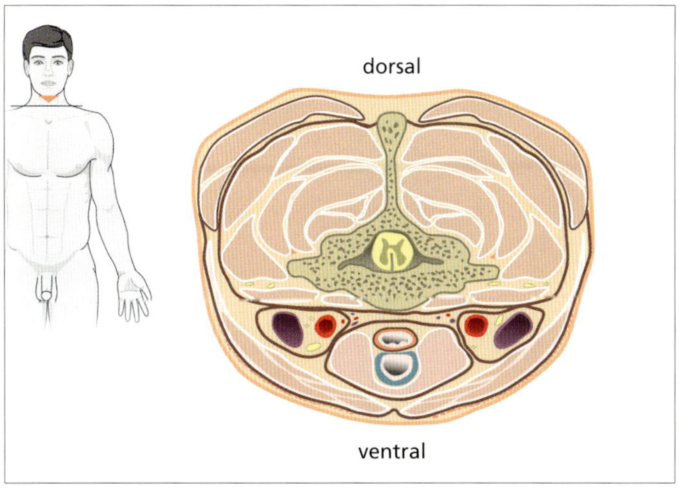

Funktion
Das Platysma kann als Hautmuskel des Halses die Haut im Bereich des vorderen Halses vom Unterkiefer bis über die Schlüsselbeine anspannen und wird dann häufig mit seinen einzelnen Muskelsträngen durch die Haut sichtbar. Dabei senken sich auch die Unterlippe und die Mundwinkel.

Topografische Hinweise
Der Muskel ist relativ dünn. Bei zu tiefer Injektion kann das injizierte Toxin in tiefer gelegene Muskeln (z. B. Kehlkopfmuskulatur) diffundieren und beispielsweise bei hoher Dosierung zu Schluckstörungen führen. Es ist zu beachten, dass im ventralen Teil eine Lücke zwischen den beiden Platysma-Anteilen besteht. Auch die unter dem Muskel liegenden Gefäße und Nerven sind zu berücksichtigen. Im Bereich des Ansatzes des Muskels verlaufen die Nn. supraclaviculares.

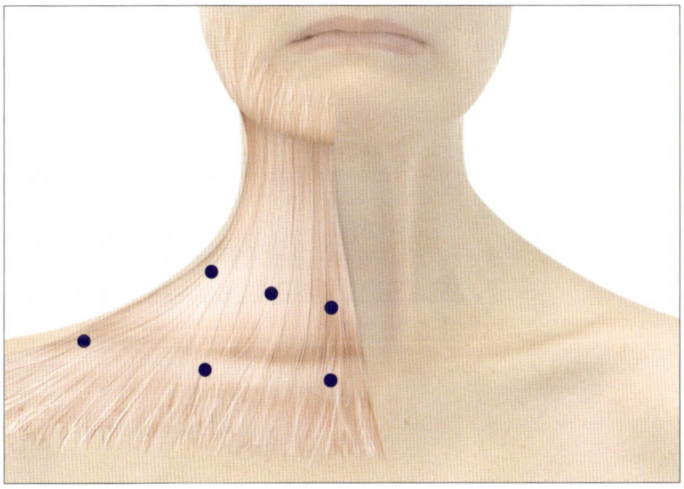

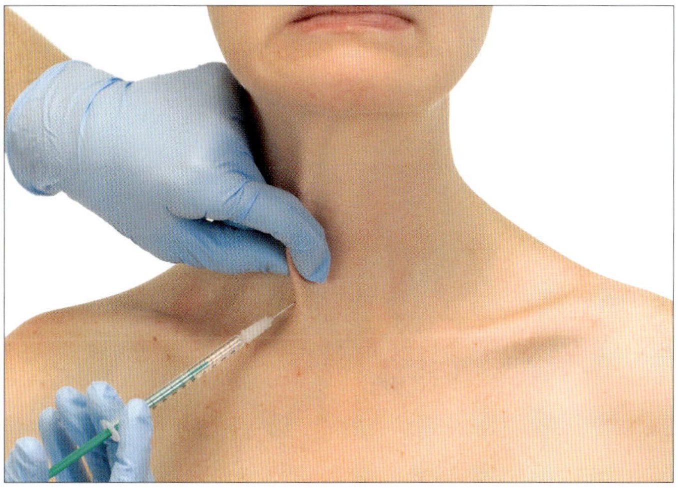

Injektionsschema
Anzahl der Punktionsstellen: 4–8/Seite
Hinweis: Bei nur einseitiger Symptomatik, z. B. Spasmus hemifacialis, ist auch nur eine einseitige Injektion notwendig.

Injektionstechnik
Punktionsstellen: in die Hauptstränge des Muskels, pro Platysmaband 2–3 Injektionsstellen
Lokalisationsmanöver: Bitten Sie den Patienten, das Platysma anzuspannen. Da es sich um einen Hautmuskel handelt, kann auch intrakutan injiziert werden (z. B. bei horizontalen Falten).
Lagerung: Sitz oder Rückenlage

Klinische Hinweise
Das Platysma zieht in die untere Gesichtshälfte und hat Verbindung zu den Mm. risorius, depressor anguli oris, depressor labii inferioris.
Eine Injektion in dieser Region ist besonders schwierig. Der Muskel setzt häufig deutlich distal der Clavicula an.
Das Platysma spannt die Haut des Halses im Bereich des vorderen Halses vom Unterkiefer bis über die Schlüsselbeine an. Bei starker Anspannung treten häufig einzelne Muskelsträngen hervor. Zusätzlich kann es zu einer Senkung von Unterlippe und Mundwinkeln kommen. Der Muskel spielt beim Spasmus hemifacialis und der Faltenbehandlung eine größere Rolle. Viele Patienten können diesen Muskel nicht willkürlich anspannen. Dann empfiehlt es sich, die Haut über dem Schlüsselbein straff zu spannen, die Stränge werden dann oft sichtbar.

Musculus sternocleidomastoideus

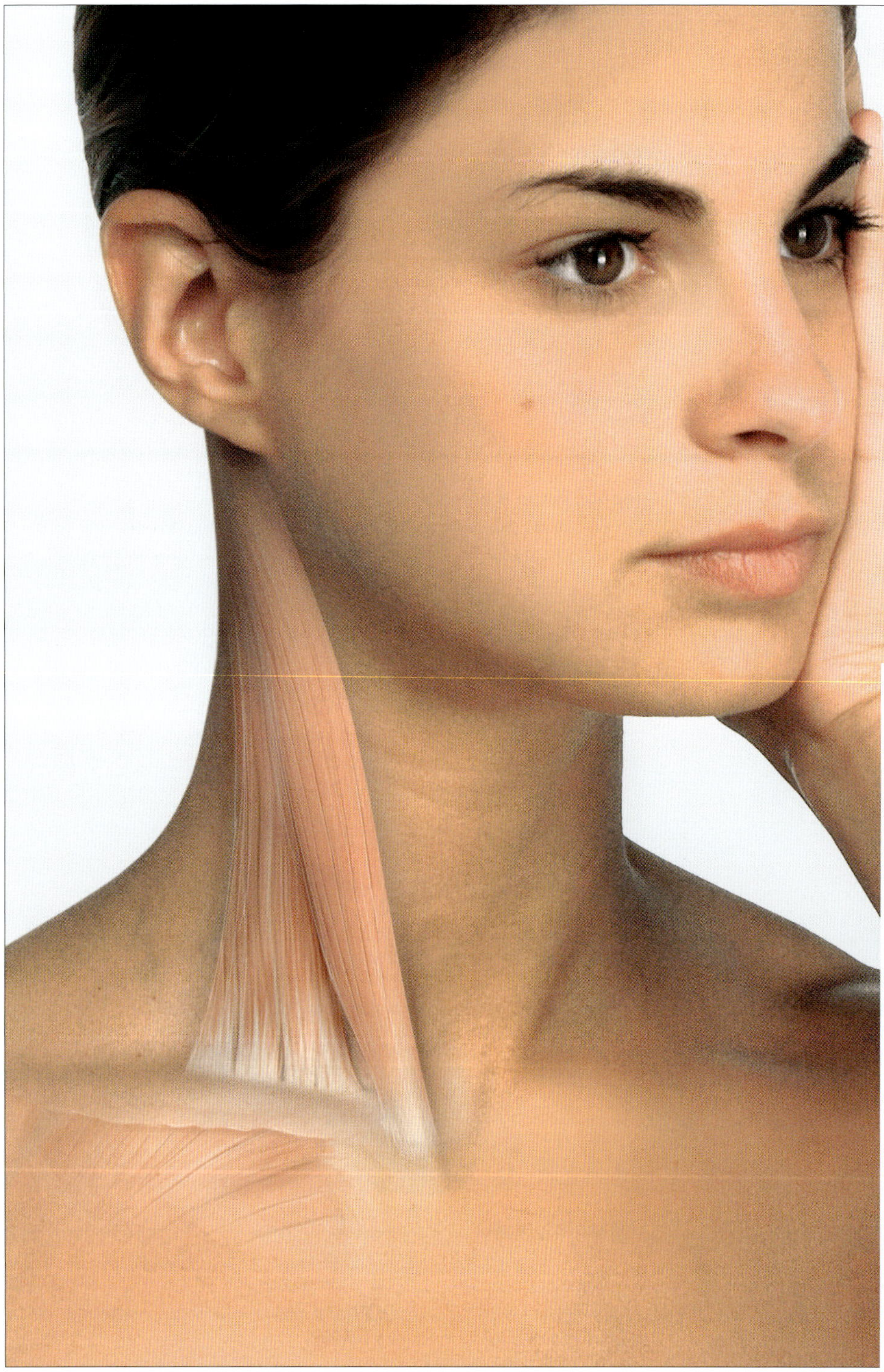

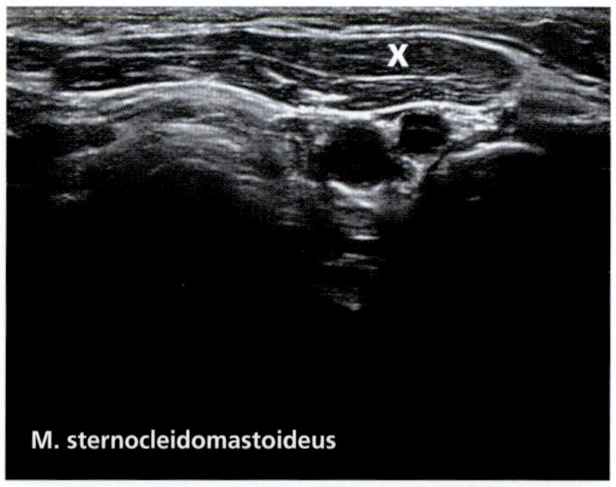

M. sternocleidomastoideus

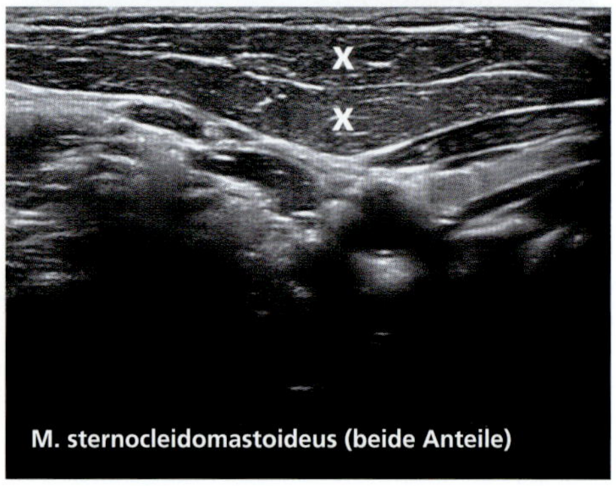

M. sternocleidomastoideus (beide Anteile)

Innervation
N. accessorius (XI), Plexus cervicalis, C1–C2

Ursprung
Caput sternale: Manubrium sterni
Caput claviculare: mediales Drittel der Clavicula

Ansatz
Processus mastoideus
Linea nuchae superior
(dort sehnige Verbindung mit dem Ursprung des M. trapezius)

Dosierung/Nadel

Xeomin®:	5–50 MU (selten auch höher)
Botox®:	5–50 MU (selten auch höher)
Dysport®:	20–200 MU (selten auch höher)
Injektionstellen:	1–3
Nadel:	20–40 mm/27 Gauge

⚠ Bitte die Hinweise zu den zugelassenen Präparaten, zur Off-Label-Therapie (S. 4 ff.) und die einschlägigen Fachinformationen (S. 276 ff.) berücksichtigen.

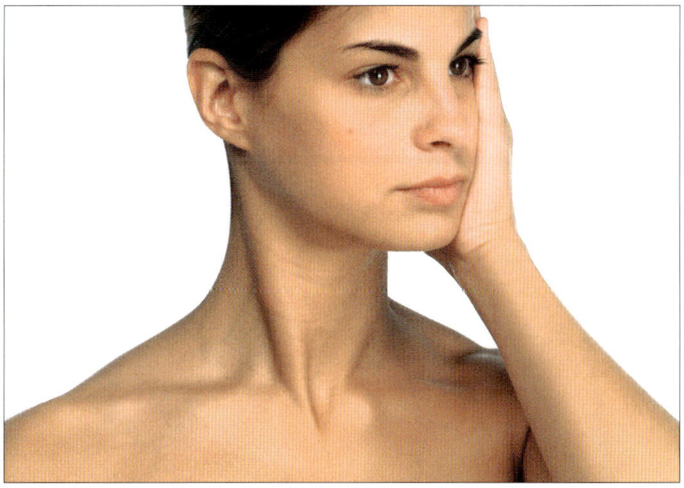

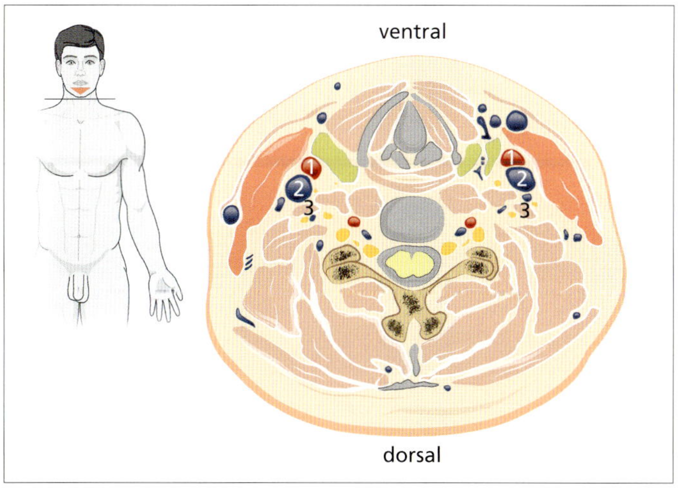

Funktion
Der Muskel neigt den Kopf zur gleichen Seite und rotiert bei einseitiger Anspannung den Kopf zur Gegenseite. Die rotatorische Komponente hebt sich bei beidseitiger Anspannung auf. Die Beuge- und Streckwirkung hängt von der Stellung des Kopfes ab. Bei gebeugtem Kopf wird die Beugung, bei gestecktem Kopf die Streckung verstärkt.

Topografische Hinweise
Bei zu tiefer Injektion besteht die Gefahr, die A. carotis (1) oder die V. jugularis (2) zu verletzen. Schluckbeschwerden (häufigste unerwünschte Wirkung) können eher auftreten, wenn die Injektion in der unteren Hälfte des Muskels oder beidseits erfolgt.
Insbesondere bei einer Injektion in das Caput claviculare ist eine Abgrenzung gegenüber dem M. scalenus anterior (3) schwierig.

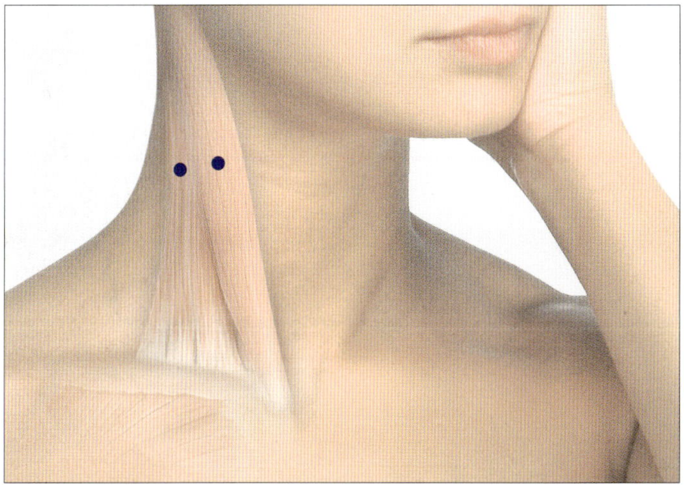

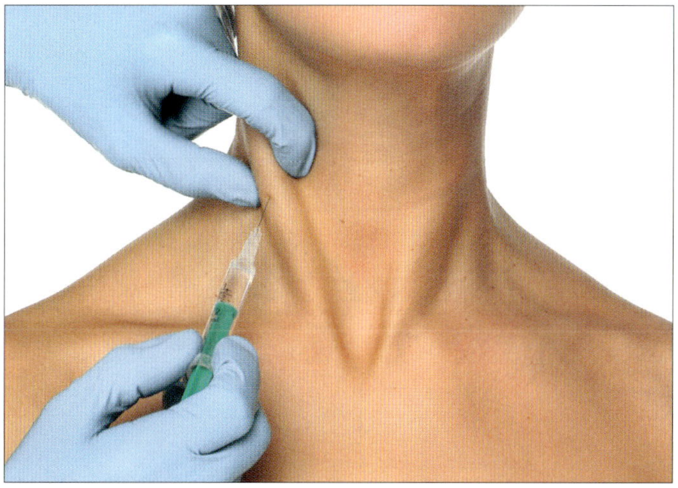

Injektionsschema
Anzahl der Punktionsstellen: 1–3. Meist genügen ein bis zwei Injektionsstellen am Übergang vom mittleren zum oberen Drittel, da dort die motorischen Endplatten lokalisiert sind.
Die Injektion sollte entweder in den gemeinsamen Kopf der beide Anteile erfolgen oder in die beiden Köpfe (sternal und klavikulär). In Einzelfällen kann die EMG-Ableitung sinnvoll sein, um zu unterscheiden, welcher der bedeutendere Anteil ist.

Injektionstechnik
Eine Injektion unter Ultraschallkontrolle ist sinnvoll.
Punktionsstelle: ohne Ultraschall in den zwischen zwei Fingern fixierten Muskel
Lokalisationsmanöver: Fordern Sie den Patienten auf, den Kopf gegen Widerstand, z. B. gegen die eigene Hand, zu drehen. Dabei tritt der Muskel deutlich hervor.
Lagerung: Sitz oder Rückenlage

Klinische Hinweise
Meist erfolgt die Injektion in sitzender Position; bei komplexen zervikalen Dystonien gelingt eine optimale Darstellung manchmal besser im Liegen. Der Muskel wirkt nicht direkt auf die Halswirbelsäule sondern nur das Kopfgelenk. Beim Torticollis ist er also nicht beteiligt, sondern nur beim Torticaput. Oft werden zu hohe Dosen in den Muskel injiziert. Mit Ultraschallkontrolle treten nur selten Schluckstörungen auf.

5

Musculi scaleni anterior, medius und posterior

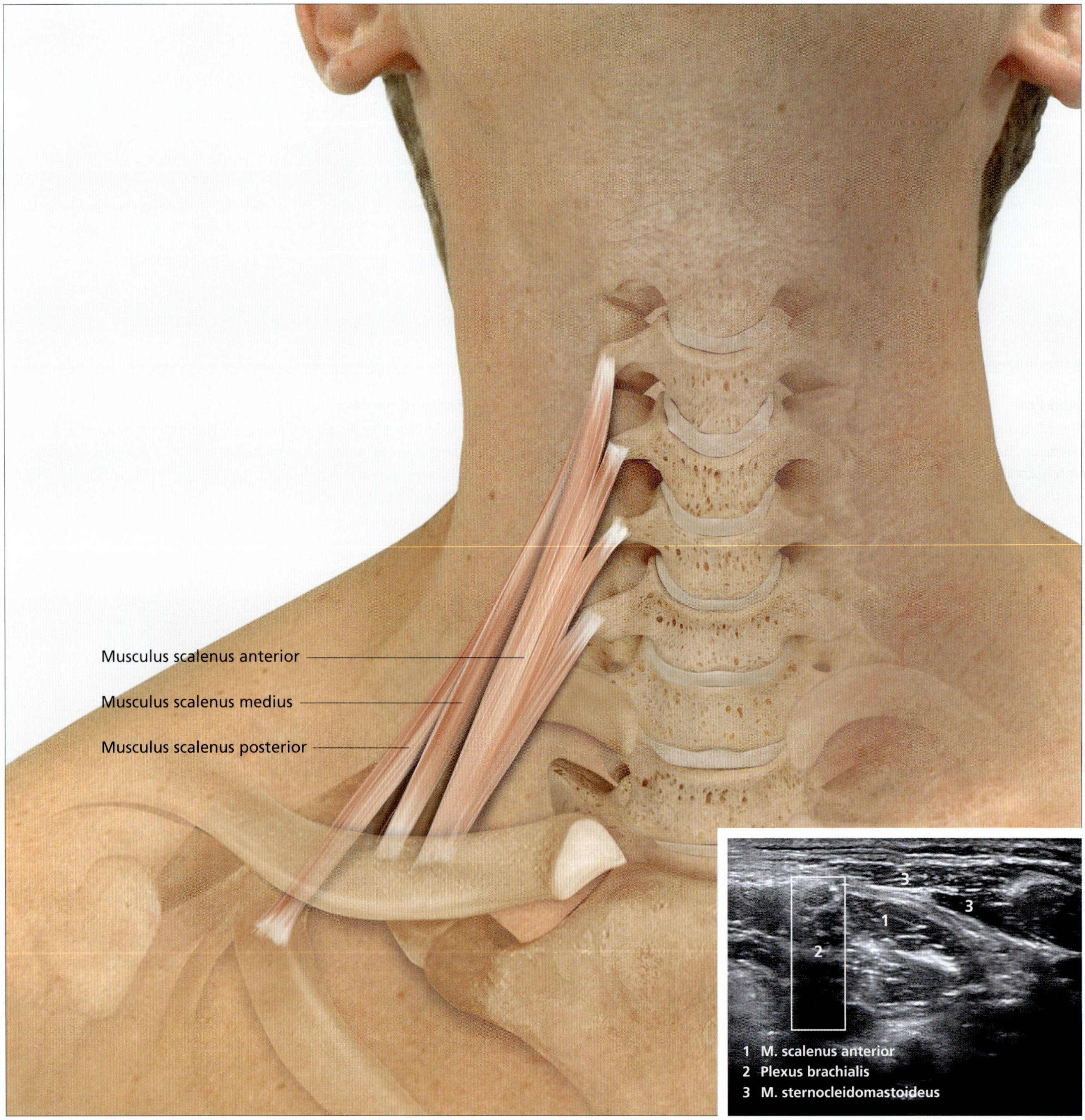

Innervation

M. scalenus anterior: Rami ventrales der Spinalnerven C5–C8
M. scalenus medius: Rami ventrales der Spinalnerven C4–C8
M. scalenus posterior: Rami ventrales der Spinalnerven C7–C8

Ursprung

M. scalenus anterior: Tubercula anteriora der Processi transversi des 3.–6. Halswirbels
M. scalenus medius: Tubercula anteriora der Processi transversi des 2.–7. Halswirbels
M. scalenus posterior: Tubercula posteriora der Processi transversi des 5. und 6. Halswirbels

Ansatz

M. scalenus anterior: Tuberculum musculi scaleni anteriores der 1. Rippe
M. scalenus medius: 1. Rippe, dorsal des Sulcus arteriae subclaviae
M. scalenus posterior: Oberrand der 2. Rippe

Dosierung/Nadel

Xeomin®: 5–25 MU pro Muskel
Botox®: 5–25 MU pro Muskel
Dysport®: 20–100 MU pro Muskel
Injektionsstellen: 1–3
Nadel: 20–40 mm/27 Gauge

⚠ Bitte die Hinweise zu den zugelassenen Präparaten, zur Off-Label-Therapie (S. 4 ff.) und die einschlägigen Fachinformationen (S. 276 ff.) berücksichtigen.

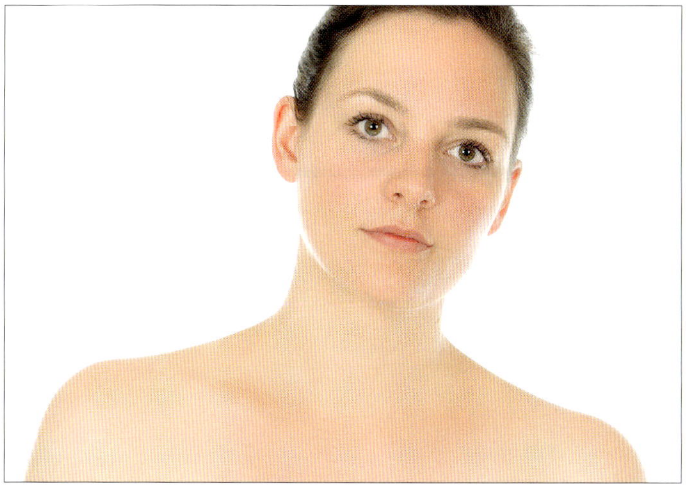

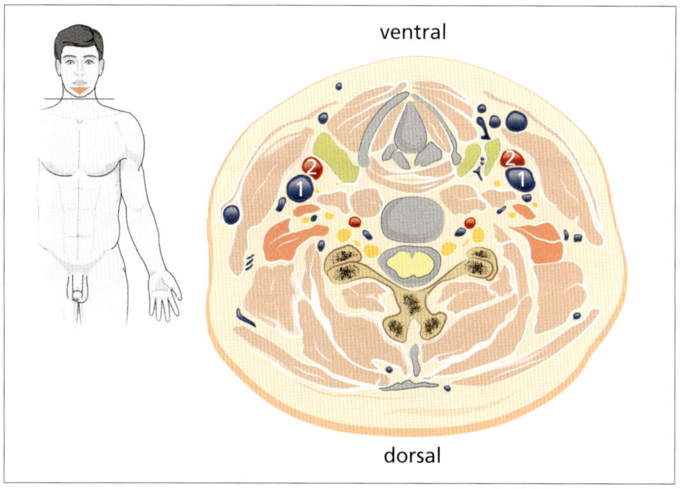

Funktion
Der M. scalenus anterior neigt die HWS zur gleichen Seite und rotiert sie leicht zur Gegenseite, wenn die 1. Rippe sein Punctum fixum ist. Beidseitig angespannt beugt er die HWS. Bei stabilisierter HWS hebt er die erste Rippe an und wirkt damit inspiratorisch. Die Mm. scaleni med. und post. neigen die HWS zur Seite und wirken als Atemhilfsmuskeln bei der Inspiration.

Topografische Hinweise
Die Mm. scaleni sind häufig schlecht abgrenzbar. Auf die benachbarten Gefäße und Nerven ist zu achten. Ventral sind unter anderem die V. jugularis (1) und A. carotis (2) gefährdet. Die V. subclavia läuft vor, die A. subclavia und der Plexus brachialis verlaufen hinter dem Muskel zum Arm. Zwischen dem M. scalenus anterior und dem M. scalenus medius verlaufen der Plexus brachialis und die Arteria subclavia (Skalenuslücke).

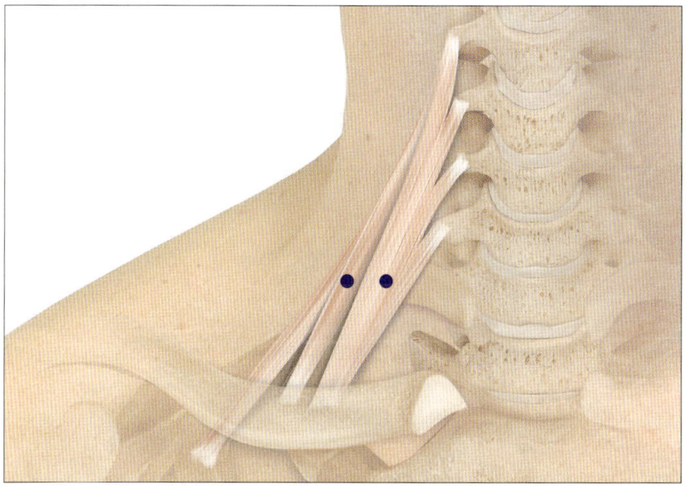

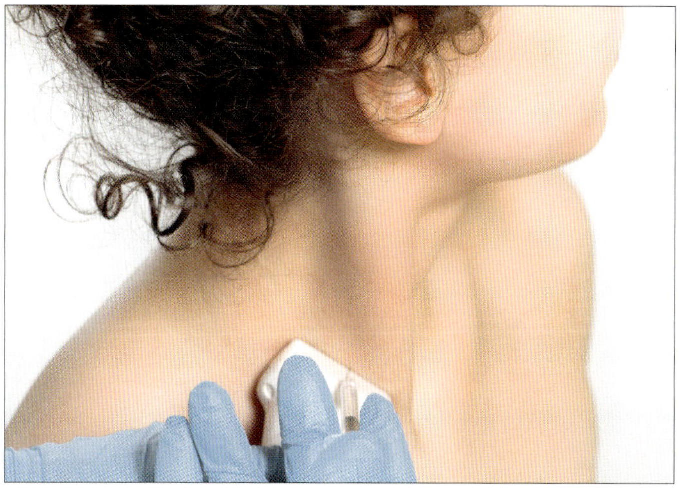

Injektionsschema
Anzahl der Punktionsstellen: 1–3, meistens erfolgt die Injektion an einer Stelle.

Injektionstechnik
Punktionsstelle: in den tastbaren Muskelwulst des M. scalenus medius
Einstich senkrecht zur Haut
Hinweis: Da der Muskel häufig schwer zu tasten und abzugrenzen ist, wird unter Ultraschallkontrolle injiziert. Der M. scalenus anterior sollte ausschließlich unter Ultraschallkontrolle injiziert werden.
Lagerung: Sitz oder Rückenlage

Klinische Hinweise
Der M. scalenus anterior bildet die vordere Begrenzung der Skalenuslücke. Der Plexus brachialis kann über der ersten Rippe gedehnt oder zwischen den beiden Mm. scaleni eingeklemmt werden – z. B. beim Tragen eines schweren Gegenstandes – wodurch das Skalenussyndrom verursacht wird. Der Plexus brachialis ist eine gute Orientierung zur Unterscheidung der verschiedenen Anteile des M. scalenus. Der M. scalenus anterior liegt meist unter dem M. sternocleidomastoideus.

Musculus semispinalis capitis

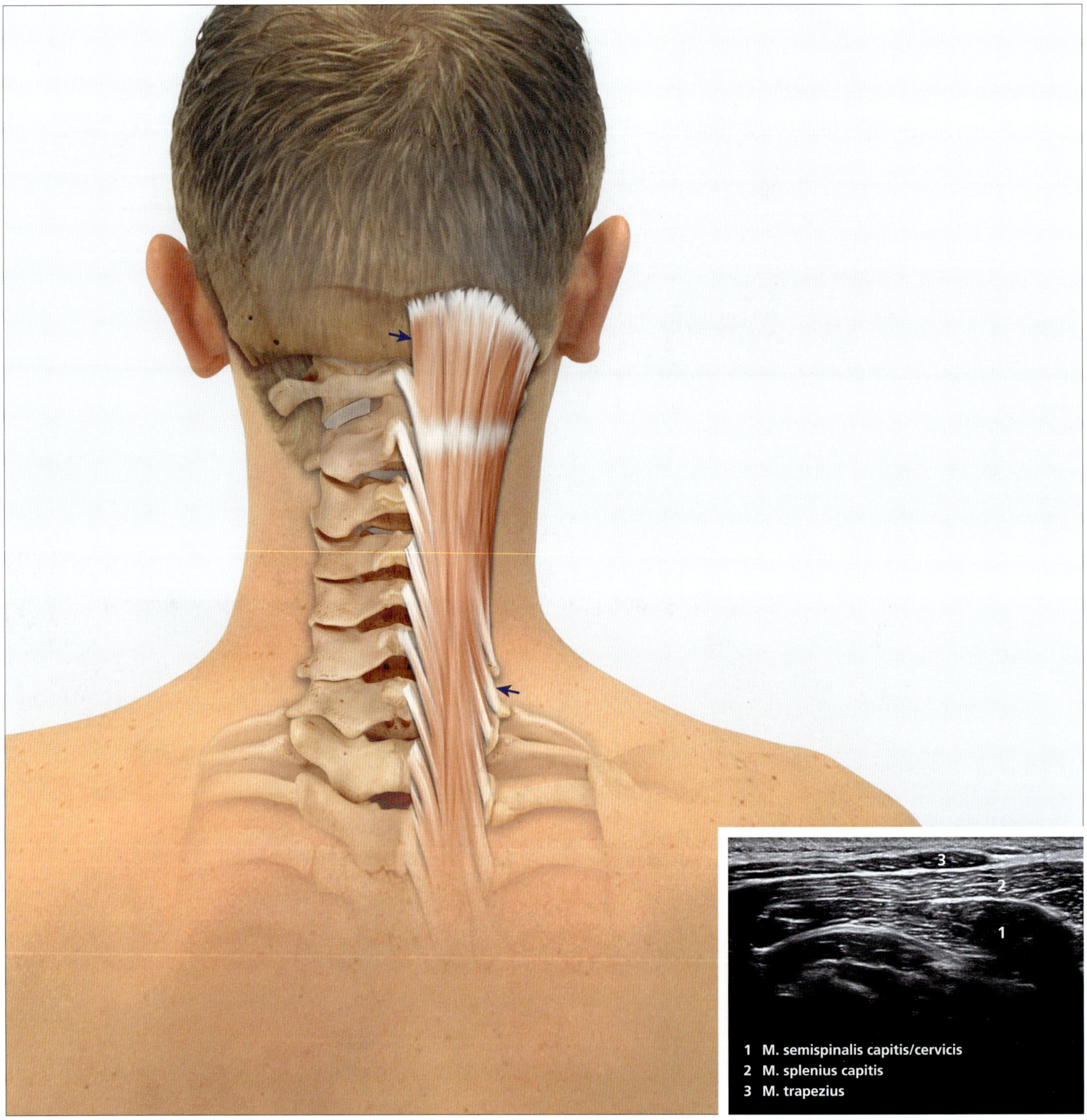

Innervation

Rami dorsales der Spinalnerven C4–C8

Ursprung

Processus transversi des 7. Brust- bis 3. Halswirbels

Ansatz

Squama ossis occipitalis

Dosierung/Nadel

Xeomin®:	20–100 MU (selten auch höher)
Botox®:	20–100 MU (selten auch höher)
Dysport®:	80–400 MU (selten auch höher)
Injektionsstellen:	1–3
Nadel:	40 mm/27 Gauge

Bitte die Hinweise zu den zugelassenen Präparaten, zur Off-Label-Therapie (S. 4 ff.) und die einschlägigen Fachinformationen (S. 276 ff.) berücksichtigen.

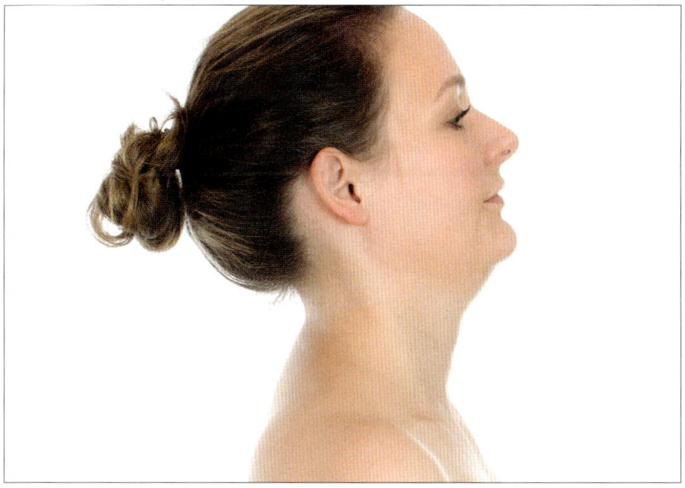

Funktion
Der M. semispinalis capitis kann bei beidseitiger Anspannung den Kopf strecken, bei einseitiger Kontraktion leicht zur gleichen Seite neigen sowie gering zur Gegenseite drehen.

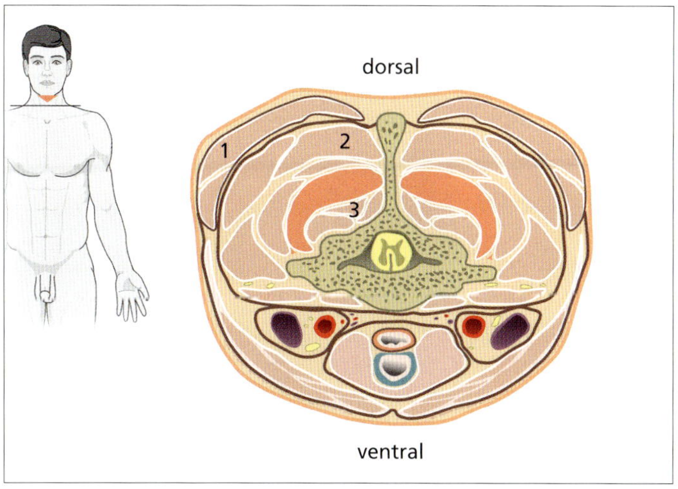

Topografische Hinweise
Über dem M. semispinalis capitis liegt der M. trapezius (1), im unteren Zweidrittel der HWS auch der M. splenius capitis (2). Unter dem M. semispinalis capitis liegt der M. spinalis cervicis (3). Bei zu weit kranialer Injektion kann man die A. und V. occipitalis treffen, außerdem den N. occipitalis major, was zu einem heftigen Schmerz führt.
Eine Fehlpunktion der A. vertebralis ist wenig wahrscheinlich.

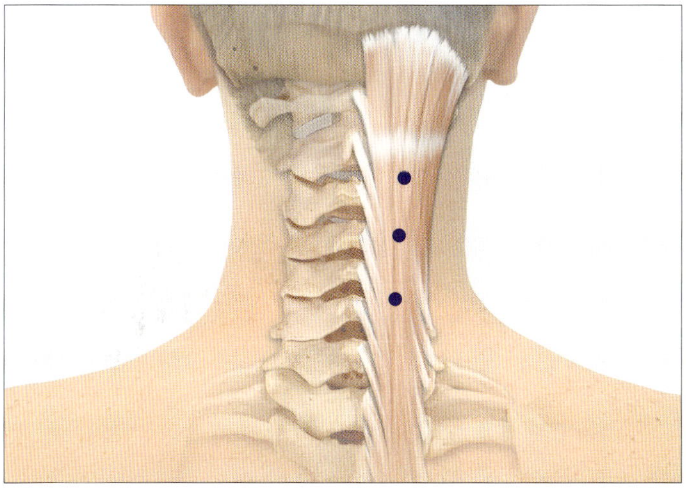

Injektionsschema
Anzahl der Punktionsstellen: 1–3

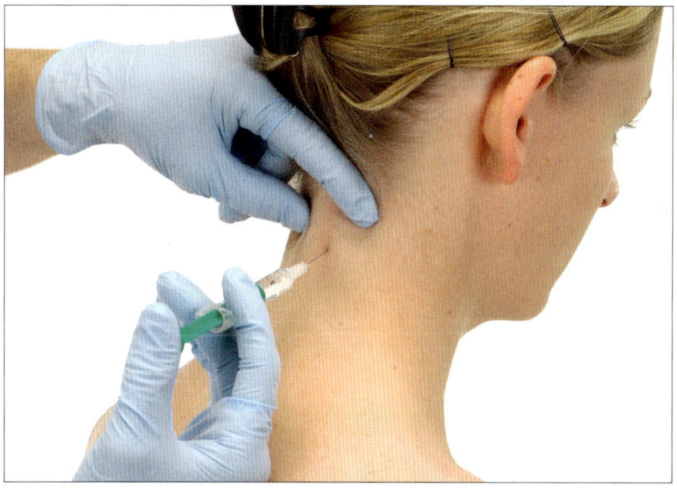

Injektionstechnik
Punktionsstelle: in Höhe C4–C5 lateral der Dornfortsätze, in einem Winkel von 60–90°; die Injektion darf nicht zu oberflächlich erfolgen.
Lokalisationsmanöver: Der M. semispinalis capitis ist ein kräftiger Muskel, den man meist im oberen Bereich gut abgrenzen kann, wenn man den Patienten auffordert, den Kopf gegen einen Widerstand zu strecken.
Lagerung: Sitz oder Rückenlage

Klinische Hinweise
Eine sichere Injektion gelingt mit der Sonografie. Man sollte die Injektionen nicht zu weit kranial durchführen, da dort die kurzen Nackenmuskeln getroffen werden können. Der Muskel ist beteiligt beim Retrocaput und etwas beim Torticaput.

Der Muskel imponiert auch beim Gesunden oft im Relief asymmetrisch, sodass dieser Befund bei Patienten mit einer zervikalen Dystonie nicht fehlinterpretiert werden darf.

Musculus semispinalis cervicis

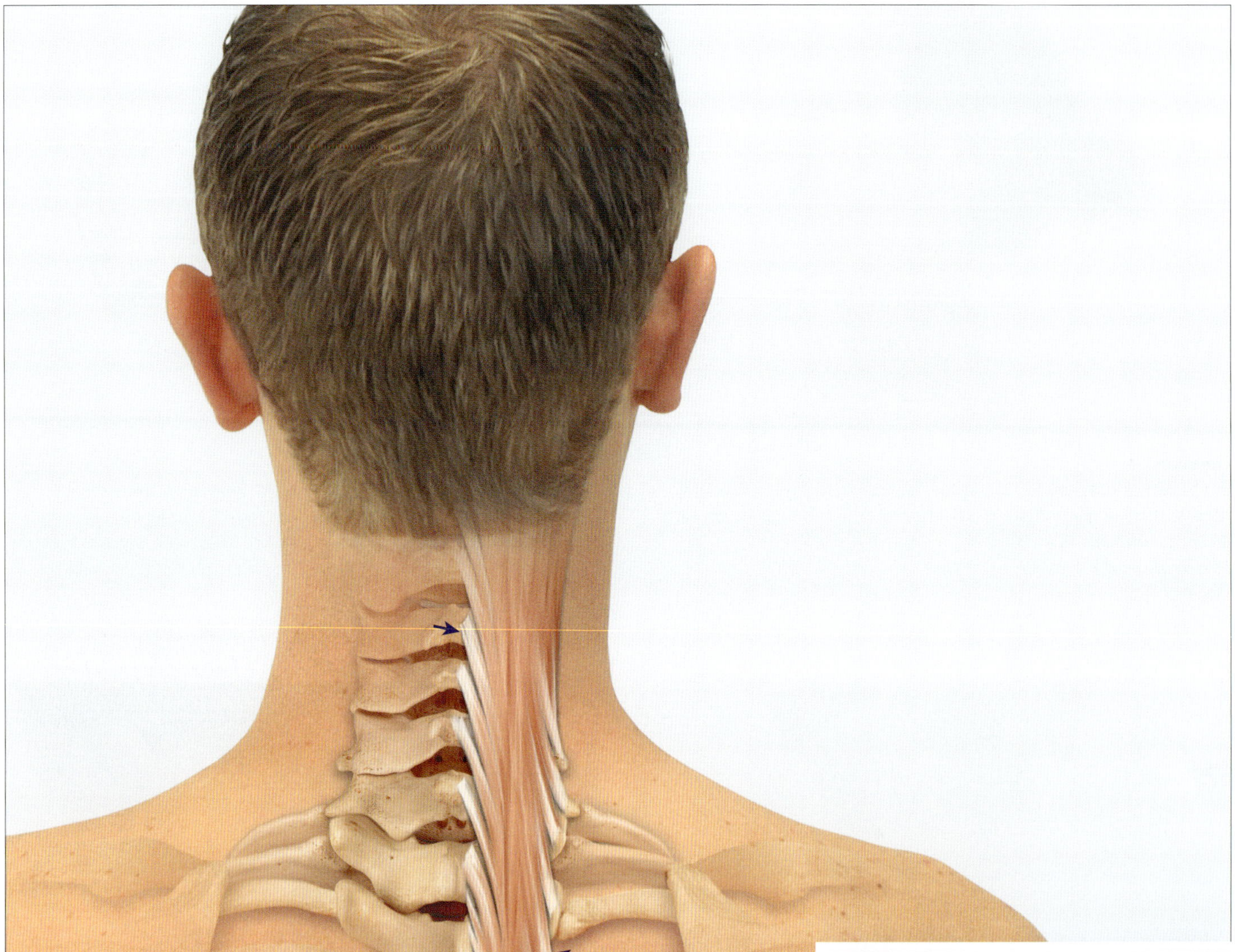

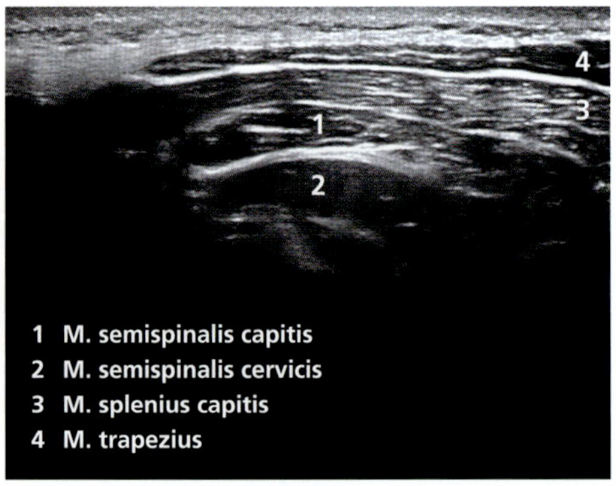

5

Innervation

Rami dorsalis der Spinalnerven C1–T6

Ursprung

Processus transversi des 7. (6.)–2. (1.) Brustwirbels

Ansatz

Processus spinosi der 2.–6. (7.) Halswirbel

Dosierung/Nadel

Xeomin®:	20–80 MU (selten auch höher)
Botox®:	20–80 MU (selten auch höher)
Dysport®:	80–260 MU (selten auch höher)
Injektionsstellen:	1–4
Nadel:	≥ 40 mm/27 Gauge

⚠ Bitte die Hinweise zu den zugelassenen Präparaten, zur Off-Label-Therapie (S. 4 ff.) und die einschlägigen Fachinformationen (S. 276 ff.) berücksichtigen.

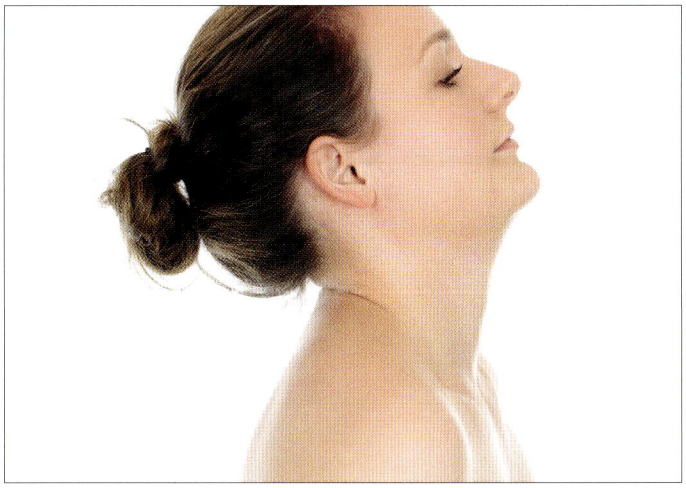

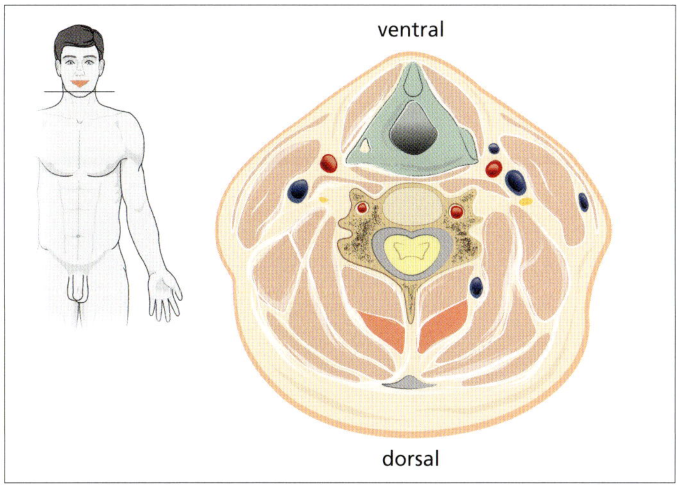

Funktion

Der M. semispinalis cervicis dreht bei einseitiger Kontraktion die Halswirbelsäule leicht zur ipsilateralen Seite (transversospinaler Muskel) und es kommt zu einer ipsilateralen Flexion. Bei beidseitiger Kontraktion streckt er die Halswirbelsäule. In den meisten Textbüchern wird angegeben, dass er zur Gegenseite rotiert.
Er ist also beteiligt beim Latero-, Torti- und Retrocollis.

Topografische Hinweise

Die Mm. semispinales werden unterschieden in thoracis, cervicis und capitis. Die einzelnen Anteile sind allerdings nicht immer abzugrenzen.
Der M. semispinalis cervicis ist im unteren Bereich des M. semispinalis capitis unter diesem lokalisiert. Der M. semispinalis ist dem M. multifidus seitlich aufgelagert und oft auch nicht sicher von diesem abzutrennen.

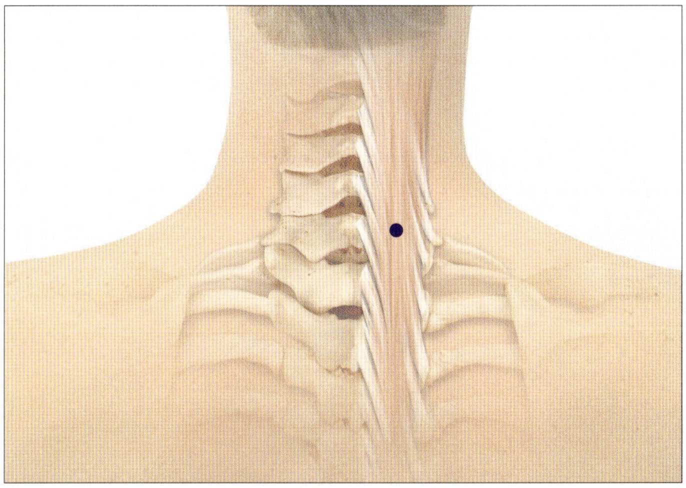

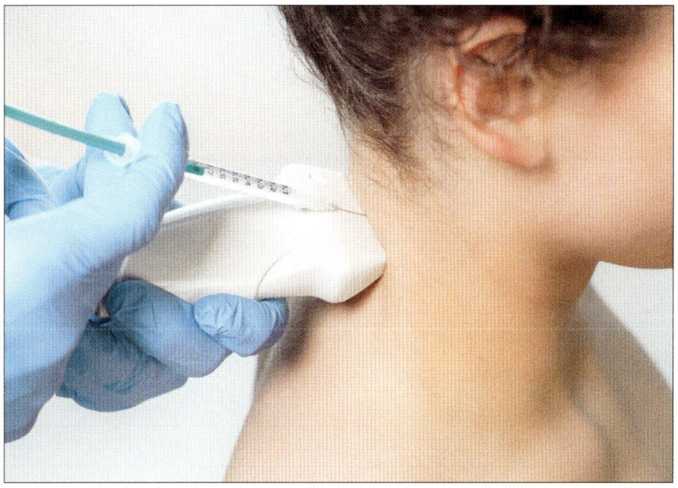

Injektionsschema

Anzahl der Punktionsstellen 1–4, meist nur 1–2 Stellen

Injektionstechnik

Bei einer Injektion in Höhe C4/C5, 2–3 cm lateral der Mittellinie, liegt der M. semispinalis cervicis unter dem M. trapezius, dem M. splenius capitis und dem M. semispinalis capitis.

Klinische Hinweise

Oft werden die Mm. semispinalis cervicis und capitis nicht unterschieden. Diese beiden Muskeln sind oft noch gut abgrenzbar, schwieriger gestaltet sich die Abgrenzung des M. semispinalis cervicis vom M. semispinalis thoracis.
Da dieser Muskel am Latero-, Torti- und Retrocollis beteiligt ist, sollte eine gezielte Injektion erfolgen.

Musculus splenius capitis

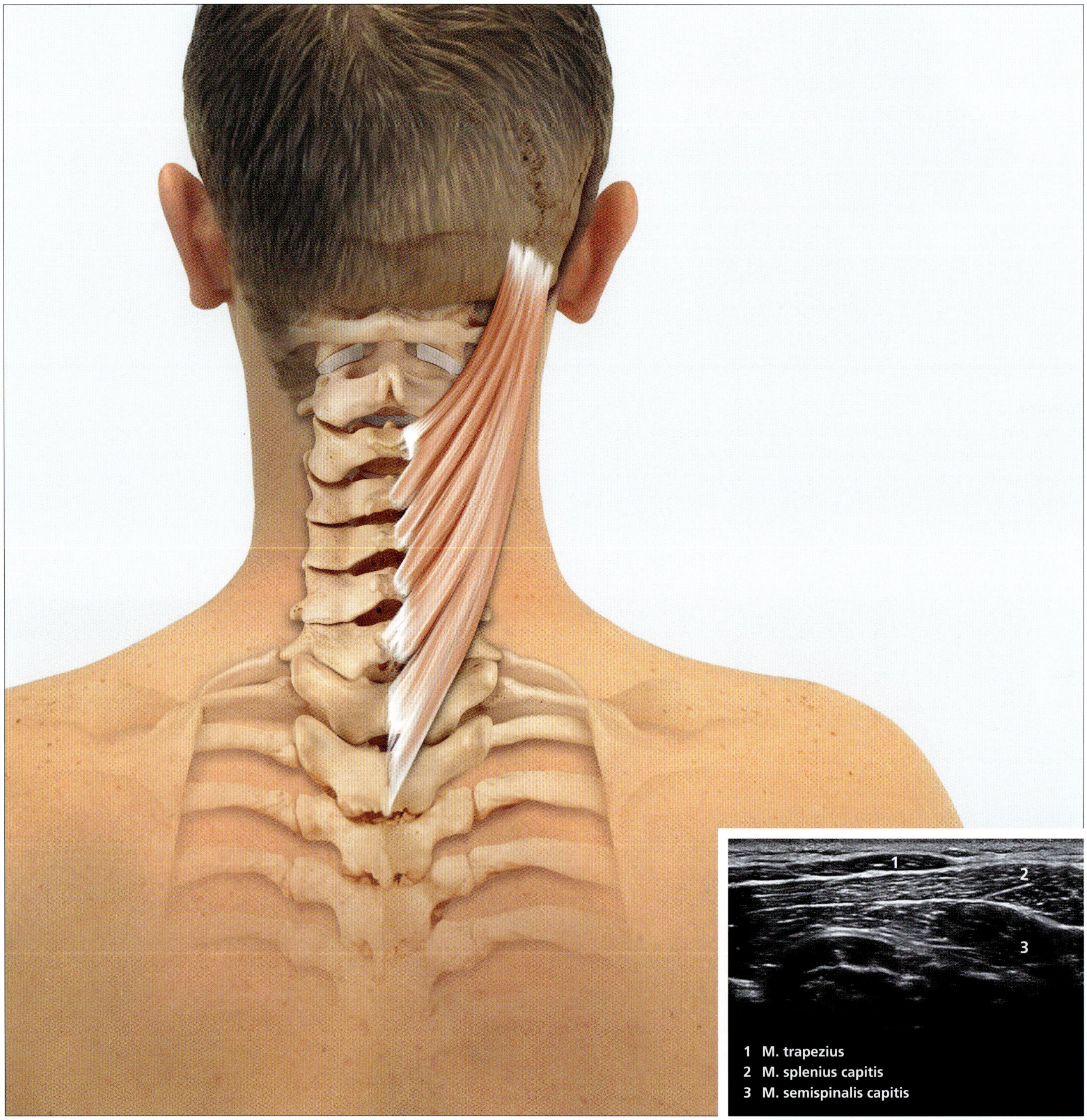

Innervation

Rami dorsales der Spinalnerven C3–C5

Ursprung

kaudale Hälfte des Ligamentum nuchae

Processus spinosi des 7. Hals- bis 3. Brustwirbels

Ansatz

Processus mastoideus

Linea nuchalis superior

Dosierung/Nadel

Xeomin®:	10–100 MU (selten auch höher)
Botox®:	10–100 MU (selten auch höher)
Dysport®:	40–400 MU (selten auch höher)
Injektionsstellen:	1–3
Nadel:	40 mm/27 Gauge

⚠ Bitte die Hinweise zu den zugelassenen Präparaten, zur Off-Label-Therapie (S. 4 ff.) und die einschlägigen Fachinformationen (S. 276 ff.) berücksichtigen.

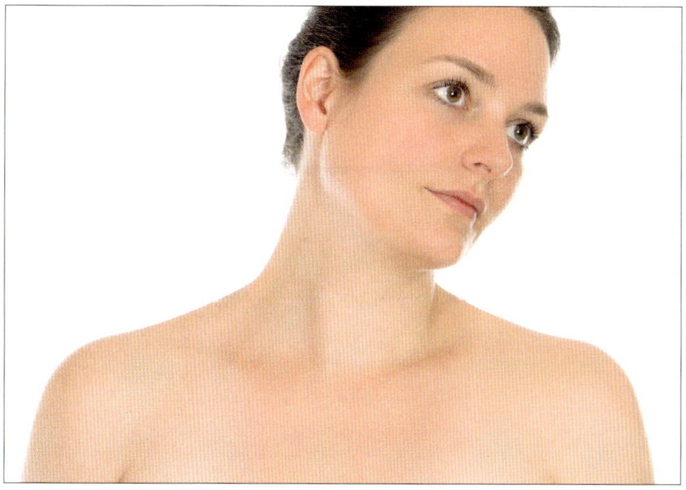

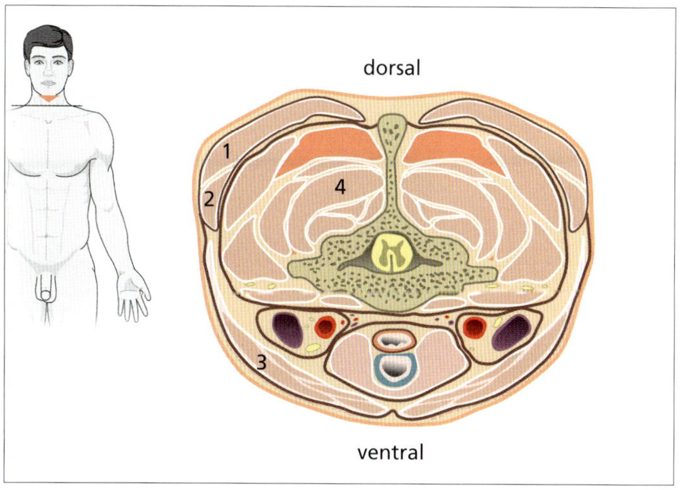

Funktion

Der M. splenius capitis kann gemeinsam mit dem M. splenius cervicis die Halswirbelsäule bei beidseitiger Anspannung strecken, bei einseitiger Kontraktion zur gleichen Seite rotieren und den Kopf auch zur gleichen Seite neigen. Außerdem streckt er das Kopfgelenk.

Topografische Hinweise

Der M. splenius capitis ist ohne Hilfsmittel nicht immer leicht abzugrenzen. Im unteren Anteil liegt der M. trapezius (1) darüber. Parallel unterhalb verläuft der M. levator scapulae (2). Ventral liegt der M. sternocleidomastoideus (3). Der M. semispinalis capitis (4) liegt im distalen Teil unter dem M. splenius capitis, im kranialen Abschnitt medial davon.

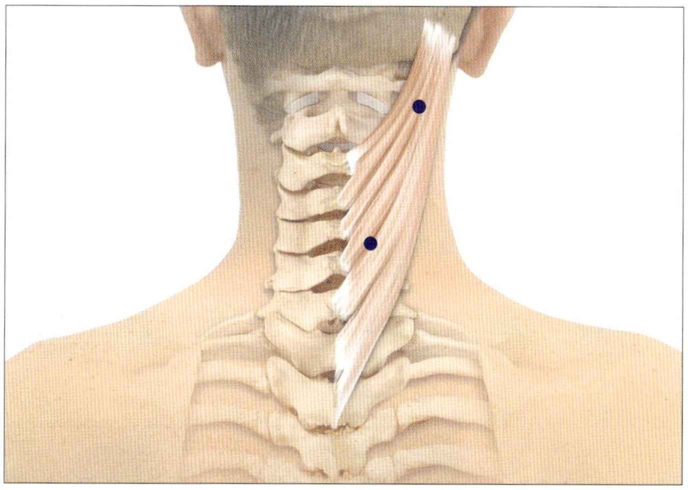

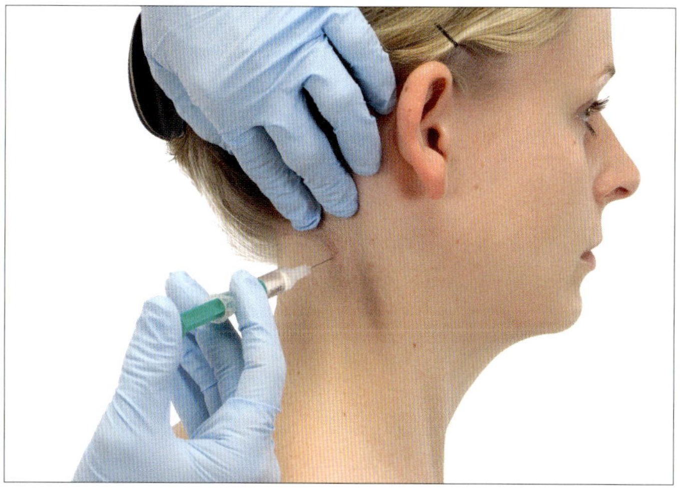

Injektionsschema

Anzahl der Punktionsstellen: 1–3, meistens erfolgt die Injektion an einer Stelle. Unter Ultraschallkontrolle injiziert man in Höhe C4–C5, 2–3 cm lateral der Mittellinie.

Injektionstechnik (ohne Ultraschall)

Punktionsstelle: dorsal des Ansatzes des M. sternocleidomastoideus und ventral vor der Pars descendens des M. trapezius; Einstich in einem Winkel von 60–90° direkt in den Muskelbauch.

Hinweis: Im kranialen Anteil kann man den Muskel punktieren, ohne dass der M. semispinalis die Orientierung behindert. Injiziert man an mehreren Punkten, ist die Abgrenzung schwierig.

Klinische Hinweise

Bei der Erstinjektion lässt sich der Muskel meist noch gut abgrenzen. Bei Reinjektionen ist der Muskel meist atroph und deshalb schwer abgrenzbar. Bei einer weit kranialen Injektion kann der N. occipitalis minor getroffen werden, was die Patienten als kurz dauernden neuralgiformen Schmerz angeben. Der Muskel ist beteiligt beim Retrocaput, Laterocaput und gering auch beim Torticaput.

In der bindegewebigen Lücke zwischen M. semispinalis capitis und M. obliquus capitis befinden sich viele kleine Gefäße, die bei der Injektion auch bluten und nach der Injektion zu lokalen Schmerzen führen können.

Musculus splenius cervicis

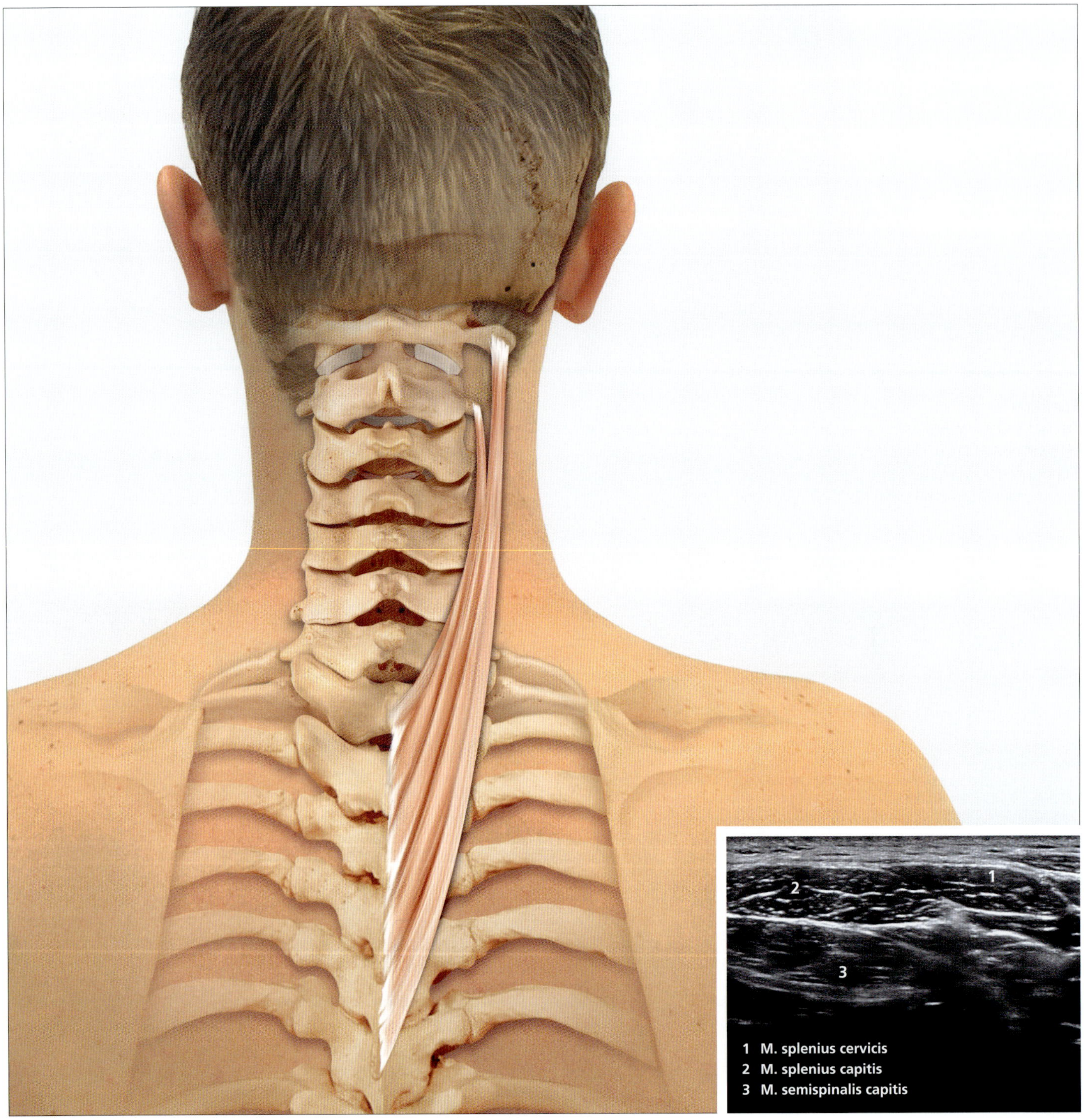

Innervation

Rami posteriores der Spinalnerven C5–C7

Ursprung

Processus spinosi des 3.–5. (6.) Brustwirbels

Ansatz

Querfortsätze (Processus transversi) des 1.–2. (3.) Halswirbels

Dosierung/Nadel

Xeomin®:	20–60 MU (selten auch höher)
Botox®:	20–60 MU (selten auch höher)
Dysport®:	80–200 MU (selten auch höher)
Injektionsstellen:	1–2
Nadel:	40 mm/27 Gauge

⚠ Bitte die Hinweise zu den zugelassenen Präparaten, zur Off-Label-Therapie (S. 4 ff.) und die einschlägigen Fachinformationen (S. 276 ff.) berücksichtigen.

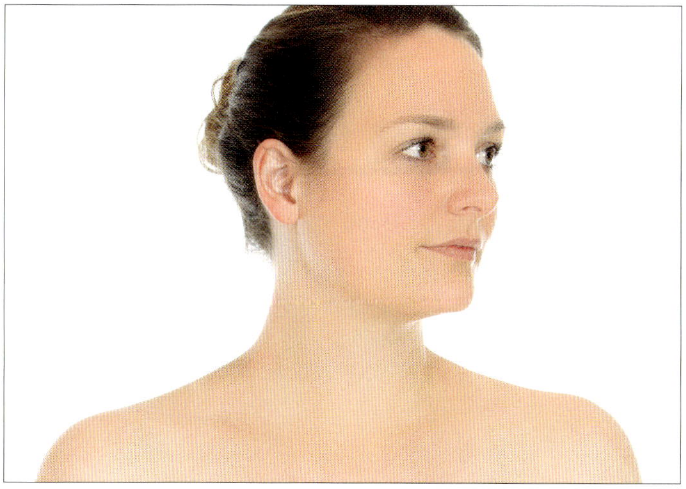

Funktion
Bei einseitiger Kontraktion neigt und dreht der M. splenius cervicis die Halswirbelsäule zur gleichen Seite. Bei beidseitiger Kontraktion erfolgt eine Streckung der Halswirbelsäule.

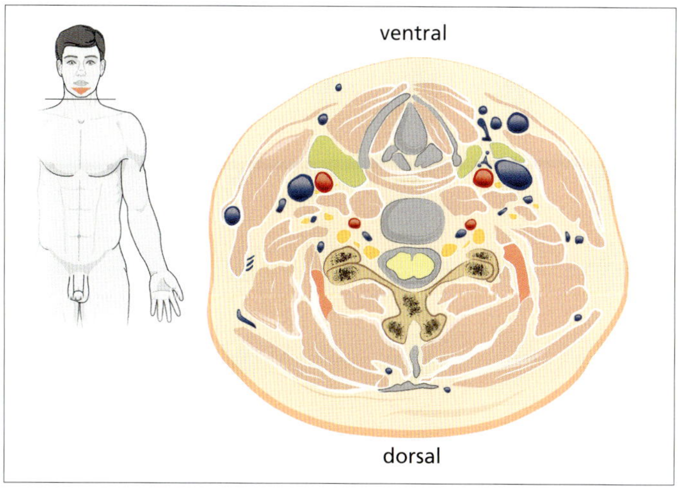

Topografische Hinweise
Im distalen Bereich liegt der M. splenius cervicis distal bzw. lateral des M. splenius capitis. Im kranialen Anteil liegt er jedoch er darunter, d. h. der M. splenius cervicis windet sich etwas um den M. splenius capitis.

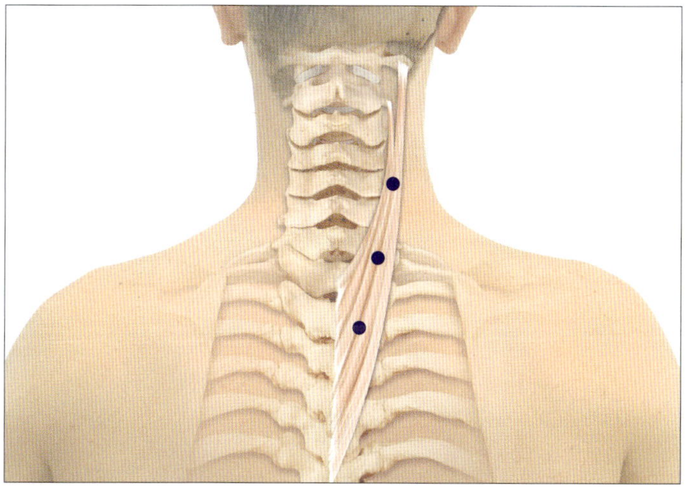

Injektionsschema
Anzahl der Punktionsstellen 1–3, meist nur 1–2 Stellen

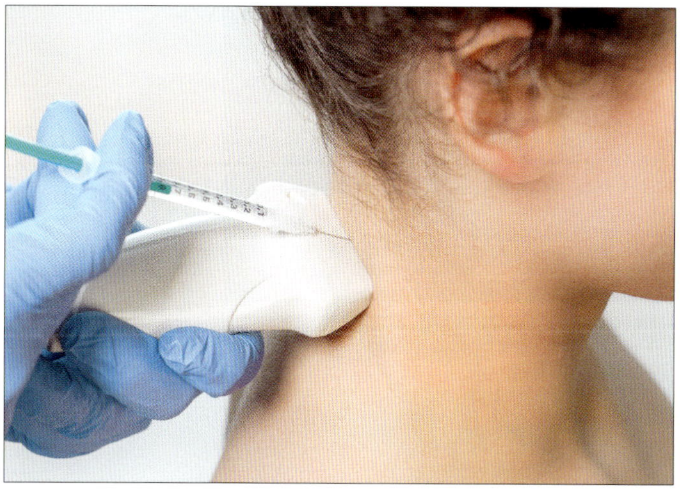

Injektionstechnik
M. splenius cervicis ist oft nur schwer vom M. splenius capitis abzugrenzen. Eine sichere Injektion gelingt distal des 3. Brustwirbels.
In Höhe des 5. Halswirbels liegt der M. splenius cervicis meist lateral, in Höhe des 3. Halswirbels unter dem M. splenius capitis.

Klinische Hinweise
Dieser Muskel wird meist eher unabsichtlich injiziert, am ehesten bewusst beim Retrocollis.

Musculus longissimus capitis

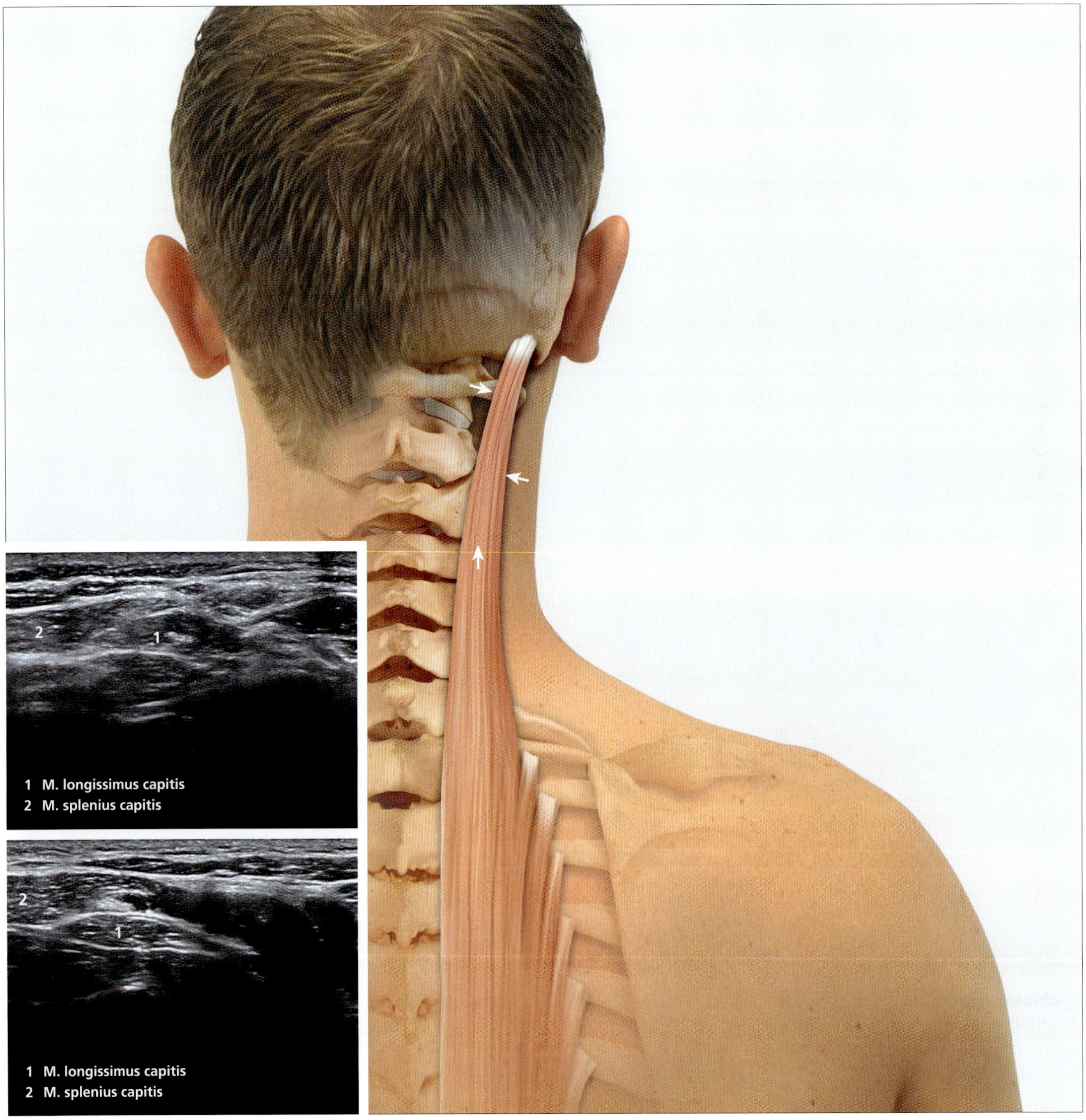

Innervation
Rami dorsales (posteriores) der Spinalnerven C3–T3

Ursprung
Processus transversi des 3. Brustwirbels bis 3. Halswirbels

Ansatz
Processus mastoideus

Dosierung/Nadel

Xeomin®:	20–60 MU (selten auch höher)
Botox®:	20–60 MU (selten auch höher)
Dysport®:	80–200 MU (selten auch höher)
Injektionsstellen:	1–2
Nadel:	40 mm/27 Gauge

⚠ Bitte die Hinweise zu den zugelassenen Präparaten, zur Off-Label-Therapie (S. 4 ff.) und die einschlägigen Fachinformationen (S. 276 ff.) berücksichtigen.

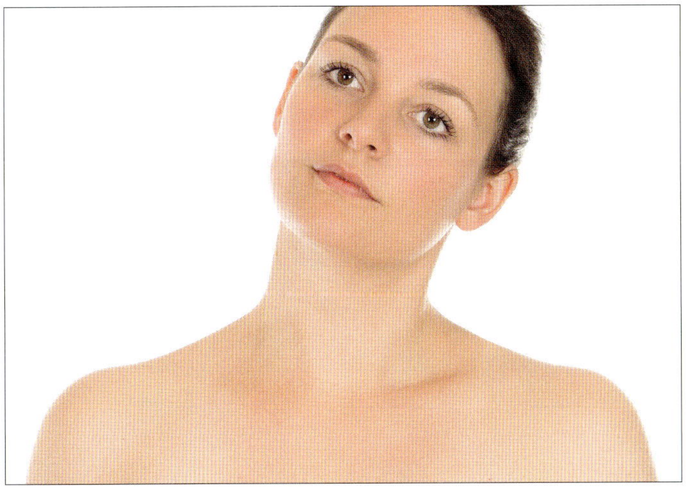

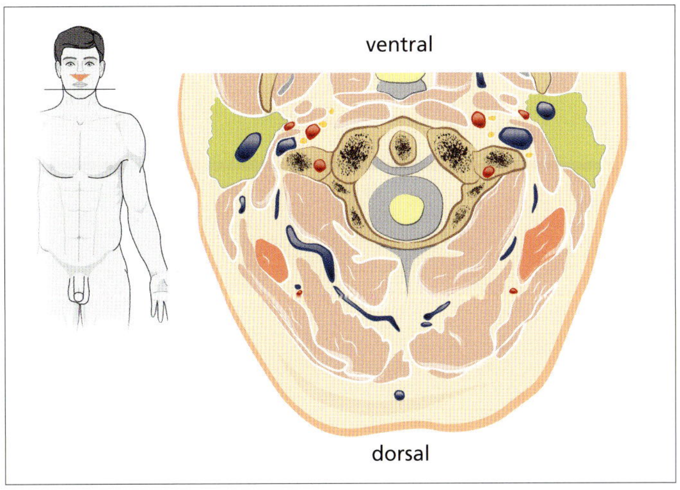

Funktion

Der M. longissimus capitis bewirkt eine Streckung, Rotation zur Gegenseite und Seitwärtsneigung des Kopfes und indirekt der Halswirbelsäule.
Der M. longissimus cervicis bewirkt entsprechend eine Dorsalflexion und Seitwärtsneigung der Hals- und indirekt der Brustwirbelsäule.

Topografische Hinweise

Der M. longissimus gehört zur autochthonen Rückenmuskulatur. Er lässt sich in die drei Anteile thoracis, cervicis und capitis unterscheiden.
Der M. longissimus capitis liegt lateral des M. splenius cervicis und medial und proximal des M. levator scapulae.

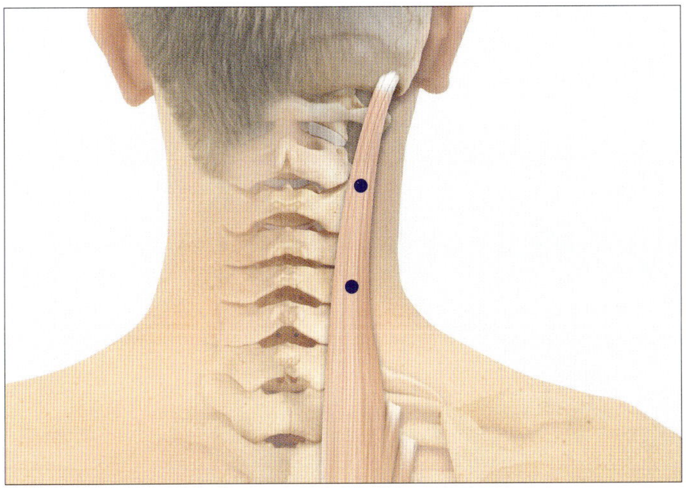

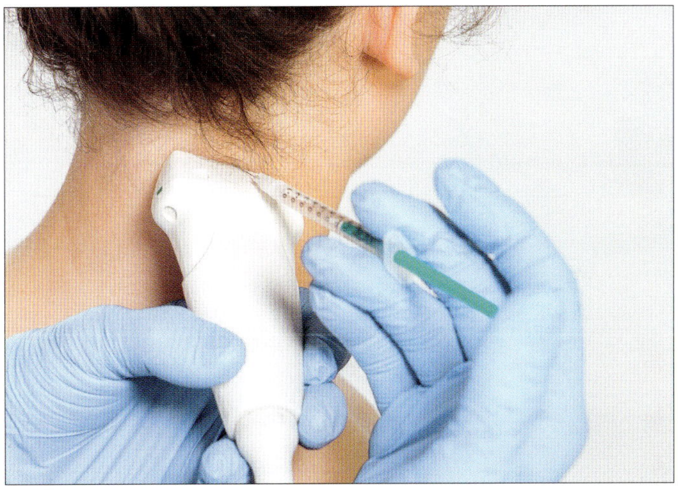

Injektionsschema

Anzahl der Punktionsstellen 1–2

Injektionstechnik

Es empfiehlt sich eine Injektion unter Ultraschallkontrolle. Der Muskel ist schwer abzugrenzen, als Orientierung dient die Sehne im Muskelbauch (siehe oberes Ultraschallbild).

Klinische Hinweise

Unter klinischen Gesichtspunkten ist der M. longissimus capitis vor allem beim Laterocaput und geringer beim Torticaput beteiligt, der M. longissimus cervicis ist vor allem beim Laterocollis und geringfügig beim Torticollis beteiligt.

Musculus longus capitis und Musculus longus colli (cervicis)

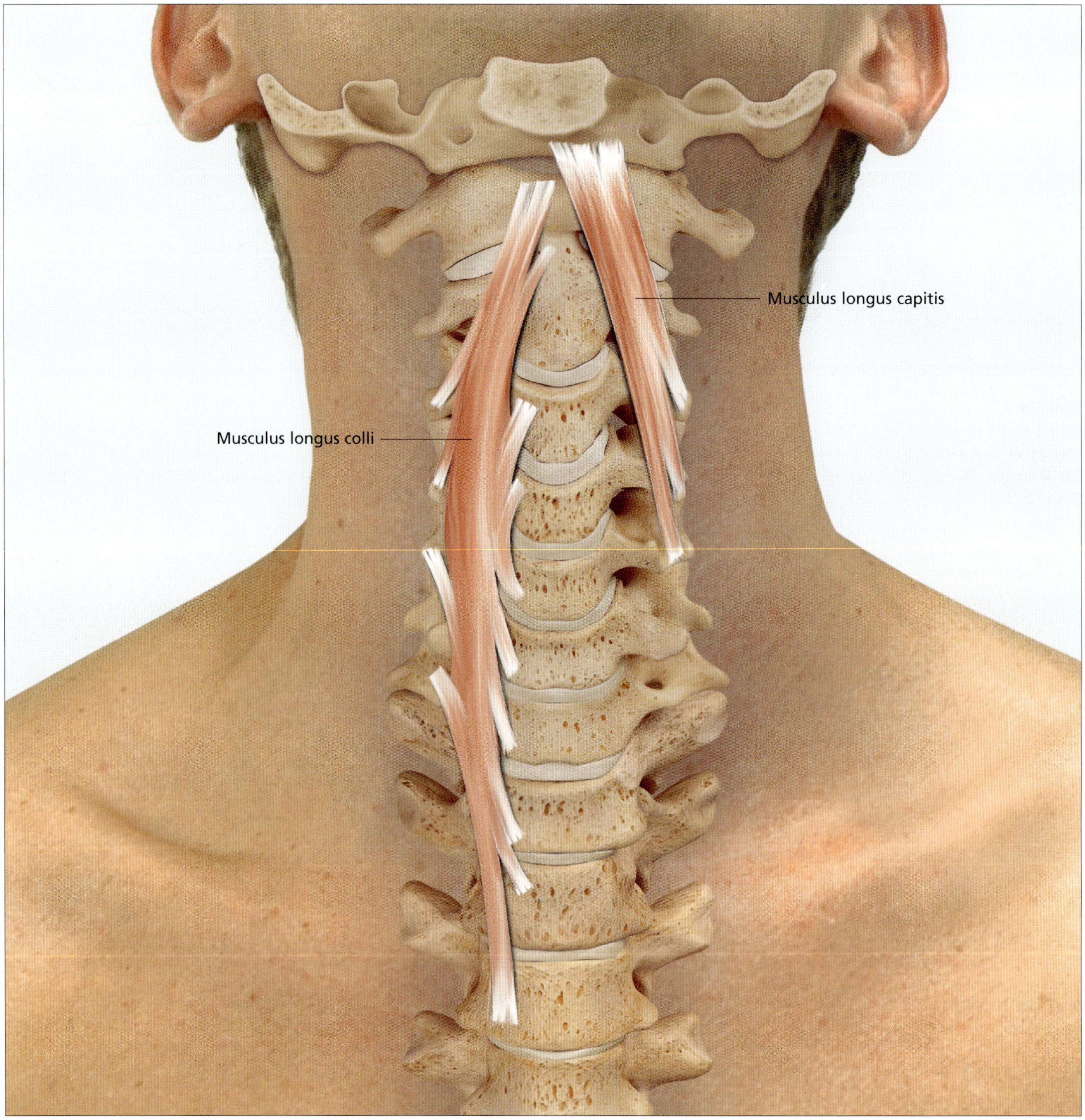

Innervation

M. longus capitis:	direkte Äste aus dem Plexus cervicalis, C1–C4
M. longus colli:	Rami anteriores der Spinalnerven C2–C8

Ursprung

M. longus capitis:	Tubercula anteriora der Processus transversi der 6.–3. Halswirbel
M. longus colli:	Tuberculum anterius des Atlas, Körper der oberen Halswirbel, Processus transversi der unteren Halswirbel

Ansatz

M. longus capitis:	Pars basilaris des Os occipitale
M. longus colli:	Tubercula anteriora der Processus transversi der oberen Halswirbel, Körper der letzten Hals- und ersten Brustwirbel

Dosierung/Nadel

Xeomin®:	20–60 MU (selten auch höher)
Botox®:	20–60 MU (selten auch höher)
Dysport®:	80–200 MU (selten auch höher)
Injektionsstellen:	1–2/Muskel
Nadel:	≥ 40 mm/27 Gauge

⚠ Bitte die Hinweise zu den zugelassenen Präparaten, zur Off-Label-Therapie (S. 4 ff.) und die einschlägigen Fachinformationen (S. 276 ff.) berücksichtigen.

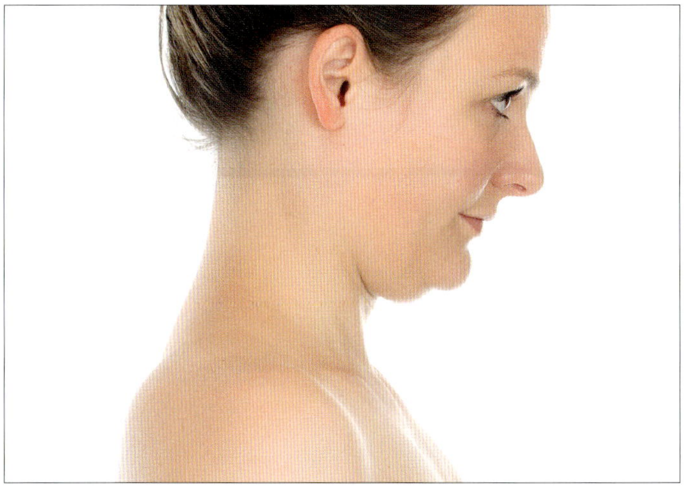

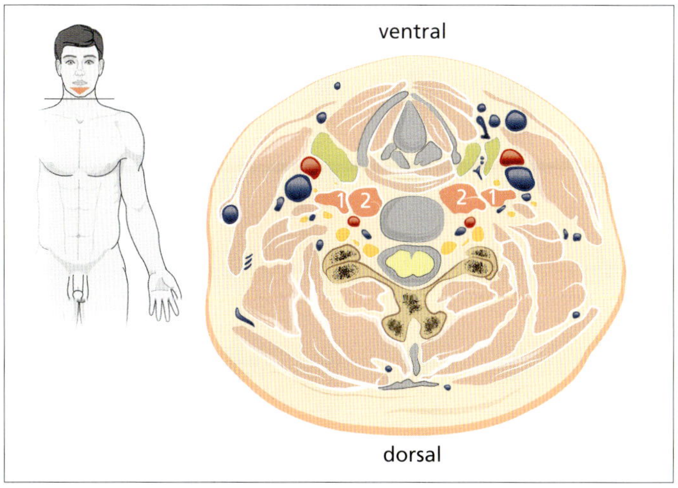

Funktion
Der M. longus capitis ist der wichtigste Kopfbeuger. Bei einseitiger Kontraktion kann er den Kopf auch leicht zur Seite beugen.
Der M. longus colli beugt die Halswirbelsäule und ist somit ein wichtiger Gegenspieler der streckenden Nackenmuskeln. Darüber hinaus kann er die Halswirbelsäule zur Seite neigen und auch drehen.

Topografische Hinweise
M. longus capitis (1): Der Muskel hat seinen Muskelbauch weit kranial, an der Rachenhinterwand.
M. longus colli (2): Dieser Muskel ist relativ dünn und liegt den Wirbelkörpern direkt ventral auf. Er hat drei Anteile mit lateral oberen, lateral unteren und medialen Fasern.

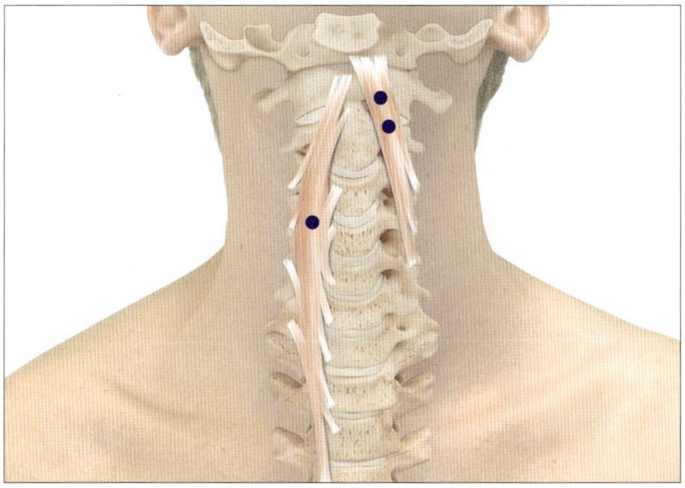

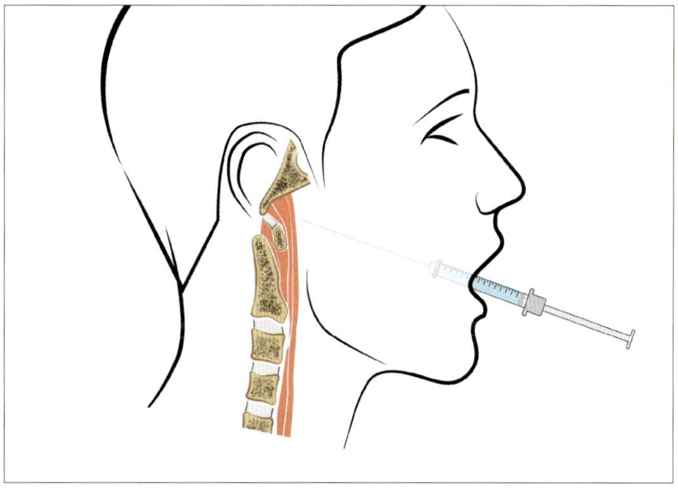

Injektionsschema
Anzahl der Punktionsstellen: 1–2/Muskel

Injektionstechnik
M. longus capitis: Die Injektion erfolgt transoral unter Sicht oder kann auch transnasal erfolgen.
M. longus colli: Dieser Muskel kann unter Ultraschallkontrolle injiziert werden.

Klinische Hinweise
Beim Anterocaput ist der M. longus capitis der wichtigste Muskel. Leider wird nur an wenigen Kliniken die Injektion durchgeführt. Sinnvollerweise erfolgt die Injektion gemeinsam mit einem HNO-Arzt unter Sicht.

Der M. longus colli ist ein wichtiger Muskel beim Anterocollis. Auch dieser Muskel wird nur selten injiziert, da man bei der Injektion eng an wichtigen Gefäßen und Nerven vorbei muss.

Musculus obliquus capitis inferior

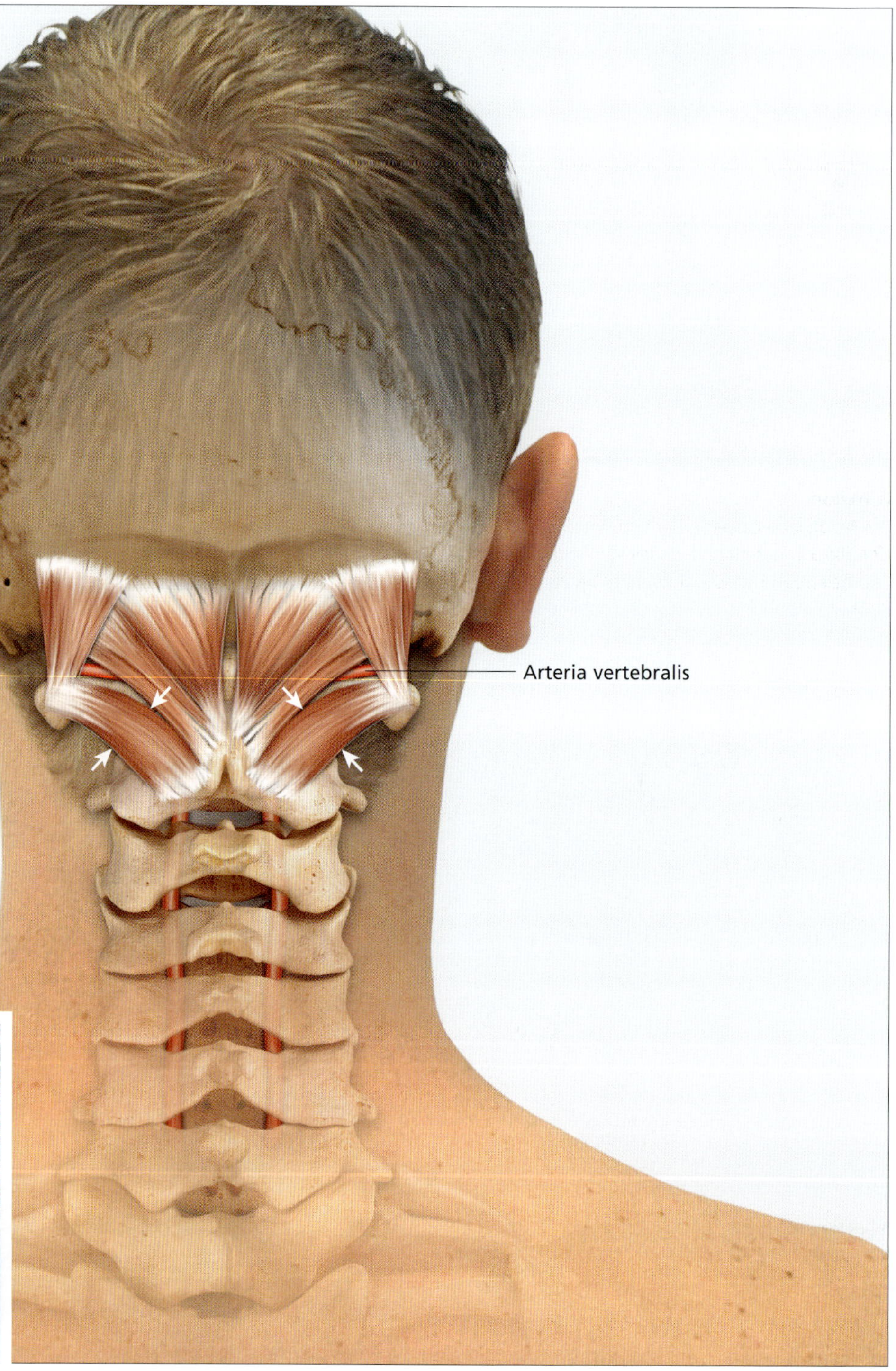

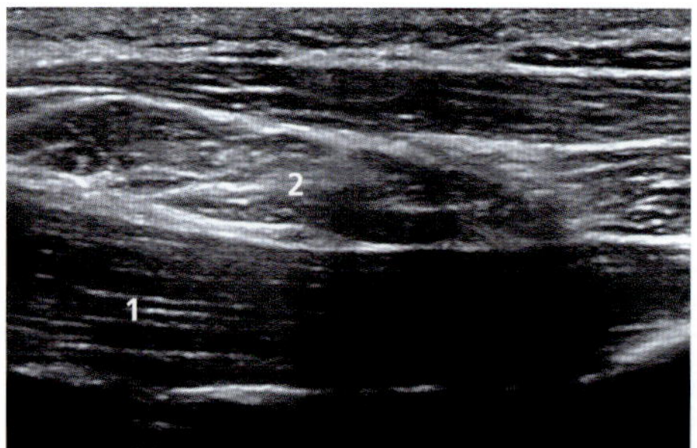

1 **M. obliquus capitis inferior**
2 **M. semispinalis cervicis**

5

Innervation

Nervus suboccipitalis, C1

Ursprung

Processus spinosus des 2. Halswirbels (Axis)

Ansatz

Processus transversus atlantis

Dosierung/Nadel

Xeomin®:	10–50 MU (selten auch höher)
Botox®:	10–50 MU (selten auch höher)
Dysport®:	40–200 MU (selten auch höher)
Injektionsstellen:	1–2
Nadel:	40 mm/27 Gauge

Bitte die Hinweise zu den zugelassenen Präparaten, zur Off-Label-Therapie (S. 4 ff.) und die einschlägigen Fachinformationen (S. 276 ff.) berücksichtigen.

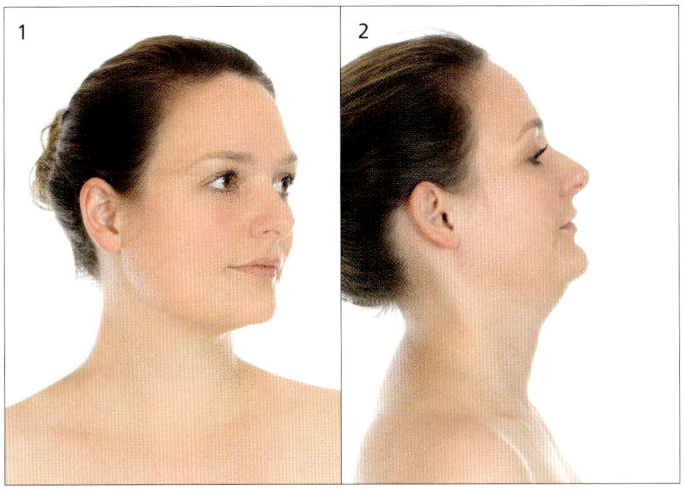

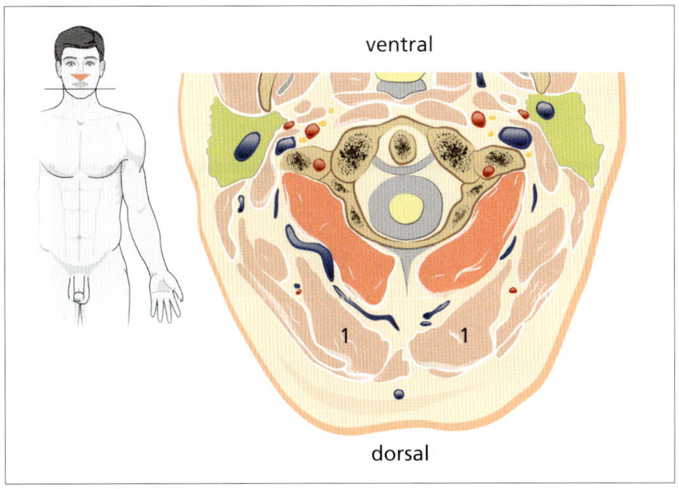

Funktion

Der M. obliquus capitis inferior dreht den Atlas und damit den Kopf bei einseitiger Kontraktion zur gleichen Seite (1). Zusätzlich streckt er im Kopfgelenk, was insbesondere bei beidseitiger Kontraktion zum Retrocaput führt (2).

Topografische Hinweise

Der M. obliquus capitis inferior ist der am weitesten distal befindliche kurze Nackenmuskel und der einzige, der nicht am Os occipitale ansetzt. Zwischen den kurzen Nackenmuskeln und dem M. semispinalis capitis (1) befindet sich eine bindegewebige Lücke, in der kleinere Nerven und Gefäße verlaufen. Der Muskel liegt meist etwa 2–3 cm tief und ist relativ kräftig.

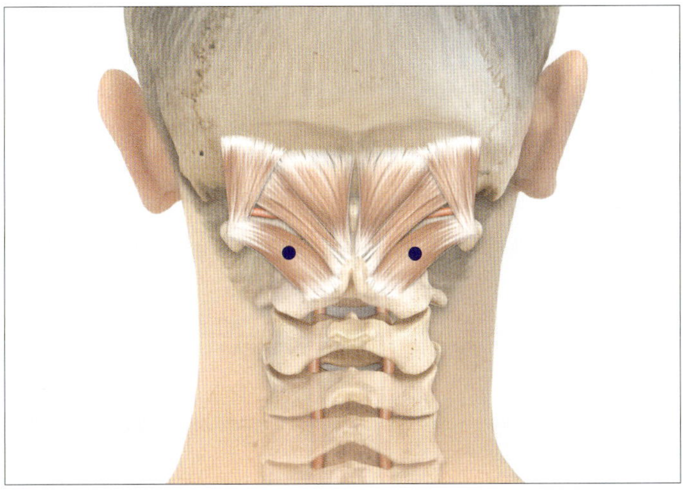

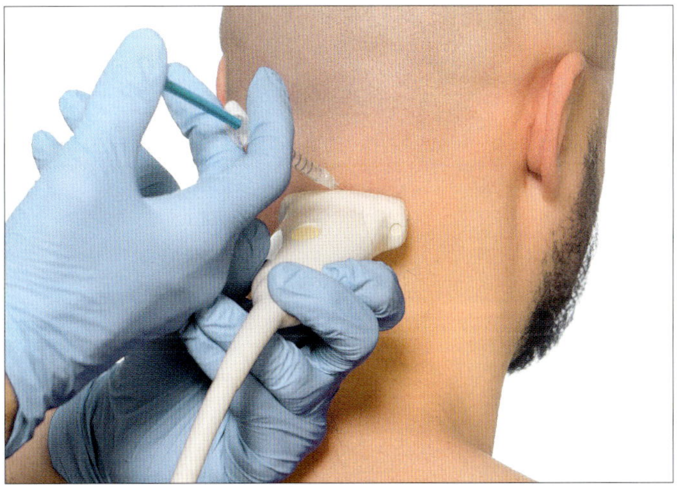

Injektionsschema

Meist eine Injektionsstelle, nahe der Mittellinie. Eine laterale Injektion ist wegen der Nähe zur A. vertebralis zu vermeiden.

Injektionstechnik

Die Injektion erfolgt sinnvollerweise unter Ultraschallkontrolle. Der Schallkopf wird zwischen Processus spinosus axis (erster tastbarer Processus) und Processus transversus atlantis aufgelegt.

Die Injektion erfolgt nahe der Mittellinie. Dort sieht man unter der Haut den M. trapezius, darunter liegt der M. semispinalis capitis, danach die bindegewebige Lücke (mind the gap) und schließlich der M. obliquus capitis inferior.

Klinische Hinweise

Der M. obliquus capitis inferior (OCI) gehört zur autochthonen Rückenmuskulatur. Die weiteren kurzen Nackenmuskeln sind die Mm. rectus capitis posterior (RCP) minor et major und M. obliquus capitis superior (OCS). Diese drei Muskeln werden derzeit noch selten injiziert. Gemeinsam mit dem OCS und RCP major bildet der OCI das Trigonum a. vertebralis. In diesem Dreieck liegt die A. vertebralis auf dem Arcus posterior atlantis.

Der N. occipitalis major zieht um den OCI.

Der M. obliquus capitis inferior ist häufig beim Kopftremor beteiligt, sowohl beim Ja-Ja-, als auch beim Nein-Nein-Tremor.

Musculus levator scapulae

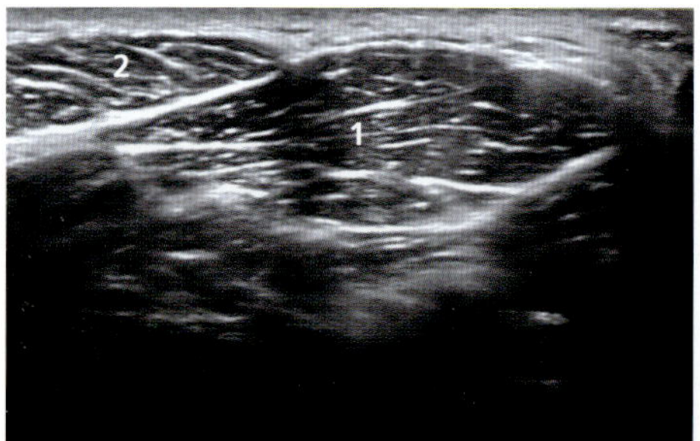

1 **M. levator scapulae**
2 **M. trapezius**

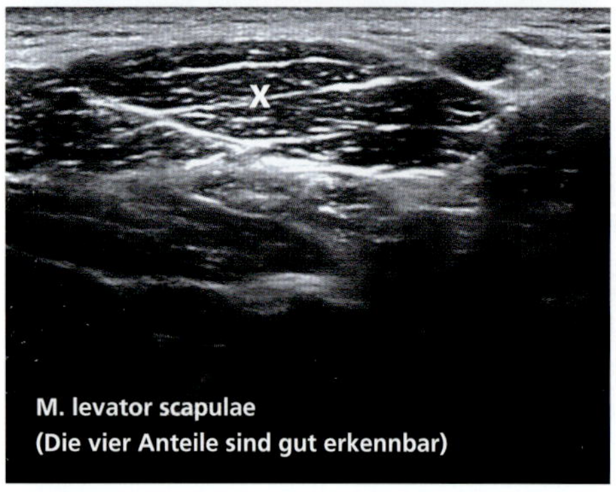

M. levator scapulae
(Die vier Anteile sind gut erkennbar)

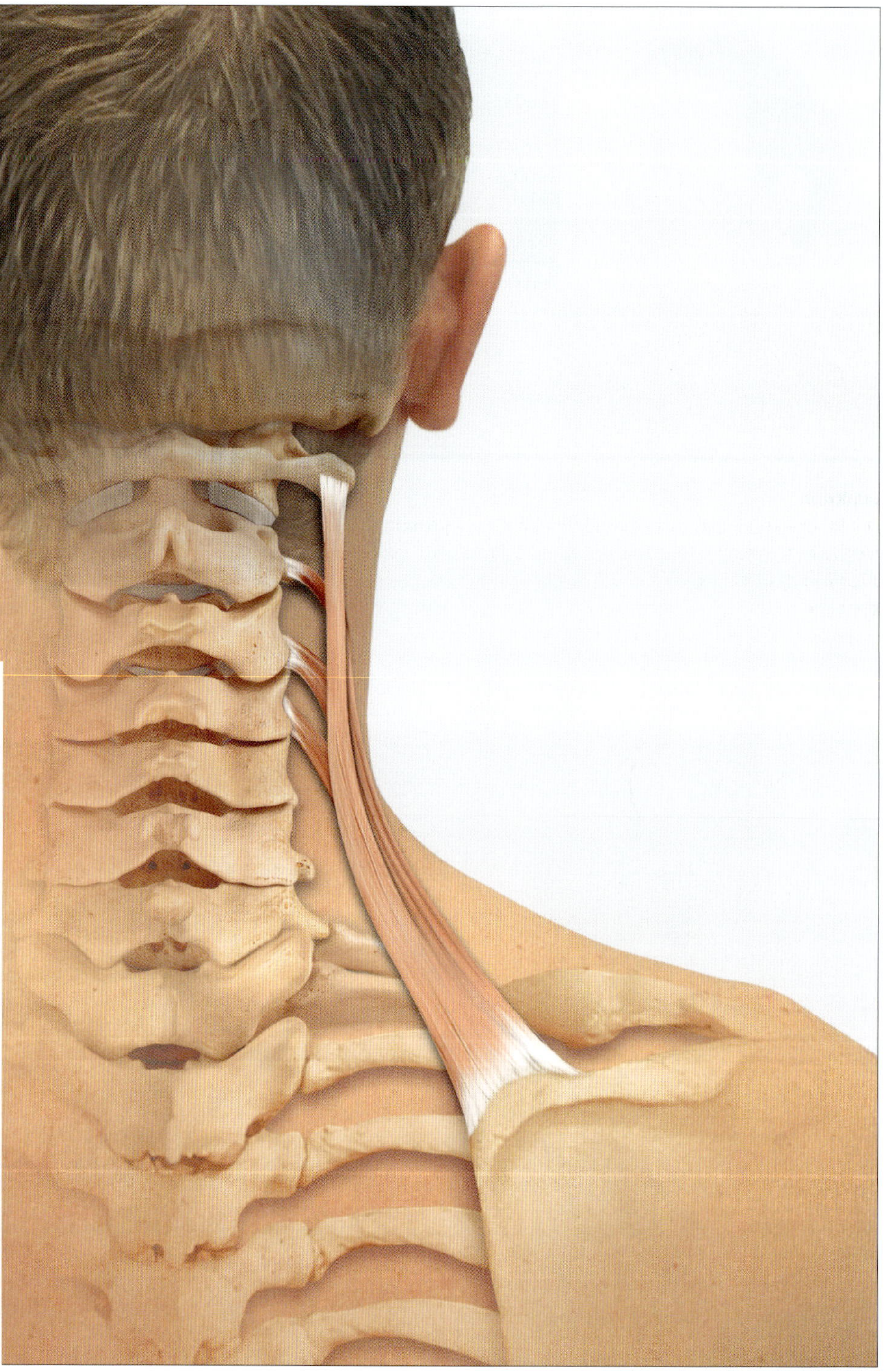

Innervation
Nervus dorsalis scapulae, C3–C5
Rami ventrales von C3–C5

Ursprung
Tubercula posteriora der Processus transversi der 1.–4. Halswirbel

Ansatz
Angulus superior scapulae und angrenzende Margo medialis scapulae

Dosierung/Nadel

Xeomin®:	5–60 MU (selten auch höher)
Botox®:	5–60 MU (selten auch höher)
Dysport®:	20–200 MU (selten auch höher)
Injektionsstellen:	1–4
Nadel:	40 mm/27 Gauge

⚠ Bitte die Hinweise zu den zugelassenen Präparaten, zur Off-Label-Therapie (S. 4 ff.) und die einschlägigen Fachinformationen (S. 276 ff.) berücksichtigen.

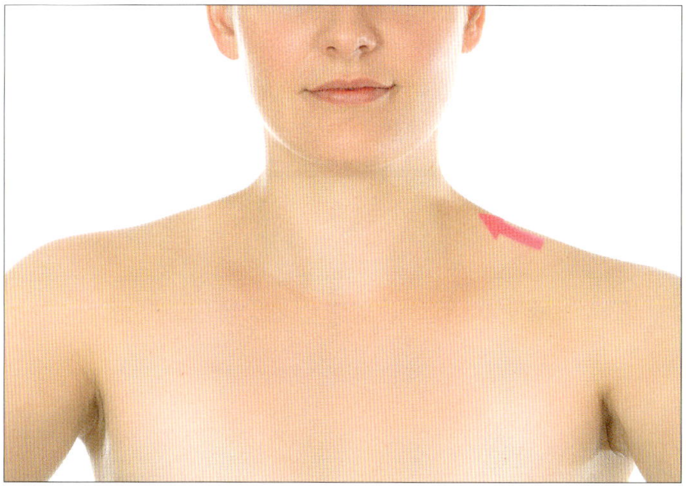

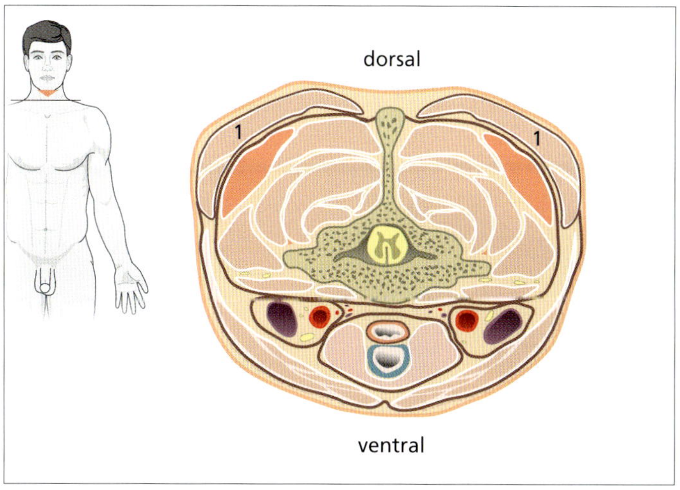

Funktion
Der M. levator scapulae wirkt in Abhängigkeit vom jeweiligen Punctum mobile oder Punctum fixum als Heber des Schulterblatts bzw. verhindert das Absinken des Schulterblatts etwa beim Tragen schwerer Lasten. Zusätzlich zieht er das Schulterblatt nach medial. Andererseits kann der M. levator scapulae bei beidseitiger Anspannung die Halswirbelsäule beugen und strecken (abhängig von der Position) bzw. bei einseitiger Kontraktion zur gleichen Seite neigen.

Topografische Hinweise
Die Injektion erfolgt durch den M. trapezius (1) hindurch oder besser ventral davon. Nach medial liegen die Mm. splenii capitis et cervicis.

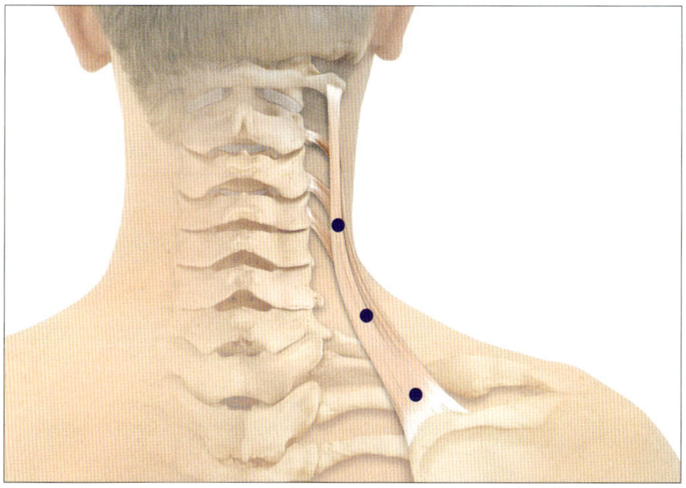

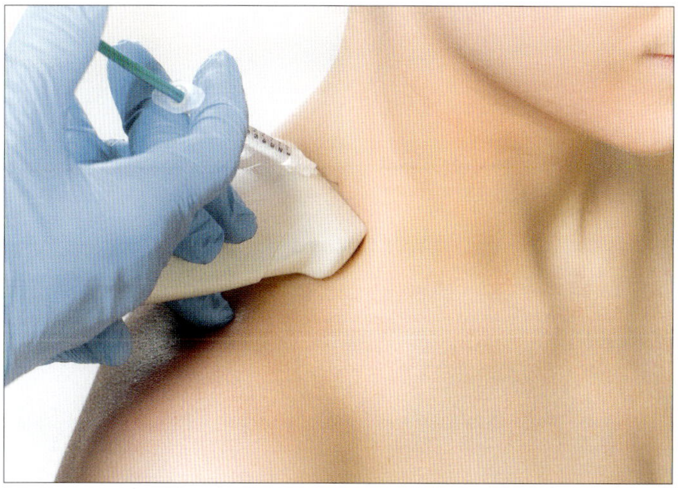

Injektionsschema/Lokalisationsmanöver
Anzahl der Punktionsstellen: 1–4
Lokalisationsmanöver: Der Patient wird aufgefordert, den Kopf zur Gegenseite zu neigen und leicht zu drehen sowie die Schulter zu heben und nach vorne zu drehen.
Zwischen M. sternocleidomastoideus und M. trapezius tastet man den M. levator scapulae.

Injektionstechnik
Der Muskel ist gut vorm M. trapezius tastbar. Mit der Sonografie können die vier Anteile (selten fünf) dargestellt und gezielt injiziert werden (von oben nach unten folgen die Anteile, die bei C1, 2, 3 und 4 ansetzen).
Lagerung: Sitz oder Rückenlage

Klinische Hinweise
Am Ansatz des M. levator scapulae befindet sich häufig ein aktiver Triggerpunkt. Der Muskel kann sowohl bei der zervikalen Dystonie als auch bei Kopfschmerzen/Migräne beteiligt sein.

Bei der zervikalen Dystonie darf der M. levator scapulae als Key Muscle angesehen werden. Er ist beteiligt beim: Torticollis (ipsilateral), Laterocollis (ipsilateral) und Anterocollis (bilateral).

Bewegungsebenen – Zervikale Dystonie

Bei der zervikalen Dystonie müssen verschiedene Bewegungsebenen berücksichtigt werden, da unterschiedliche Muskeln beteiligt sind, die entweder kranial oder C2 ansetzen und somit auf das obere Gelenk wirken (Caput) oder distal davon und somit zur Drehung, Beugung oder Streckung des Halses (Collis) führen. Untenstehend finden Sie Beispiele der Hauptformen einer zervikalen Dystonie, die von einer gesunden Probandin versucht wurden zu imitieren und natürlich in allen Kombinationen und unterschiedlicher Ausprägung auftreten können. Dabei zeigt sich, dass die zervikale Dystonie ein unphysiologischer Zustand ist, der

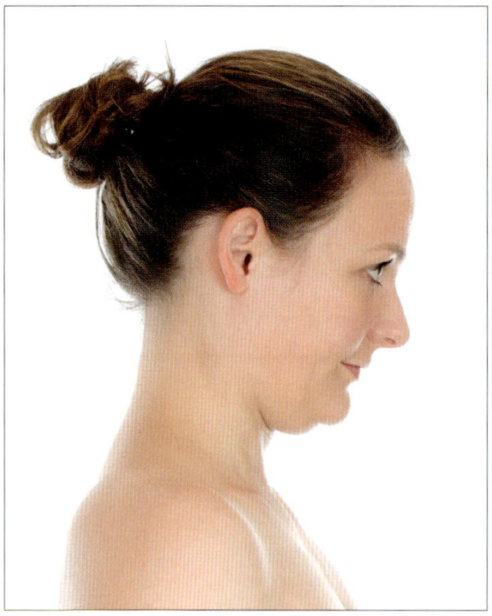

Anterocaput:
bilateral
– M. longus capitis (M)
– M. levator scapulae (M)
– M. sternocleidomastoideus (S)

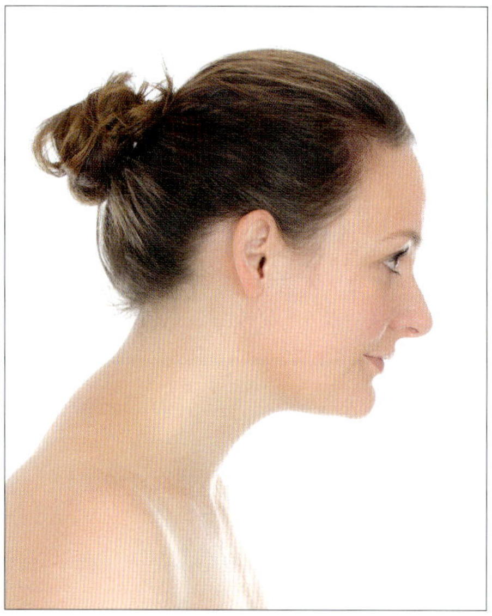

Anterocollis:
bilateral
– M. scalenus medius (M)
– M. levator scapulae (M)
– M. longus colli (S)

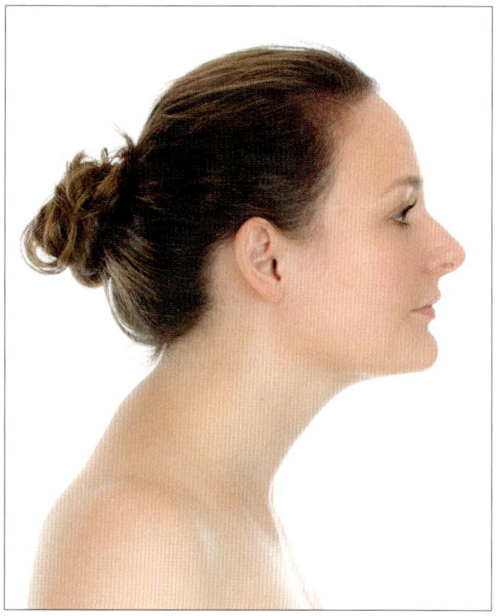

Anteriorshift:
Kombination von Anterocollis und Retrocaput (entsprechende Muskeln)

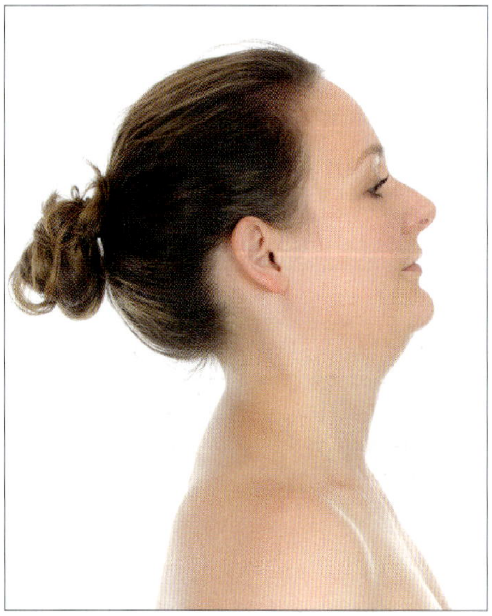

Retrocaput:
bilateral
– M. obliquus capitis inferior (M)
– M. semispinalis capitis (M)
– M. trapezius, Pars descendens (M)
– M. splenius capitis (S)

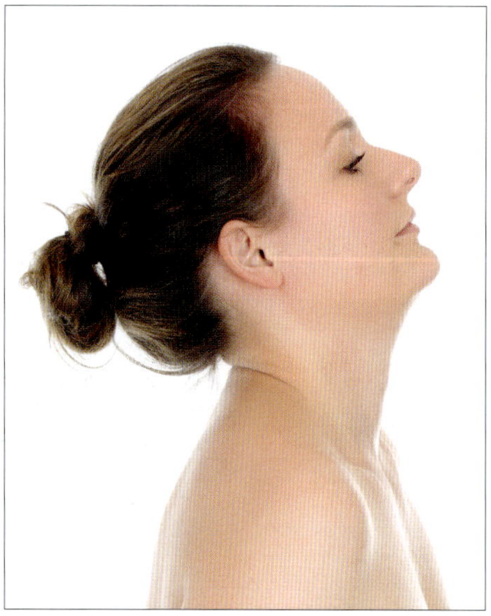

Retrocollis:
bilateral
– M. semispinalis cervicis (M)

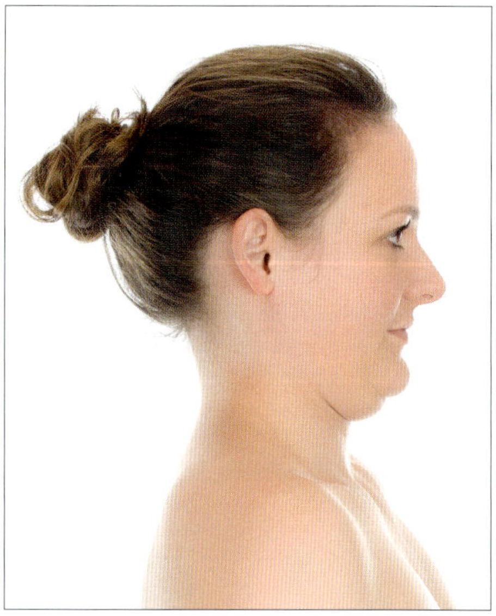

Retroshift:
Kombination von Retrocollis und Anterocaput

⚠ Bitte die Hinweise zu den zugelassenen Präparaten, zur Off-Label-Therapie (S. 4 ff.) und die einschlägigen Fachinformationen (S. 276 ff.) berücksichtigen.

von gesunden Probanden nicht reproduziert werden kann und nicht den üblichen physiologischen Regeln entspricht. Die häufigsten Kombinationen sind der laterale Shift, einer Kombination aus Laterocollis und kontralateralem Laterocaput, der anteriore Shift, einer Kombination aus Anterocollis und Retrocaput und der posteriore Shift, einer Kombination eines Retrocollis und eines Anterocaput.

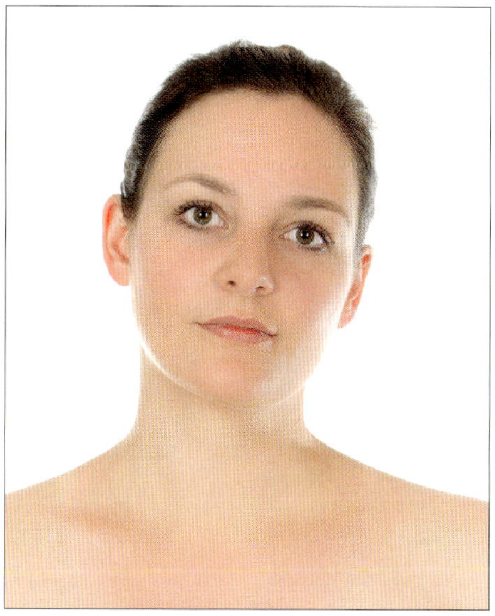

Laterocaput:
ipsilateral
– M. sternocleidomastoideus (M)
– M. trapezius, Pars descendens (M)
– M. splenius capitis (M)
– M. semispinalis capitis (S)
– M. longissimus capitis (S)
– M. levator scapulae (S)

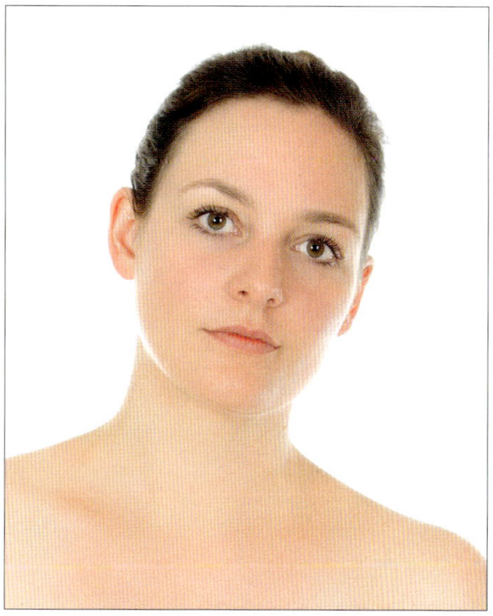

Laterocollis:
ipsilateral
– M. levator scapulae (M)
– M. semispinalis cervicis (M)
– M. scalenus medius (S)
– M. longissimus cervicis (S)

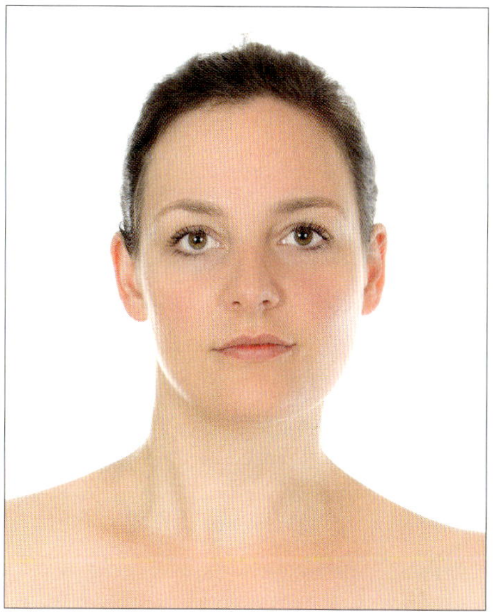

Lateralshift:
Kombination eines Laterocollis und eines Laterocaput zur Gegenseite

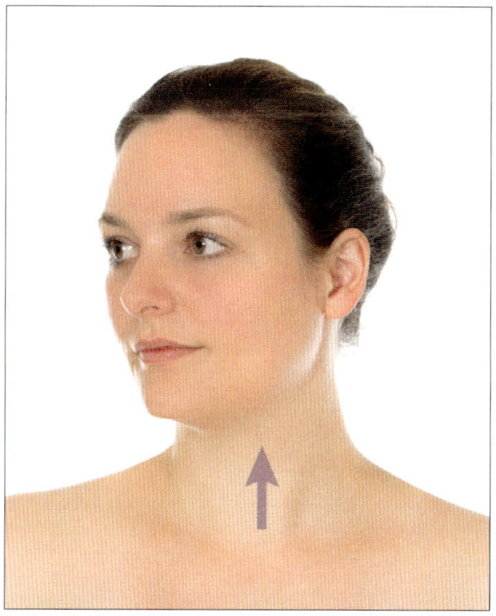

Torticaput:
contralateral
– M. trapezius, Pars descendens (M)
– M. sternocleidomastoideus (M)
– M. semispinalis capitis pars med. (S)
ipsilateral
– M. obliquus capitis inferior (M)
– M. longissimus capitis (S)
– M. splenius capitis (S)

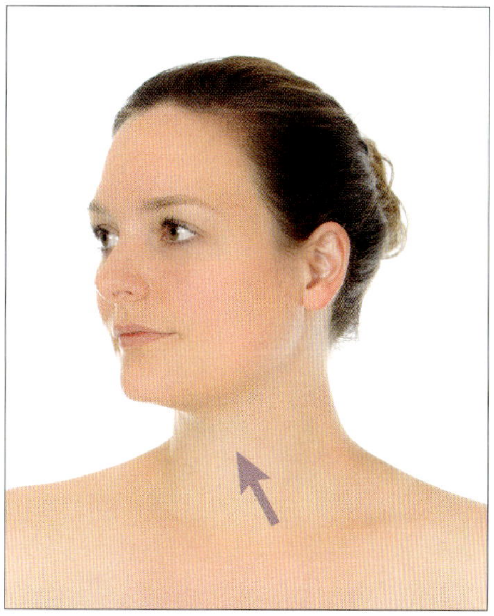

Torticollis:
ipsilateral
– M. semispinalis cervicis (M)
– M. levator scapulae (M)
– M. splenius cervicis (S)
– M. longissimus cervicis (S)

Abb. S. 216–217:
Versuch der Einteilung in die Haupttypen einer zervikalen Dystonie, sowie die wichtigsten beteiligten Muskeln: (M) main / (S) sekundär

(nach Jost WH, Tatu L: Selection of muscles for botulinum toxin injections in cervical dystonia)

6 Kehlkopf

Spasmodische Dysphonie

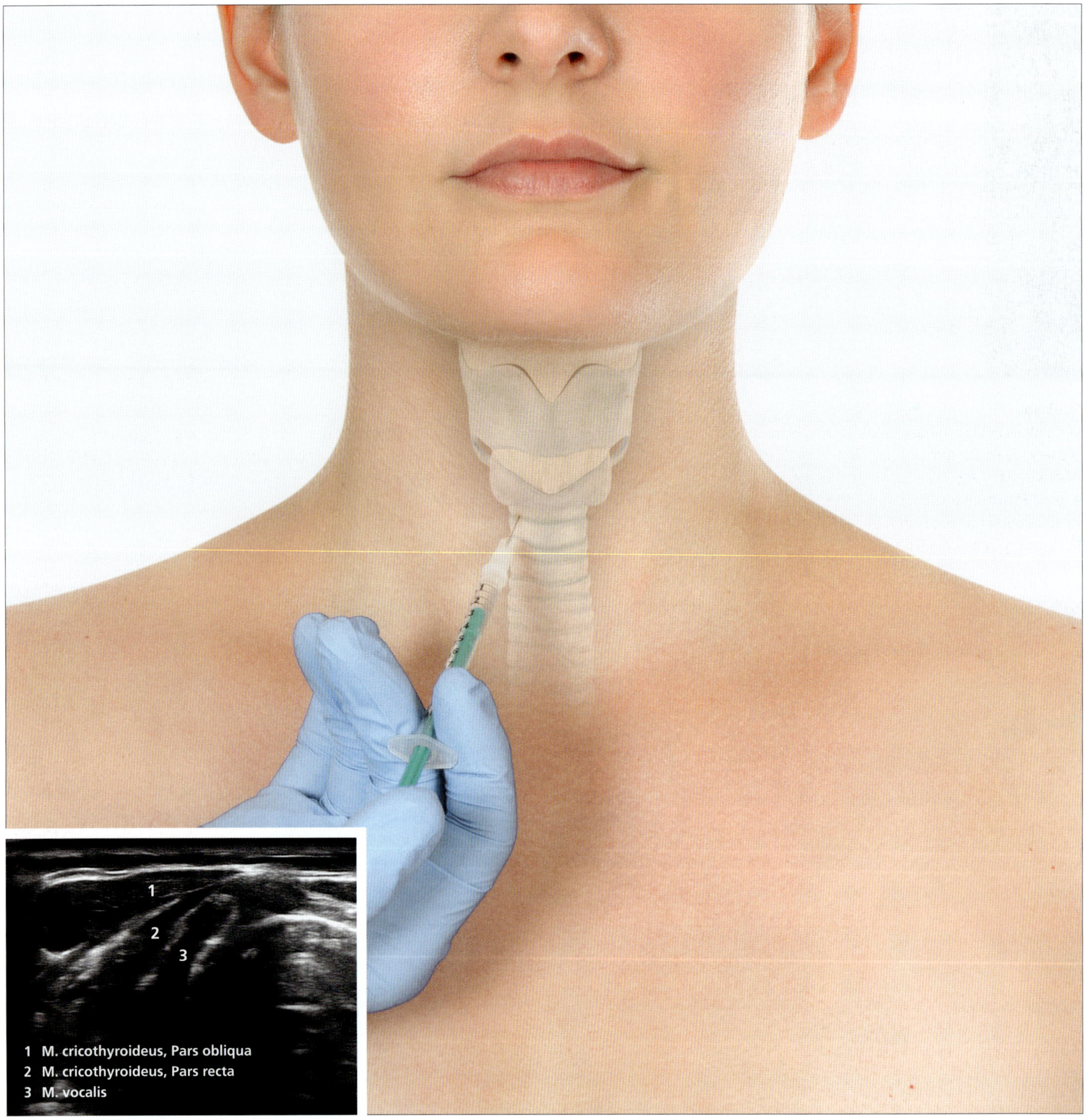

Innervation

Nervus vagus

Dosierung/Nadel

Xeomin®:	2,5 MU pro Injektionsstelle
Botox®:	2,5 MU pro Injektionsstelle
Dysport®:	7,5–10 MU pro Injektionsstelle
Injektionsstellen:	1–2
Nadel:	40 mm/27 Gauge

⚠ Bitte die Hinweise zu den zugelassenen Präparaten, zur Off-Label-Therapie (S. 4 ff.) und die einschlägigen Fachinformationen (S. 276 ff.) berücksichtigen.

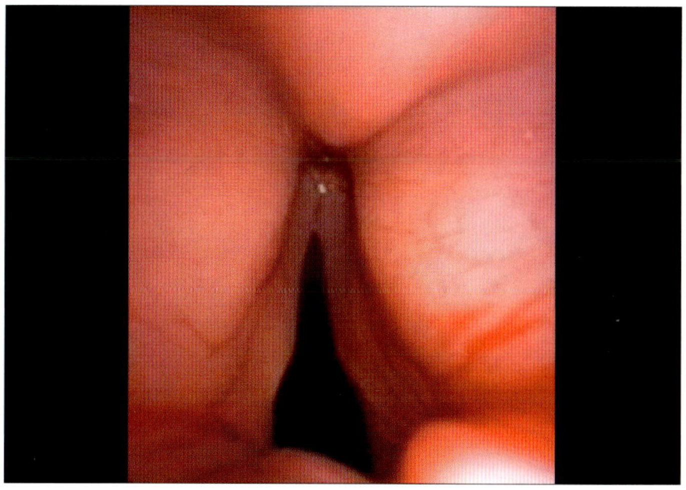

Funktion
Wir unterscheiden bei den Muskeln die Adduktoren und die Abduktoren. Die laryngeale Dystonie vom Adduktortyp ist viel häufiger als die vom Abduktortyp (ca. 5%). Der M. cricoarytaenoideus posterior (Postikus) ist der einzige Stimmlippen-Abduktor. Der M. cricoarytaenoideus lateralis und der M. interarytaenoideus sind Adduktoren. Der häufigste Zielmuskel ist der M. thyroarytaenoideus (M. vocalis).

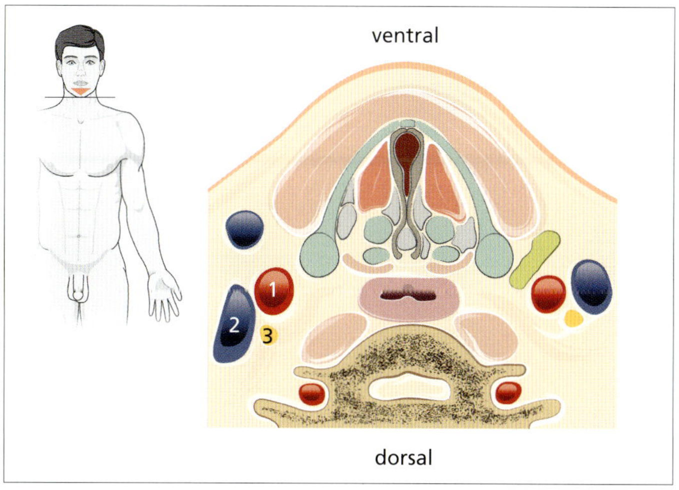

Topografische Hinweise
Das Kehlkopfskelett umgibt die Muskulatur, der Zugangsweg zu den inneren Kehlkopfmuskeln erfolgt zwischen Schild- und Ringknorpel. Die Arteria carotis communis, Vena jugularis (2) und Nervus vagus (3) grenzen posterolateral an das Kehlkopfskelett.

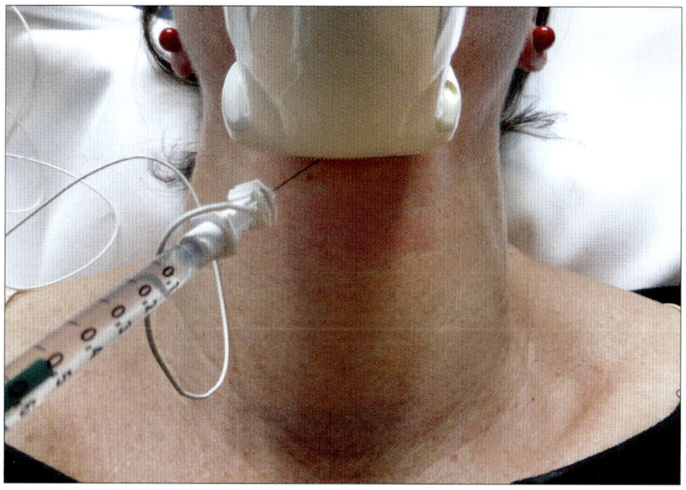

Injektionsschema
Beim Abduktortyp erfolgt die Injektion in den M. cricoarytaenoideus posterior (Postikus). Beim Adduktortyp erfolgt die Injektion in die M. thyroarytaenoidei posterior (Vocalis).

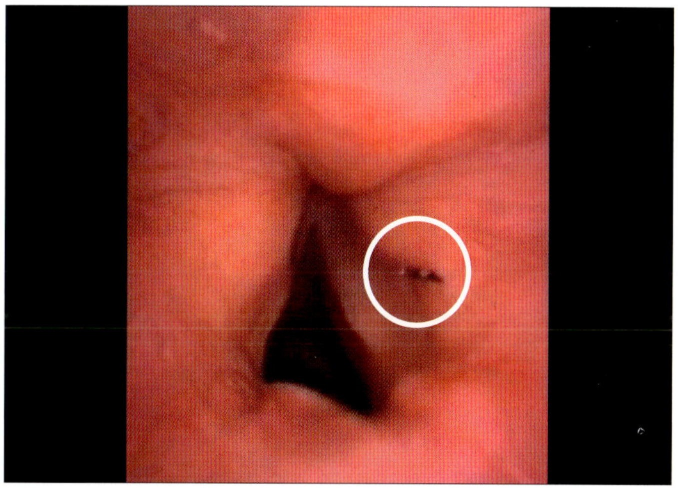

Injektionstechnik
Es gibt zwei Zugangswege: Entweder endoskopisch (laryngeal) oder transkutan (durch die Membrana cricothyroidea. Beim endolaryngealen Zugang kann unter Sicht in die Zielmuskulatur injiziert werden (größte Sicherheit). Bei der transkutanen Injektion empfiehlt sich eine Kombination von EMG (Muskelaktivität) und Sonographie (Nadellage). Die Injektion erfolgt initial meist unilateral.

Klinische Hinweise
Die laryngeale Dystonie bzw. spasmodische Dysphonie ist eine fokale Dystonie. Der gemeinsame Bundesausschuss (G-BA) hat im Juni 2013 entschieden, dass Botulinumtoxin zur Behandlung der laryngealen Dystonie im sogenannten „Off-Label-Use" verordnungsfähig ist. Die Injektion wird nur noch wenigen Kliniken, meist in Zusammenarbeit mit HNO-Ärzten, durchgeführt.

7 Kopf

Musculus occipitofrontalis, Venter frontalis

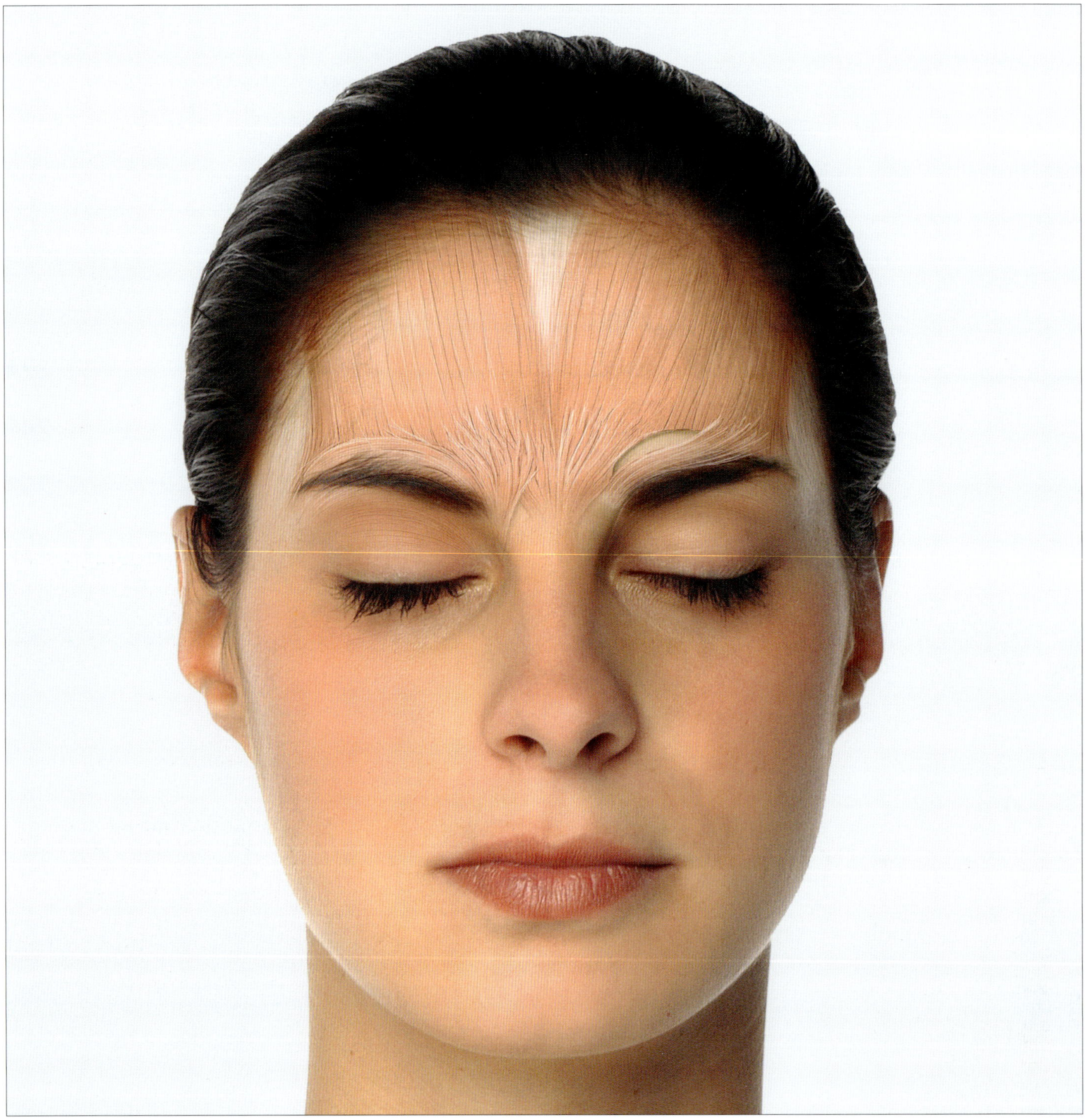

Innervation

Rami temporales, N. facialis (VII)

Ursprung

Die mittleren Fasern setzen sich aus dem M. procerus fort, die lateralen Fasern verbinden sich mit denen des M. corrugator supercilii und des M. orbicularis oculi.

Ansatz

Galea aponeurotica, ventral der Sutura coronaria

Dosierung/Nadel

Xeomin®:	1,25–5 MU pro Injektionsstelle
Botox®:	1,25–5 MU pro Injektionsstelle
Dysport®:	5–20 MU pro Injektionsstelle
Injektionsstellen	4–8
Nadel:	10–20 mm/30 Gauge

⚠ Bitte die Hinweise zu den zugelassenen Präparaten, zur Off-Label-Therapie (S. 4 ff.) und die einschlägigen Fachinformationen (S. 276 ff.) berücksichtigen.

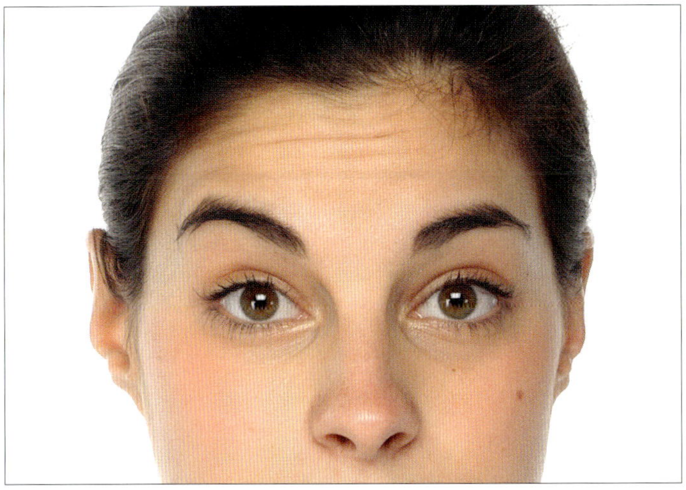

Funktion

Der M. occipitofrontalis kann die Augenbrauen anheben und dadurch die Stirn in tiefe Querfalten legen. Er wird damit zu einem wesentlichen Antagonisten des M. orbicularis oculi und öffnet die Lidspalte gemeinsam mit dem M. levator palpebrae superioris. Dies geschieht durch den Venter frontalis, der dafür auf die Mithilfe des Venter occipitalis angewiesen ist. M. occipitofrontalis und M. temporoparietalis werden zusammen als M. epicranius bezeichnet, verbunden durch die Galea aponeurotica. Der M. auricularis superior ist ein Anteil des M. temporoparietalis.

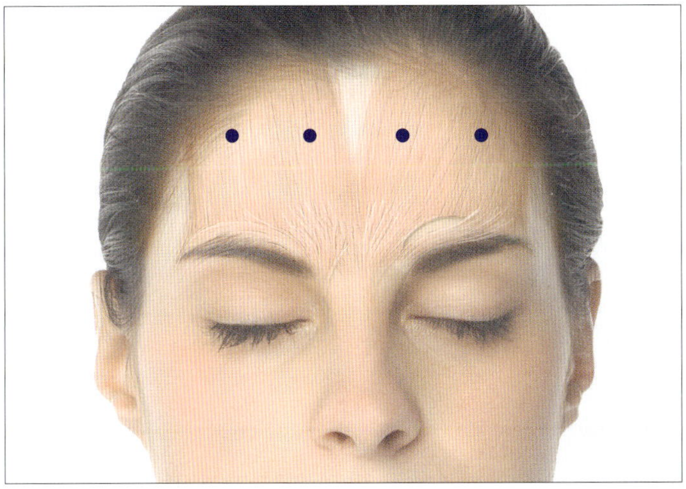

Topografische Hinweise

Zu beachten sind einerseits die Funktion, andererseits kosmetische Aspekte (Asymmetrien). Eine Injektion zu nahe am M. levator palpebrae ist zu vermeiden, da dies zur Ptose führen kann (mindestens 2 cm Abstand).

Injektionsschema

Anzahl der Punktionsstellen: 4–12

Die Injektionsstellen variieren je nach Indikation wie beispielsweise Faltenbehandlung, Kopfschmerztherapie, Blepharospasmus. Dargestellt wird die Injektion bei chronischer Migräne.

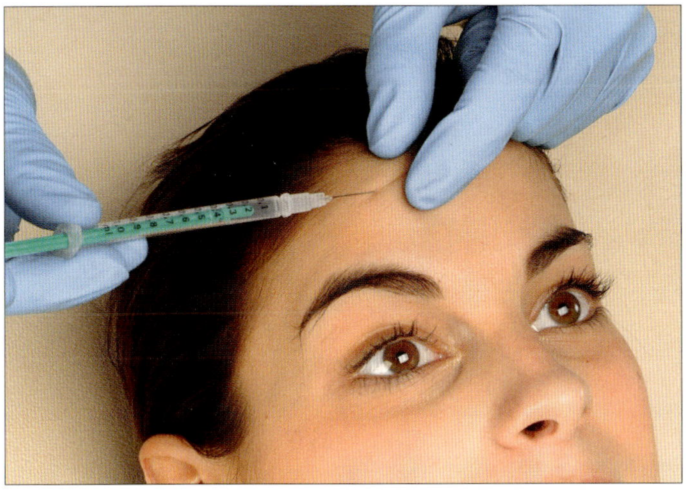

Injektionstechnik

Die Injektion orientiert sich am klinischen Befund und dem gewünschten Effekt. Bei der Faltenbehandlung achte man auf eine Symmetrie und den Erhalt einer Restfunktion. Die Injektion erfolgt subkutan, da die durch den N. facialis innervierte Muskulatur keine Faszien hat. Da die beiden Venter frontalis mittig einen individuell unterschiedlich breiten Spalt haben, wird meist an der Haargrenze mittig nicht injiziert (individuell unterschiedlich).

Der Venter frontalis ist der einzige Brauenheber, sodass eine Lähmung zu Brauenptosis führt, was u. a. eine strengen Gesichtsausdruck verleihen kann.

Klinische Hinweise

Beim Spasmus hemifacialis, bei Fazialissynkinesien und beim Blepharospasmus ist der Venter frontalis des M. occipitofrontalis meist nur gering beteiligt und wird deshalb auch nur wenig oder gar nicht mitbehandelt. Bei Fazialisparesen kann eine Behandlung der nicht betroffenen Seite aus kosmetischen Gründen sinnvoll sein, damit die Asymmetrie reduziert wird und dadurch die Parese weniger auffällt. Der mittige Anteil ist individuell sehr verschieden und wird durch den klinischen Befund beurteilt.

Bei der Behandlung von Stirnfalten ist auch die Wirkung auf die Augenbraue zu berücksichtigen. Bei Patienten mit einer vorhergegangenen kosmetischen Operation muss die Injektion mit größter Vorsicht durchgeführt werden. Bei der Behandlung der „Denkerstirn" kann eine Mephistobraue mit Kommafalte resultieren, die mitbehandelt werden sollte.

Musculus corrugator supercilii

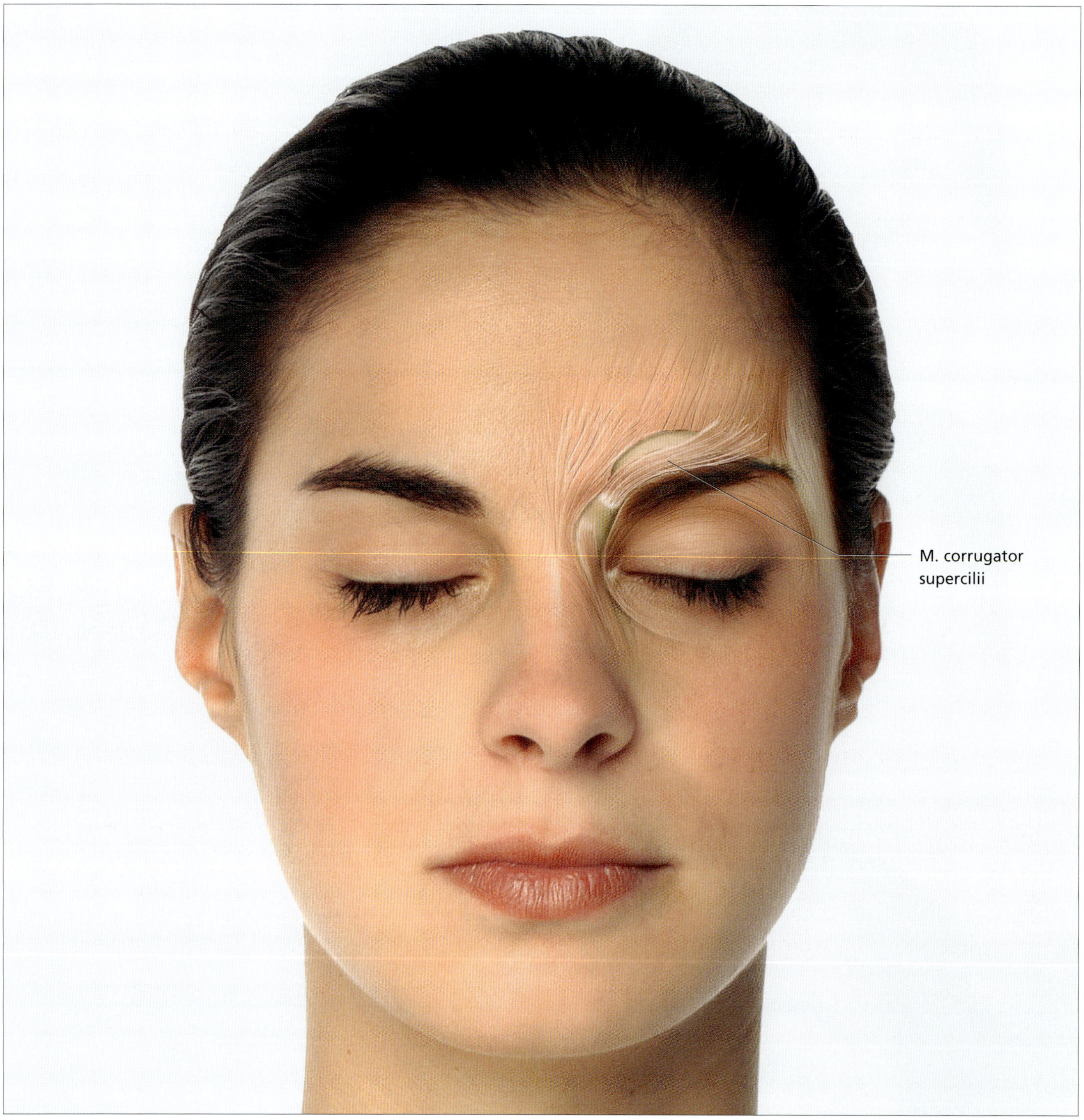

Innervation

Rami temporales des Nervus facialis (VII)

Ursprung

Pars nasalis ossis temporalis

Ansatz

Galea aponeurotica

Haut oberhalb des mittleren Drittels der Augenbraue

Dosierung/Nadel

Xeomin®:	2,5–5 MU pro Injektionsstelle (selten auch höher)
Botox®/Vistabel®:	2,5–5 MU pro Injektionsstelle (selten auch höher)
Dysport®:	10–20 MU pro Injektionsstelle (selten auch höher)
Injektionsstellen:	1–2
Nadel:	10–20 mm/30 Gauge

⚠ Bitte die Hinweise zu den zugelassenen Präparaten, zur Off-Label-Therapie (S. 4 ff.) und die einschlägigen Fachinformationen (S. 276 ff.) berücksichtigen.

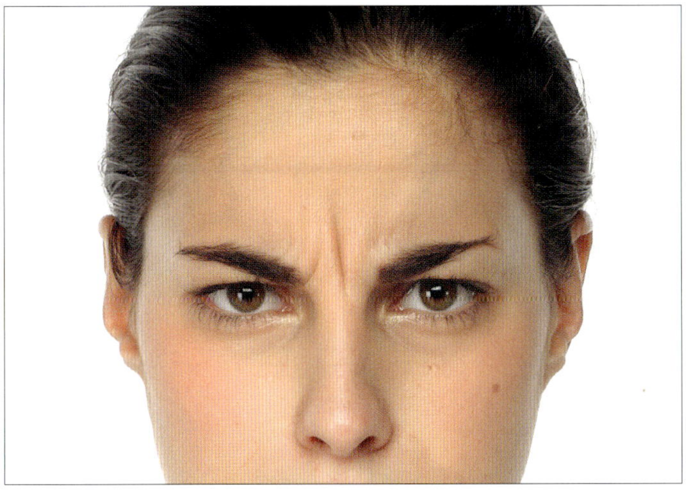

Funktion

Der M. corrugator supercilii zieht die Augenbrauen nach medial und kaudal und erzeugt damit senkrechte Falten über der Nasenwurzel (Zornesfalte). Der Muskel durchsetzt den M. orbicularis oculi.

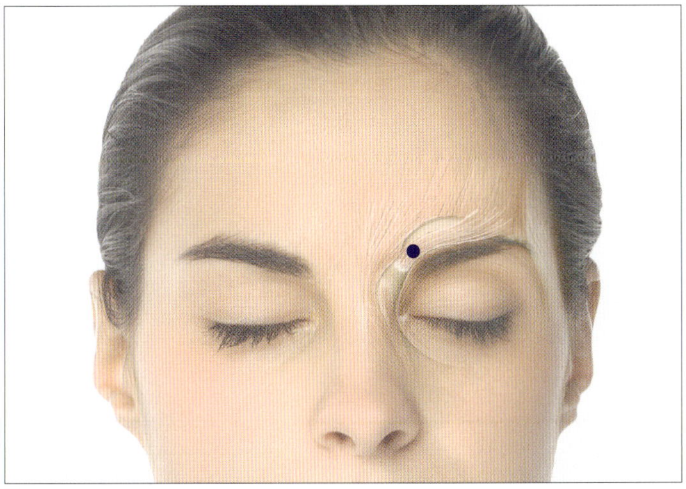

Topografische Hinweise

Dieser Muskel wird vorwiegend bei kosmetischen Indikationen injiziert. Dabei besteht die Gefahr, dass der oberflächliche und dünne M. orbicularis oculi punktiert wird, bzw. BoNT in den M. orbicularis oculi oder den M. levator palpebrae superioris (Ptose) diffundiert.

Injektionsschema

Anzahl der Punktionsstellen: 1–2

Je nach Dosis und Indikation werden ein bis zwei Stellen pro Seite punktiert. Meistens erfolgt die Injektion an einer Stelle/Seite.

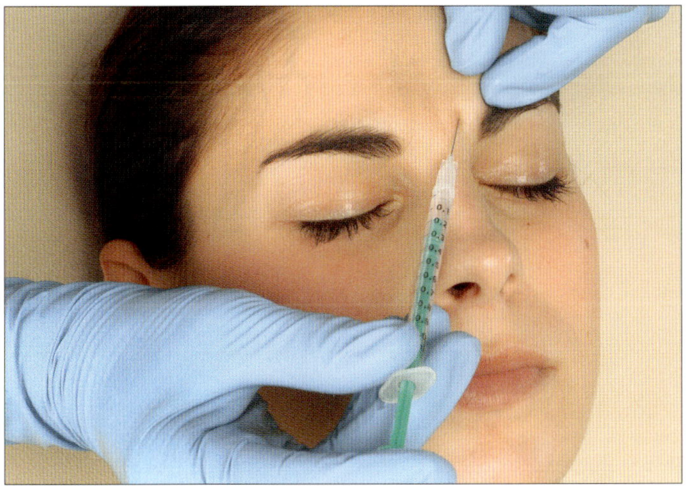

Injektionstechnik

Lässt man den M. corrugator supercilii anspannen, kann man diesen häufig gut abgrenzen und dann in den Muskelbauch injizieren.

Bei der Bestimmung der Dosis ist relevant, welchen Grad der Parese man erzielen will. Die Dosis wird meist so gewählt, dass eine Restfunktion erhalten bleibt (Mimik).

Klinische Hinweise

Der Muskel wird meist gemeinsam mit dem M. procerus und dem M. depressor supercilii behandelt. Die Bewegung nach medial und kaudal erfolgt in der Regel unter Mithilfe des M. depressor supercilii.

Musculus procerus

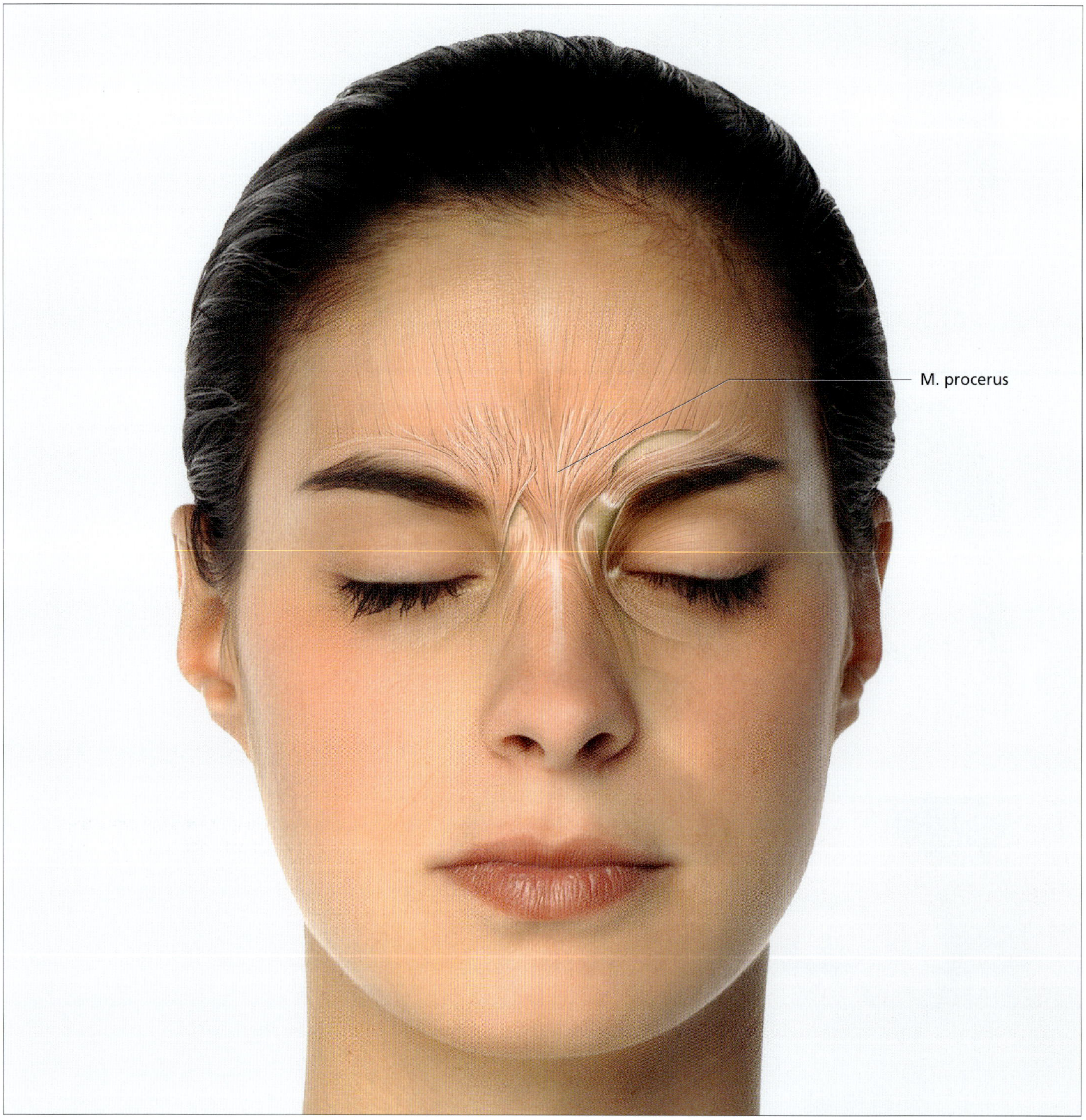

Innervation
Rami buccales des Nervus facialis (VII)
Ursprung
unterer Anteil des Os nasale
oberer Anteil des Nasenknorpels
Ansatz
Haut der Stirn zwischen den Augenbrauen

Dosierung/Nadel

Xeomin®:	2,5–5 MU pro Injektionsstelle (selten auch höher)
Botox®/Vistabel®:	2,5–5 MU pro Injektionsstelle (selten auch höher)
Dysport®:	10–20 MU pro Injektionsstelle (selten auch höher)
Injektionsstellen:	1–3
Nadel:	10–20 mm/30 Gauge

⚠ Bitte die Hinweise zu den zugelassenen Präparaten, zur Off-Label-Therapie (S. 4 ff.) und die einschlägigen Fachinformationen (S. 276 ff.) berücksichtigen.

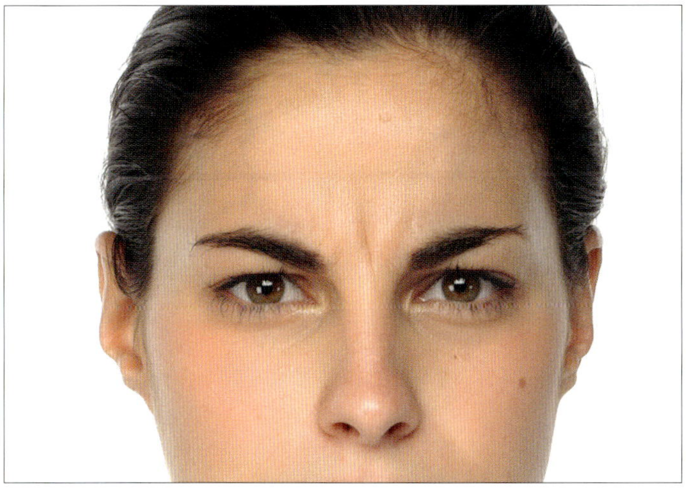

Funktion
Der M. procerus zieht, gemeinsam mit dem M. corrugator supercilii, die Haut der medialen Augenbrauen zur Nasenwurzel hinunter und bewirkt damit tiefe Querfalten über der Nasenwurzel.

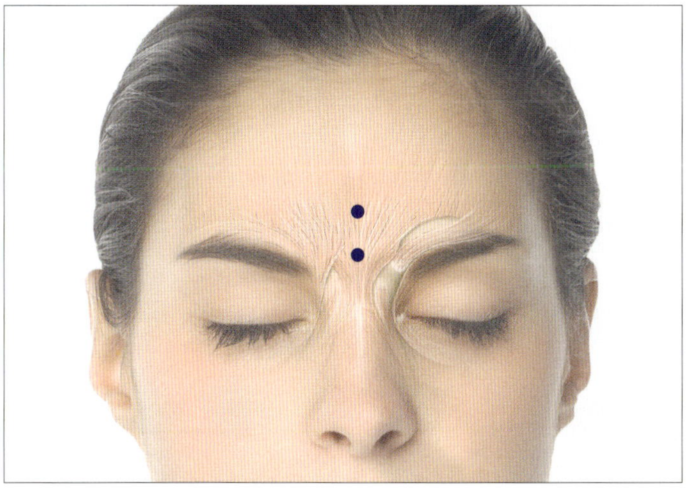

Topografische Hinweise
Dieser Muskel wird vorwiegend bei kosmetischen Indikationen injiziert. Dabei besteht die Gefahr, dass das BoNT in den M. orbicularis oculi oder bei zu weit lateralem Einstich den M. levator palpebrae superioris (Ptose) diffundiert, insbesondere wenn man subkutan injiziert. Direkt über der Nasenwurzel subkutan injiziert kann das BoNT nach distal diffundieren.

Injektionsschema
Anzahl der Punktionsstellen: 1–3
Je nach Dosis und Indikation werden ein bis zwei Stellen pro Seite punktiert. Meistens erfolgt die Injektion mittig an einer oder zwei Stellen.

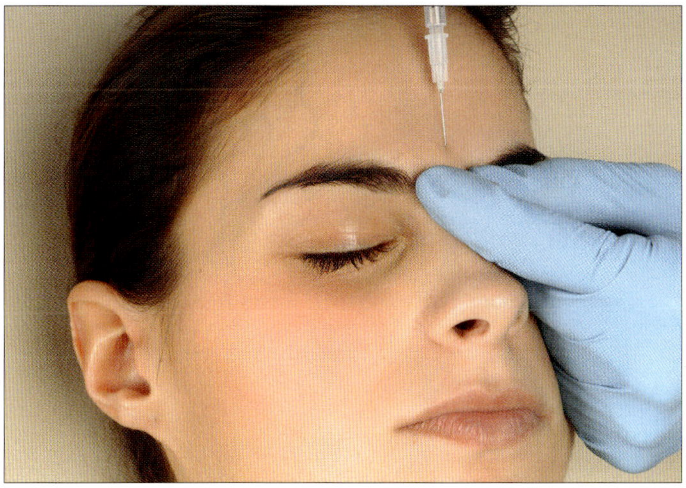

Injektionstechnik
Stichrichtung: Man kann sowohl von proximal nach distal (dargestellt) als auch in umgekehrter Richtung injizieren. Eine intramuskuläre Injektion reduziert die Diffusion in den M. levator palpebrae superioris und damit das Risiko einer Ptose.

Klinische Hinweise
Bei der Bestimmung der Dosis ist relevant, welchen Grad der Parese man erzielen will. Die Dosis wird meist so gewählt, dass eine Restfunktion erhalten bleibt (Mimik). Die Injektion kann am sitzenden und liegenden Patienten durchgeführt werden, wobei die liegende Position zu bevorzugen ist, da der Patient weniger ausweichen kann.

Der M. procerus ruft bei der Kontraktion eine Längsfalte in der Mitte (unterstützt den M. corrugator supercilii) sowie eine quere Falte über der Nasenwurzel (Nasenrümpfen) hervor. Dies muss ggf. bei der Injektion berücksichtigt werden (Botulinumtoxin-Zeichen oder Bunny Line).
Der M. procerus ist nicht obligat vorhanden und nicht alle Menschen können ihn bewusst anspannen.

Musculus orbicularis oculi

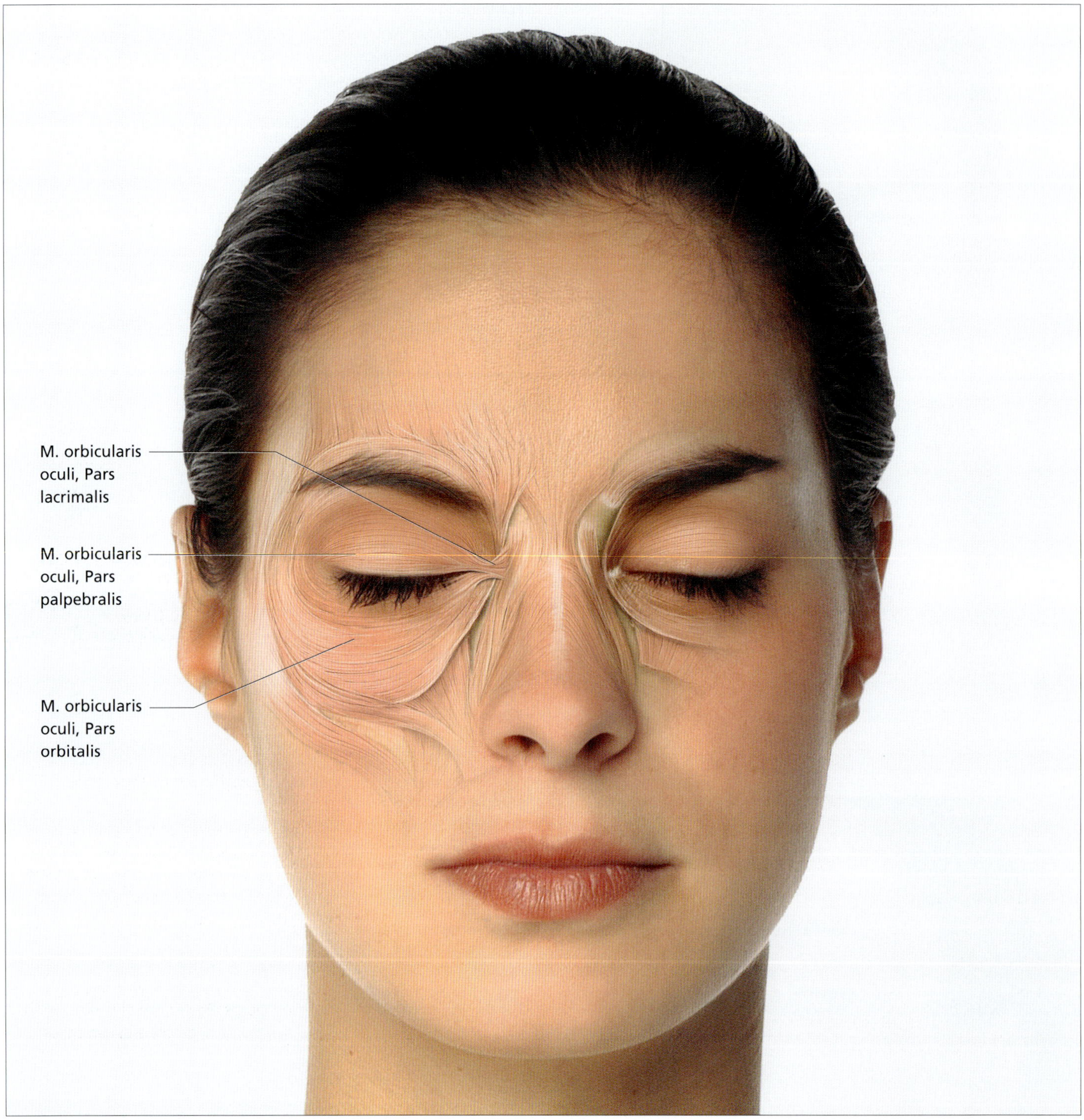

Innervation

Rami temporales und zygomatici des Nervus facialis (VII)

Ursprung

medialer Teil der Orbita (nasaler Anteil des Processus frontalis maxillae), Crista lacrimalis anterior und Ligamentum palpebrale

Ansatz

Pars palpebralis:	Haut des Oberlids und des Unterlids
Pars orbitalis:	breit gefächert an der Haut der Orbita, der Stirn und der Wangen
Pars lacrimalis:	Tränendrüse

Dosierung/Nadel

Xeomin®:	1,25–5 MU pro Injektionsstelle (selten auch höher)
Botox®/Vistabel®:	1,25–5 MU pro Injektionsstelle (selten auch höher)
Dysport®:	5–20 MU pro Injektionsstelle (selten auch höher)
Injektionsstellen:	3–5
Nadel:	10–20 mm/30 Gauge

⚠ Bitte die Hinweise zu den zugelassenen Präparaten, zur Off-Label-Therapie (S. 4 ff.) und die einschlägigen Fachinformationen (S. 276 ff.) berücksichtigen.

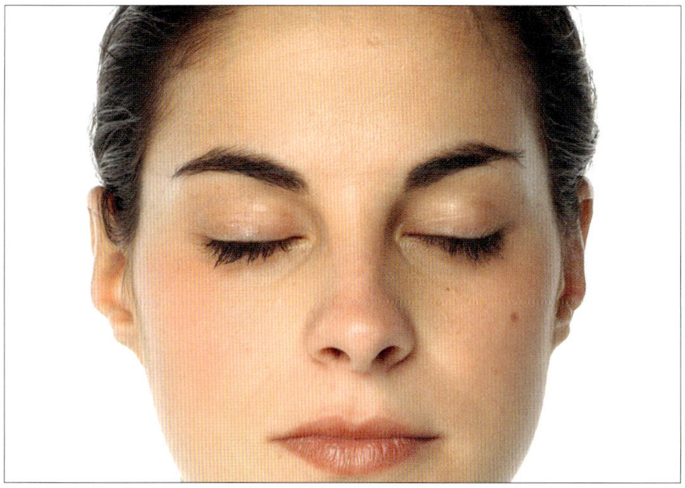

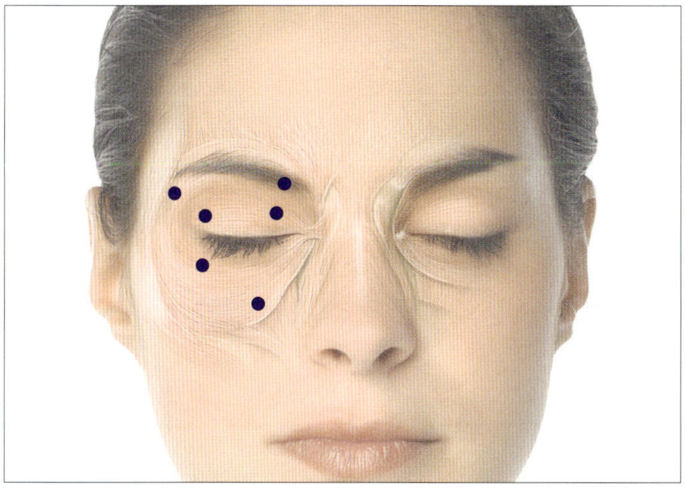

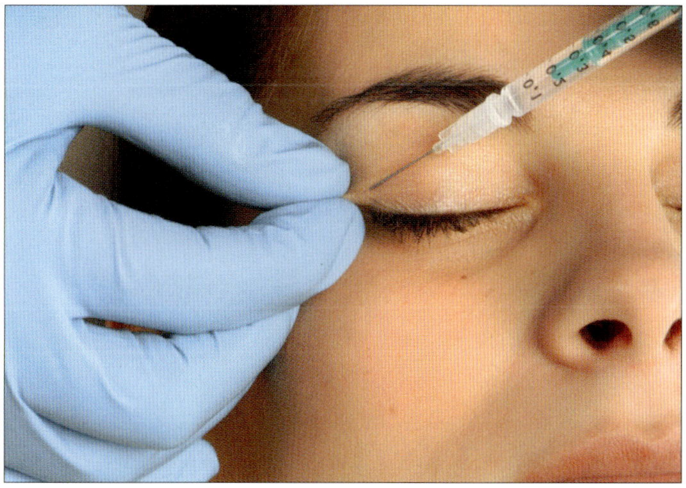

Funktion

Der M. orbicularis oculi verengt mit seinen beiden Teilen, der Pars palpebralis und der Pars orbitalis, die Lidspalte und wirkt damit als Gegenspieler des M. levator palpebrae superioris bzw. der Mm. tarsales superior und inferior. Die Pars palpebralis ist für den Lidschlagreflex zuständig.
Die Pars lacrimalis des Muskels dient vor allem dem gerichteten Abfluss der Tränenflüssigkeit.

Topografische Hinweise

Eine Injektion zu nahe am M. levator palpebrae superioris kann eine Ptose verursachen. Eine zu tiefe Injektion in den nasalen Teil des Oberlids oberhalb der Augenbraue erreicht den M. corrugator supercilii. Eine Injektion in die Pars lacrimalis kann Tränenabflussstörungen auslösen. Eine Injektion zu nah am unteren Lidrand kann ein Ektropium verursachen; dies kann bei kosmetischen Indikationen teilweise gewünscht sein, da dies die Augen größer erscheinen lässt. Injektionen in der Mitte des Unterlids können zu einer Mundhebeschwäche führen (M. zygomaticus).

Injektionsschema

Anzahl der Punktionsstellen: 3–5
Das Injektionsschema differiert stark, je nach Indikation (Blepharospasmus, Spasmus hemifacialis, Falten) und notwendiger Dosis. Dargestellt wird eine Injektion beim Blepharospasmus mit exemplarisch vier Injektionsstellen: oben und zwei unten, jeweils medial und lateral.

Injektionstechnik

Stichrichtung: Die Injektionen erfolgen in der Regel subkutan, selten auch intramuskulär. Im Bereich des Oberlids erfolgt die Stichrichtung nach nasal bzw. lateral, vom Auge wegzeigend.
Lagerung: Rückenlage

Hinweise:

- Injektionen in der Mitte des Oberlids können durch Diffusion des Toxins in den M. levator palpebrae eine Ptose verursachen.
- Eine zu dichte Injektion am unteren Lidrand kann ein Ektropium verursachen.
- Injektionen im medialen Bereich des unteren Lidrandes können zu Funktionsstörungen der Tränendrüse und durch Diffusion des Toxins in den M. obliquus inferior oder M. rectus inferior zu Doppelbildern führen.
- Nach der Injektion nicht die Flüssigkeit mit einem Tupfer auf die Einstichstelle in Richtung M. levator palpebrae drücken, da hierbei eine Ptose ausgelöst werden kann.

Dargestellt ist im unteren Bild die lidrandnahe Injektion beim palpebralen Typ. Abzugrenzen sind die Lipapraxie, bei der BoNT nicht sinnvoll ist, sowie der Lidöffnungsinhibitionstyp, bei dem nur geringe Besserungen erzielt werden.

Klinische Hinweise

Beim Blepharospasmus wird üblicherweise in die Pars orbitalis, beim palpebralen Typ vor allem in die Pars palpebralis injiziert. Die Falten („Krähenfüße", Lachfalten) im lateralen Augenwinkel entstehen durch die Tätigkeit des M. orbicularis oculi und können durch die niedrig dosierte Injektion gut vermieden werden. Im Oberlid strahlen die medialen Fasern der Pars orbitalis fächerförmig in Richtung Augenbraue aus (M. depressor supercilii). Patienten mit einer Lähmung des M. orbicularis oculi können das Auge nicht schließen (Lagophthalmus). Bei dem Versuch das Auge zu schließen, sieht man die physiologische Rotation des Bulbus nach oben (Bell-Phänomen). Insbesondere bei älteren Patienten finden sich im Bereich des Oberlids kräftigere Gefäße, die bei der Injektion zu berücksichtigen sind. Generell muss auf mögliche Hämatome im Bereich des Oberlids nach der Injektion geachtet werden.

Musculus levator palpebrae superioris

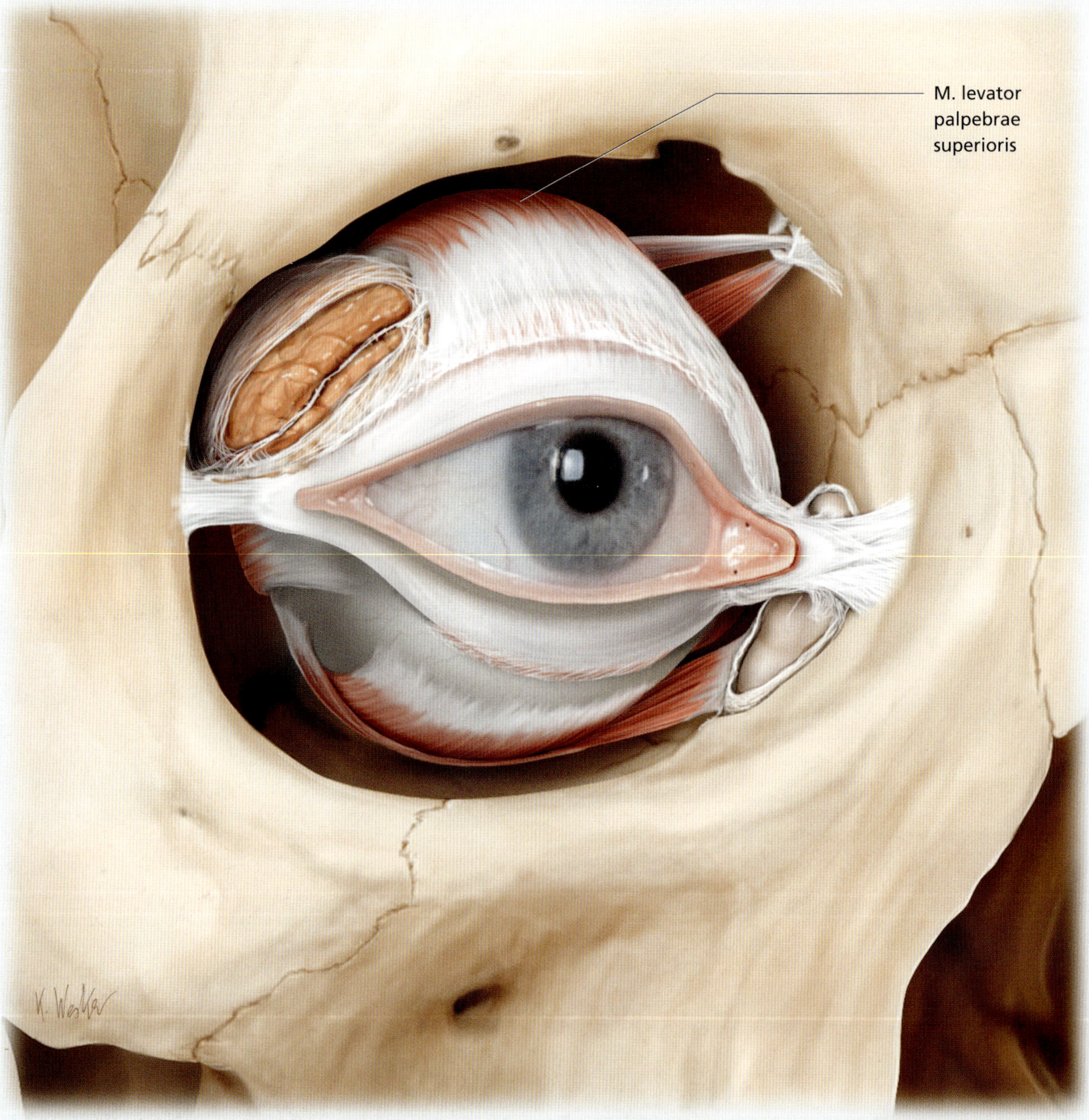

Innervation
Ramus superior des Nervus oculomotorius (III)
Ursprung
kaudale Fläche der Ala minor des Os sphenoidale
kranial und ventral Canalis opticus
Ansatz
Knorpel und Haut des Oberlids

Dosierung/Nadel

Xeomin®:	10–20 MU (selten auch höher)
Botox®:	10–20 MU (selten auch höher)
Dysport®:	40–80 MU (selten auch höher)
Injektionsstellen:	1
Nadel:	10–20 mm/27–30 Gauge

⚠ Bitte die Hinweise zu den zugelassenen Präparaten, zur Off-Label-Therapie (S. 4 ff.) und die einschlägigen Fachinformationen (S. 276 ff.) berücksichtigen.

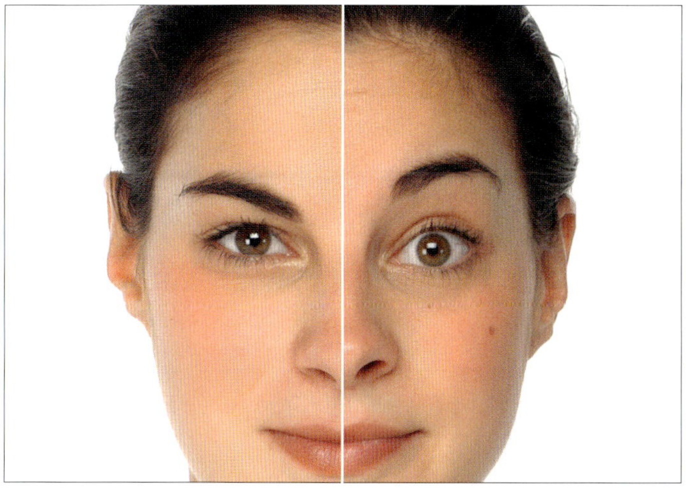

Funktion
Der Muskel hebt das Oberlid und regelt damit die Weite der Lidspalte und ist am Lidschlag beteiligt. Die Feinabstimmung der Retraktion von Ober- und Unterlid regeln allerdings die Mm. tarsales superior und inferior und das sympathische Nervensystem.

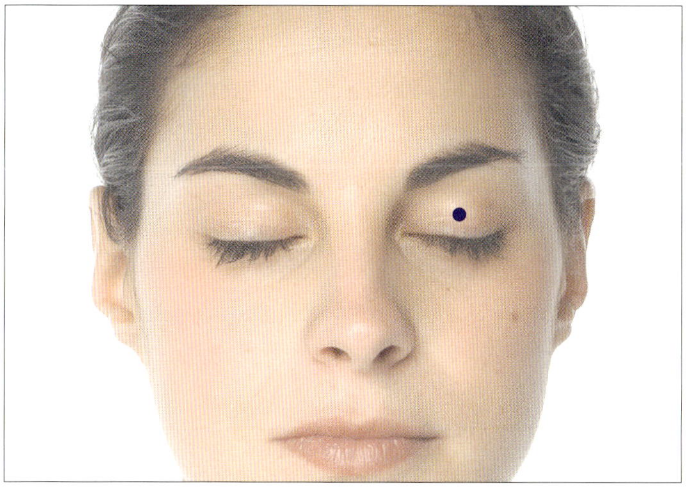

Topografische Hinweise
Die Injektion muss oberflächlich erfolgen, da ansonsten die Gefahr eines Durchstechens des Oberlids besteht und direkt darunter der Bulbus liegt. Injiziert man zu oberflächlich, wird vor allem die Pars palpebralis des M. orbicularis oculi gelähmt. Außerdem ist eine Diffusion in die Tränendrüsen möglich.

Injektionsschema
Die Injektion erfolgt an einer Stelle in der Mitte des Oberlids, an der Umschlagfalte.

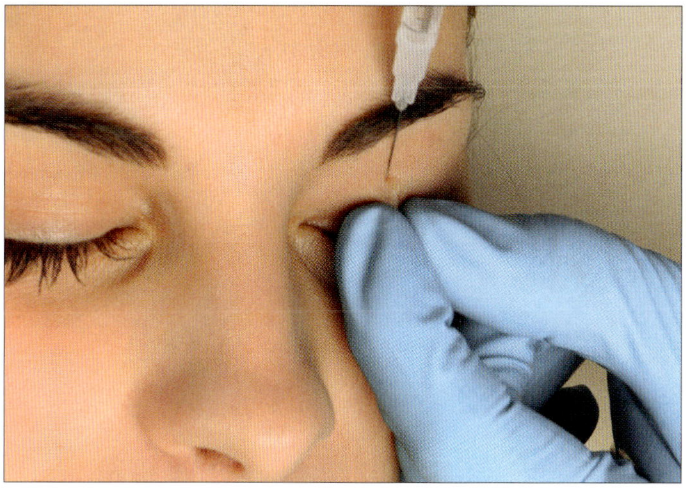

Injektionstechnik
Die meisten Anwender empfehlen eine subkutane Injektion knapp unterhalb der Mitte der oberen Orbitakante. Alternativ kann auch, wie hier dargestellt, in der Mitte der Umschlagfalte injiziert werden, nachdem eine kleine Hautfalte gebildet wurde.
Zur Vermeidung der beschriebenen Komplikationen empfiehlt sich eine Injektion parallel zum Bulbus (nicht dargestellt).
Lagerung: Rückenlage

Klinische Hinweise
Meist wird versucht, den M. levator palpebrae superioris nicht zu lähmen (z. B. beim Blepharospasmus). Eine Indikation zur gezielten Therapie dieses Muskels besteht zur Erzielung einer protektiven Ptose bei Patienten mit therapieresistenten Hornhauterosionen oder -ulzera.

Der M. levator palpebrae superioris ist im Wachzustand auf Dauer aktiviert, es sei denn, die Augen sind geschlossen.
Der M. levator palpebrae superioris gehört nach seiner Innervation und Herkunft zu den Muskeln der Orbita.

Musculus nasalis

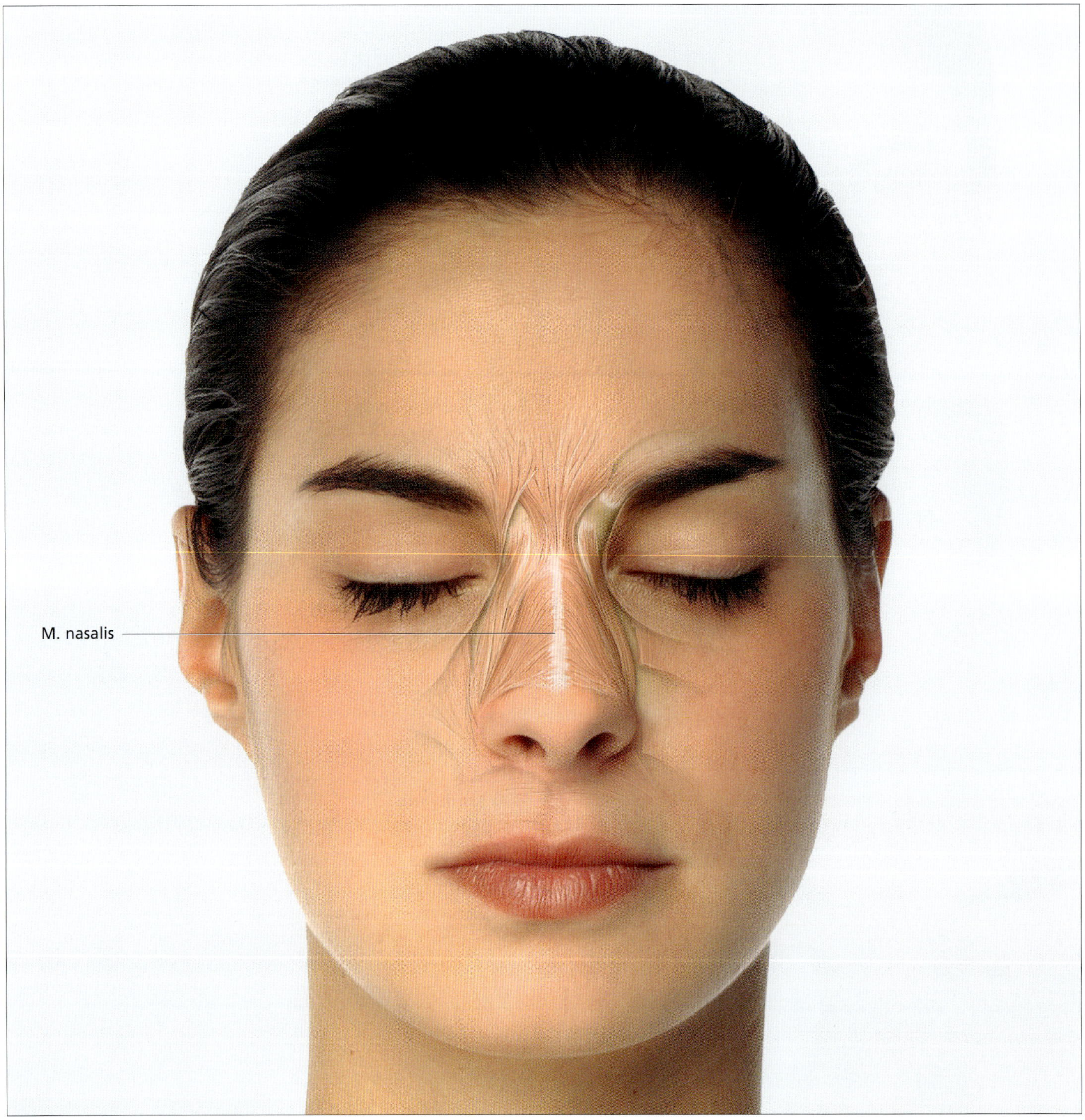

7

Innervation
Rami buccales des Nervus facialis (VII)
Ursprung
Maxilla
Jugum alveolare des seitlichen Schneidezahns und des Eckzahns
Ansatz
Nasenflügel, Rand des Nasenloches
Cartilago nasi lateralis
Sehnenplatte des Nasenrückens

Dosierung/Nadel

Xeomin®:	1,25–2,5 MU pro Injektionsstelle (selten auch höher)
Botox®:	1,25–2,5 MU pro Injektionsstelle (selten auch höher)
Dysport®:	5–10 MU pro Injektionsstelle (selten auch höher)
Injektionsstellen:	1–2/Seite
Nadel:	10–20 mm/30 Gauge

⚠ Bitte die Hinweise zu den zugelassenen Präparaten, zur Off-Label-Therapie (S. 4 ff.) und die einschlägigen Fachinformationen (S. 276 ff.) berücksichtigen.

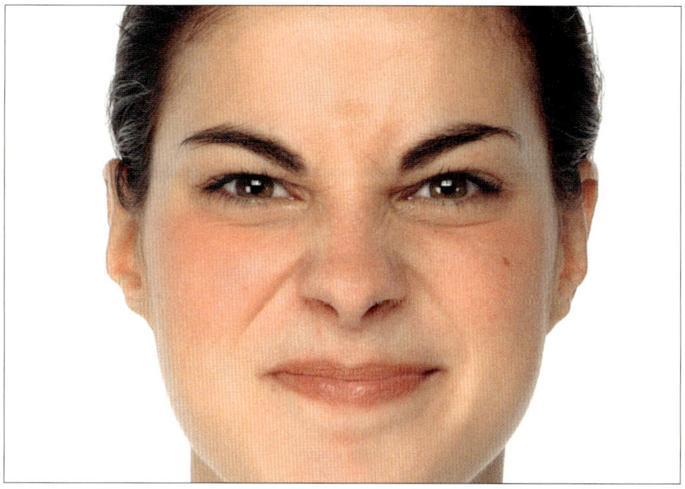

Funktion

Der M. nasalis besteht aus einer Pars alaris und einer Pars transversa. Der obere Teil des M. nasalis (Pars alaris) weitet die Nasenöffnung und „bläht die Nüstern". Damit kann er helfen, die Atemarbeit zu vermindern. Die untersten Anteile des Muskels und einige Fasern, die zum Septum laufen (Pars transversa), können die Nasenöffnung auch verengen und die Nasenspitze ein wenig nach kaudal ziehen.

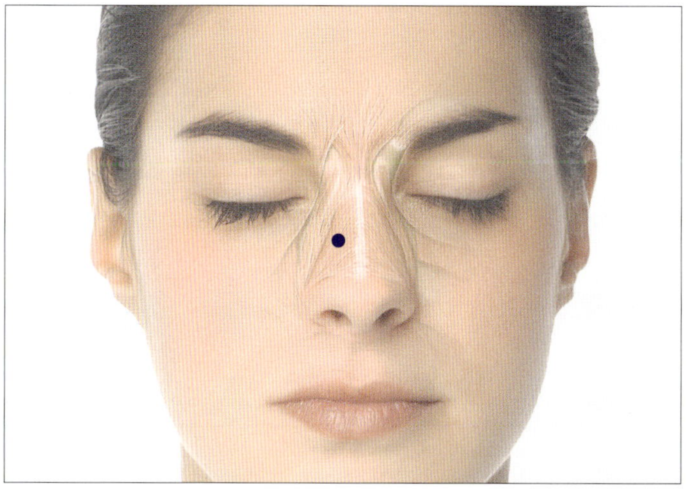

Topografische Hinweise

Direkt am Nasenrand liegt der M. levator labii superioris alaeque nasi, den man bei unsachgemäßer Injektion ebenfalls lähmt.
Eine zu tiefe Injektion kann den Nasenknorpel traumatisieren.

Injektionsschema

Je nach Indikation oder Lokalisation am Nasenrücken (Pars transversa) oder am unteren Nasenrand (Pars alaris) werden ein bis zwei Stellen punktiert. Bei der Pars alaris erfolgt die Injektion an einer Stelle.

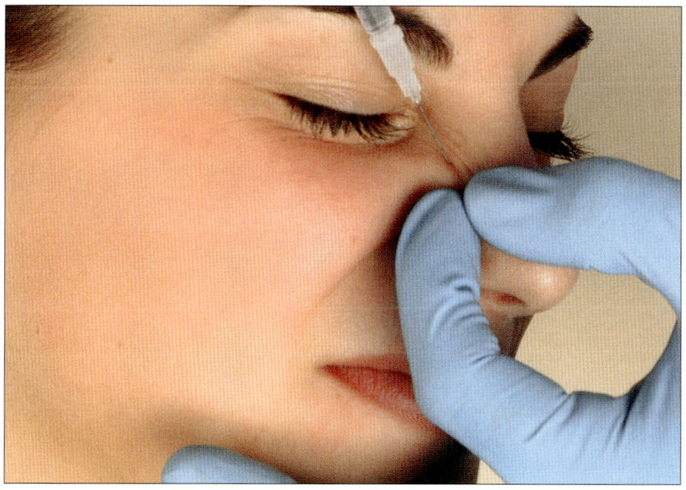

Injektionstechnik

Subkutane Injektion in eine mit Daumen und Zeigefinger gebildete Hautfalte.
Lagerung: Rückenlage
Hinweis: Bei zu weit lateraler Injektion kann der M. levator labii superioris alaeque nasi gelähmt werden.

Klinische Hinweise

Dieser Muskel wird bei kosmetischen Indikationen und auch bei komplexen Dystonien behandelt. Es kann sein, dass der Patient den M. nasalis nicht isoliert aktivieren kann.
Wenn der Patient die Bewegung nicht willkürlich ausführen kann, könnte es helfen, wenn Sie ihn bitten, tief und langsam durch die Nase einzuatmen.

Musculus levator labii superioris alaeque nasi

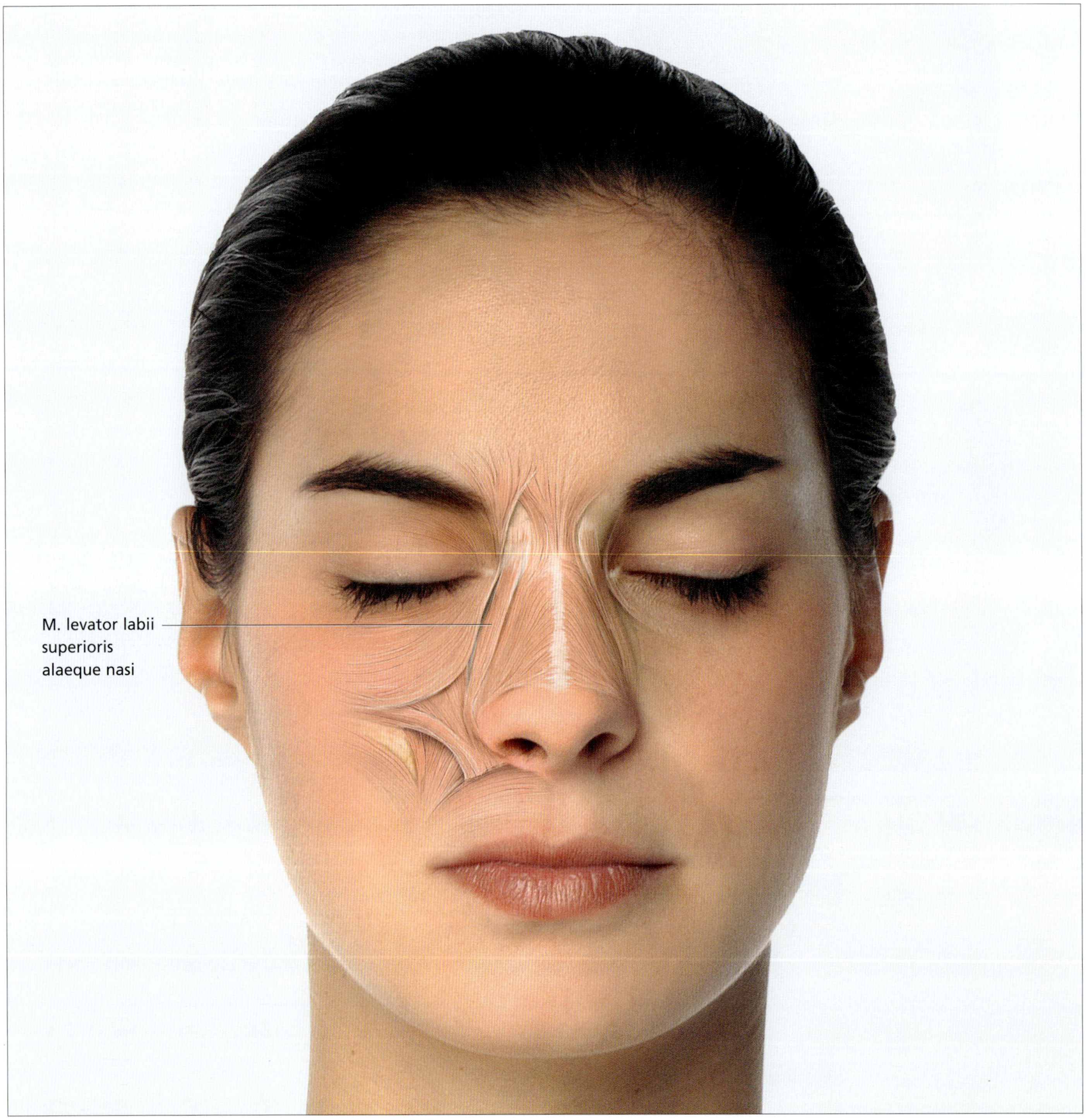

Innervation
Rami zygomatici des Nervus facialis (VII)

Ansatz
Nasenflügel, Oberlippe
lateraler und dorsaler Umfang der Nasenöffnung

Ursprung
Processus frontalis maxillae
Muskelmasse des M. orbicularis oculi

Dosierung/Nadel

Xeomin®:	1,25–2,5 MU pro Injektionsstelle (selten auch höher)
Botox®:	1,25–2,5 MU pro Injektionsstelle (selten auch höher)
Dysport®:	5–10 MU pro Injektionsstelle (selten auch höher)
Injektionsstellen:	1/Seite
Nadel:	10–20 mm/30 Gauge

⚠ Bitte die Hinweise zu den zugelassenen Präparaten, zur Off-Label-Therapie (S. 4 ff.) und die einschlägigen Fachinformationen (S. 276 ff.) berücksichtigen.

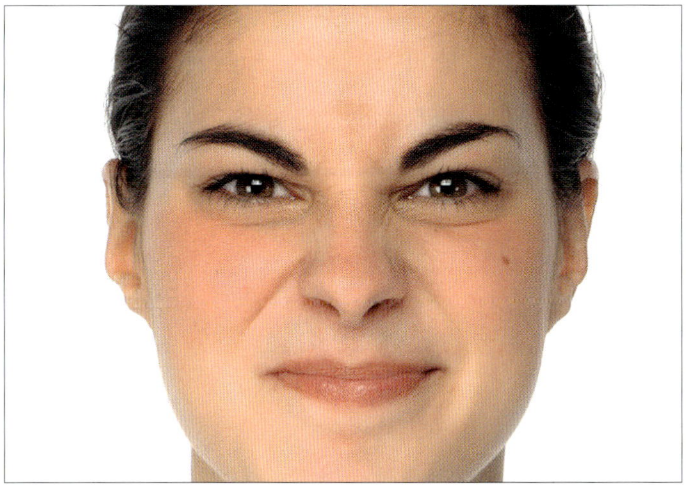

Funktion
Der M. levator labii superioris alaeque nasi hebt mit dem M. levator labii superioris gemeinsam die Oberlippe. Da er mit einigen Fasern auch am lateralen Umfang der Nasenöffnung entspringt, vermag er den freien Nasenrand etwas anzuheben, vor allem bei der Einatmung. Dadurch wird das Zusammenfallen der Nasenflügel durch den Unterdruck im Vestibulum nasi verhindert und der Strömungswiderstand in diesem Teil der Nasenhöhle reduziert. Diese Funktion wird vom M. nasalis unterstützt. Bei einer starken Kontraktion entstehen Querfalten auf dem Nasenrücken.

Manche Menschen spannen diesen Muskel unwillkürlich einseitig an, was eine negative Mimik verursacht.

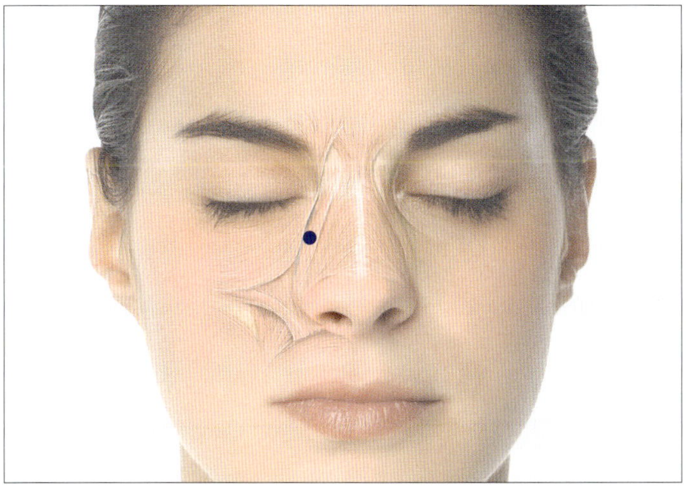

Topografische Hinweise
Der Muskel hebt auch die Oberlippe. Dementsprechend kann seine Lähmung diese Funktion einschränken.
Direkt lateral des M. levator labii superioris alaeque nasi liegt der M. levator labii superioris. Diffundiert das BoNT in diesen Muskel, ist die Hebung der Oberlippe behindert.

Injektionsschema
Dieser Muskel wird selten injiziert. In der Regel genügt eine Injektionsstelle.

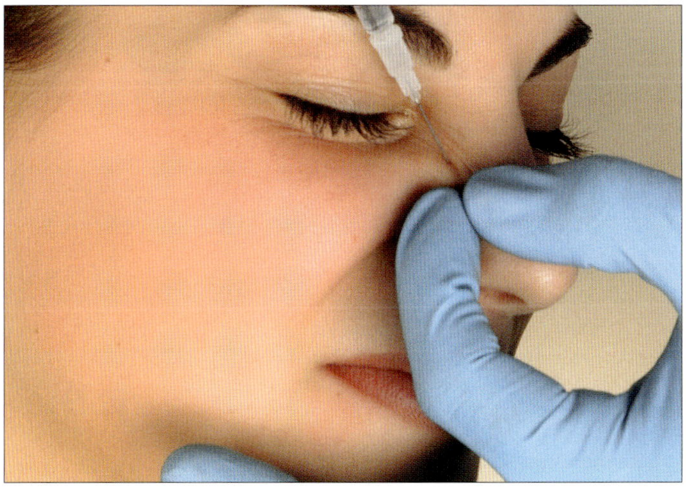

Injektionstechnik
Die Injektion erfolgt direkt neben dem Nasenrand in den oberen Anteil des Muskels.
Lagerung: Rückenlage

In der ästhetischen Anwendung des BoNT wird dieser Muskel zur Behandlung eines „Gummy Smile" injiziert.

Klinische Hinweise
Eine Injektion dieses Muskels ist nur selten erforderlich.
Der M. levator labii superioris alaeque nasi tritt bei der Atemnot des Säuglings verstärkt in Aktion („Nasenflügelatmung").
Er wird häufig unabsichtlich bei der Injektion des M. nasalis, aber auch bei zu weit medialer Injektion des M. orbicularis oculi gelähmt.

Musculus levator labii superioris

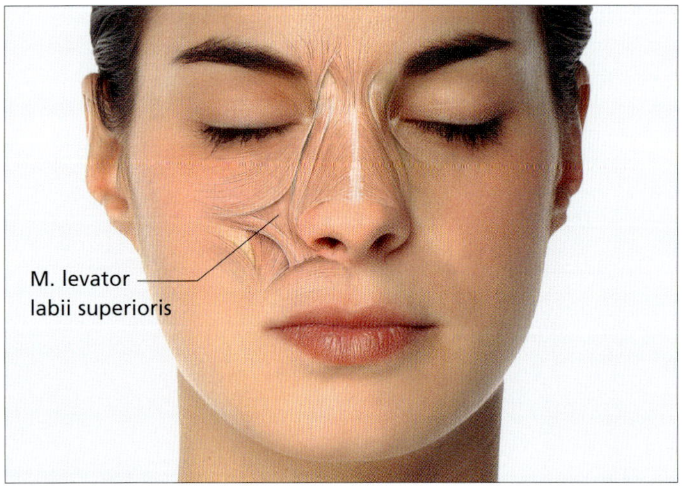

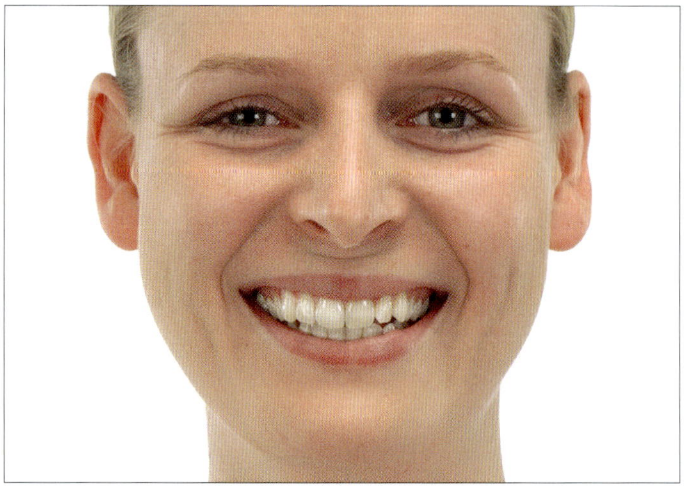

Innervation: Rami zygomatici des Nervus facialis (VII)
Ursprung: Margo infraorbitalis maxillae, Processus frontalis maxillae, Muskelmasse des M. orbicularis oris
Ansatz: Oberlippe

Funktion

Der M. levator labii superioris hebt die Oberlippe und vertieft die Nasolabialfalte. Die vorderen Oberkieferzähne und das Zahnfleisch werden dann sichtbar. Der Muskel wird beim kräftigen Lachen angespannt. Eine zu starke Aktivierung führt zum sog. Gummy Smile.

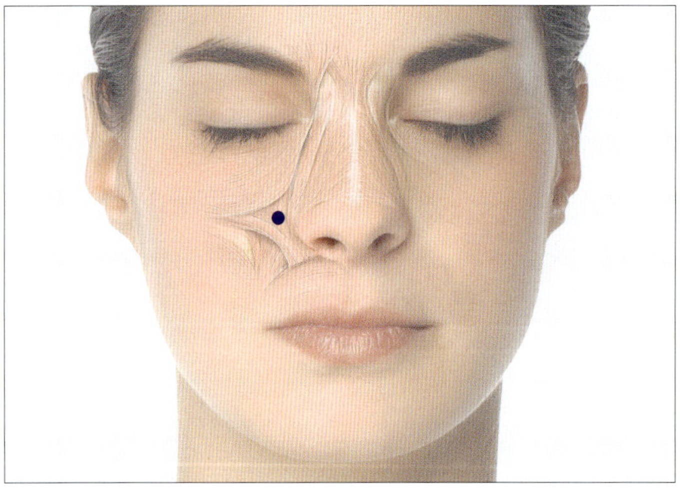

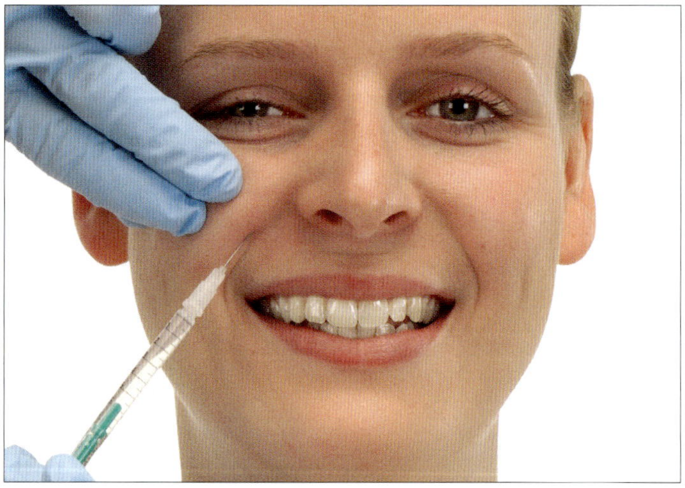

Injektionsschema

Je nach Dosis und Indikation werden ein bis zwei Stellen punktiert. Meistens erfolgt die Injektion an einer Stelle.

Topografische Hinweise

Auf Grund der topografischen Nähe zu anderen Gesichtsmuskeln, wie den Mm. zygomatici minor und major, ist die Gefahr einer Fehlinjektion und der Auslösung unerwünschter Wirkungen gegeben.

Injektionstechnik

Stichrichtung: Der Einstich erfolgt leicht tangential in den jeweiligen Muskel, nicht zu nah an der Oberlippe.

Lagerung: Die Injektion wird in Rückenlage des Patienten durchgeführt, sodass ein Ausweichen bei der Injektion vermindert wird.

Klinische Hinweise

Eine Injektion in den M. levator labii superioris darf als besonders schwierig angesehen werden, da die Lage der Muskeln je nach Gesichtsform und momentaner Mimik differiert. Daher sind die positiven Effekte etwaigen unerwünschten Wirkungen gegenüber abzuwägen. Als häufigste unerwünschte Wirkung darf ein Herabhängen des Mundwinkels mit Sprechstörungen, unerwünschtem Speichelaustritt usw. angesehen werden. Der M. levator labii superioris wird in seiner Funktion vom M. levator labii superioris alaequae nasi und vom M. zygomaticus minor unterstützt.

Dosierung/Nadel

Xeomin®:	1,25–5 MU pro Injektionsstelle (selten auch höher)
Botox®:	1,25–5 MU pro Injektionsstelle (selten auch höher)
Dysport®:	5–20 MU pro Injektionsstelle (selten auch höher)
Injektionsstellen:	1–2/Seite
Nadel:	20 mm/27–30 Gauge

⚠ Bitte die Hinweise zu den zugelassenen Präparaten, zur Off-Label-Therapie (S. 4 ff.) und die einschlägigen Fachinformationen (S. 276 ff.) berücksichtigen.

Musculi zygomatici major und minor

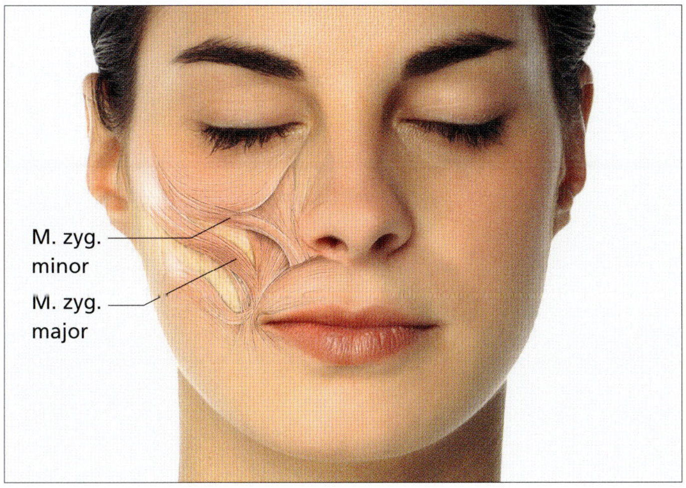

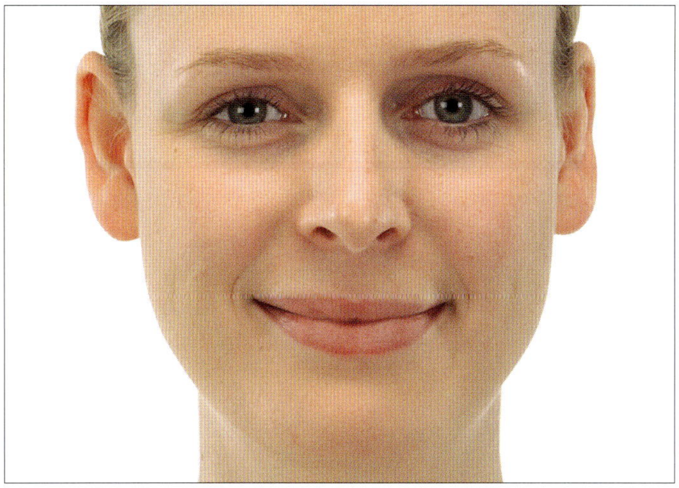

Innervation: Rami zygomatici des Nervus facialis (VII)
Ursprung: *M. zygomaticus major:* zentrale Anteile des Os zygomaticum, ventral der Sutura temporozygomatica; Fascia parotidea
M. zygomaticus minor: mediale Anteile des Os zygomaticum, dorsal der Sutura zygomaticomaxillaris
Ansatz: *M. zygomaticus major:* Haut des Mundwinkels, Lippen;
M. zygomaticus minor: laterale Anteile der Oberlippe

Funktion
Der M. zygomaticus major hebt die Mundwinkel und vertieft – etwa beim Lachen – die Nasolabialfalte. Dabei wirkt er mit dem M. levator anguli oris zusammen.
Der M. zygomaticus minor wirkt vergleichbar dem M. levator labii superioris als Heber der Oberlippe.

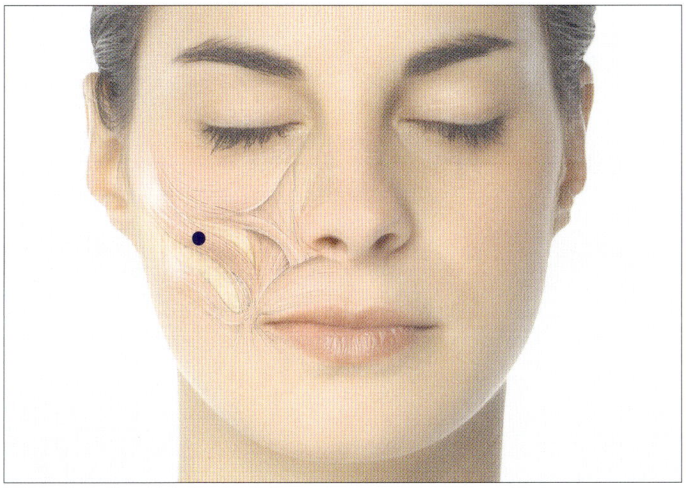

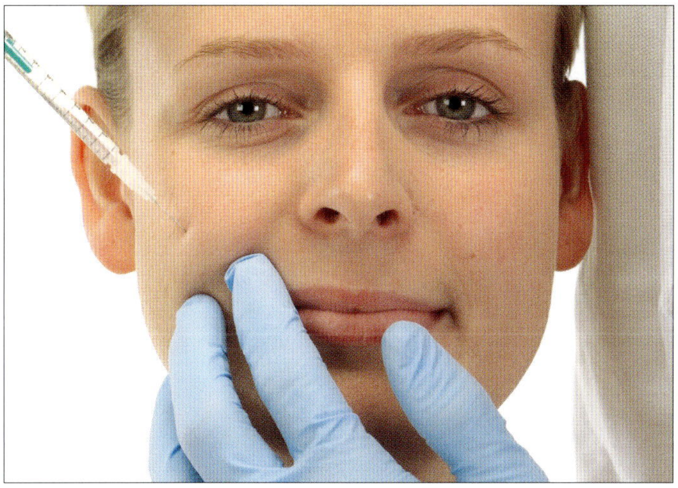

Injektionsschema
Je nach Dosis und Indikation werden ein bis zwei Stellen punktiert. Meistens erfolgt die Injektion an einer Stelle.
Topografische Hinweise
Wegen der Nähe zu anderen Gesichtsmuskeln ist besondere Vorsicht bei der Injektion geboten. Der M. zygomaticus minor wird häufig bei der Therapie des Blepharospasmus und Spasmus hemifacialis unbeabsichtigt geschwächt (Herabhängen des Mundwinkels).

Injektionstechnik
Stichrichtung: Der Einstich erfolgt leicht tangential, subkutan oder idealerweise in den jeweiligen Muskel, nicht zu nah an der Oberlippe.
Lagerung: Rückenlage
Hinweis: Injektionen nicht zu nahe am Rand der Oberlippe und nicht zu weit nasal vornehmen, da durch Diffusion des Toxins in den M. levator labii sup. die Hebung der Oberlippe eingeschränkt werden kann.

Klinische Hinweise
Eine Injektion der Mm. zygomatici major und minor darf als besonders schwierig angesehen werden, da dem positiven Effekt unerwünschte Wirkungen gegenüberstehen. Bei einer (peripheren oder zentralen) Fazialisparese zeigt sich die Schwäche der ipsilateralen Muskulatur an herunterhängenden Lippen. Das Lächeln und Lachen erfolgt unter der Mithilfe des M. risorius. Der M. zygomaticus major und der M. zygomaticus minor arbeiten zusammen. Durch Kontraktion beider Muskeln tritt die Nasolabialfalte deutlich hervor.

Dosierung/Nadel

Xeomin®:	1,25–2,5 MU pro Injektionsstelle (selten auch höher)
Botox®:	1,25–2,5 MU pro Injektionsstelle (selten auch höher)
Dysport®:	5–10 MU pro Injektionsstelle (selten auch höher)
Injektionsstellen:	1–2/Seite
Nadel:	10–20 mm/30 Gauge

Musculus risorius

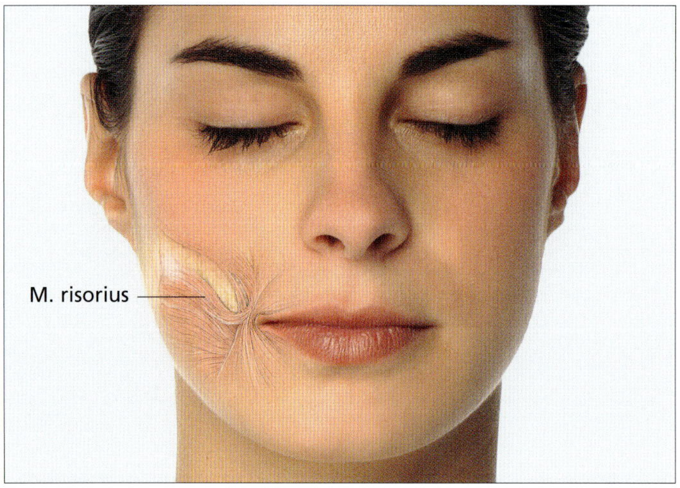

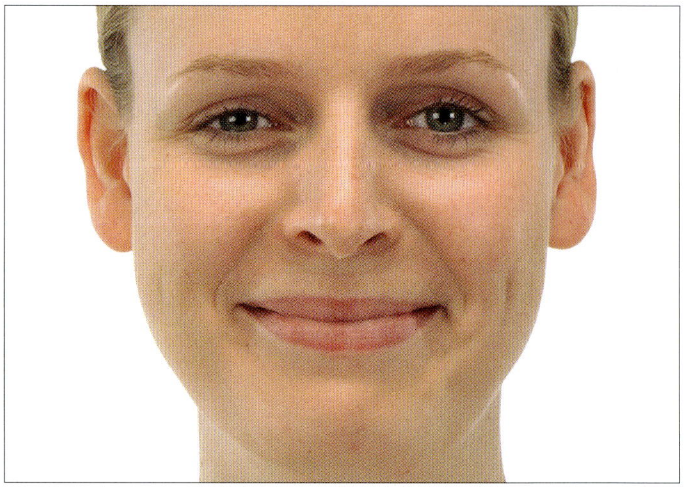

Innervation: Rami buccalis des Nervus facialis (VII)
Ursprung: Fascia parotidea
Ansatz: Oberlippe, Mundwinkel

Funktion
Der M. risorius unterstützt den M. levator anguli oris beim Lachen, indem er den Mundwinkel zur Seite zieht und dabei die Lachgrübchen auf der Wange erzeugt.

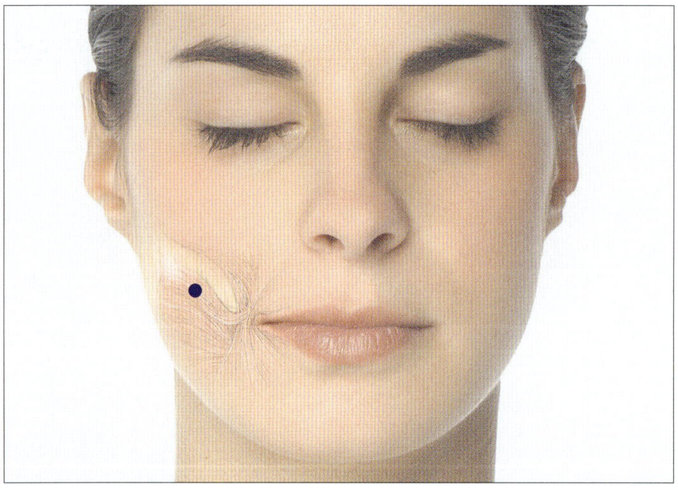

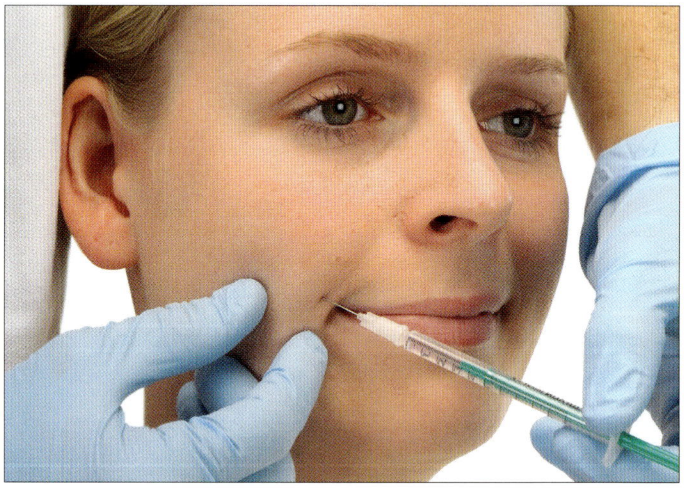

Injektionsschema
Meistens erfolgt die Injektion an einer Stelle.
Topografische Hinweise
Auf Grund der topografischen Nähe zu anderen Gesichtsmuskeln wie dem M. levator anguli oris ist die Gefahr einer Fehlinjektion mit unerwünschten Wirkungen gegeben.

Injektionstechnik
Stichrichtung: Der Einstich erfolgt leicht tangential subkutan oder in den jeweiligen Muskel, nicht zu nah an der Oberlippe.
Lagerung: Rückenlage

Klinische Hinweise
Eine Injektion darf als besonders schwierig angesehen werden, da dem positiven Effekt unerwünschte Wirkungen gegenüberstehen. Als häufigste unerwünschte Wirkung darf ein Herabhängen des Mundwinkels mit Sprechstörungen und unerwünschtem Speichelaustritt angesehen werden. Der M. risorius arbeitet beim Lachen mit dem M. levator anguli oris zusammen. Der M. risorius kann auch fehlen.

Dosierung/Nadel

Xeomin®:	1,25–2,5 MU pro Injektionsstelle (selten auch höher)
Botox®:	1,25–2,5 MU pro Injektionsstelle (selten auch höher)
Dysport®:	5–10 MU pro Injektionsstelle (selten auch höher)
Injektionsstellen:	1/Seite
Nadel:	10–20 mm/30 Gauge

⚠ Bitte die Hinweise zu den zugelassenen Präparaten, zur Off-Label-Therapie (S. 4 ff.) und die einschlägigen Fachinformationen (S. 276 ff.) berücksichtigen.

Musculus levator anguli oris

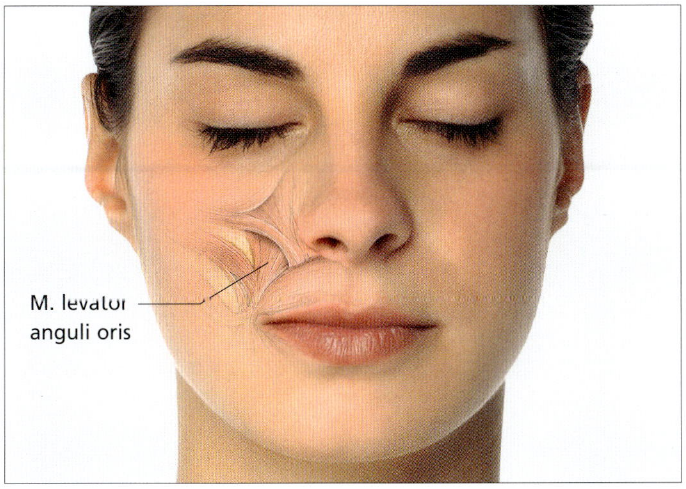

Innervation: Rami zygomatici des Nervus facialis (VII)
Ursprung: Margo infraorbitalis maxillae, Processus frontalis maxillae, Muskelmasse des M. orbicularis oris
Ansatz: Oberlippe

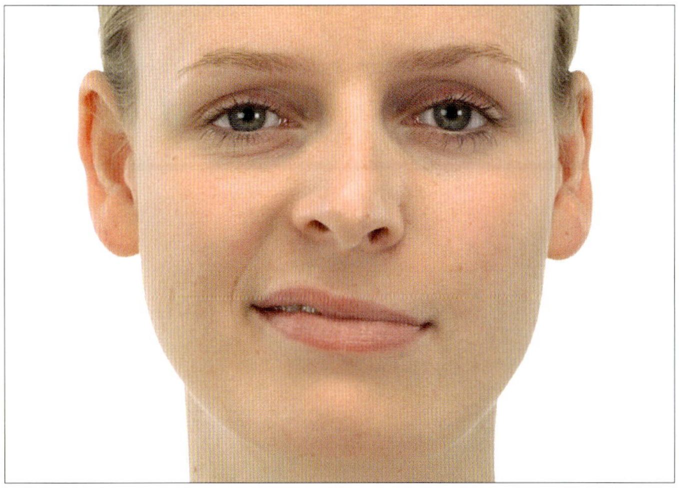

Funktion
Der M. levator anguli oris hebt die Mundwinkel und verstärkt damit die Nasolabialfalte. Er ist der wichtigste Lachmuskel, gemeinsam mit dem M. risorius.

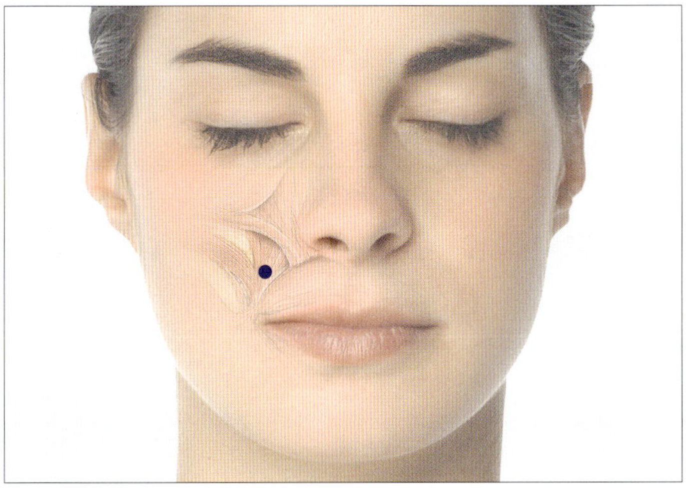

Injektionsschema
Meistens erfolgt die Injektion an einer Stelle.
Topografische Hinweise
Direkt medial des M. levator anguli oris liegt der M. levator labii superioris und lateral der M. zygomaticus major. Diffundiert das BoNT in diese Muskeln, ist die Hebung der Oberlippe behindert.

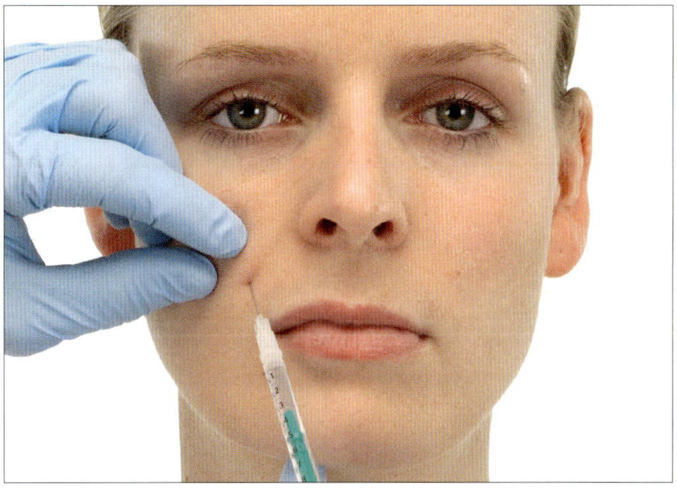

Injektionstechnik
Stichrichtung: Der Einstich erfolgt leicht tangential subkutan; in etwa auf der Pupillarlinie.
Lagerung: Rückenlage
Hinweis: Über- oder Fehlinjektion können zu einem Herabhängen des Mundwinkels führen.

Klinische Hinweise
Eine Injektion darf als besonders schwierig angesehen werden, da dem positiven Effekt unerwünschte Wirkungen gegenüberstehen. Als häufigste unerwünschte Wirkung tritt ein Herabhängen des Mundwinkels mit Sprechstörungen und unerwünschtem Speichelaustritt auf.

Dosierung/Nadel

Xeomin®:	1,25–2,5 MU pro Injektionsstelle (selten auch höher)
Botox®:	1,25–2,5 MU pro Injektionsstelle (selten auch höher)
Dysport®:	5–10 MU pro Injektionsstelle (selten auch höher)
Injektionsstellen:	1/Seite
Nadel:	10–20 mm (30 Gauge)

Musculus orbicularis oris, Pars marginalis

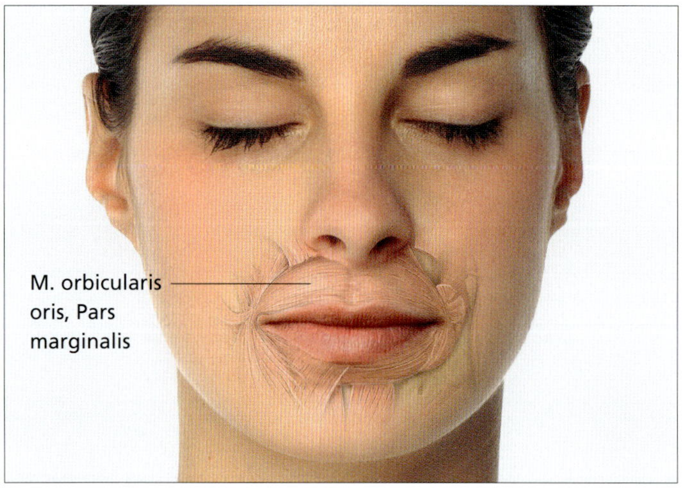

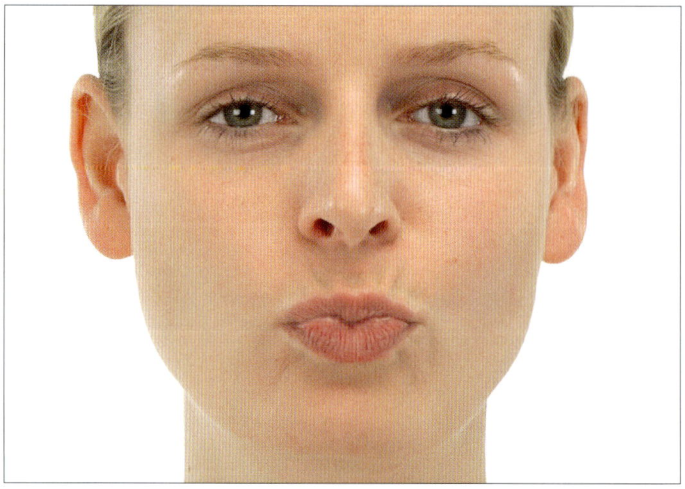

Innervation: Rami buccales und Ramus marginalis mandibulae des Nervus facialis (VII)
Ursprung: Mandibula, Maxilla, periorale Haut
Ansatz: Lippen

Funktion
Der M. orbicularis oris ist verantwortlich für alle Lippenbewegungen. Der weiter von der Mundöffnung entfernte Teil des Muskelringes, Pars marginalis, kann die Mundöffnung verkleinern und das Lippenrot dabei vorstülpen, wie etwa beim Pfeifen.

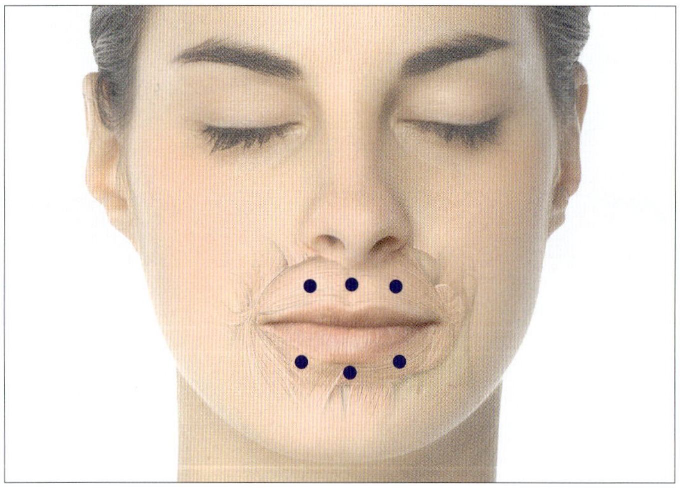

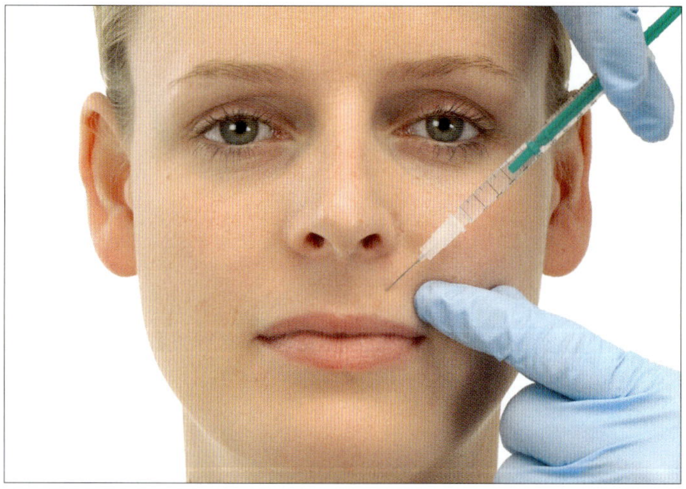

Injektionsschema für Dystonie
Anzahl der Punktionsstellen: 3–6
Der M. orbicularis oris wird selten injiziert, da eine unerwünschte Parese zu deutlichen Einschränkungen führen kann.
Topografische Hinweise
Bei der Injektion ist auf die benachbarten Muskeln, insbesondere auf den M. levator labii superioris, zu achten.

Injektionstechnik
Zu unterscheiden ist, ob die Funktion des Mundspitzens (äußere Pars marginalis) oder des Lippeneinstülpens (innere Pars labialis) behandelt werden soll. Die Injektion erfolgt intramuskulär in Ruhestellung oder bei leichter Anspannung. Meist werden die Mundwinkel und die Nähe zu antagonistischen Muskeln gemieden. Im Bereich der Oberlippe wird meist im Bereich des Philtrum injiziert, im Bereich der Unterlippe jeweils am Übergang eines Drittels.

Klinische Hinweise
Der M. orbicularis oris ist sehr häufig bei oromandibulären Dystonien beteiligt. Dabei können jeweils die einzelnen Funktionen der unterschiedlichen Anteile des Muskels betont werden: das Vorstülpen der Lippen oder auch das Anpressen der Lippen an die Zahnreihe.
Injektionen in den M. orbicularis oris müssen immer mit Vorsicht vorgenommen werden, da bereits leichte Paresen zu Sprechstörungen oder sonstigen Einschränkungen führen können. Die Injektion ist schmerzhaft. Eine Vorbehandlung mit anästhesierender Salbe (z. B. „Emla®") kann hilfreich sein. In der Kosmetik wird versucht, die radiäre Fältelung „wegzuspritzen". Dies gelingt nur sehr begrenzt, indem der Tonus reduziert wird und die Falten dadurch nicht auftreten. Die Injektion von Botulinumtoxin ist keine Alternative zum „Unterspritzen". Die Tonisierung des Muskels ist wichtig für die Rückhaltung des Speichels, der bei einer Lähmung aus dem Mundwinkel austritt. Antagonistisch wirken alle mimischen Muskeln, die die Lippen oder Mundwinkel nach lateral oder oben bzw. unten ziehen und damit die Mundspalte weiten.

⚠ Bitte die Hinweise zu den zugelassenen Präparaten, zur Off-Label-Therapie (S. 4 ff.) und die einschlägigen Fachinformationen (S. 276 ff.) berücksichtigen.

Musculus orbicularis oris, Pars labialis

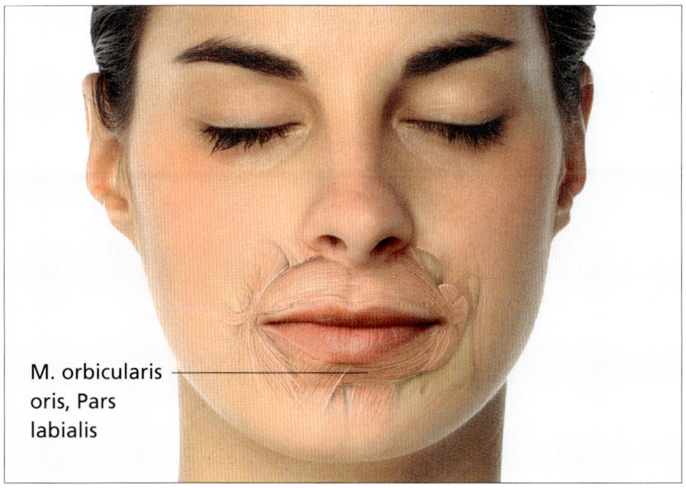

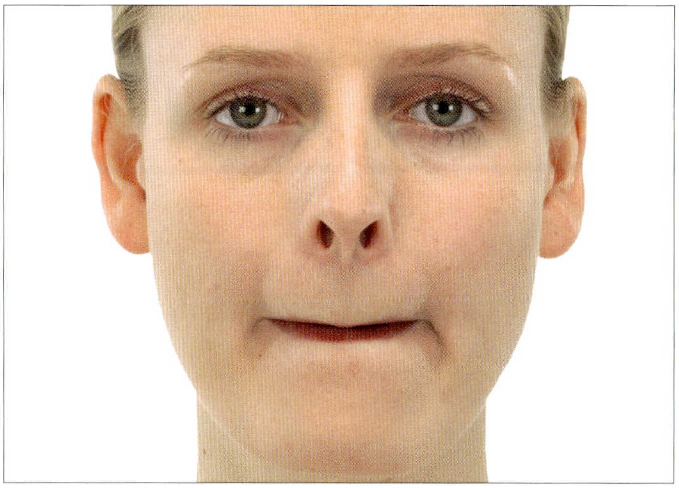

Innervation: Rami buccales und Ramus marginalis mandibulae des Nervus facialis (VII)
Ursprung: Mandibula, Maxilla, periorale Haut
Ansatz: Lippen

Funktion
Kontrahiert sich nur die im Lippenrot an der Lippenkante gelegene Pars labialis, so wird das Lippenrot nach innen gegen die Frontzähne geneigt bzw. gepresst und damit der sichtbare Teil der Lippe verkleinert.

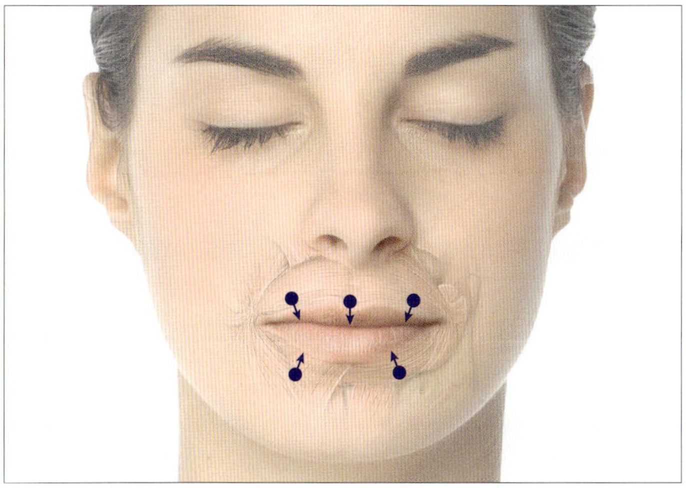

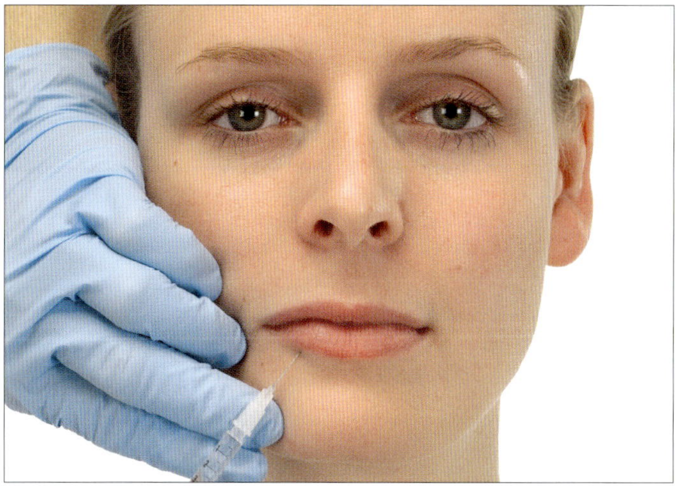

Injektionsschema für Dystonie
Anzahl der Punktionsstellen: 2–5

Injektionstechnik
Die Injektion in den Pars labialis erfolgt in Richtung Lippenrot.

Dosierung/Nadel

Xeomin®:	1,25–2,5 MU pro Injektionsstelle (selten auch höher)
Botox®:	1,25–2,5 MU pro Injektionsstelle (selten auch höher)
Dysport®:	5–10 MU pro Injektionsstelle (selten auch höher)
Injektionsstellen:	2–8
Nadel:	20 mm/30 Gauge

Musculus depressor anguli oris

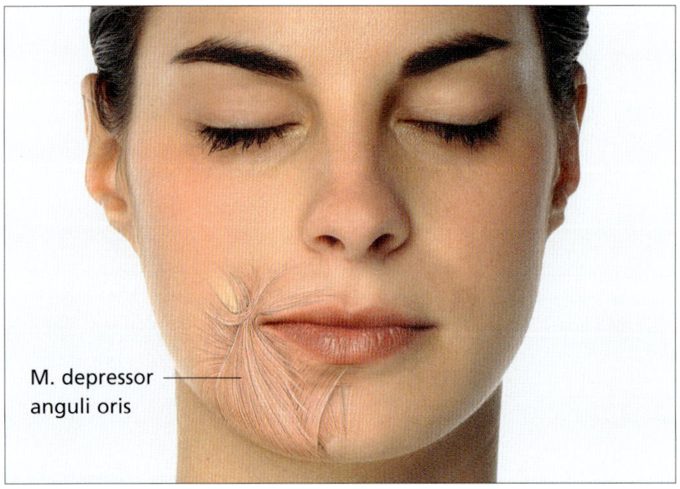

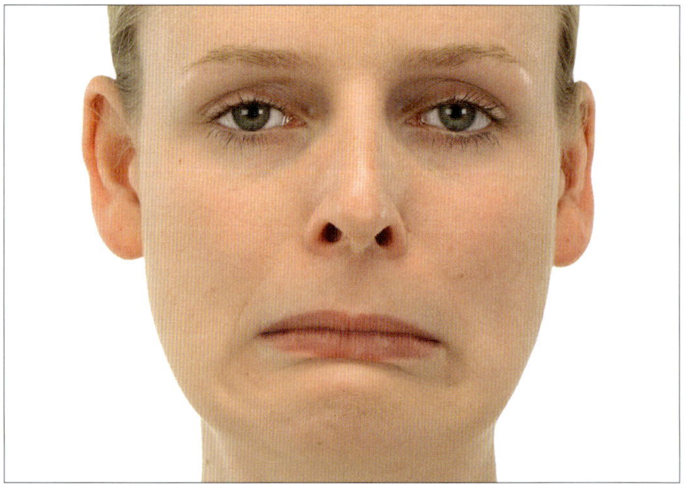

Innervation: Nervus facialis (VII)
Ursprung: Unterrand der Mandibula, kaudal des Foramen mentale
Ansatz: Lippen, Wange, lateral des Mundwinkels

Funktion
Der M. depressor anguli oris zieht den Mundwinkel nach unten und flacht dabei die Nasolabialfalte ab.

In der Ästhetik führt er zu den sog. Marionettenlinien.

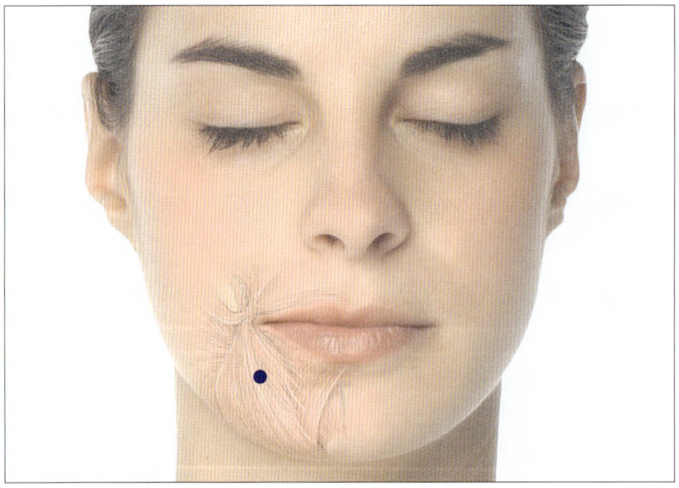

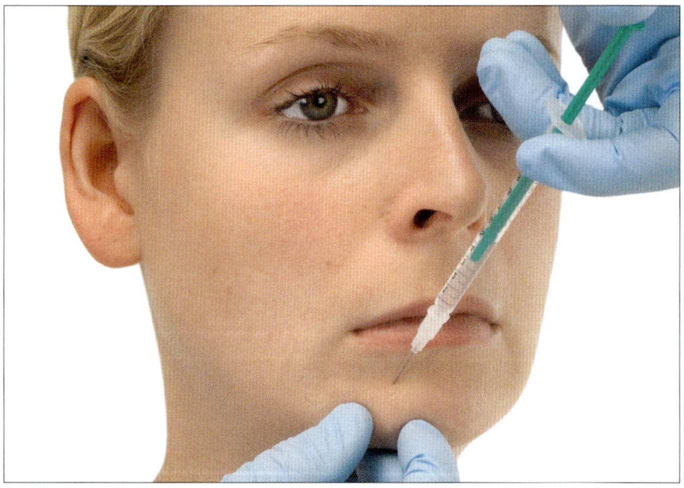

Injektionsschema
Anzahl der Punktionsstellen: 1–2
Topografische Hinweise
Auch hier ist äußerste Vorsicht geboten, da die Mimik und die Funktion benachbarter Muskeln beeinträchtigt werden kann. Dies kann bis zu Sprach- und Essstörungen führen.

Injektionstechnik
Stichrichtung: Der Einstich erfolgt leicht tangential in den jeweiligen Muskel, nicht zu nahe an der Unterlippe.
Lagerung: Rückenlage

Klinische Hinweise
Der M. depressor anguli oris und das Platysma arbeiten synergistisch beim Herabziehen des Mundwinkels.

Dosierung/Nadel

Xeomin®:	1,25–2,5 MU pro Injektionsstelle (selten auch höher)
Botox®:	1,25–2,5 MU pro Injektionsstelle (selten auch höher)
Dysport®:	5–10 MU pro Injektionsstelle (selten auch höher)
Injektionsstellen:	1–2
Nadel:	20 mm/27–30 Gauge

 ⚠ Bitte die Hinweise zu den zugelassenen Präparaten, zur Off-Label-Therapie (S. 4 ff.) und die einschlägigen Fachinformationen (S. 276 ff.) berücksichtigen.

Musculus mentalis

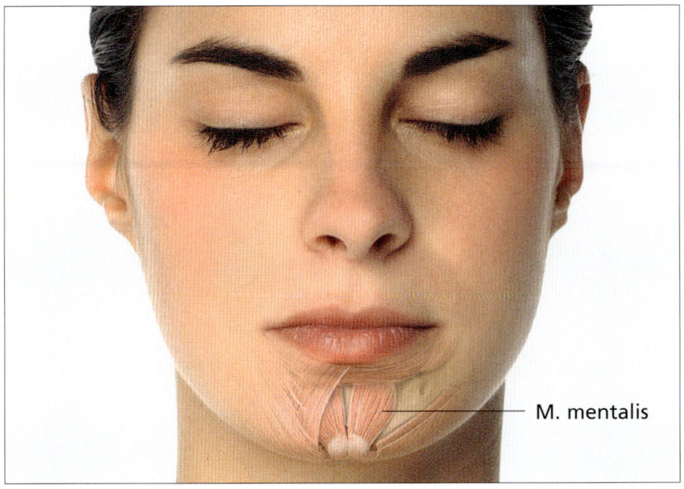

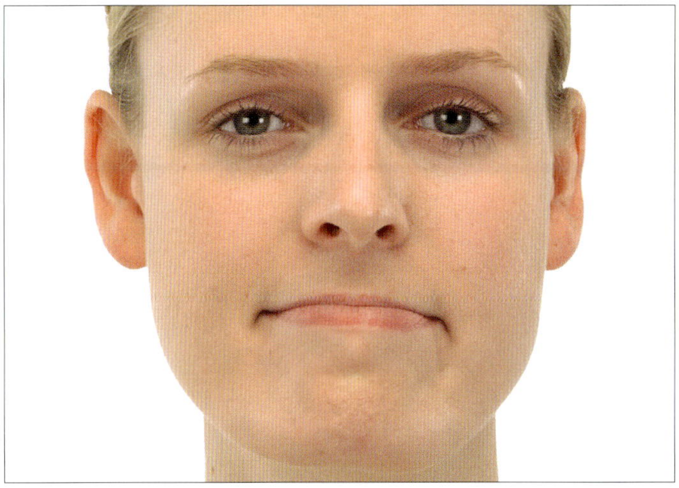

Innervation: Nervus facialis (VII)
Ursprung: Mandibula, Jugulum alveolare des lateralen Schneidezahnes
Ansatz: Einstrahlung in die Haut des Kinns

Funktion
Der M. mentalis ist als „Kinnmuskel" am Herabziehen der Unterlippe beteiligt.

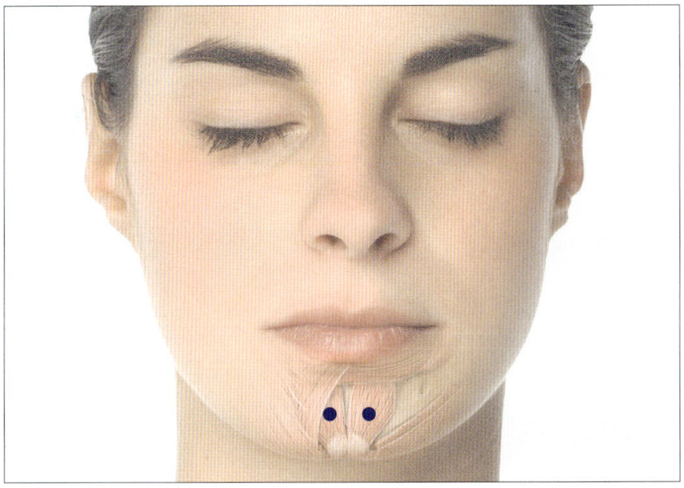

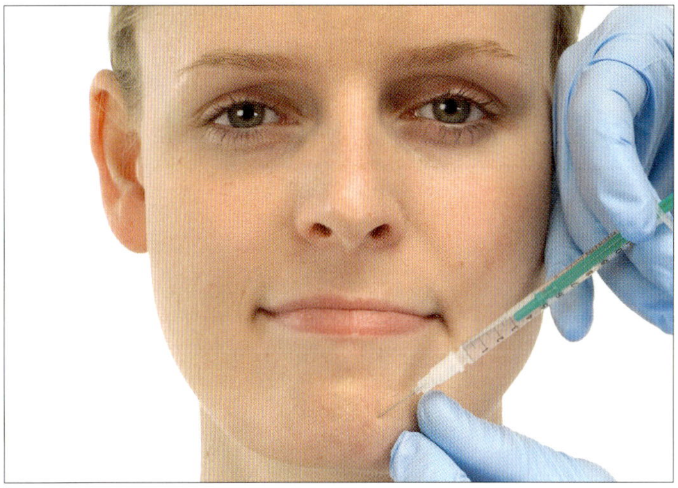

Injektionsschema
Anzahl der Punktionsstellen: 1 pro Seite
Topografische Hinweise
Bei zu weit lateraler Stichrichtung diffundiert das Toxin in den M. depressor labii. Bei zu weit kranialer Stichrichtung diffundiert das Toxin in den M. orbicularis oris.

Injektionstechnik
Stichrichtung: Der Einstich erfolgt von lateral leicht tangential und in den jeweiligen Muskel, nicht zu nah an der Unterlippe.
Lagerung: Rückenlage

Klinische Hinweise
Der M. mentalis wird häufig bei kosmetischen Indikationen behandelt. Er verursacht häufig ein Pflasterrelief. Er ist aber auch bei oromandibulären Dystonien (OMD) und dem Spasmus hemifacialis beteiligt.

Dosierung/Nadel

Xeomin®:	1,25–2,5 MU pro Injektionsstelle (selten auch höher)
Botox®:	1,25–2,5 MU pro Injektionsstelle (selten auch höher)
Dysport®:	5–10 MU pro Injektionsstelle (selten auch höher)
Injektionsstellen:	1/Seite
Nadel:	20 mm/27–30 Gauge

Musculus temporalis

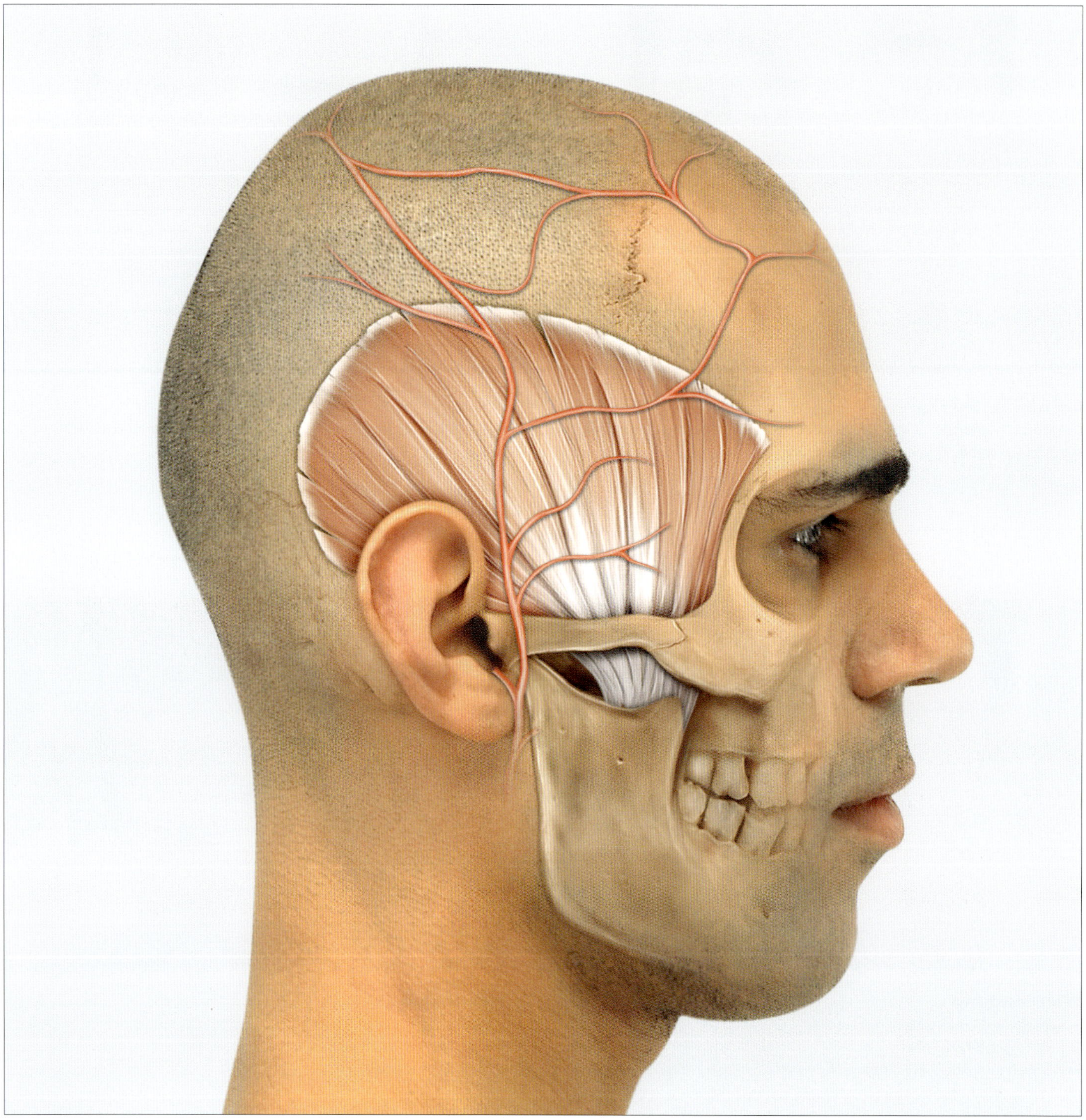

Innervation

Nervi temporales profundi aus dem Nervus mandibularis des Nervus trigeminus (V)

Ursprung

Fossa temporalis

Fascia temporalis

Ansatz

mit einer kräftigen Sehne am Processus coronoideus mandibulae abwärts an Innen- und Vorderseite des Ramus mandibulae

Dosierung/Nadel

Xeomin®:	5–10 MU pro Injektionsstelle (selten auch höher)
Botox®:	5–10 MU pro Injektionsstelle (selten auch höher)
Dysport®:	20–40 MU pro Injektionsstelle (selten auch höher)
Injektionsstellen:	1–4
Nadel:	20–40 mm/27–30 Gauge

⚠ Bitte die Hinweise zu den zugelassenen Präparaten, zur Off-Label-Therapie (S. 4 ff.) und die einschlägigen Fachinformationen (S. 276 ff.) berücksichtigen.

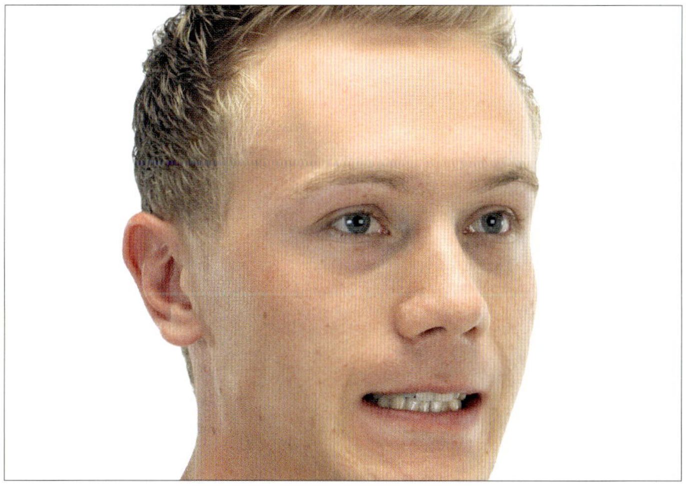

Funktion
Der M. temporalis führt zum kraftvollen Zubeißen und kann gleichzeitig mit seinen horizontalen Fasern den Unterkiefer zurückziehen. Sein Dauertonus verhindert das Herabsinken des Unterkiefers infolge der Schwerkraft.

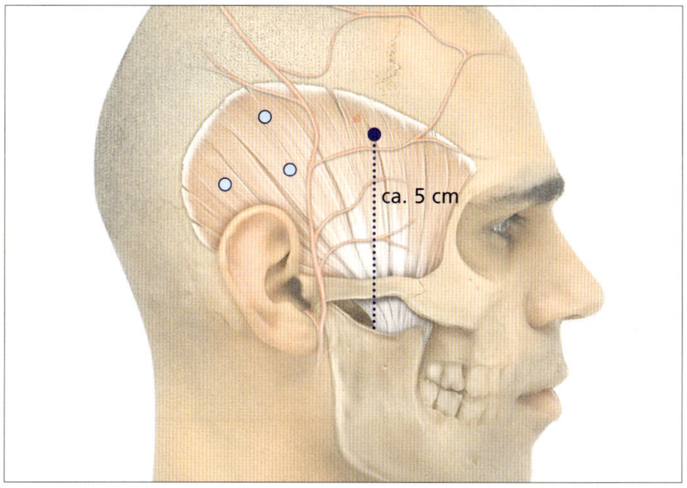

Topografische Hinweise
Bei der Injektion in den M. temporalis muss vor allem eine Fehlpunktion der A. temporalis vermieden werden.

Injektionsschema
Anzahl der Punktionsstellen: 1–4 Stellen, meist erfolgt die Injektion an zwei bis drei Stellen in den Muskelbauch, bei der chronischen Migräne meist vier Stellen.

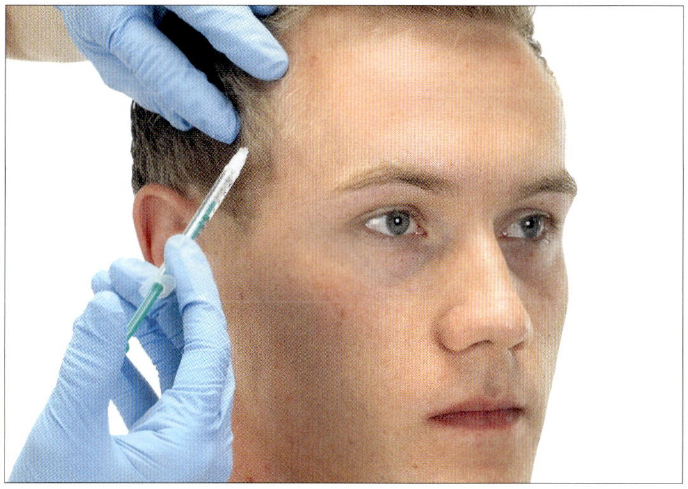

Injektionstechnik
Punktionsstelle: Injektion über der Fossa temporalis in den kräftigsten Anteil der relativ dünnen Muskelplatte, 5 cm oberhalb des Ansatzes.
Der Muskelbund ist gut zu ertasten.
Lagerung: Sitz oder Rückenlage

Es sollte nicht im unteren Anteil injiziert werden, da dort der sehnige Anteil über den Muskelanteilen liegt.

Klinische Hinweise
Der M. temporalis wird in seiner Kraft und Funktion häufig unterschätzt, er ist der stärkste Unterkieferheber.
Der M. temporalis ist häufig beim temporomandibulären Syndrom (Costen-Syndrom) als möglicher Trigger bei der Migräne und eventuell an der Entstehung von Spannungskopfschmerzen beteiligt.
Es ist schwierig, den M. temporalis ohne seine beiden Hauptsynergisten, den M. masseter und den M. pterygoideus medialis, zu betrachten.

Musculus masseter

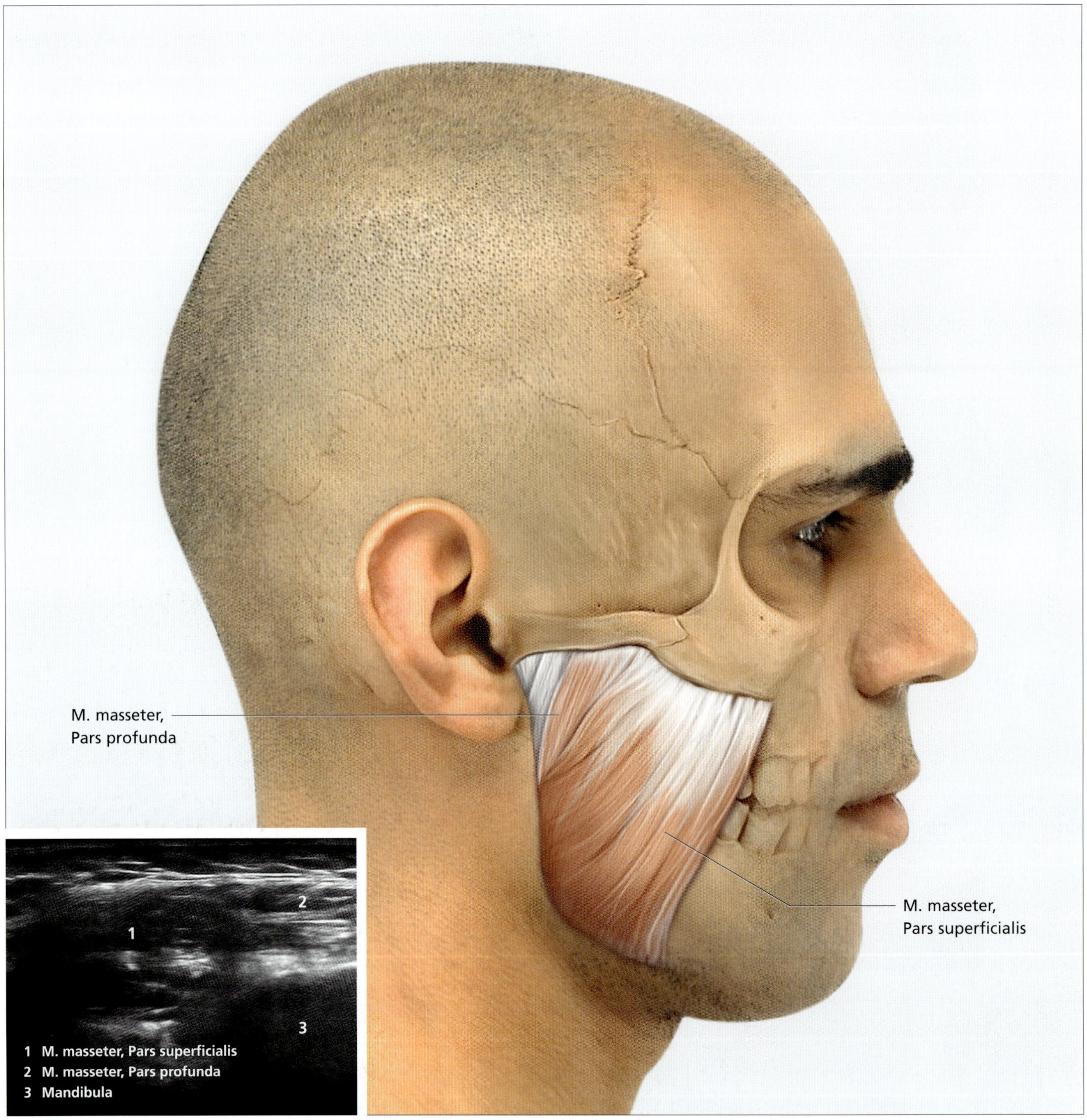

Innervation

Nervus massetericus aus dem Nervus mandibularis des Nervus trigeminus (V)

Ursprung

Pars superficialis: Unterrand und vordere zwei Drittel des Arcus zygomaticus

Pars profunda: hinteres Drittel und Innenfläche des Arcus zygomaticus

Ansatz

Pars superficialis: Angulus mandibulae und Tuberositas masseterica

Pars profunda: Außenfläche des Ramus mandibulae

Dosierung/Nadel

Xeomin®:	5–15 MU pro Injektionsstelle (selten auch höher)
Botox®:	5–15 MU pro Injektionsstelle (selten auch höher)
Dysport®:	20–60 MU pro Injektionsstelle (selten auch höher)
Injektionsstellen:	1–3
Nadel:	20 mm/27 Gauge

⚠ Bitte die Hinweise zu den zugelassenen Präparaten, zur Off-Label-Therapie (S. 4 ff.) und die einschlägigen Fachinformationen (S. 276 ff.) berücksichtigen.

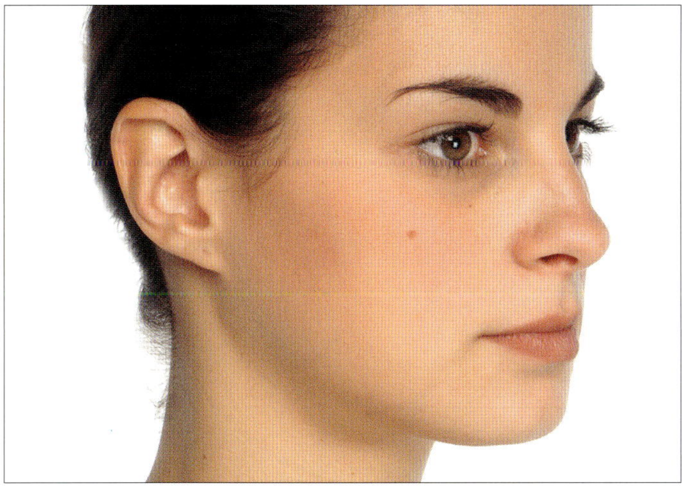

Funktion
Der M. masseter schließt sehr kraftvoll die Kiefer. Darüber hinaus kann er mit der Pars superficialis den Unterkiefer vorschieben und mit der Pars profunda zurückziehen.

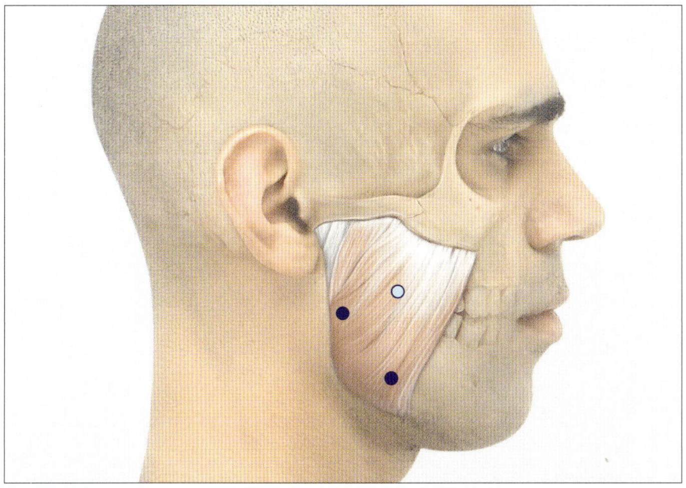

Topografische Hinweise
Der kräftige oberflächliche Anteil ist bei den meisten Menschen gut zu tasten und einfach zu punktieren. Der tiefere ist hingegen oft nicht sicher zu tasten.
Bei zu weit kranialer Injektion können die Mm. pterygoidei getroffen werden. Bei einem Einstich zu weit dorsal kann die Parotis infiltriert werden.

Injektionsschema
Anzahl der Punktionsstellen: 1–3 Stellen, meist erfolgt die Injektion an zwei Stellen.

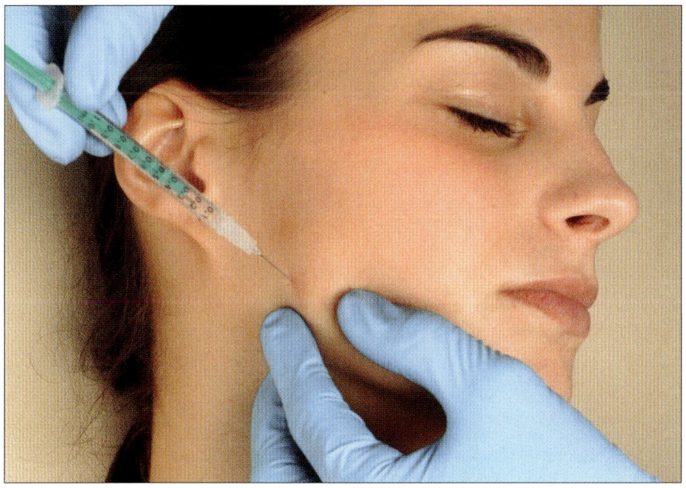

Injektionstechnik
Stichrichtung: Es gibt zwei alternative Zugangswege, von außen und von oral. Technisch einfacher ist der hier dargestellte Zugang von außen. Dabei wird der kräftigere äußere Anteil des Muskels immer eine etwas höhere Dosis bekommen, außer man will eine Retrogenie behandeln.
Man kann bis zur Mandibula einstechen und nach dem Zurückziehen den tiefen Anteil injizieren.
Lagerung: Rückenlage

Klinische Hinweise
Eine Indikation zur Therapie dieses Muskels besteht bei Bruxismus, Trismus, etlichen Kopfschmerzsyndromen, dystonen und spastischen Syndromen. Infolge eines Schädel-Hirn-Traumas kann der M. masseter ein spastisches Reaktionsmuster zeigen. Dadurch können Schwierigkeiten beim Mundöffnen und schweres Zähneknirschen (Bruxismus) entstehen.

Wenn der M. masseter gelähmt ist, kann der Patient dessen Funktion durch den medialen M. pterygoideus und den M. temporalis ersetzen. Eine Atrophie des Muskels wird manchmal auch aus kosmetischen Gründen gewünscht.

Musculus pterygoideus medialis

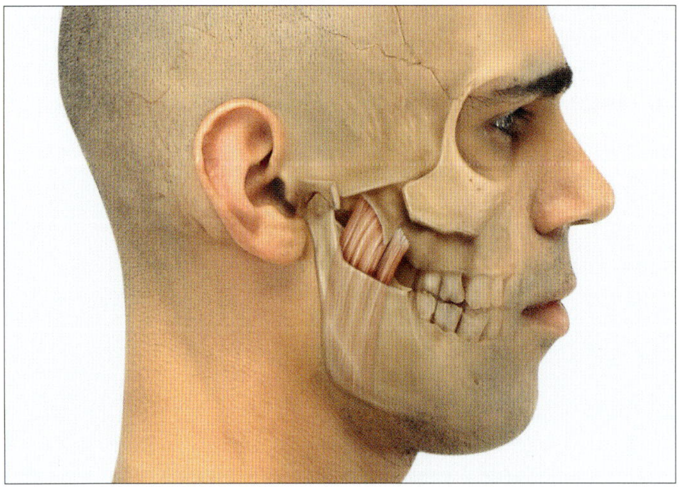

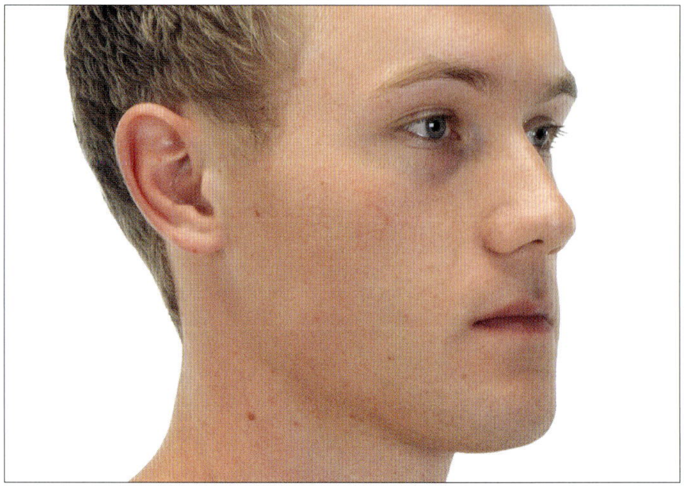

Innervation: Nervus pterygoideus medialis aus dem Nervus mandibularis des Nervus trigeminus (V3)
Ursprung: Fossa pterygoidea des Os sphenoidale, Lamina lateralis des Processus pterygoideus
Ansatz: Innenfläche des Angulus mandibulae, Tuberositas pterygoidea

Funktion
Der M. pterygoideus medialis schließt kraftvoll die Kiefer und zieht den Unterkiefer ein wenig nach vorn.

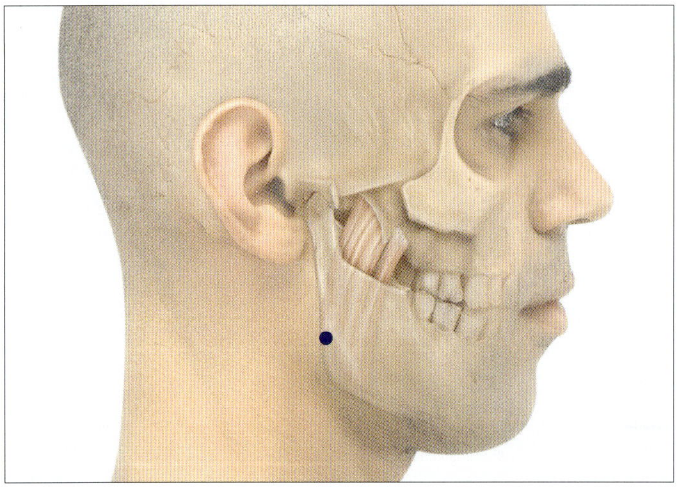

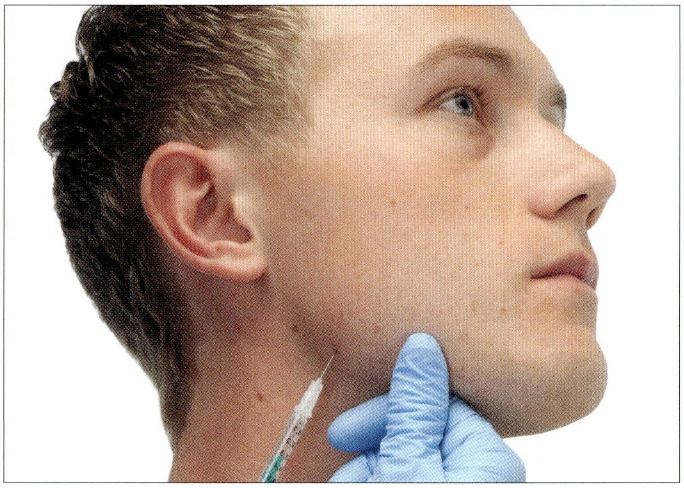

Injektionsschema
Anzahl der Punktionsstellen: 1 pro Muskel
Hinweise
Die Mm. pterygoidei sind relativ schwierig zu punktieren, eine Fehlinjektion ist bei unerfahrenen Anwendern häufig.

Injektionstechnik
Stichrichtung: Bei der Injektion von präaurikulär (hier nicht dargestellt) ist die Kontrolle durch das EMG sinnvoll. Die alternative Injektion erfolgt im rechten Winkel hinter dem Unterkieferwinkel. Eine Injektion von oral (hier nicht dargestellt) ist zu bevorzugen.
Lagerung: Rückenlage oder sitzend

Klinische Hinweise
Der Angulus mandibulae wird einerseits durch den Masseter, andererseits durch den M. pterygoideus medialis in einer Muskelschlinge gehalten. Der M. pterygoideus medialis kann den Unterkiefer auch seitlich verschieben. Der M. pterygoideus medialis schließt die Kiefer. Da er aber nur der drittkräftigste Kieferschließer ist, muss er bei der OMD vom Kieferschlusstyp nicht injiziert werden. Im Bezug zum M. pterygoideus lateralis zieht er annähernd senkrecht und den Unterkiefer ein wenig nach vorn.

Dosierung/Nadel

Xeomin®:	5–20 MU (selten auch höher)
Botox®:	5–20 MU (selten auch höher)
Dysport®:	20–80 MU (selten auch höher)
Injektionsstellen:	1 pro Muskel
Nadel:	40 mm/27 Gauge

Bitte die Hinweise zu den zugelassenen Präparaten, zur Off-Label-Therapie (S. 4 ff.) und die einschlägigen Fachinformationen (S. 276 ff.) berücksichtigen.

Musculus pterygoideus lateralis

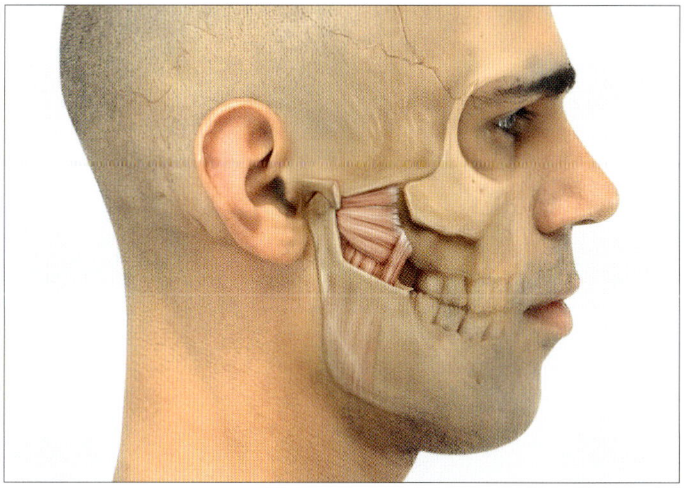

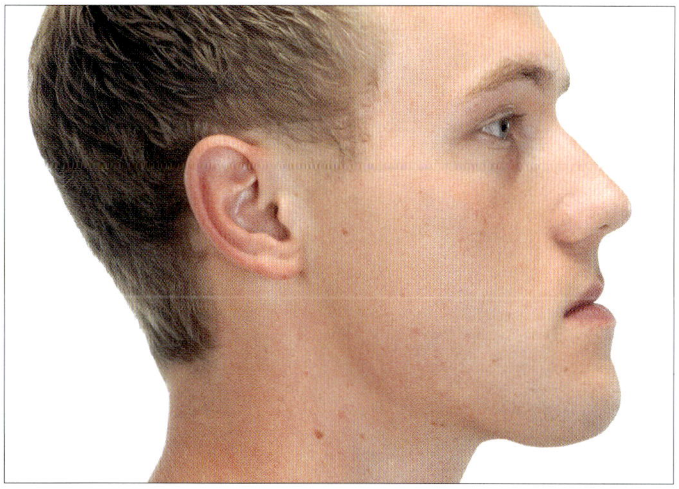

Innervation: Nervus pterygoideus lateralis aus dem Nervus mandibularis des Nervus trigeminus (V)
Ursprung: Caput superius: Facies temporalis der Ala major ossis sphenoidalis; Caput inferius: laterale Fläche der Lamina lateralis des Processus pterygoideus
Ansatz: Caput superius: Fovea pterygoidea des Processus condylaris, Vorderrand des Discus articularis des Kiefergelenks
Caput inferius: Fovea pterygoidea des Processus condylaris

Funktion
Der M. pterygoideus lateralis tritt von vorn kommend an den Unterkiefer heran und kann sowohl den Unterkieferknochen selbst (Pars inferior) als auch den Diskus des Kiefergelenks (Pars superior) vorziehen. Er ist damit ein wesentlicher Öffner der Kiefer.

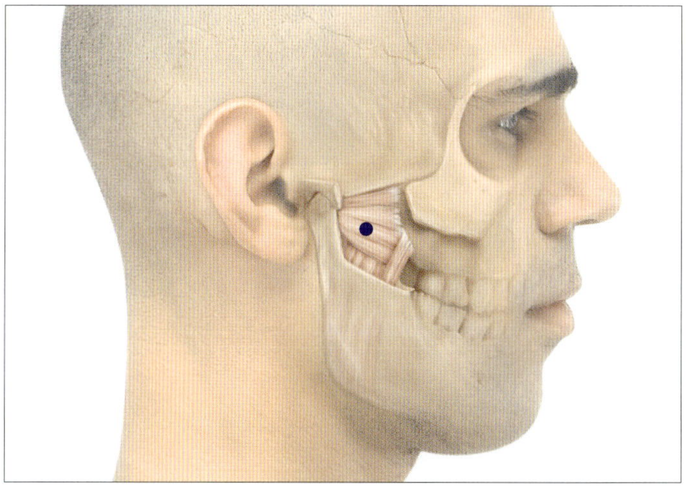

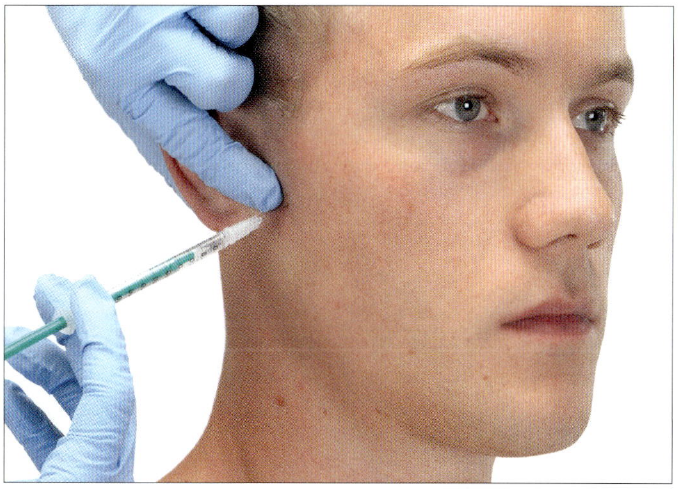

Injektionsschema
Anzahl der Punktionsstellen: 1 pro Muskel
Topografische Hinweise
Die Mm. pterygoidei sind relativ schwierig zu punktieren, eine Fehlinjektion ist bei unerfahrenen Anwendern häufig.

Injektionstechnik
Punktionsstelle: Einstich vor dem Tragus, auf einer gedachten Linie vom Tragus zum Infraorbitalrand, ca. 3 cm nach anterior
Stichtiefe: ca. 15–25 mm
Lagerung: Sitz oder Rückenlage

Klinische Hinweise
Der M. pterygoideus lateralis ist bei allen Bewegungen der Mandibula beteiligt und gilt als Führungsmuskel für das Kiefergelenk. Er ist sehr häufig bei einer oromandibulären Dystonie beteiligt. Eine Injektion unter EMG-Kontrolle ist ratsam.

Dosierung/Nadel

Xeomin®:	5–25 MU (selten auch höher)
Botox®:	5–25 MU (selten auch höher)
Dysport®:	20–100 MU (selten auch höher)
Injektionsstellen:	1 pro Muskel
Nadel:	40 mm/27 Gauge, resp. EMG-Nadel

Lingua – innere Zungenmuskeln

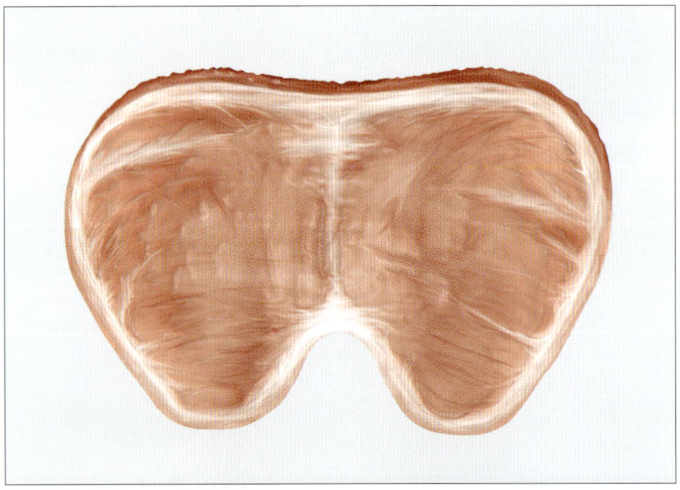

Innervation
Nervus hypoglossus (XII)

Ursprung
M. longitudinalis superior: Apex linguae
M. longitudinalis inferior: Apex linguae
M. transversus linguae: Seitenrand der Zunge
M. verticalis linguae: Proc. pterygoideus

Ansatz
M. longitudinalis superior: Radix linguae
M. longitudinalis inferior: Radix linguae
M. transversus linguae: Seitenrand der Zunge
M. verticalis linguae: Unterfläche der Zunge

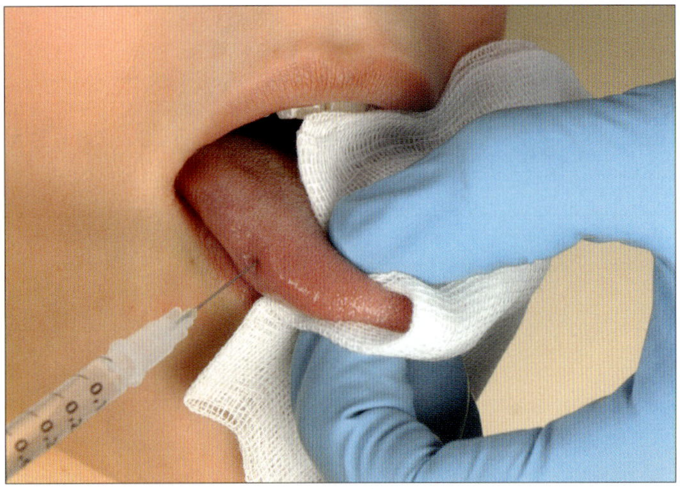

Injektionsschema
Anzahl der Punktionsstellen: 1–2
Die Injektionsstellen werden je nach klinischem Befund gewählt. Hierbei muss auch ggf. eine Seitigkeit beachtet werden.
Je nach Dosis und Indikation kann zwischen einer und vier Stellen gewählt werden, wobei meist eine bis zwei Stellen pro Seite punktiert werden.

Injektionstechnik (innere Zungenmuskeln)
Die Abbildung zeigt die Injektion der inneren Zungenmuskeln.
Je nach klinischem Befund erfolgt die Injektion am seitlichen unteren Rand der herausgestreckten Zunge, die sinnvollerweise mit einem Tupfer festgehalten wird.

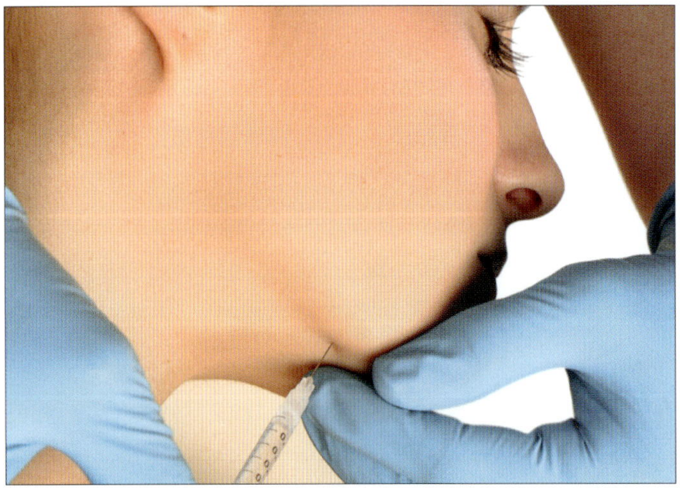

Injektionstechnik (äußere Zungenmuskeln)
Bei überstrecktem Kopf erfolgt der Einstich etwa 3 cm lateral der Kinnspitze am inneren Mandibularand. Alternativ kann auch in der Mitte der Kinnunterseite eingestochen werden. Auf dem Weg zum M. genioglossus (in der Übersichtsgrafik nicht dargestellt) passiert die Nadel den M. mylohyoideus und den M. geniohyoideus.
Meist wird nur eine geringe Dosis gewählt, um unerwünschte Wirkungen zu vermeiden.

Klinische Hinweise
Generell ist es schwierig, die verschiedenen muskulären Anteile der Zunge zu differenzieren und gezielt zu punktieren. Die Lähmung der Zunge birgt erhebliche mögliche Gefahren, z. B. das Zurückfallen der Zunge im Schlaf. Bei einer Schädigung des Nervus hypoglossus (N. XII) weicht die Zungenspitze zur geschädigten Seite ab. Die Beweglichkeit der Zunge kann durch eine Verdickung und Verkürzung des Zungenbändchens eingeschränkt und dadurch schwerer beurteilbar sein. Es kann für den Patienten schwierig sein, einige dieser Bewegungen gezielt auszuführen. Dies darf nicht fehlinterpretiert werden.

Dosierung/Nadel

Xeomin®:	2,5–10 MU
Botox®:	2,5–10 MU
Dysport®:	10–40 MU
Injektionsstellen:	1–2
Nadel:	40 mm/27–30 Gauge

7

⚠ Bitte die Hinweise zu den zugelassenen Präparaten, zur Off-Label-Therapie (S. 4 ff.) und die einschlägigen Fachinformationen (S. 276 ff.) berücksichtigen.

Lingua – innere Zungenmuskeln – Funktionen

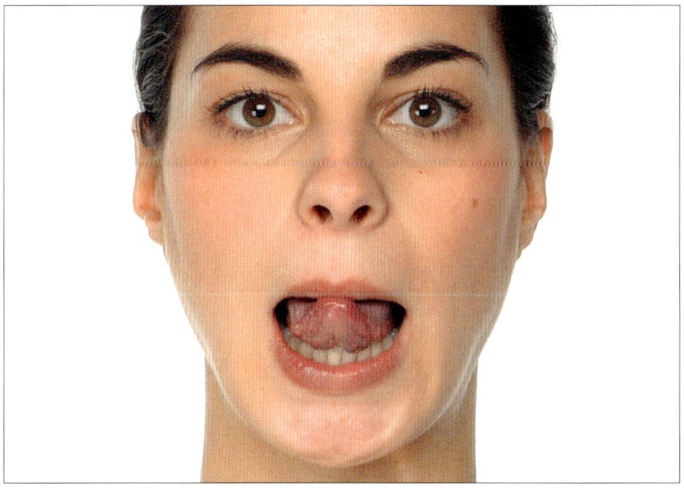

M. longitudinalis superior
Funktion: Zungenverkürzung, -verbreiterung und -anhebung

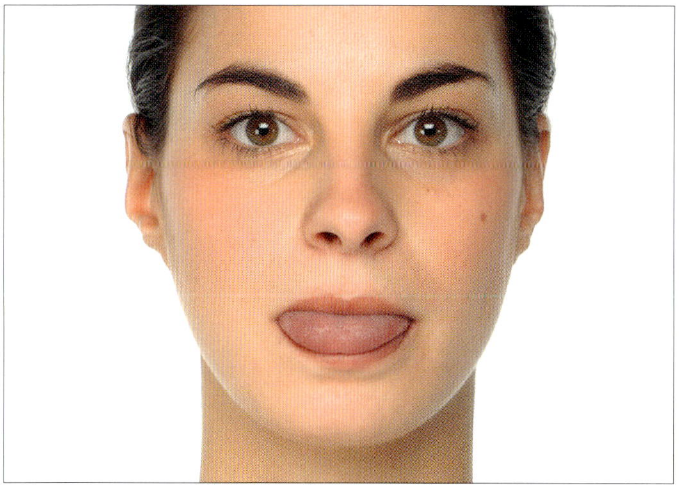

M. longitudinalis inferior
Funktion: Zungenverkürzung, -verbreiterung und Zungenspitzensenkung

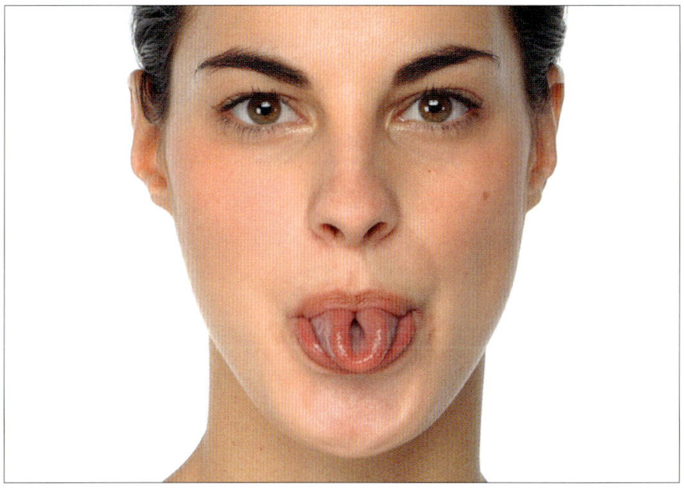

M. transversus linguae
Funktion: Zungenverschmälerung, -streckung und Aufwölbung der seitlichen Zungenränder

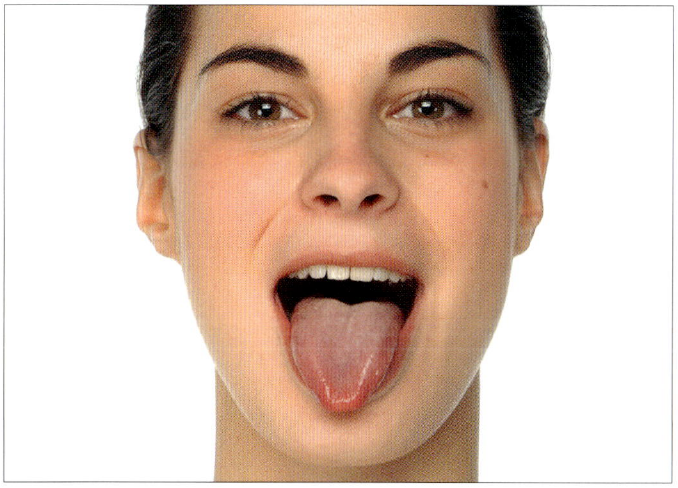

M. verticalis linguae
Funktion: Zungenabflachung und -verbreiterung

Klinische Hinweise
Die sogenannten Binnenmuskeln verformen die Zunge. Welche Wirkung sie jeweils haben, hängt von den zeitgleich kontrahierten anderen Binnenmuskeln ab. Antagonistisch wirkt der Gewebsdruck, der sich bei der Kontraktion der Binnenmuskeln in der Zunge aufbaut (Prinzip des Wasserkissens).

Musculus rectus medialis

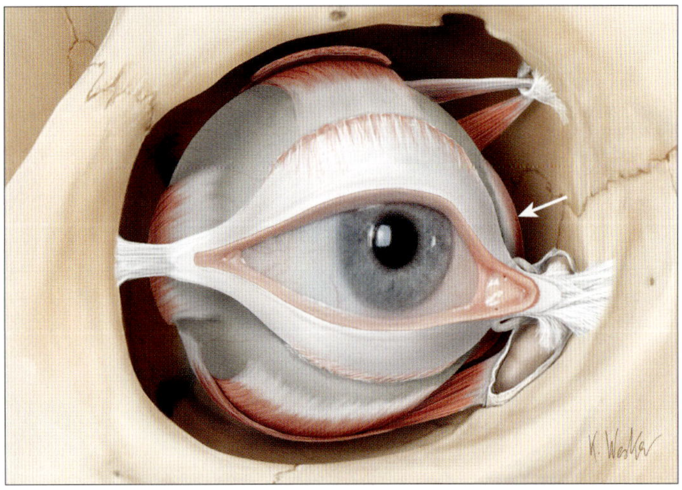

Innervation
Ramus inferior des Nervus oculomotorius (III)
Ursprung
Anulus tendineus communis
Ansatz
medial am Bulbus oculi, ventral des Äquators

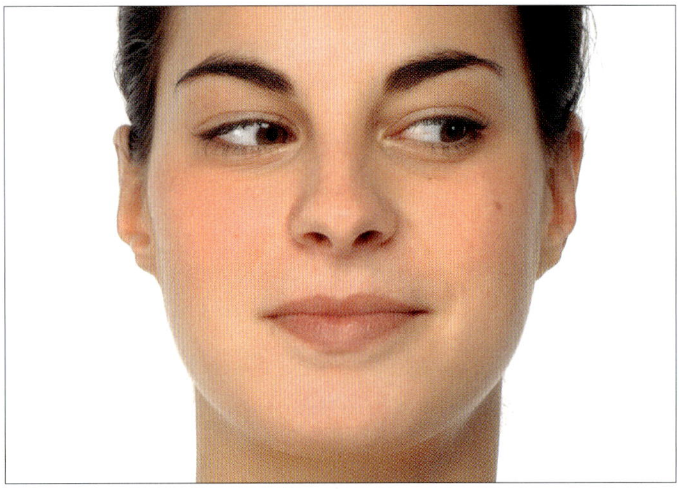

Funktion
Der M. rectus medialis adduziert den Augapfel zur Nase hin und wirkt dabei, allein kontrahiert, ausschließlich in der Horizontalebene. Außerdem wird der Bulbus nach dorsal in die Orbita zurückgezogen. Je nach Blickrichtung können alle anderen Augenmuskeln Synergisten oder Antagonisten sein. Hier wird nur der Muskel als Synergist aufgezählt, der am anderen Auge kontrahieren muss, um den Bulbus auf das gleiche Ziel auszurichten.

Injektionsschema
Anzahl der Punktionsstellen: 1 pro Muskel

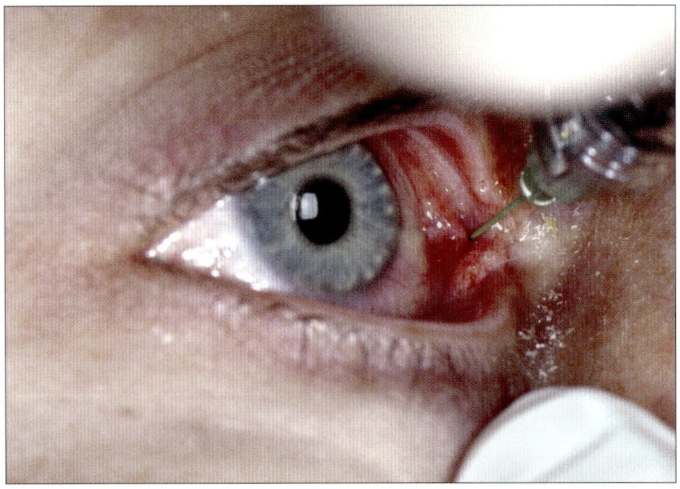

Injektionstechnik
Die Injektion sollte in Abteilungen erfolgen, die sowohl große Erfahrung in der Diagnostik und Therapie des Strabismus haben als auch in der Therapie mit Botulinumtoxin.

Hinweis
Die Injektion in Augenmuskeln darf als besonders schwierig angesehen werden und bleibt wenigen erfahrenen Anwendern vorbehalten. Insbesondere die zielgenaue Punktion ist schwierig und eine Verletzung des Bulbus ist möglich.

(Abb. mit freundlicher Genehmigung von Prof. Dr. Roggenkämper)

Klinische Hinweise
Bei einem Ausfall einzelner Augennerven kommt es zu Doppelbildern. An der Stellung der Doppelbilder kann der erfahrene Therapeut feststellen, welcher Nerv betroffen ist. Der Abstand der Doppelbilder vergrößert sich, wenn der Patient aufgefordert wird, in die Richtung zu sehen, in die der gelähmte Muskel den Bulbus lenkt.

Dosierung/Nadel

Xeomin®:	2,5–5 MU (selten auch höher)
Botox®:	2,5–5 MU (selten auch höher)
Dysport®:	10–20 MU (selten auch höher)
Injektionsstellen:	1 pro Muskel
Nadel:	40 mm/30 Gauge

⚠ Bitte die Hinweise zu den zugelassenen Präparaten, zur Off-Label-Therapie (S. 4 ff.) und die einschlägigen Fachinformationen (S. 276 ff.) berücksichtigen.

Musculus rectus lateralis

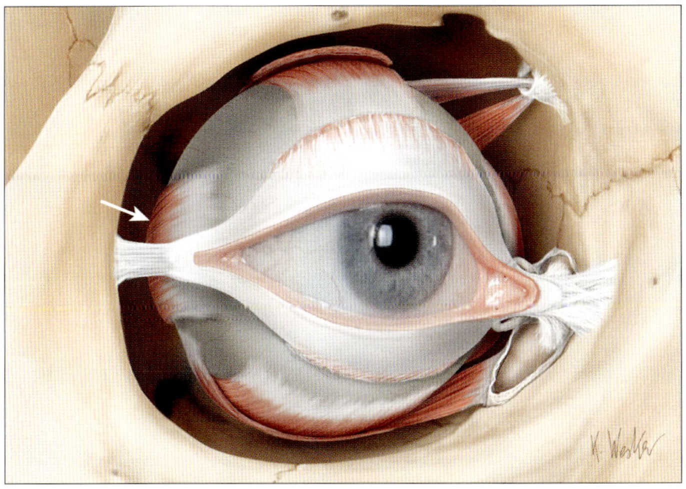

Innervation
Nervus abducens (VI)
Ansatz
lateral am Bulbus oculi, ventral des Äquators
Ursprung
Anulus tendineus communis

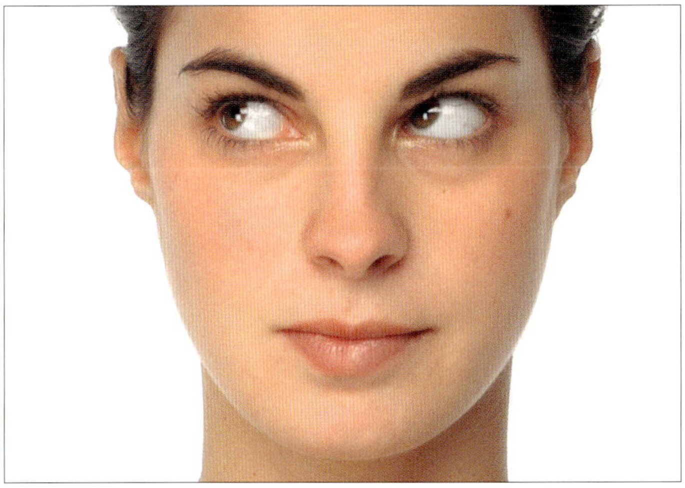

Funktion
Der M. rectus lateralis abduziert den Augapfel zur Schläfe hin und wirkt dabei, allein kontrahiert, wie sein medialer Gegenpart ausschließlich in der Horizontalebene. Außerdem wird der Bulbus nach dorsal in die Orbita zurückgezogen. Je nach Blickrichtung können alle anderen Augenmuskeln Synergisten oder Antagonisten sein. Hier wird nur der Muskel als Synergist aufgezählt, der am anderen Auge kontrahieren muss, um den Bulbus auf das gleiche Ziel auszurichten.

Injektionsschema
Anzahl der Punktionsstellen: 1 pro Muskel

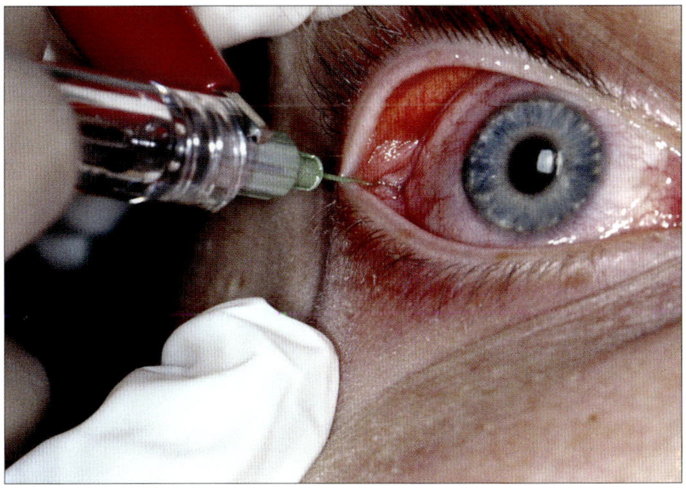

Injektionstechnik
Die Injektion sollte in Abteilungen erfolgen, die sowohl große Erfahrung in der Diagnostik und Therapie des Strabismus haben als auch in der Therapie mit Botulinumtoxin.

Hinweis
Die Injektion in Augenmuskeln darf als besonders schwierig angesehen werden und bleibt wenigen erfahrenen Anwendern vorbehalten. Insbesondere die zielgenaue Punktion ist schwierig und eine Verletzung des Bulbus möglich.

(Abb. mit freundlicher Genehmigung von Prof. Dr. Roggenkämper)

Dosierung/Nadel

Xeomin®:	2,5–5 MU (selten auch höher)
Botox®:	2,5–5 MU (selten auch höher)
Dysport®:	10–20 MU (selten auch höher)
Injektionsstellen:	1 pro Muskel
Nadel:	40 mm/30 Gauge

8 Beckenboden

Musculus sphincter ani externus

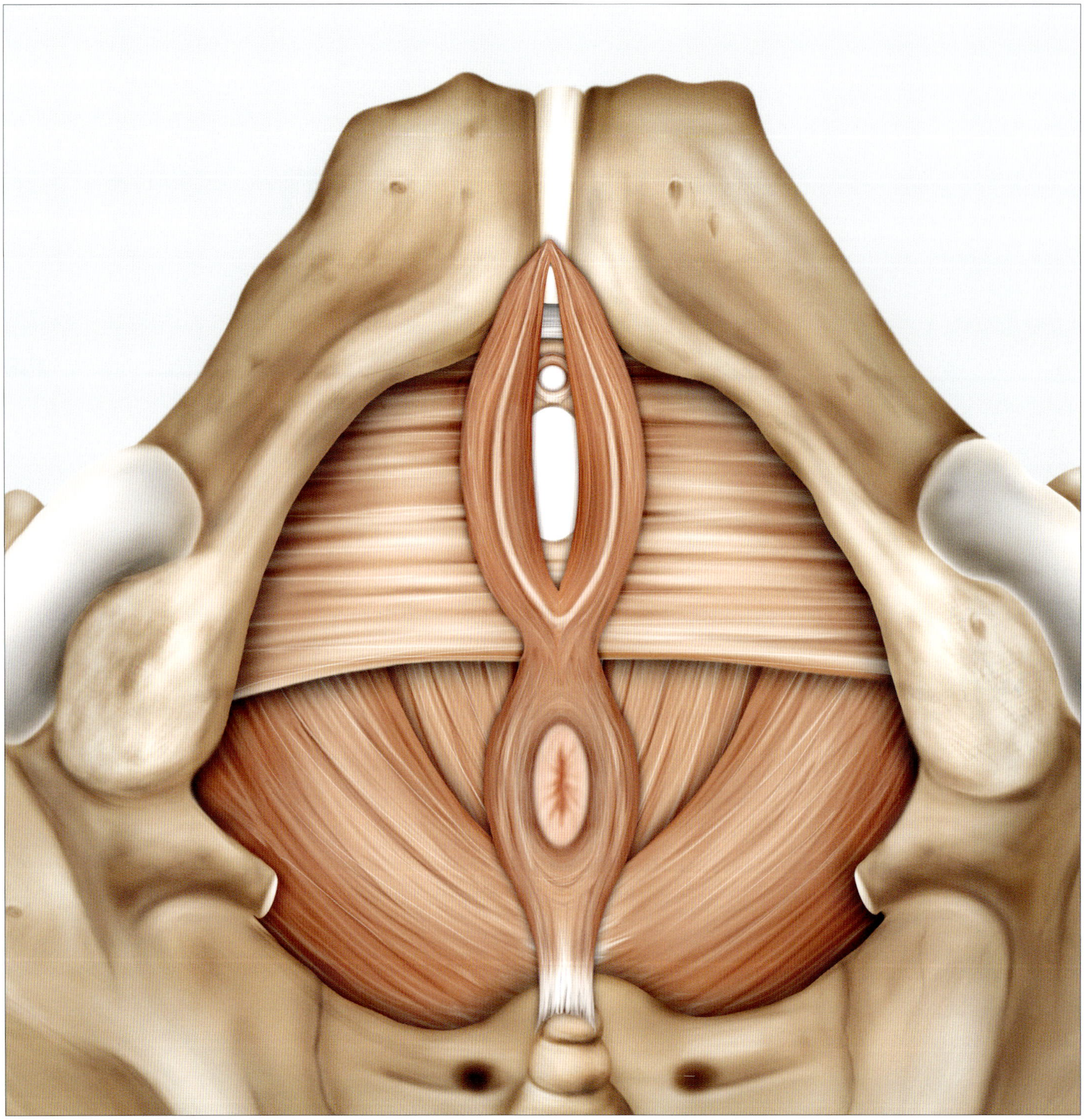

Innervation
Nervus pudendus, S2–S4
Ursprung
Dermis rund um den Anus
Centrum tendineum perinei
Ansatz
Dermis und Subcutis rund um den Anus
Ligamentum anococcygeum

Dosierung/Nadel

Xeomin®:	2,5–20 MU pro Seite (selten auch höher)
Botox®:	2,5–20 MU pro Seite (selten auch höher)
Dysport®:	10–80 MU pro Seite (selten auch höher)
Injektionsstellen:	1–2/Seite
Nadel:	20–40 mm/27 Gauge

⚠ Bitte die Hinweise zu den zugelassenen Präparaten, zur Off-Label-Therapie (S. 4 ff.) und die einschlägigen Fachinformationen (S. 276 ff.) berücksichtigen.

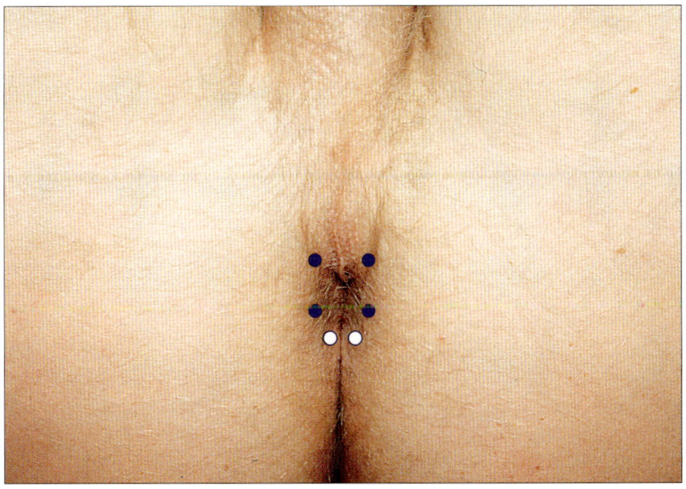

Funktion

Der Muskel sorgt für den willkürlichen Verschluss des Analkanals.

Injektionsschema

Je nach Indikation und Sphinktertonus injiziert man an einer oder zwei Stellen pro Seite, bei Fissuren beispielsweise bilateral der Fissur (○), bei erhöhtem Sphinktertonus in vier Quadranten (●).

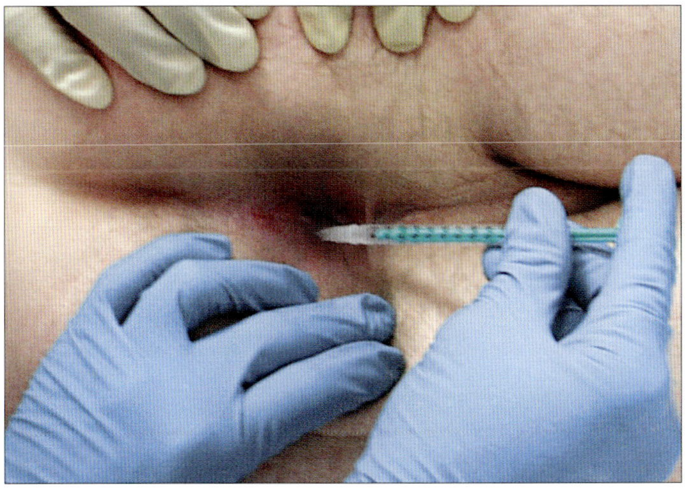

Topografische Hinweise

Bei einer zu oberflächlichen Injektion kann man in den unteren Venenplexus injizieren, was zu einer Perianalthrombose führen kann.
Die kranialen Anteile des M. sphincter ani externus gehen in den M. puborectalis über. Bei einer zu tiefen Injektion wird dementsprechend auch dieser Muskel gelähmt.

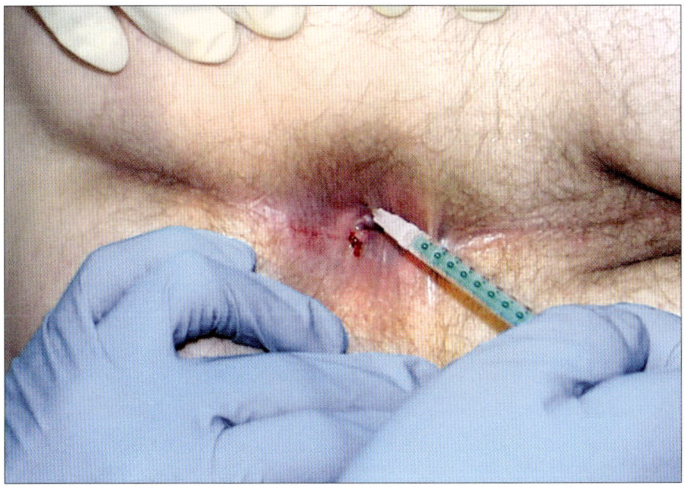

Injektionstechnik

Die Injektion erfolgt bei der Therapie der Analfisur in der hinteren Kommissur etwas distal der Linea annocutanea in leichtem Winkel nach sakral.
Die Injektion erfolgt in der vorderen Kommissur nach ventral und seitlich nach lateral.

Klinische Hinweise

Der M. sphincter ani externus wird in den meisten Lehrbüchern in verschiedene Teile untergliedert, was für die Injektion ohne Belang ist.
Bei der Therapie der Analfissur geben viele Autoren auch eine Injektion in den M. sphincter ani internus an. Dieser Muskel ist relativ dünn und liegt direkt unter dem Anoderm. Dementsprechend ist oberflächlicher zu injizieren.

8

Musculus puborectalis

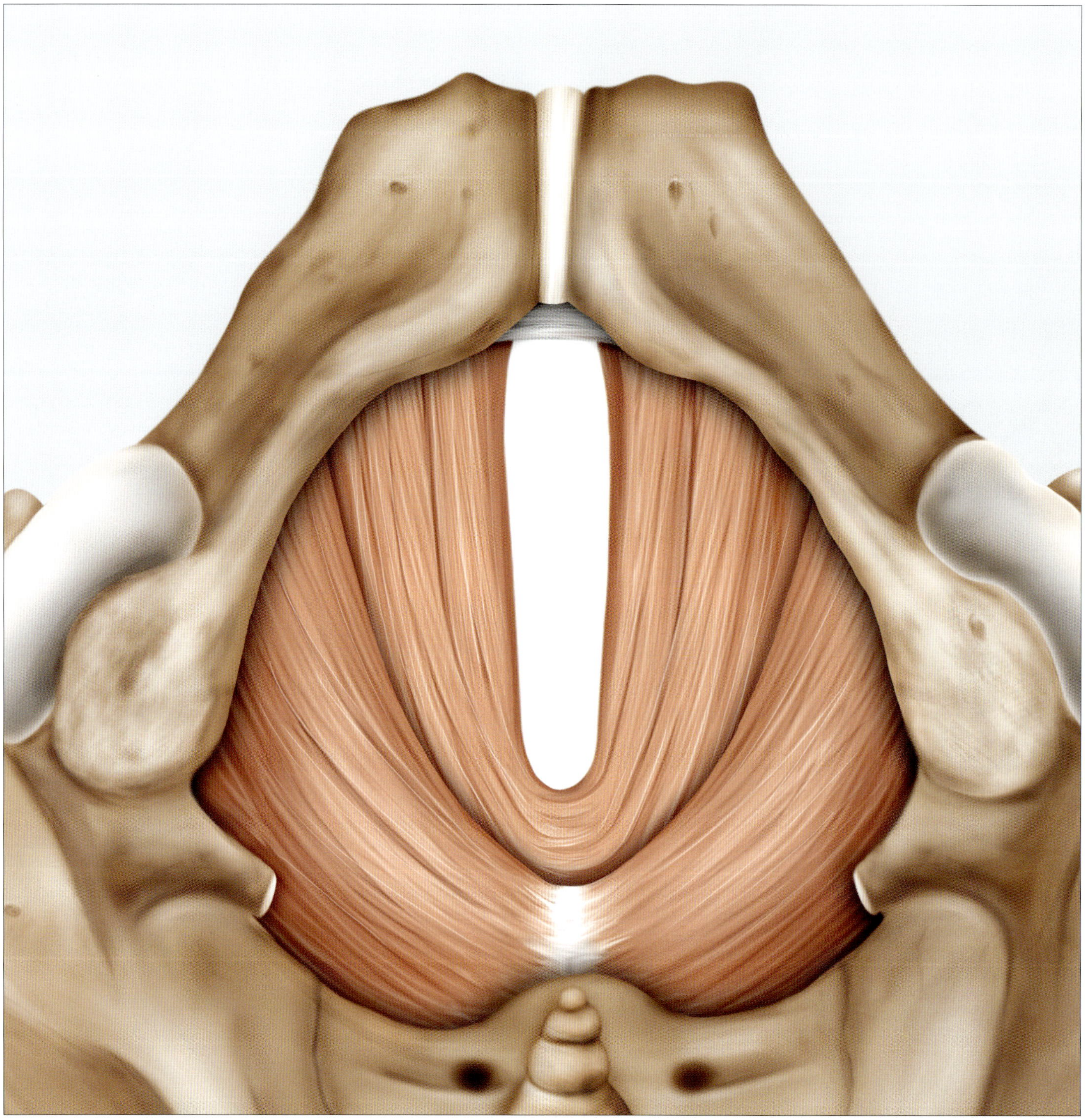

Innervation
Plexus coccygealis, S3–S4
Ursprung
Os pubis, Innenfläche
Ansatz
umgreift das Rektum wie eine Schlinge

Dosierung/Nadel

Xeomin®:	5–20 MU (selten auch höher)
Botox®:	5–20 MU (selten auch höher)
Dysport®:	20–80 MU (selten auch höher)
Injektionsstellen:	1/Seite
Nadel:	40–60 mm/27 Gauge

⚠ Bitte die Hinweise zu den zugelassenen Präparaten, zur Off-Label-Therapie (S. 4 ff.) und die einschlägigen Fachinformationen (S. 276 ff.) berücksichtigen.

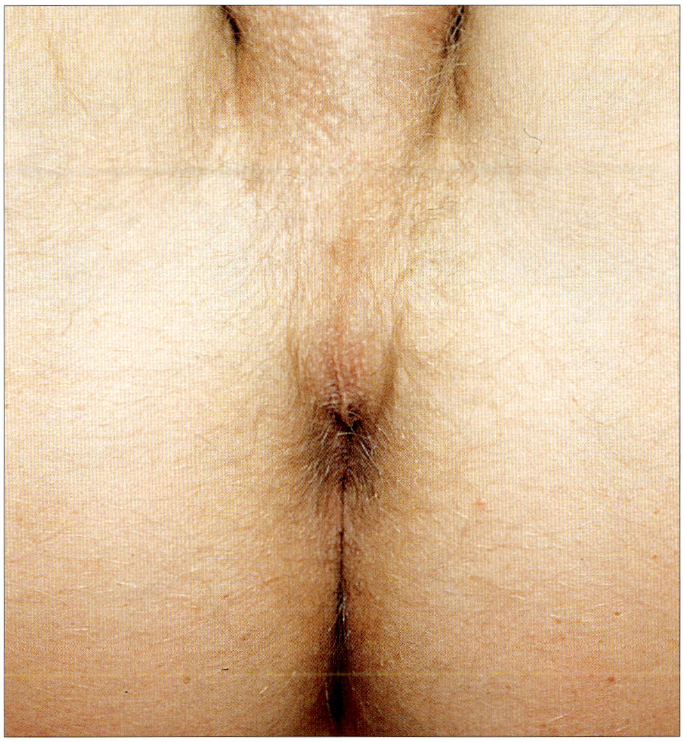

Funktion
Der M. puborectalis umgreift das untere Rektum von dorsal und kann duch seine Spannung das Rektum nach vorn gegen die feste Bindegewebsplatte des Damms (Perineum) ziehen und dabei zusammendrücken. Dies wird als wichtigster analer Verschlussmechanismus gewertet. Zur Defäkation lässt die Spannung des Muskels nach.

Injektionsschema
Meist beschränkt man sich auf eine Injektion pro Seite. Hierfür bietet sich die hintere Kommissur an.

Topografische Hinweise
Der Muskel muss nach distal vom M. sphincter ani externus, nach lateral vom Levator abgegrenzt werden. Sticht man zu weit nach medial, besteht die Gefahr, die Rektumwand zu perforieren. Weiterhin Gefahr von Blutungen.

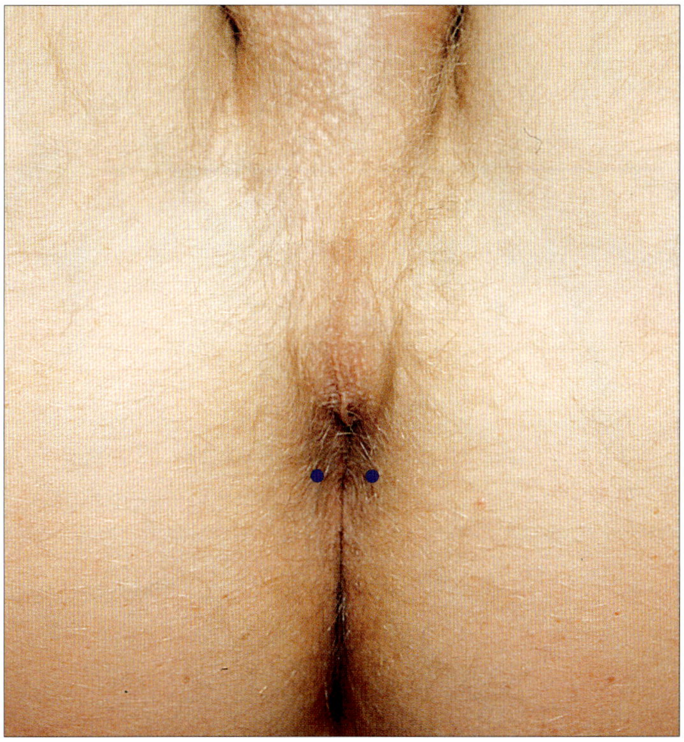

Injektionstechnik
Der Einstich erfolgt bei 5 bzw. 7 Uhr Steinschnittlage, die Nadel wird distal der Linea anucutanea nach kranial eingestochen.

Klinische Hinweise
Der Muskel kann nicht sicher vom M. sphincter ani externus und den anderen Muskeln des Beckenbodens abgegrenzt werden. Die Injektion unter EMG-Kontrolle ist sinnvoll.
Der M. puborectalis bildet zusammen mit dem M. pubococcygeus, dem M. levator prostatae resp. M. pubovaginalis und dem M. iliococcygeus den M. levator ani. Der M. puborectalis bildet das Levatortor für den Darmdurchtritt.

9 Vegetative Indikationen

Glandula parotidea und Glandula submandibularis

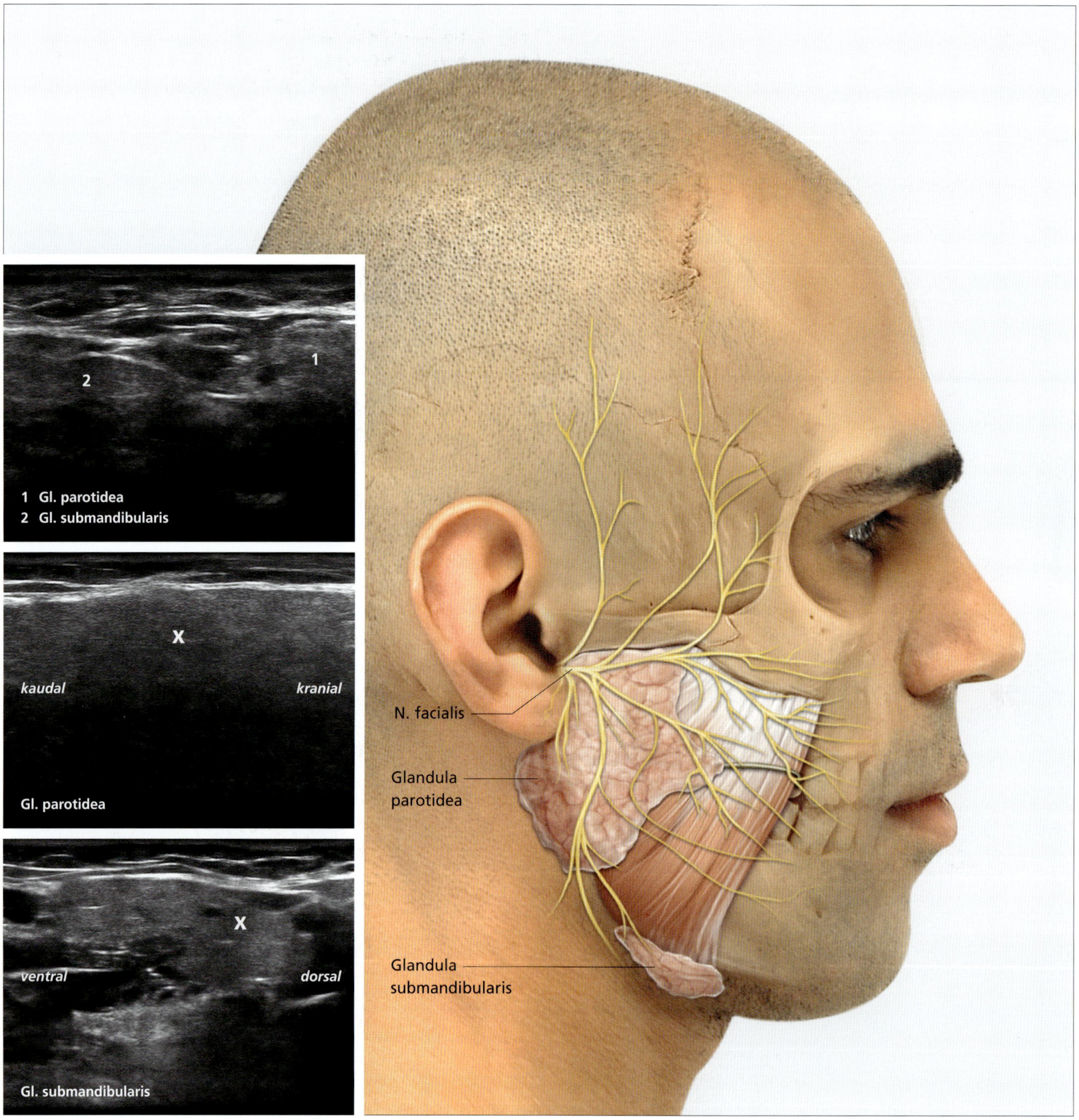

Innervation

parasympathisch: Glandula parotidea: N. glossopharyngeus (IX) über das Ganglion oticum (Arnold-Ganglion); Glandula submandibularis: Chorda tympani des N. facialis (VII) über das Ganglion submandibulare
sympathisch: Glandula parotidea: Plexus caroticus internus; Glandula submandibularis: Plexus caroticus externus

Indikation

zu starker Speichelfluss, vor allem bei Schluckstörungen, z. B. im Rahmen eines Parkinsonsyndroms, einer ALS (Amyotrophe Lateralsklerose), nach Schlaganfall und bei Querschnittslähmungen

Dosierung/Nadelgröße

Xeomin®:	20–50 MU/Seite
Botox®:	20–50 MU/Seite
Dysport®:	100–200 MU/Seite
Injektionsstellen:	2–4/Seite
Nadellänge:	40 mm/27 Gauge

⚠ Bitte die Hinweise zu den zugelassenen Präparaten, zur Off-Label-Therapie (S. 4 ff.) und die einschlägigen Fachinformationen (S. 276 ff.) berücksichtigen.

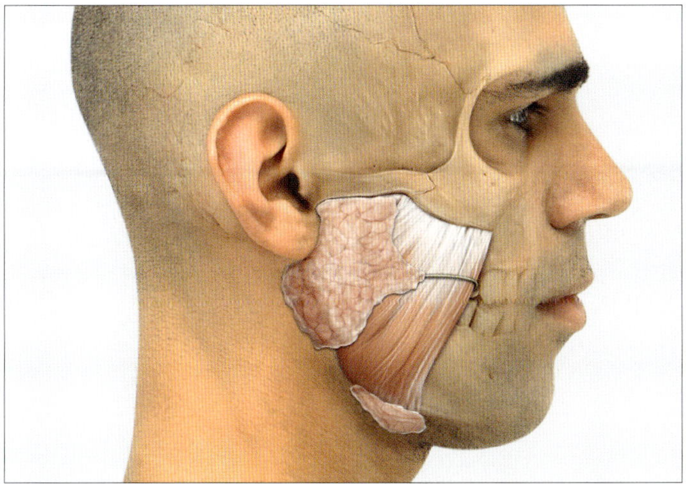

Funktion
Die Glandula parotidea ist eine rein seröse Drüse, die über einen Liter Speichel pro Tag produzieren kann. Die Glandula submandibularis ist vorwiegend serös.

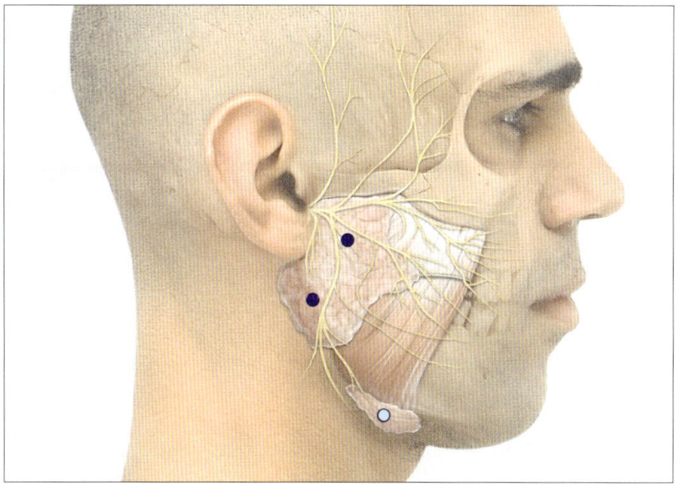

Injektionsschema
Anzahl der Punktionsstellen: 2–4/Seite
Meist genügt es, die Glandula parotidea und die Glandula submandibularis an je einer Stelle zu punktieren.
Glandula parotidea (●) ; Glandula submandibularis (○)

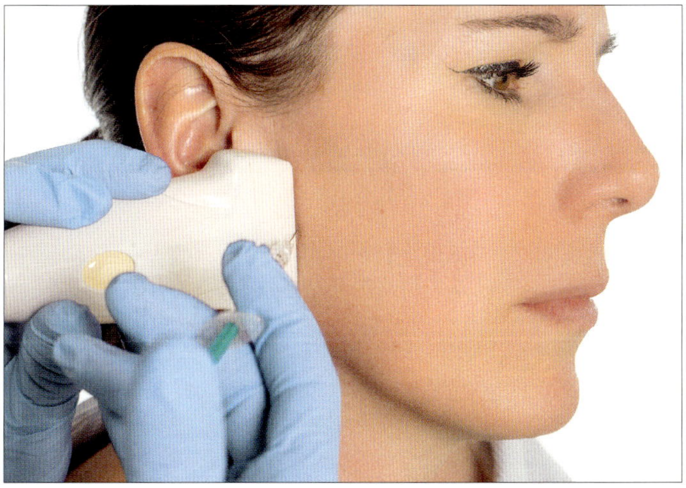

Injektionstechnik Glandula parotidea
Die Glandula parotidea lässt sich mit einer gewissen Erfahrung gut tasten. Die Injektion erfolgt in den Hauptdrüsenkörper im Bereich der oberen und unteren Hälfte. Alternativ kann eine Injektion unter Ultraschallkontrolle erfolgen.

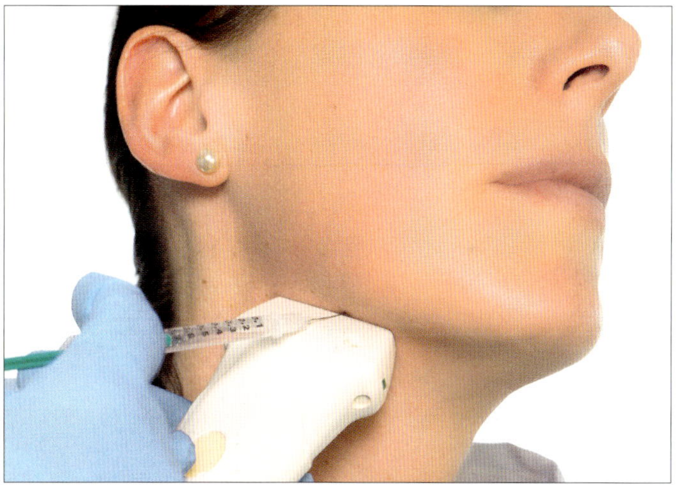

Injektionstechnik Glandula submandibularis
Die Glandula submandibularis ist schwieriger ohne Ultraschall zu punktieren als die Glandula parotidea. Die Glandula submandibularis ist nicht zu tasten, ihre anatomische Lage ist aber gut definiert. Die Injektion in die Glandula sublingualis, die nur extrem selten durchgeführt wird, erfolgt parallel zum Ausführungsgang (nicht abgebildet).

Klinische Hinweise
Bei der Hypersalivation wird zuerst die Glandula parotidea behandelt. Die zweitwichtigste seröse Drüse ist die Glandula submandibularis. Die dritte große Speicheldrüse, die Glandula sublingualis, ist überwiegend mukös. Die kleineren Speicheldrüsen spielen bei der Therapie der Hypersalivation keine entscheidende Rolle.
Häufig wird die Dosis von Glandula parotis zu Glandula submandibularis im Verhältnis 60:40 aufgeteilt.

Cave
Im Drüsenkörper der Parotis verzweigt sich der N. facialis zum Plexus parotideus. Dieser oder auch Gefäße können versehentlich punktiert werden. Sticht man zu tief oder zu weit ventral, trifft man den M. masseter.

Glandula lacrimalis

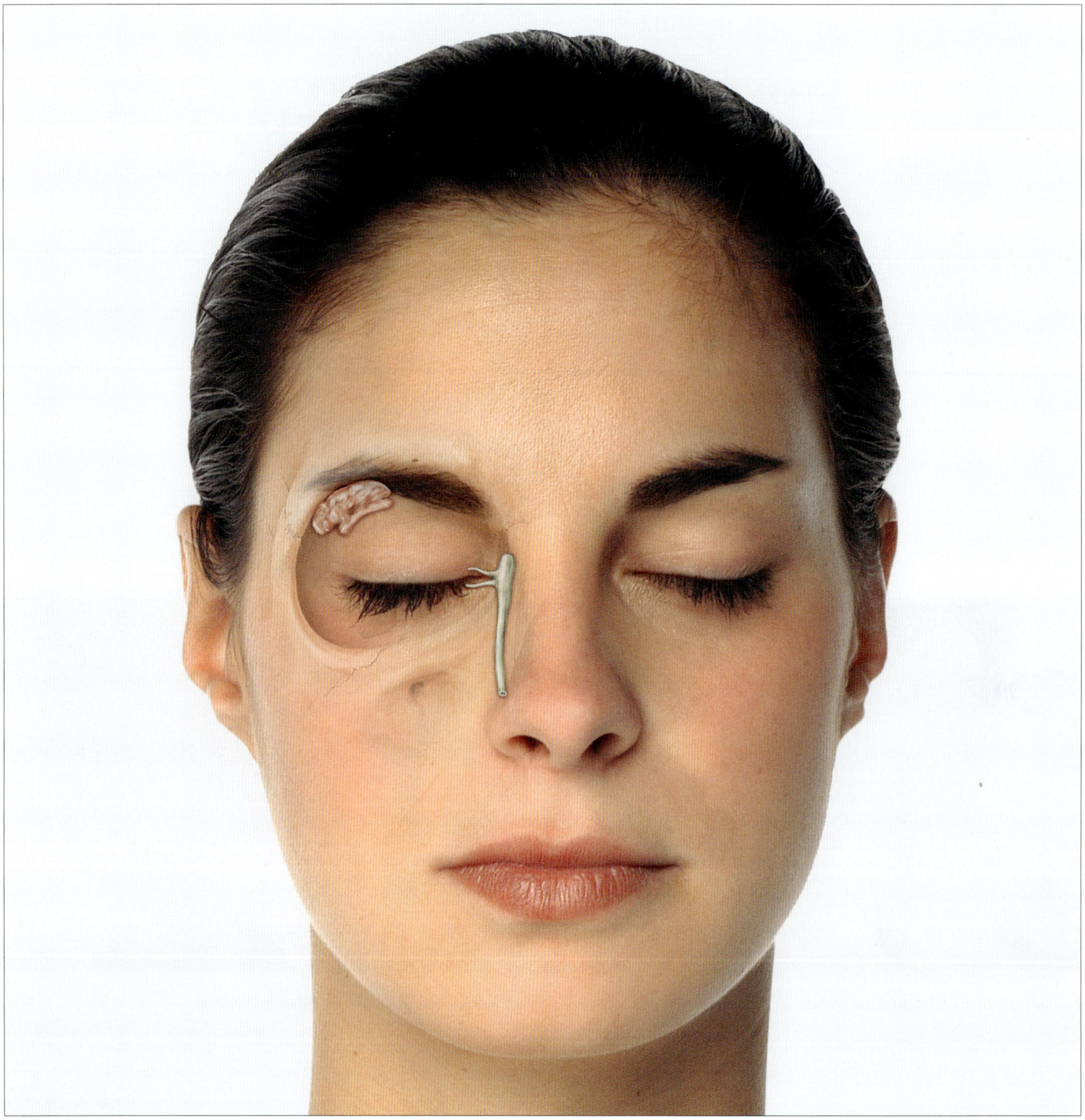

Innervation

vegetatives Nervensystem

Indikation

bei gestörtem Tränenfluss, der sonst nicht zu beseitigen ist

Dosierung/Nadel

Xeomin®:	2,5–5 MU/Seite
Botox®:	2,5–5 MU/Seite
Dysport®:	10–20 MU/Seite
Injektionsstellen:	1/Seite
Nadel:	20 mm/≤ 30 Gauge

⚠ Bitte die Hinweise zu den zugelassenen Präparaten, zur Off-Label-Therapie (S. 4 ff.) und die einschlägigen Fachinformationen (S. 276 ff.) berücksichtigen.

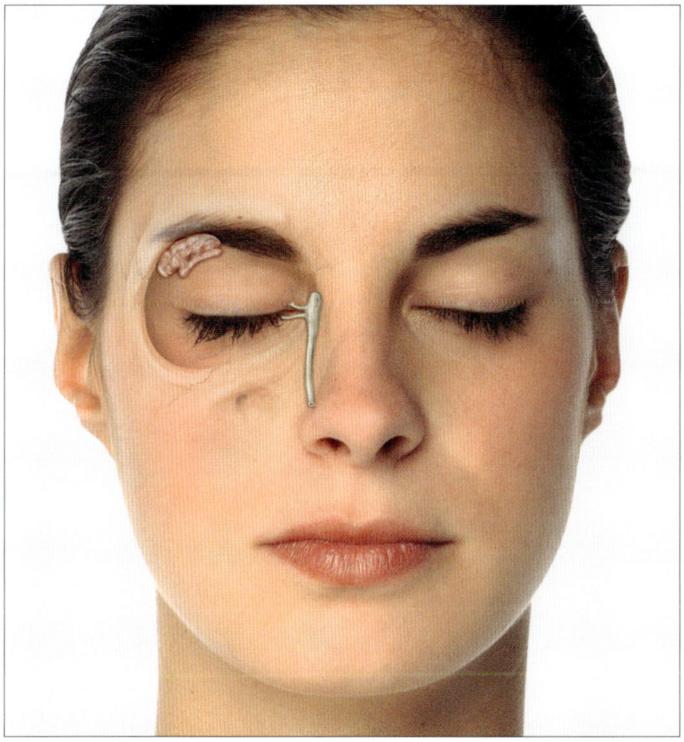

Funktion
Die Tränenflüssigkeit ist für das Auge sehr wichtig, es darf also nur so viel Sekretion reduziert werden, wie für das Auge tolerabel ist.

Cave
Theoretisch besteht die Gefahr eines trockenen Auges. Da jedoch die anderen Tränendrüsen ausreichend sezernieren, spielt diese Nebenwirkung klinisch keine Rolle. Außerdem sind Ptose (durch Diffusion in den M. levator palpebrae), Doppelbild-Sehen (durch Diffusion in den M. rectus lateralis) sowie lokale Blutungen und Entzündungen möglich.

Injektionsschema
Anzahl der Punktionsstellen: eine pro Seite in die Pars palpebralis

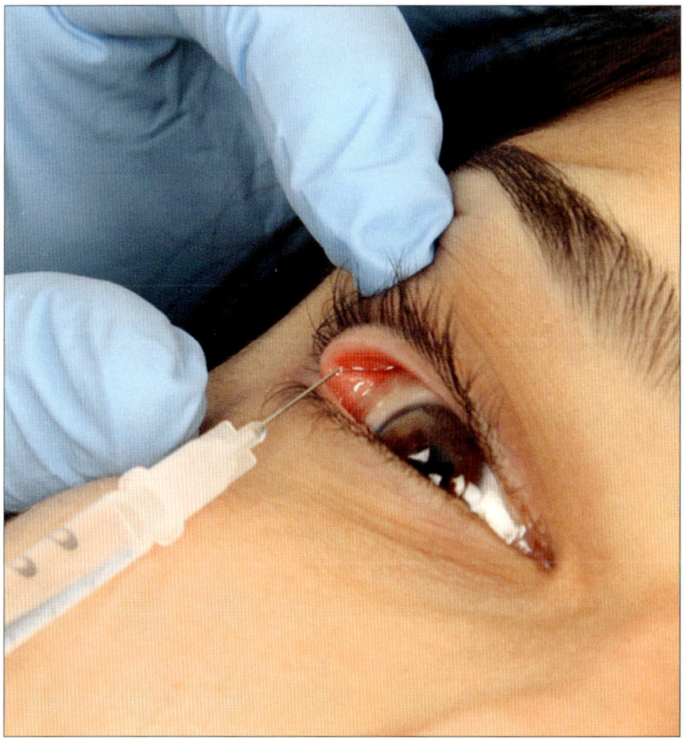

Injektionstechnik
Nach dem Hochklappen des Oberlids ist die Tränendrüse am lateralen Oberlid erkennbar. Der Einstich erfolgt in die Pars palpebralis.

Klinische Hinweise
Die Tränendrüse kann in eine kleinere Pars palpebralis und eine größere Pars orbitalis unterschieden werden (diese Unterteilung entsteht durch die Sehne des M. levator palpebrae).
Bei der Injektion sollten kleine Volumina eingesetzt werden.

Ösophagus

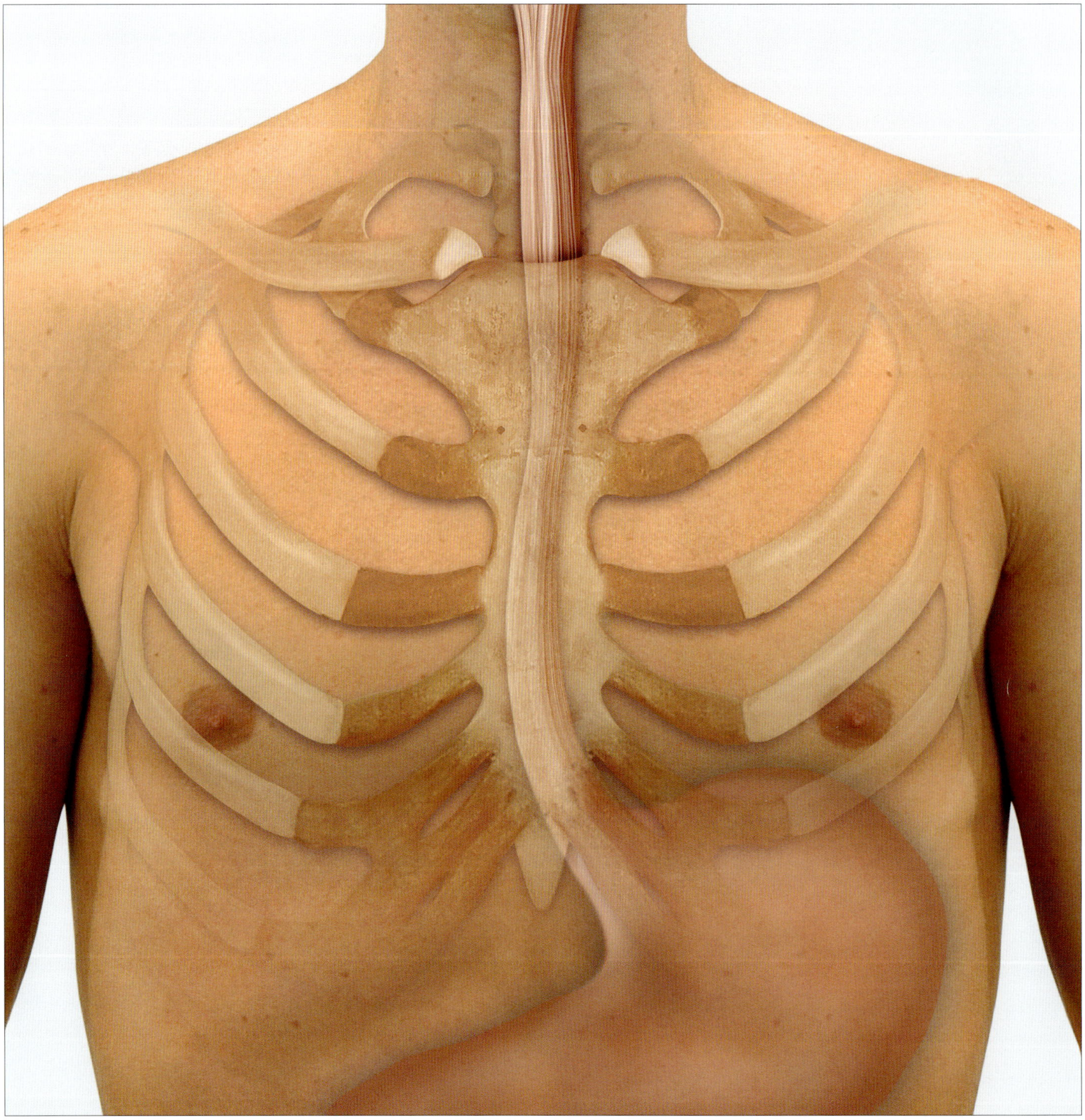

Innervation
vegetatives Nervensystem

Indikation
zu hoher Tonus des oberen Ösophagussphinkters,
diffuser Ösophagusspasmus,
Achalasie

Dosierung/Nadel

Xeomin®:	80–120 MU (bei Ösophagusspasmus bis 200 MU)
Botox®:	80–120 MU (bei Ösophagusspasmus bis 200 MU)
Dysport®	300–500 MU (bei Ösophagusspasmus bis 800 MU)
Injektionsstellen:	4–20 (je nach Indikation)
Nadel:	Injektion erfolgt endoskopisch

⚠ Bitte die Hinweise zu den zugelassenen Präparaten, zur Off-Label-Therapie (S. 4 ff.) und die einschlägigen Fachinformationen (S. 276 ff.) berücksichtigen.

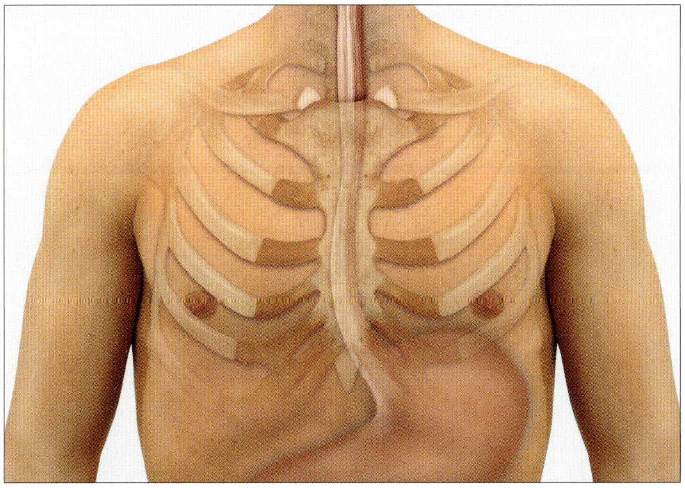

Funktion

Die Muskulatur der Speiseröhre ist für den Transport der Nahrung zuständig. Die Sphinkteren verhindern den retrograden Transport.

Cave

Bei einer Injektion in die Sphinkteren besteht die Gefahr einer zu starken Parese mit Regurgitation der Nahrung und der Magensäure, was zu Sodbrennen und einer Ösophagitis führen kann. Weiterhin besteht die Gefahr einer Aspirationspneumonie. Weitere Gefahren sind Blutung, Perforation der Ösophaguswand und unzureichender Transport der Nahrung.

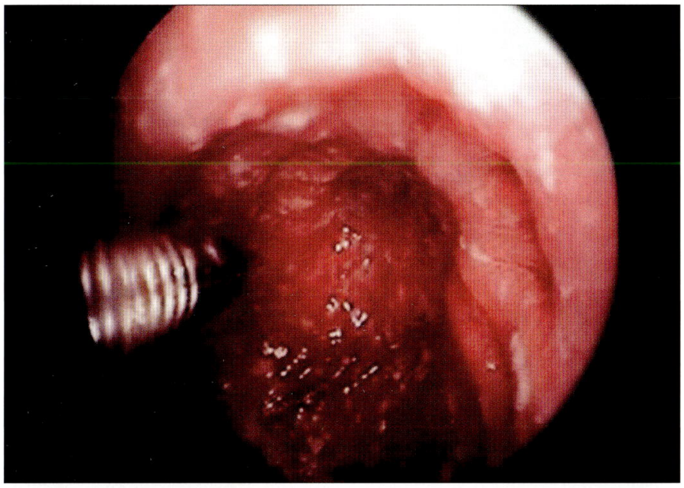

Injektionsschema

Anzahl der Punktionsstellen: 4–20

Bei einer Injektion in die Sphinkteren empfiehlt sich eine Injektion verteilt auf 4 Quadranten. Bei dem Ösophagusspasmus erfolgt die Injektion entsprechend der klinischen Symptomatik verteilt in die Ösophagusmuskulatur.

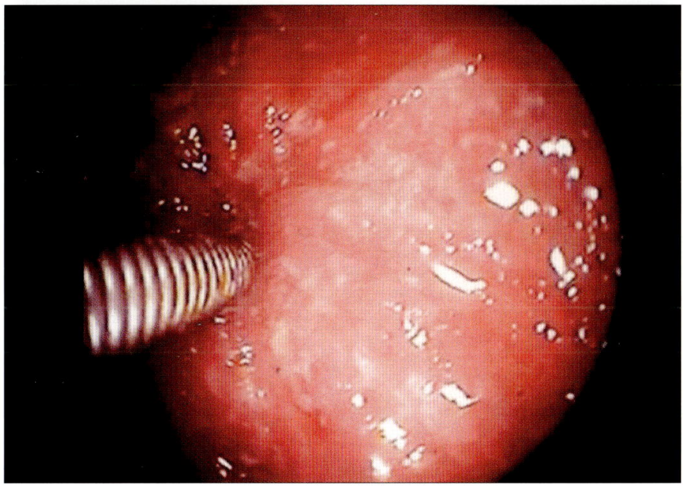

Injektionstechnik

Es ist eine endoskopische Injektion erforderlich. Die Injektion erfolgt unter Sicht.

Klinische Hinweise

Diese Therapie sollte erfahrenen Anwendern vorbehalten bleiben. Relevante klinische Erfahrungen für die Achalasie bestehen lediglich an einigen Zentren.

9

M. detrusor vesicae

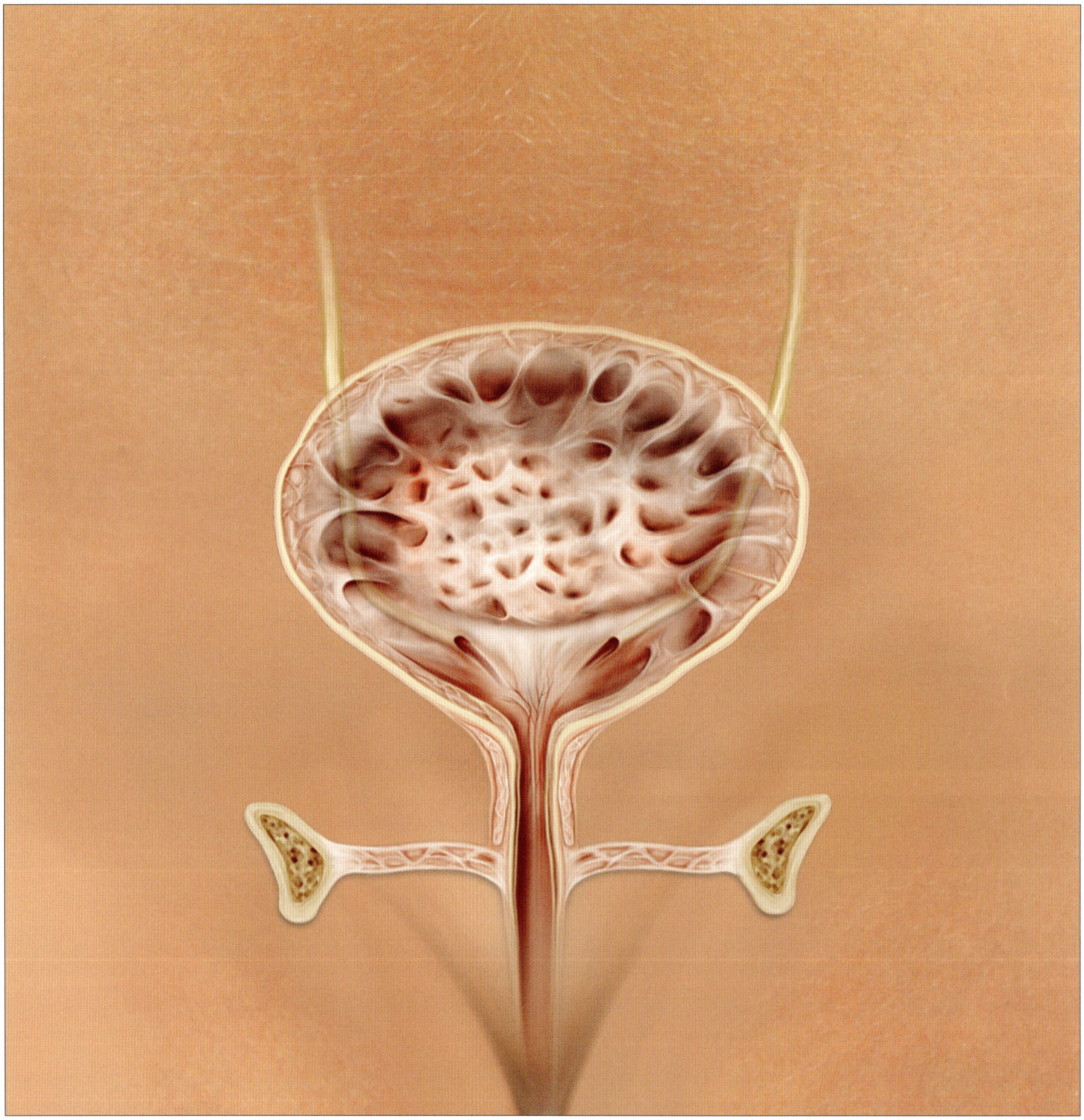

Innervation

Plexus nervosus vesicalis:
- sympathisch: Nervi splanchnici sacrales
- parasympathisch: Nervi splanchnici pelvici

Indikation

Bei neurogener oder idiopathischer Detrusorhyperaktivität

Dosierung/Nadel

Xeomin®:	100–300 MU
Botox®:	100–300 MU
Dysport®:	300–1000 MU
Injektionsstellen:	bis zu 30
Nadel:	zystoskopisch

Anmerkung: Die Dosierungen sind bei idiopathischer Detrusorhyperaktivität deutlich geringer als bei der neurogenen.

⚠ Bitte die Hinweise zu den zugelassenen Präparaten, zur Off-Label-Therapie (S. 4 ff.) und die einschlägigen Fachinformationen (S. 276 ff.) berücksichtigen.

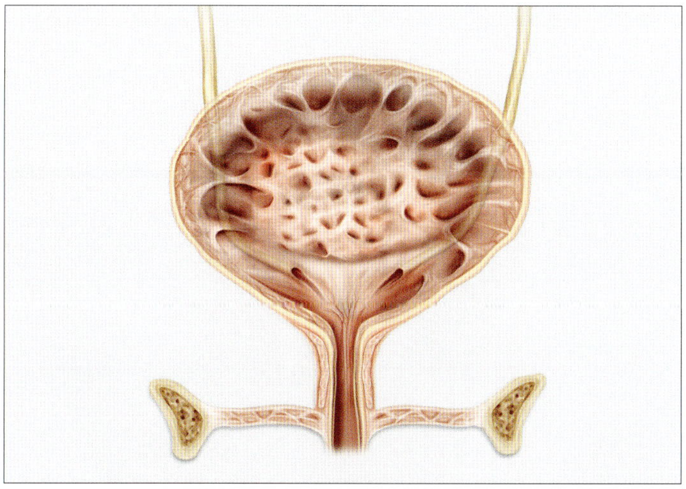

Funktion

Der M. detrusor vesicae wirkt durch seine Kontraktion bei der Blasenleerung entscheidend mit. Bei einer Detrusorhyperaktivität resultiert entsprechend ein kleines Blasenvolumen.

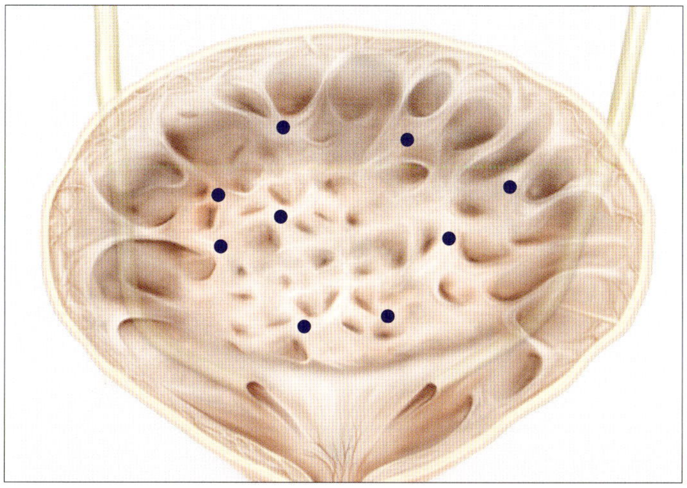

Injektionsschema

Anzahl der Punktionsstellen: bis zu 30

Die Injektionen erfolgen in die Trabekel der Blase.

(Abb.: beispielhafte Injektionsstellen – kein festes Injektionsschema)

Cave

Bei der Injektion in den Detrusor besteht die Gefahr von Blutungen. Bei zu tiefem Einstich kann die Blasenwand durchstochen werden. Systemische Effekte sind möglich, wenn zu viel BoNT in den Kreislauf gelangt. Die Injektion sollte durch erfahrene Urologen durchgeführt werden.

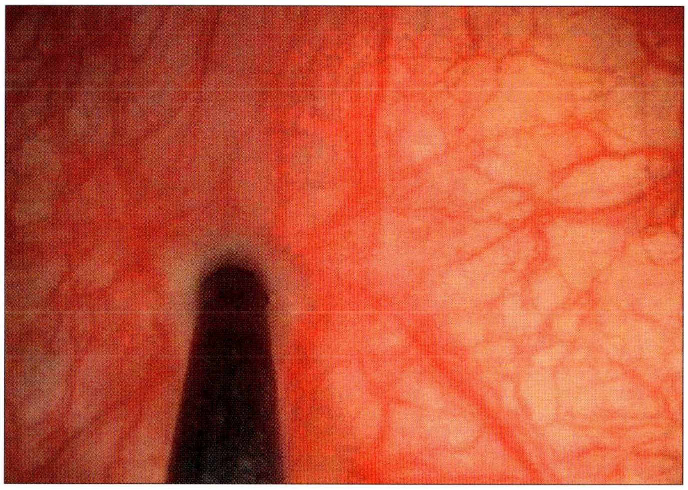

Injektionstechnik

Injiziert wird zystoskopisch. Die Injektion in die Trabekel der Blase ist sinnvoll, um eine Punktion von Gefäßen zu vermeiden.

Klinische Hinweise

Mittlerweile liegen umfangreiche Erfahrungen mit Botulinumtoxin bei der hyperaktiven und neurogenen Blase vor. Diese Therapie ist eine sinnvolle Option, wenn durch eine orale medikamentöse Therapie kein ausreichender Effekt erzielt werden kann.

Diese Therapie wird an den meisten neurourologischen Zentren in größerem Umfang durchgeführt. Bei unsachgemäßer Injektion kann bei hohen Dosierungen eine systemische Wirkung resultieren. Der Therapeut sollte dementsprechend über gute zystoskopische Erfahrung verfügen.

Hyperhidrosis

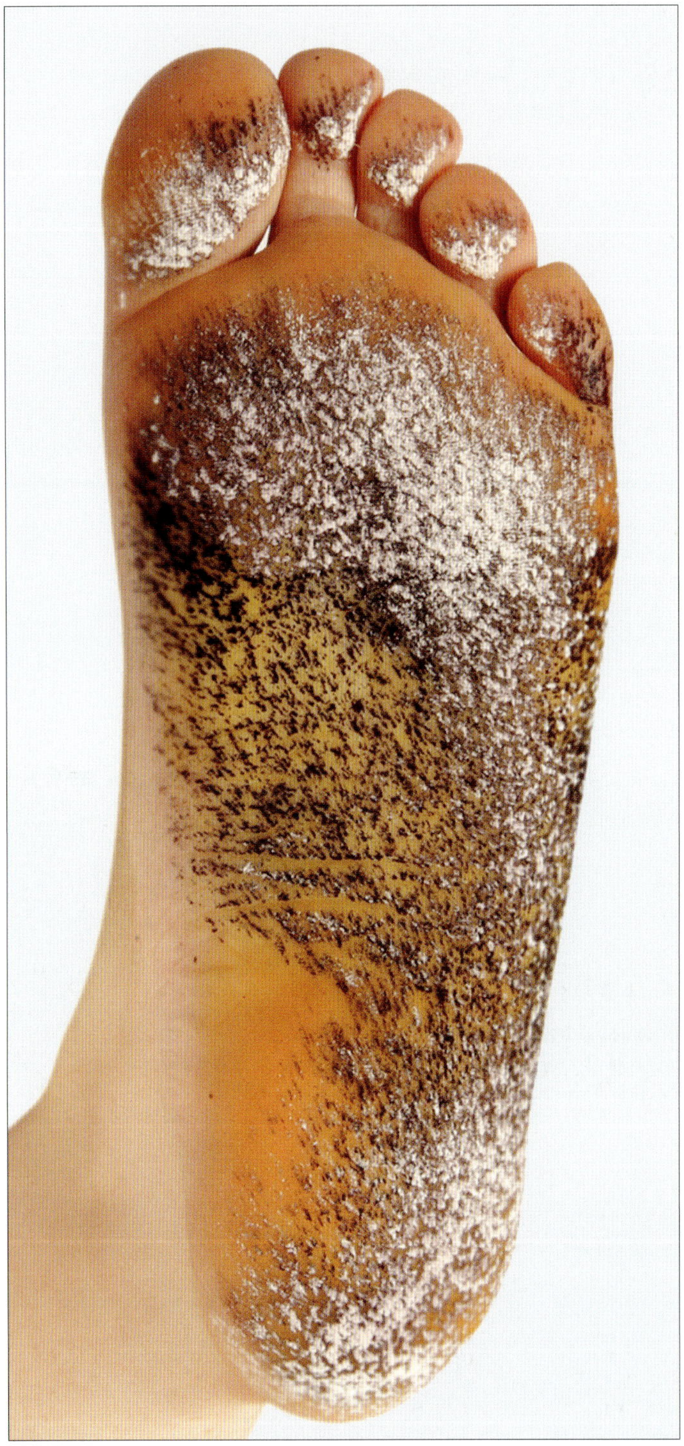

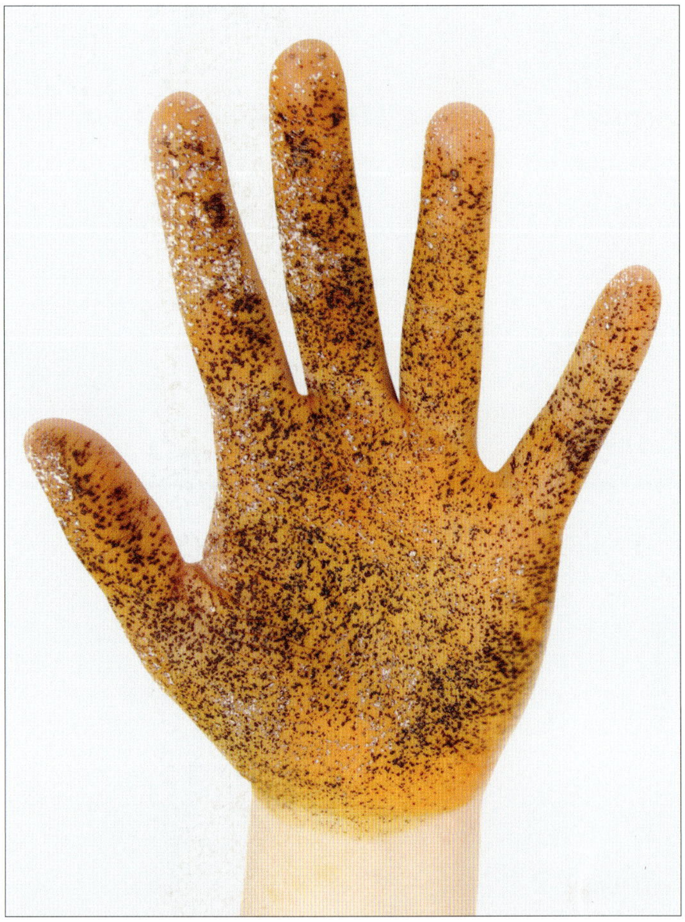

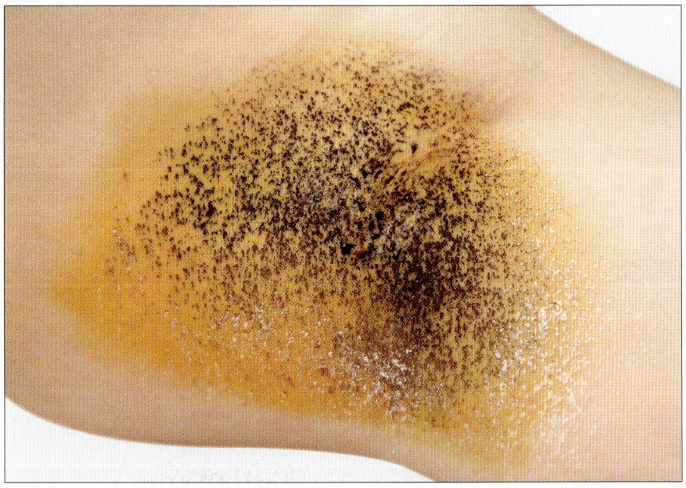

Innervation

sympathisches Nervensystem (Schweißdrüsen werden nicht parasympathisch innerviert)

Indikation

vermehrte Schweißneigung, die durch konservative Verfahren nicht ausreichend zu behandeln ist

Dosierung/Nadel

Xeomin®:	2,5–5 MU/Stelle	
Botox®:	2,5–5 MU/Stelle	
Dysport®:	10–20 MU/Stelle	
Injektionsstellen:	Achsel	10–15
	Hand	10–30
	Fuß	10–50
Nadel:	10–20 mm/30 Gauge	

Bitte die Hinweise zu den zugelassenen Präparaten, zur Off-Label-Therapie (S. 4 ff.) und die einschlägigen Fachinformationen (S. 276 ff.) berücksichtigen.

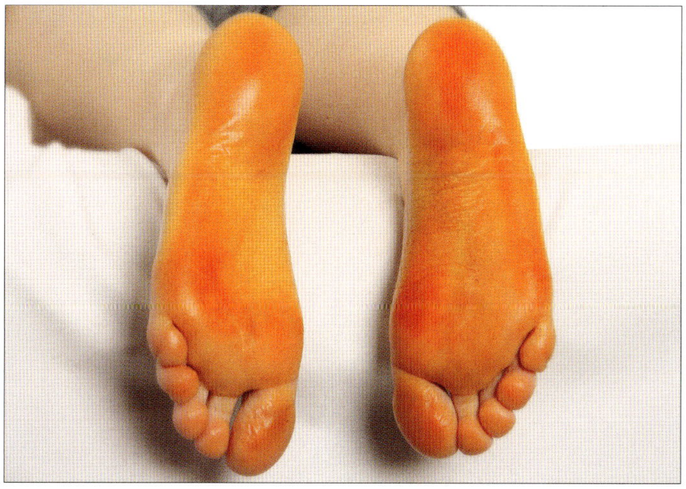

Schweißtest nach Minor
Im ersten Schritt erfolgt das Auftragen der Lugol'schen Lösung (Jod-Kaliumjodid-Lösung) mit einem Tupfer.

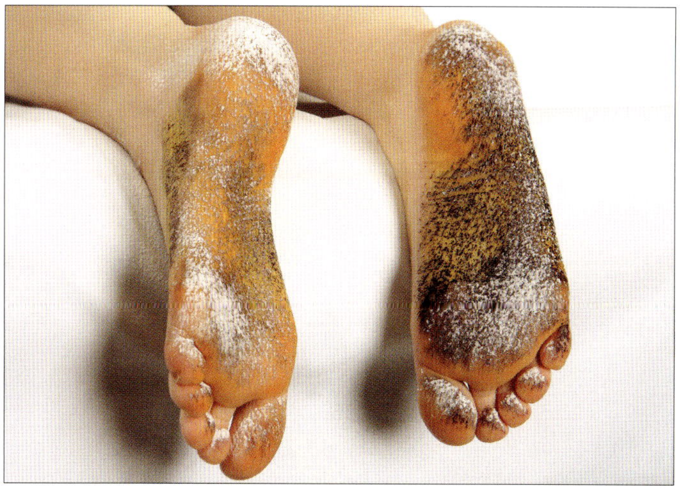

Im zweiten Schritt bepudert man das Areal mit Speisestärke. Nach einer individuellen Wartezeit von drei bis fünf Minuten verfärben sich Hautareale mit Schweißbildung, da sich gelöste Polyjodidionen in die Stärkemoleküle einlagern.

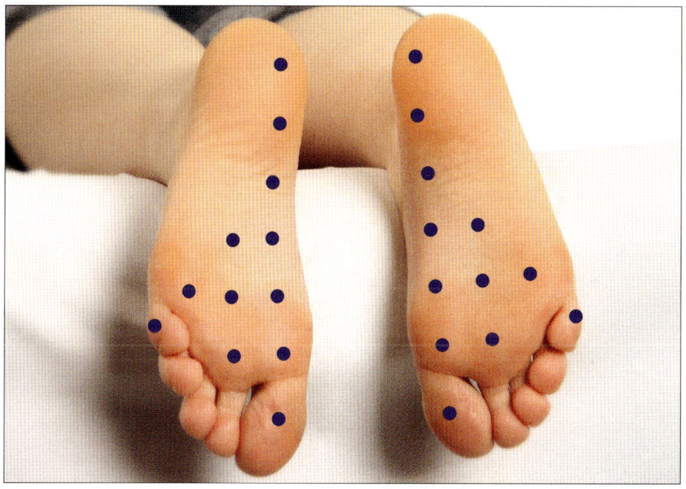

Injektionsschema
Anzahl der Punktionsstellen am Fuß: 10–50
Die Injektionen werden in Abständen von etwa 2 cm gesetzt. Gegebenenfalls kann durch Aufzeichnung von Hilfslinien eine bessere Orientierung erreicht werden.
(Abb.: beispielhafte Injektionsstellen – kein festes Injektionsschema)

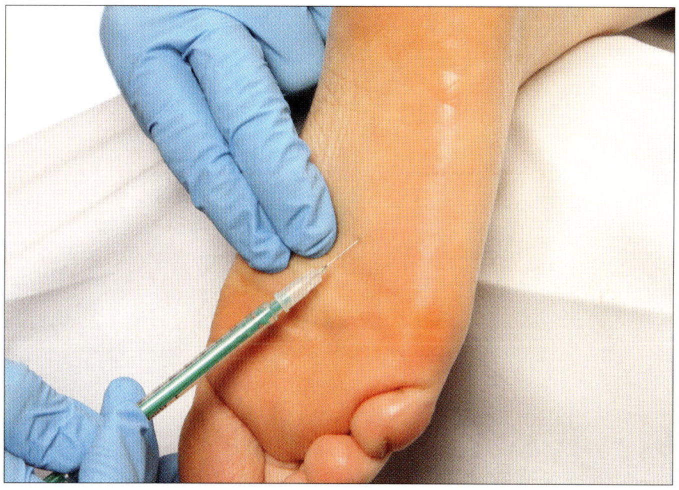

Injektionstechnik
Die Injektionen erfolgen sub- oder besser intrakutan. Die laterale Seite des Fußes bei positivem Minor-Test mitbehandeln.

Cave
Vorsicht im medialen Fußbereich, hier können durch eventuelle Diffusion des BoNT Paresen entstehen.

Klinische Hinweise
Das Schwitzen ist eine wichtige Funktion der Thermoregulation. Bei Patienten mit axillärer, palmarer oder plantarer Hyperhidrosis besteht die Hyperhidrosis unabhängig von der Thermoregulation.
Bei Händen und Füßen empfiehlt sich der oben beschriebene Schweißtest nach Minor, da die Verteilung der hyperhidrotischen Bereiche sehr unterschiedlich sein kann. Am Fuß besonders auf die lateralen Bereiche achten, da auch hier eine vermehrte Schweißbildung auftreten kann. Im Bereich von Händen und Füßen ist der Injektionsschmerz meist stark, sodass anästhesierende Maßnahmen (z. B. Leitungsanästhesie) erforderlich sein können.

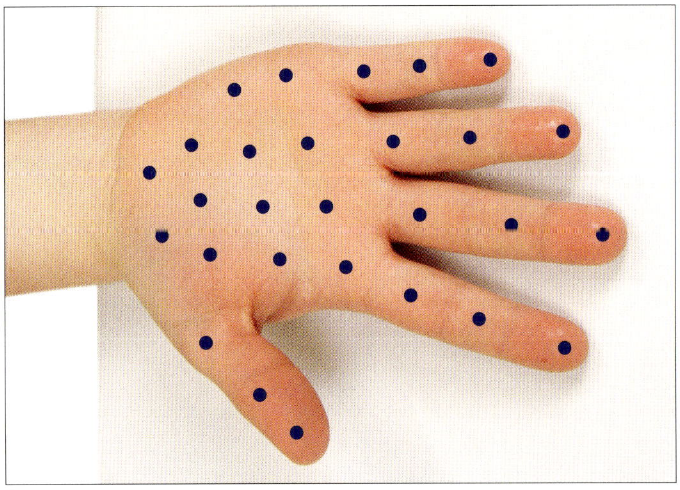

Injektionsschema
Anzahl der Punktionsstellen an der Hand: 10–30
Die Injektionen werden in Abständen von etwa 2 cm gesetzt. Gegebenenfalls kann durch Aufzeichnung von Hilfslinien eine bessere Orientierung erreicht werden.
(Abb.: beispielhafte Injektionsstellen – kein festes Injektionsschema)

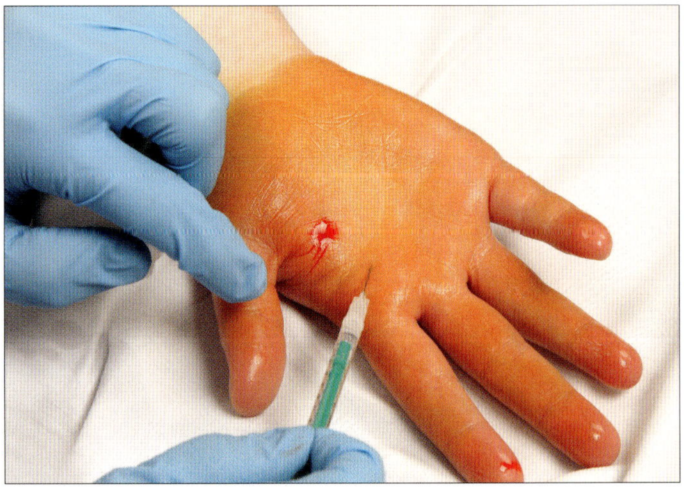

Injektionstechnik
Die Injektionen erfolgen sub- oder besser intrakutan.

Cave
Vorsicht im Thenar- und Hypothenarbereich, da durch eventuelle Diffusion des BoNT Paresen entstehen können.

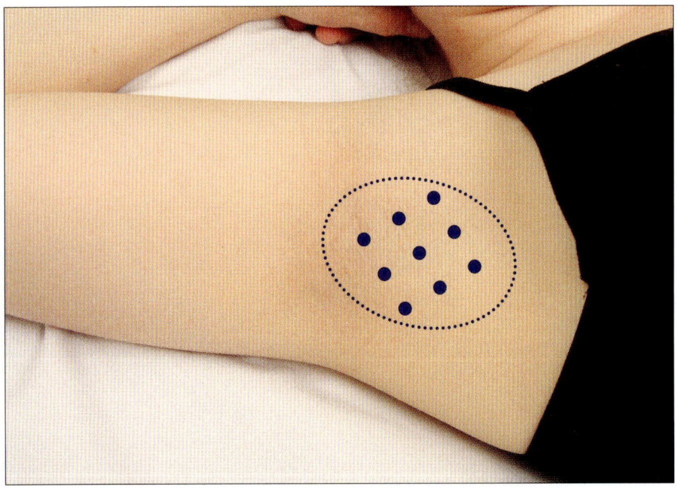

Injektionsschema
Anzahl der Punktionsstellen im Bereich der Achsel: ≥ 10
Die Injektionen werden in Abständen von etwa 2 cm gesetzt. Um die Fläche besser abzudecken, kann auch versetzt injiziert werden (s. o.). Gegebenenfalls kann durch Aufzeichnung von Hilfslinien eine bessere Orientierung erreicht werden.
(Abb.: beispielhafte Injektionsstellen – kein festes Injektionsschema)

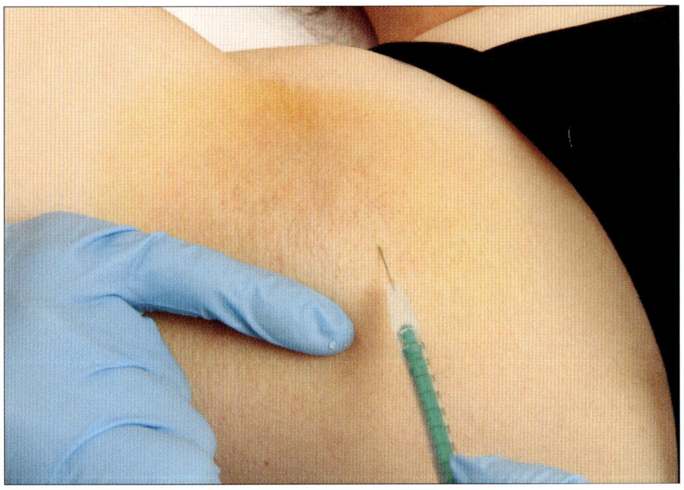

Injektionstechnik
Die Injektionen erfolgen intra- oder subkutan.

Cave
Die Injektion im Bereich der Achsel ist fast komplikationsfrei, es können lediglich lokale Hämatome entstehen.

Klinische Hinweise
Im Bereich der Achseln ist die Region der stärksten Schweißbildung meist identisch mit dem behaarten Areal. Bei Männern kann dieses Areal relativ groß sein.
Der Injektionsschmerz wird in der Axilla in der Regel als gering empfunden.

⚠ Bitte die Hinweise zu den zugelassenen Präparaten, zur Off-Label-Therapie (S. 4 ff.) und die einschlägigen Fachinformationen (S. 276 ff.) berücksichtigen.

Anhang

Produktinformationen

Pflichttext / Basisinformation XEOMIN® (Stand: Oktober 2017)

XEOMIN® 50, 100 oder 200 Einheiten, Pulver zur Herstellung einer Injektionslösung.
Wirkstoff: Clostridium botulinum Neurotoxin Typ A (150 kD), gereinigt aus Clostridium botulinum Kulturen (Hall Stamm), frei von Komplexproteinen. Verschreibungspflichtig!
Zusammensetzung: Eine Durchstechflasche enthält: 50, 100 oder 200 Einheiten Clostridium botulinum Neurotoxin Typ A (150 kD), frei von Komplexproteinen, Albumin vom Menschen, Sucrose. Aufgrund der unterschiedlichen Testmethoden zur Bestimmung der biologischen Wirkstärke sind die Dosierungseinheiten nicht auf andere Botulinumtoxin Typ A-Präparate übertragbar.
Anwendungsgebiete: Zur symptomatischen Behandlung von Blepharospasmus, zervikaler Dystonie mit überwiegend rotatorischer Komponente (Torticollis spasmodicus) sowie Spastik der oberen Extremitäten bei Erwachsenen.
Gegenanzeigen: Überempfindlichkeit gegen den Wirkstoff oder einen der sonstigen Bestandteile, generalisierte Störungen der Muskeltätigkeit (z.B. Myasthenia gravis, Lambert-Eaton-Syndrom), Infektion oder Entzündung an der vorgesehenen Injektionsstelle. XEOMIN® nicht anwenden während der Schwangerschaft, es sei denn, dies ist eindeutig erforderlich. Nicht anwenden in der Stillzeit.
Nebenwirkungen: Gewöhnlich treten Nebenwirkungen innerhalb der ersten Woche nach der Injektion auf und sind vorübergehend. Sie können mit dem Wirkstoff, dem Injektionsverfahren oder beidem zusammenhängen. Anwendungsabhängig: Lokale Schmerzen, Entzündung, Parästhesie, Hypoästhesie, Druckempfindlichkeit, Schwellung/Ödem, Erythem, Juckreiz, lokale Infektion, Bluterguss, Blutung und/oder blaue Flecken. Durch den Injektionsprozess bedingt: Schmerz und/oder Angst können zu vasovagalen Reaktionen führen, z.B. vorübergeh. symptomat. Hypotension, Übelkeit, Ohrensausen und Synkopen. Lok. Muskelschwäche ist eine erwartete Nebenwirkung der Substanzklasse Botulinumtoxin Typ A. Toxinausbreitung: Sehr selten wurde über Nebenwirkungen an vom Injektionsort entfernten Stellen berichtet, bei denen die Symptome der Wirkung von Botulinumtoxin Typ A gleichen (übermäßige Muskelschwäche, Dysphagie sowie Aspirationspneumonie mit in Einzelfällen tödlichem Ausgang). Überempfindlichkeitsreaktionen: Selten Berichte über schwerw. Überempf.reaktionen und/oder solche vom Soforttyp wie Anaphylaxie, Serumkrankheit, Urtikaria, Weichteilödem und Dyspnoe, z.T. nur nach Anw. herkömmlicher Botulinumtoxin Typ A-Komplex-Präp. oder in Kombination mit and. für die Auslösung solcher Reakt. bekannten Wirkst.
Torticollis spasmodicus: Dysphagien unterschiedlichen Schweregrades können eine Aspiration hervorrufen, sodass medizinisches Eingreifen notwendig werden kann. *Dauer:* 2–3 Wochen post inj., in einem Fall bis zu 5 Monaten.
Folgende Nebenwirk. wurden bei der klin. Anw. von XEOMIN® beobachtet: *Sehr häufig (≥1/10); häufig (≥1/100 bis<1/10); gelegentlich (≥1/1.000 bis <1/100).*
Blepharospasmus: *Sehr häufig:* Ptosis des Augenlids, trockene Augen; *häufig:* Kopfschm., Fazialisparese, verschwommenes Sehen, Sehstörungen, Diplopie, vermehrter Tränenfluss, Mundtrockenh., Dysphagie, Schmerzen an der Inj.stelle, Müdigk., Muskelschwäche; *gelegentlich:* Hautausschlag.
Torticollis spasmodicus: *Sehr häufig:* Dysphagie; *häufig:* Kopfschm., Präsynkope, Schwindel, Mundtrockenh., Übelk., Hyperhidrose, Nackenschmerzen, Muskelschwäche, -krämpfe, -steifigkeit, Myalgie, Schmerz an der Inj.stelle, Asthenie, Infektion der oberen Atemwege; *gelegentlich:* Sprechstör., Dysphonie, Dyspnoe, Hautausschlag.
Spastik der oberen Extremitäten: *Häufig:* Mundtrockenh.; *gelegentlich:* Kopfschm., Hypoästhesie, Dysphagie, Übelk., Muskelschwäche, Schmerzen in den Extremitäten, Myalgie, Asthenie; *Häufigkeit nicht bek.:* Schmerzen an d. Inj.stelle.
Einige dieser unerwünschten Wirkungen können krankheitsbedingt sein.
Erfahrungen nach Markteinführung: Grippeähnliche Symptome und Überempfindlichkeitsreaktionen wie Schwellungen, Ödeme (auch entfernt von der Injektionsstelle), Erytheme, Pruritus, Hautausschlag (lokal oder generalisiert) und Atemnot wurden berichtet.

Verschreibungspflichtig
Stand: Oktober 2017

Weitere Hinweise enthalten die Fach- bzw. die Gebrauchsinformationen, deren aufmerksame Durchsicht wir empfehlen.
Pharmazeutischer Unternehmer: Merz Pharmaceuticals GmbH, 60048 Frankfurt/Main

Pflichttext / Basisinformation BOTOX® (Stand: Januar 2017)

BOTOX® 50 / 100 / 200 Allergan-Einheiten Pulver zur Herstellung einer Injektionslösung.
Wirkstoff: Clostridium botulinum Toxin Typ A.
Zusammensetzung: 1 Durchstechflasche enthält: Clostridium botulinum Toxin Typ A, 50, 100 bzw. 200 Allergan-Einheiten. Botulinumtoxin-Einheiten sind nicht von einem Präparat auf andere übertragbar. Sonstige Bestandteile: Albumin vom Menschen, Natriumchlorid.
Lagerungshinweis: Ungeöffnete Durchstechflaschen und gebrauchsfertige Injektionslösung gekühlt lagern.
Anwendungsgebiete: Blepharospasmus, hemifazialer Spasmus und koexistierende fokale Dystonien; zervikale Dystonie (Torticollis spasmodicus); fokale Spastizität in Zusammenhang mit dynamischer Spitzfußstellung infolge von Spastizität bei gehfähigen Patienten mit infantiler Zerebralparese, die zwei Jahre und älter sind; fokale Spastizität des Fußgelenkes, des Handgelenkes und der Hand bei erwachsenen Schlagan-

fallpatienten; starke, fortbestehende primäre Hyperhidrosis axillaris, die störende Auswirkungen auf die Aktivitäten des täglichen Lebens hat und mit einer topischen Behandlung nicht ausreichend kontrolliert werden kann; idiopathische überaktive Blase mit den Symptomen Harninkontinenz, imperativer Harndrang und Pollakisurie bei erwachsenen Patienten, die auf Anticholinergika nur unzureichend angesprochen oder diese nicht vertragen haben; Harninkontinenz bei Erwachsenen mit neurogener Detrusorhyperaktivität bei neurogener Blase infolge einer stabilen subzervikalen Rückenmarksverletzung oder Multipler Sklerose; Linderung der Symptome bei erwachsenen Patienten, die die Kriterien einer chronischen Migräne erfüllen (Kopfschmerzen an ≥15 Tagen pro Monat, davon mindestens 8 Tage mit Migräne) und die auf prophylaktische Migräne-Medikation nur unzureichend angesprochen oder diese nicht vertragen haben.

Gegenanzeigen: Nicht anwenden bei Überempfindlichkeit gegen Botulinumtoxin Typ A oder einen der sonstigen Bestandteile sowie bei Infektionen an den vorgesehenen Injektionsstellen. Für die Behandlung von Blasenfunktionsstörungen nicht anwenden bei Harnwegsinfekt, akutem Harnverhalt, der nicht durch Katheter behandelt wird, und bei Patienten, die nicht willens und/oder fähig sind, ggf. einen Katheter zu verwenden.

Nebenwirkungen: Allgemein: Patienten mit BOTOX®-assoziierten unerwünschten Ereignissen in klin. Studien: Blepharospasmus 35 %; zervikale Dystonie 28 %; infantile Zerebralparese 17 %; primäre Hyperhidrosis axillaris 11 %; fokale Spastizität der oberen Extremitäten nach Schlaganfall 16 %; fokale Spastizität der unteren Extremitäten nach Schlaganfall 15 %; überaktive Blase 26 % bei der Erstbehandlung und 22 % bei der zweiten Beh.; Harninkontinenz bei neurogener Detrusorhyperaktivität 32 % bei der Erstbehandlung und 18 % bei der zweiten Beh.; chronische Migräne 26 % bei der Erstbehandlung und 11 % bei der zweiten Beh. Generell treten Nebenwirkungen innerhalb der ersten Tage nach der Injektion auf und sind i.A. vorübergehend. Lokale Muskelschwäche stellt eine erwartete pharmakolog. Wirkung von Botulinumtoxin im Muskelgewebe dar. Allerdings wurde von Schwäche angrenzender Muskeln und/oder entfernten Muskeln von der Injektionsstelle berichtet. Wie bei Injektionen zu erwarten, können lokale Schmerzen, Entzündung, Parästhesie, Hypoästhesie, Druckempfindlichkeit, Schwellung/Ödem, Erythem, lokalisierte Infektion, Blutungen und/oder Blutergüsse im Bereich der Injektionsstelle auftreten. Mit der Injektionsnadel in Zusammenhang stehende Schmerzen und/oder Angstgefühle führten zu vasovagalen Reaktionen, einschließl. vorübergehender symptomat. Hypotension und Synkope. Berichtet wurden auch Fieber und grippeähnliche Symptome. Nebenwirkungen nach Indikation:

<u>Blepharospasmus/Hemifazialer Spasmus/Dystonien:</u> *Sehr häufig:* Oberlidptosis; *häufig:* Keratitis punctata, Lagophthalmus, trockenes Auge, Photophobie, Augenreizung, Zunahme der Lakrimation, Ekchymose, Irritationen, Gesichtsödem; *gelegentlich:* Schwindel, Fazialparese, Fazialparalyse, Keratitis, Ektropium, Diplopie, Entropium, Sehstörungen, verschwommenes Sehen, Exanthem/Dermatitis, Erschöpfung; *selten:* Augenlidödem; *sehr selten:* ulzerative Keratitis, cornealer Epitheldefekt und corneale Perforation.

<u>Zervikale Dystonie:</u> *Sehr häufig:* Dysphagie, Muskelschwäche, Schmerz; *häufig:* Rhinitis, Infektion der oberen Atemwege, Schwindel, Muskelhypertonus, Hypoästhesie, Somnolenz, Kopfschmerzen, trockener Mund, Übelkeit, Steifheit d. Skelettmuskulatur, Wundsein, Asthenie, grippeähnliche Erkrankungen, Unwohlsein; *gelegentlich:* Dyspnoe, Dysphonie, Diplopie, Oberlidptosis, Fieber.

<u>Infantile Zerebralparese:</u> *Sehr häufig:* Virusinfektion, Ohrinfektion; *häufig:* Myalgie, Muskelschwäche, Asthenie, Schmerzen in den Extremitäten, Harninkontinenz, Somnolenz, Störung des Gangbildes, Sturz, Unwohlsein, Exanthem, Parästhesie, Schmerzen an Injektionsstelle.

<u>Fokale Spastizität der oberen Extremitäten im Zusammenhang mit Schlaganfall:</u> *Häufig:* Ekchymose, Purpura, Schmerzen in den Extremitäten, Muskelschwäche, Muskelhypertonus, Schmerzen an Injektionsstelle, Fieber, grippeähnliche Erkrankung, Blutung an der Einstichstelle, Irritation an der Injektionsstelle; *gelegentlich:* Depressionen, Insomnie, Hypoästhesie, Kopfschmerzen, Parästhesie, Unkoordiniertheit, Amnesie, Schwindel, orthostatische Hypotonie, Übelkeit, orale Parästhesie, Dermatitis, Pruritus, Exanthem, Arthralgie, Bursitis, Asthenie, Schmerzen, Überempfindlichkeit an der Injektionsstelle, Unwohlsein, peripheres Ödem.

<u>Fokale Spastizität der unteren Extremitäten im Zusammenhang mit Schlaganfall:</u> *Häufig:* Exanthem, Arthralgie, Muskelsteifheit, peripheres Ödem.

<u>Primäre Hyperhidrosis axillaris:</u> *Sehr häufig:* Schmerzen an Injektionsstelle; *häufig:* Kopfschmerzen, Schmerzen in den Extremitäten, Parästhesie, Schweißbildung außerhalb der Achselhöhlen, anormaler Hautgeruch, Pruritus, subkutaner Knoten, Alopezie, Schmerzen, Hitzewallungen, Asthenie, Ödem/Blutung/Überempfindlichkeit/Reizung/Reaktionen an der Injektionsstelle; *gelegentlich:* Muskelschwäche, Myalgie, Arthropathie, Übelkeit.

<u>Überaktive Blase:</u> *Sehr häufig:* Harnwegsinfektion, Dysurie; *häufig:* Bakteriurie, Harnretention, erhöhte Restharnmenge, Pollakisurie, Leukozyturie.

<u>Harninkontinenz bei neurogener Detrusorhyperaktivität:</u> *Sehr häufig:* Harnwegsinfektion, Bakteriurie, erhöhte Restharnmenge, Harnretention; *häufig:* Insomnie, Obstipation, Muskelschwäche, Muskelkrämpfe, Hämaturie, Dysurie, Blasendivertikel, Erschöpfung, Störung d. Gangbildes, autonome Dysreflexie, Sturz.

<u>Chronische Migräne:</u> *Häufig:* Kopfschmerzen, Migräne, Fazialparese, Oberlidptosis, Pruritus, Exanthem, Nackenschmerzen, Myalgie, Schmerzen am Bewegungsapparat, Steifheit der Skelettmuskulatur, Muskelkrämpfe, -anspannung und -schwäche, Schmerzen an Injektionsstelle; *gelegentlich:* Haut- und Kieferschmerzen, Dysphagie.

<u>Nebenwirkung seit Markteinführung unabhängig von Indikationen:</u> Anaphylaxie, Angioödem, Serumkrankheit, Urtikaria, Anorexie, Erkrankungen des Plexus brachialis, Dysphonie, Dysarthrie, Fazialparese, Hypästhesie, Muskelschwäche, Myasthenia gravis, periphere Neuropathie, Parästhesie, Radikulopathie, epileptische Anfälle, Synkope, Fazialparalyse, Engwinkelglaukom (nach Behandlung von Blepharospasmus), Strabismus, verschwommenes Sehen, Sehstörungen, Hypoakusis, Tinnitus, Schwindel, Arrhythmie, Herzinfarkt, Aspirationspneumonie (zum Teil mit tödlichem Ausgang), Dyspnoe, Atemdepression, Atemversagen, Bauchschmerzen, Durchfall, Verstopfung, Mundtrockenheit, Dysphagie, Übelkeit, Erbrechen, Alopezie, psoriasisartige Dermatitis, Erythema multiforme, Hyperhidrosis, Madarosis, Pruritus, Exanthem, Muskelatrophie, Myalgie, Denervierungsatrophie, Unwohlsein, Fieber.

Hinweis: BOTOX® darf nur von Ärzten mit geeigneter Qualifikation und Fachkenntnis in der Behandlung und der Anwendung der erforderlichen Ausstattung angewendet werden. Diagnose chronischer Migräne und Verabreichung ausschließlich durch bzw. unter Aufsicht von Neurologen, die sich auf die Behandlung chronischer Migräne spezialisiert haben.

Verschreibungspflichtig
Stand: Januar 2017

Weitere Hinweise enthalten die Fach- bzw. die Gebrauchsinformationen, deren aufmerksame Durchsicht wir empfehlen.
Pharmazeutischer Unternehmer: Allergan Pharmaceuticals Ireland, Castlebar Road, Westport, County Mayo, Irland

Pflichttext / Basisinformation DYSPORT® (Stand: Dezember 2016)

Dysport® 300 Einheiten / 500 Einheiten
Wirkstoff: Clostridium botulinum Toxin Typ A
Zusammensetzung: Eine Durchstechflasche enthält 300 Einheiten bzw. 500 Einheiten Clostridium botulinum Toxin Typ A. Sonstige Bestandteile: Humanalbumin und Lactose-Monohydrat.
Anwendungsgebiete: Zur symptomatischen Alternativbehandlung von idiopathischem Blepharospasmus, hemifazialem Spasmus und koexistierenden fokalen Dystonien. Zur symptomatischen Behandlung einer zervikalen Dystonie (Torticollis spasmodicus) mit Beginn im Erwachsenenalter. Zur symptomatischen Behandlung einer fokalen Spastik der oberen Extremitäten bei Erwachsenen. Zur symptomatischen Behandlung einer fokalen Spastik des Fußgelenkes bei erwachsenen Patienten nach Schlaganfall oder Schädel-Hirn-Trauma. Zur symptomatischen Behandlung einer fokalen Spastik mit dynamischer Spitzfußstellung der unteren Extremitäten bei gehfähigen Patienten mit infantiler Zerebralparese ab 2 Jahren.
Gegenanzeigen: Nachgewiesene Überempfindlichkeit gegen Clostridium botulinum Toxin Typ A oder einen der sonstigen Bestandteile. Infektionen an der Injektionsstelle.
Nebenwirkungen: NW können aufgrund einer zu tief oder falsch platzierten Injektion von Dysport®, die zu einer vorübergehenden Paralyse nahe liegender Muskelgruppen führen kann, auftreten.
Alle Indikationen: *Häufig:* Asthenie, Ermüung, grippeähnliche Erkrankung, Schmerzen/blauer Fleck an der Injektionsstelle. *Gelegentlich:* Pruritus. *Selten:* Neuralgische Schulteramyotrophie, Ausschlag.
Blepharospasmus, hemifazialer Spasmus und koexistierende fokale Dystonien: *Sehr häufig:* Ptose. *Häufig:* Gesichtsparese, Doppeltsehen, trockenes Auge, Tränensekretion verstärkt, Augenlidödem. *Gelegentlich:* Lähmung des siebten Hirnnerven. *Selten:* Ophthalmoplegie, Entropium.
Zervikale Dystonie (Torticollis spasmodicus): *Sehr häufig:* Dysphagie (dosisabhängig nach Injektion in den M. sternocleidomastoideus, weiche Nahrung kann erforderlich sein, bis die Symptome abklingen), Mundtrockenheit, Muskelschwäche. *Häufig:* Kopfschmerz, Schwindelgefühl, Gesichtsparese, Sehen verschwommen, Sehschärfe vermindert, Dysphonie, Dyspnoe, Nackenschmerzen, Schmerzen des Muskel- und Skelettsystems, Myalgie, Schmerz in einer Extremität, muskuloskelettale Steifigkeit. *Gelegentlich:* Doppeltsehen, Ptose, Übelkeit, Muskelatrophie, Kiefererkrankung. *Selten:* Aspiration.
Fokale Spastik der oberen Extremitäten bei Erwachsenen: *Häufig:* Muskelschwäche, Schmerzen des Muskel- und Skelettsystems, Reaktionen an der Injektionsstelle (z. B. Schmerzen, Erytheme, Schwellung usw.), Asthenie, Ermüdung, grippeähnliche Erkrankung. *Gelegentlich:* Dysphagie, Schmerz in einer Extremität.
Fokale Spastik der unteren Extremitäten bei Erwachsenen: *Häufig:* Dysphagie, Muskelschwäche, Myalgie, Asthenie, Ermüdung, grippeähnliche Erkrankung, Reaktion an der Injektionsstelle (Schmerz, blauer Fleck, Ausschlag, Pruritus), Sturz.
Fokale Spastik mit dynamischer Spitzfußstellung der unteren Extremitäten bei gehfähigen Patienten mit infantiler Zerebralparese ab 2 Jahren: *Häufig:* Myalgie, Muskelschwäche, Harninkontinenz, grippeähnliche Erkrankung, Reaktion an der Injektionsstelle (z. B. Schmerz, Erythem, Schwellung usw.), Gangstörung, Ermüdung, Sturz. *Gelegentlich:* Asthenie.
Erfahrungen zur Sicherheit nach Markteinführung: Das Nebenwirkungsprofil, das seit der Markteinführung übermittelt wurde, spiegelt die Pharmakologie des Produkts wider und entspricht dem während klinischer Studien beobachteten. Vereinzelt wurde über Überempfindlichkeitsreaktionen (einschließlich Urtikaria, Angioödem, Pharyngealödem, Atemprobleme) berichtet. Über Nebenwirkungen, für die eine sich von der Injektionsstelle ausbreitende Toxinwirkung verantwortlich gemacht wird (übermäßige Schwächung der Muskulatur, Dysphagie, Aspirationspneumonie, die tödlich sein können), wurde sehr selten berichtet.

Verschreibungspflichtig
Stand: Dezember 2016

Weitere Hinweise enthalten die Fach- bzw. die Gebrauchsinformationen, deren aufmerksame Durchsicht wir empfehlen.
Pharmazeutischer Unternehmer: Ipsen Pharma GmbH, 76275 Ettlingen

Pflichttext / Basisinformation BOCOUTURE® (Stand: März 2018)

BOCOUTURE® 50 oder 100 Einheiten Pulver zur Herstellung einer Injektionslösung.
Wirkstoff: Botulinum-Toxin Typ A zur Injektion (Ph.Eur.) (150 kD), frei von Komplexproteinen, gereinigt aus Clostridium-botulinum-Kulturen (Hall Stamm). Verschreibungspflichtig!

Zusammensetzung: Eine Durchstechflasche enthält: 50 oder 100 Einheiten Botulinum-Toxin Typ A zur Injektion (Ph.Eur.) (150 kD), frei von Komplexproteinen, Albumin vom Menschen, Sucrose. Aufgrund der unterschiedlichen Testmethoden zur Bestimmung der biologischen Wirkstärke sind die Dosierungseinheiten nicht auf andere Botulinumtoxin Typ A-Präparate übertragbar.
Anwendungsgebiete: Zur vorübergehenden Verbesserung des Aussehens von Falten der oberen Gesichtshälfte

- *mittelstarke bis starke vertikale Falten zwischen den Augenbrauen, sichtbar bei maximalem Stirnrunzeln (Glabellafalten) und/oder*
- *mittelstarke bis starke seitliche Kanthalfalten, sichtbar bei maximalem Lächeln (Krähenfüße) und/oder*
- *mittelstarke bis starke horizontale Stirnfalten, sichtbar bei maximaler Kontraktion*

bei Erwachsenen im Alter unter 65 J., wenn das Ausmaß dieser Falten eine erhebliche psychologische Belastung für den Patienten darstellt.
Gegenanzeigen: Überempfindlichkeit gegen den Wirkstoff oder einen der sonstigen Bestandteile, generalisierte Störungen der Muskeltätigkeit (z.B. Myasthenia gravis, Lambert-Eaton-Syndrom), Infektion oder Entzündung an der vorgesehenen Injektionsstelle.
BOCOUTURE® nicht anwenden während der Schwangerschaft, es sei denn, dies ist eindeutig erforderlich. Nicht anwenden in der Stillzeit.
Nebenwirkungen: Gewöhnlich treten Nebenwirkungen innerhalb der ersten Woche nach der Injektion auf und sind vorübergehend. Sie können mit dem Wirkstoff, dem Injektionsverfahren oder mit beidem zusammenhängen. Anwendungsabhängig: Lokale Schmerzen, Entzündung, Parästhesie, Hypoästhesie, Druckempfindlichkeit, Schwellung/Ödem, Erythem, Juckreiz, lokale Infektion, Bluterguss, Blutung und/oder blaue Flecken. Durch den Injektionsprozess bedingt: Schmerz und/oder Angst können zu vasovagalen Reaktionen führen, wie z.B. vorübergeh. symptomat. Hypotension, Übelkeit, Ohrensausen und Synkopen. Nebenwirkungen der Substanzklasse Botulinumtoxin Typ A: lokale Muskelschwäche, Blepharoptosis, evtl. bedingt durch die Inj.technik, hängt mit der pharmakolog. Wirkung zusammen. Toxinausbreitung: Sehr selten wurden bei der Behandlung anderer Indikationen Nebenwirkungen im Zusammenhang mit der Ausbreitung des Toxins an vom Injektionsort entfernten Stellen berichtet (übermäß. Muskelschwäche, Dysphagie und Aspirationspneumonie mit in Einzelfällen tödlichem Ausgang). Diese können auch bei BOCOUTURE® nicht vollständig ausgeschlossen werden.
Überempfindlichkeitsreaktionen: Selten Berichte über schwerw. Überempf.reaktionen und/oder solche vom Soforttyp wie Anaphylaxie, Serumkrankheit, Urtikaria, Weichteilödem und Dyspnoe, z.T. nach alleiniger Anw. herkömmlicher Botulinumtoxin Typ A-Komplex-Präp. oder in Kombination mit and. für die Auslösung solcher Reakt. bekannten Wirkst.
Folgende Nebenw. wurden aus klin. Erfahrung mit BOCOUTURE® berichtet: *Sehr häufig:* (≥ 1/10), *häufig:* (≥1/100 bis <1/10), *gelegentlich:* (≥1/1.000 bis <1/100).
Vertikale Falten zwischen den Augenbrauen, sichtb. bei maximalem Stirnrunzeln (Glabellafalten): *Häufig:* Kopfschmerzen, Muskelfunktionsstörungen (Hebung d. Augenbraue); *gelegentlich:* Bronchitis, Nasopharyngitis, grippeähnliche Symptome, Schlafstörungen, Lidödem, Ptosis des Augenlids, verschwommenes Sehen, Pruritus, Knotengefühl in d. Haut, Ptosis d. Augenbraue, Muskelzuckungen, Muskelkrämpfe, Gesichtsasymmetrie (Brauenasymmetrie), Hämatom, Druckempfindlichkeit, Müdigkeit, Beschwerden (schwere Augenlider, -brauen), an der Inj. stelle: Hämatom, Schmerzen.
Seitliche Kanthalfalten, sichtb. bei maximalem Lächeln (Krähenfüße): *Häufig:* Lidödem, trockenes Auge, Bluterguss an der Inj.stelle.
Falten der oberen Gesichtshälfte: *Sehr häufig:* Kopfschmerzen; *häufig:* Hypoästhesie, Beschwerden (Schweregefühl im Stirnbereich), Augenlidptosis, trockenes Auge, Gesichtsasymmetrie, Übelkeit an der Inj.stelle, Bluterguss, Schmerzen, Erythem; *gelegentlich:* Ptosis der Augenbraue.
Erfahrungen nach der Markteinführung: Grippeähnliche Symptome und Überempfindlichkeitsreaktionen wie Schwellungen, Ödeme (auch entfernt von der Injektionsstelle), Erytheme, Pruritus, Hautausschlag (lokal oder generalisiert) und Atemnot wurden berichtet.

Verschreibungspflichtig
Stand: März 2018

Weitere Hinweise enthalten die Fach- bzw. die Gebrauchsinformationen, deren aufmerksame Durchsicht wir empfehlen.
Pharmazeutischer Unternehmer: Merz Pharmaceuticals GmbH, 60048 Frankfurt/Main

Pflichttext / Basisinformation AZZALURE® (Stand: Dezember 2016)

Azzalure® 10 Speywood-Einheiten/0,05ml Pulver zur Herstellung einer Injektionslösung.
Wirkstoff: Clostridium botulinum Toxin Typ A.
Zusammensetzung: Clostridium botulinum Toxin Typ A 10 Speywood-Einheiten/0,05ml rekonstituierte Lösung.
Durchstechflasche mit 125 Speywood Einheiten.
Sonstige Bestandteile: Albumin vom Menschen 20% (200 g/l), Lactose-Monohydrat.
Anwendungsgebiete: Azzalure® wird angewendet zur vorübergehenden Verbesserung des Erscheinungsbildes von mittelstarken bis starken

- *Glabellafalten (vertikale Falten zwischen den Augenbrauen) bei maximalen Stirnrunzeln und/oder*
- *lateralen Augenfalten (Krähenfüße) bei maximalem Lächeln*

bei erwachsenen Patienten unter 65 Jahren, wenn das Ausmaß dieser Falten eine erhebliche psychische Belastung für den Patienten darstellt.
Gegenanzeigen: Überempfindlichkeit gegen den Wirkstoff oder einen der sonstigen Bestandteile. Infektionen an den vorgesehenen Injektionsstellen. Myasthenia gravis, Eaton-Lambert-Syndrom oder amyotrophe Lateralsklerose.
Nebenwirkungen: Für Glabellafalten: *Sehr häufig (≥1/10):* Kopfschmerz, Reaktionen an der Injektionsstelle (z.B. Erythem, Ödem, Reizung, Ausschlag, Pruritus, Parästhesie, Schmerz, Unbehagen, Stechgefühl und Hämatom). *Häufig (≥1/100, <1/10):* Temporäre Gesichtsparese (aufgrund temporärer Parese der Gesichtsmuskeln proximal zu den Injektionsstellen, überwiegend wird Lidheberparese beschrieben), Asthenopie,

Augenlidptosis, Augenlidödem, Tränensekretion verstärkt, trockenes Auge, Muskelzucken (Zucken der Muskeln in der Umgebung der Augen). *Gelegentlich (≥1/1.000, <1/100):* Überempfindlichkeit, Schwindelgefühl, Sehverschlechterung, Sehen verschwommen, Doppeltsehen, Störung der Augenmotorik, Pruritus, Ausschlag. *Selten (≥1/10.000, <1/1.000):* Urtikaria. Für laterale Augenfalten: *Häufig (≥1/100, <1/10):* Kopfschmerz, temporäre Gesichtsparese (temporäre Parese der Gesichtsmuskeln proximal zu den Injektionsstellen), Augenlidödem, Augenlidptosis, Reaktionen an der Injektionsstelle (z.B. Hämatom, Pruritus und Ödem). Über Nebenwirkungen, für die eine sich von der Injektionsstelle ausbreitende Toxinwirkung verantwortlich gemacht wird (übermäßige Schwächung der Muskulatur, Dysphagie, Aspirationspneumonie, in einigen Fällen mit tödlichem Ausgang), wurde nach Anwendung mit Botulinumtoxin sehr selten berichtet.

Verschreibungspflichtig
Stand: Dezember 2016

Weitere Hinweise enthalten die Fach- bzw. die Gebrauchsinformationen, deren aufmerksame Durchsicht wir empfehlen.
Pharmazeutischer Unternehmer: Ipsen Biopharm Limited, Ash Road, Wrexham Industrial Estate, Wrexham, LL13 9UF, Vereinigtes Königreich

Pflichttext / Basisinformation VISTABEL® (Stand: März 2015)

VISTABEL® 4 Allergan-Einheiten/0,1 ml, Pulver zur Herstellung einer Injektionslösung.
Wirkstoff: Clostridium botulinum Toxin Typ A.
Zusammensetzung: Eine Durchstechflasche enthält: Clostridium botulinum Toxin Typ A, 50 Allergan-Einheiten / Durchstechflasche. Botulinumtoxin-Einheiten sind für jedes Arzneimittel spezifisch, daher sind die Dosierungen von Botulinumtoxin zwischen den verschiedenen Präparaten nicht übertragbar. Sonstige Bestandteile (Hilfsstoffe): Albumin vom Menschen, Natriumchlorid. Lagerungshinweis: Im Kühlschrank lagern (2°C–8°C).
Anwendungsgebiete: VISTABEL® ist indiziert für die vorübergehende Verbesserung des Aussehens, wenn die Ausprägung der folgenden Gesichtsfalten eine erhebliche psychologische Belastung für erwachsene Patienten darstellt: moderate bis starke vertikale Falten zwischen den Augenbrauen beim Stirnrunzeln (Glabellafalten), moderate bis starke seitliche Kanthalfalten (Krähenfüße), kombinierte Behandlung von moderaten bis starken Krähenfüßen- und Glabellafalten.
Gegenanzeigen: VISTABEL® darf nicht angewendet werden bei Personen, bei denen eine Überempfindlichkeit gegenüber Botulinumtoxin Typ A oder einem der sonstigen Bestandteile bekannt ist, bei Myasthenia gravis oder Lambert-Eaton-Syndrom, bei Infektionen an den vorgesehenen Injektionsstellen.
Nebenwirkungen: a) Allgemein: In klinischen Studien bei Glabellafalten bei 23,5 % (Placebo: 19,2%), bei Krähenfüßen 7,6 %, bei Krähenfüßen und Glabellafalte gleichzeitig 6,2 % (Placebo: 4,5 %). Lokale Muskelschwäche stellt eine erwartete pharmakologische Wirkung von Botulinumtoxin dar. Dennoch wurde über Muskelschwäche angrenzender und/oder von der Injektionsstelle entfernter Muskeln berichtet. Blepharoptosis hängt mit der pharmakologischen Wirkung von VISTABEL® zusammen und kann durch die Injektionstechnik bedingt sein. Wie bei jeder Injektion, können im Zusammenhang mit der Injektion Schmerzen, Brennen, Stechen, Ödeme und/oder Blutergüsse auftreten. Außerdem wurden nach einer Injektion von Botulinumtoxin auch Fieber und grippeartige Symptome berichtet. b) Nebenwirkungen: *Häufig:* Kopfschmerz, Parästhesie, Augenlidptosis, Augenlid-Ödem, Gesichtsschmerzen, Erytheme, Spannungsgefühl der Haut, lokalisierte Muskelschwäche, Blutungen/Hämatom/Ödeme/Irritationen/Schmerzen an der Injektionsstelle, Ekchymose, Übelkeit. *Gelegentlich:* Schwindel, Muskelzuckungen, Blepharitis, Augenschmerzen, Grippesymptome, Ödeme (Gesicht, Augenlid, periorbital), Asthenie, Fieber, Parästhesie/Schmerzen/Blutungen an der Injektionsstelle, Lichtempfindlichkeit, Juckreiz, trockene Haut, Sehstörungen (einschl. unscharfes Sehen), Angst, trockener Mund, Infektion. c) Zusätzliche Informationen: *Nebenwirkungen nach Markteinführung:* Hypoakusis, Tinnitus, Schwindel, Engwinkelglaukom (wegen Behandlung von Blepharospasmus), Lagophthalmus, Strabismus, unscharfes Sehen, Sehstörungen, Bauchschmerzen, Durchfall, trockener Mund, Dysphagie, Übelkeit, Erbrechen, Denervierung/Muskelatrophie, Unwohlsein, Fieber, Anaphylaxie, Angioödeme, Serumkrankheit, Urtikaria, Anorexie, Muskelatrophie, Myalgie, Brachial-Plexopathie, Dysphonie, Dysarthrie, Gesichtsparese, Hypoästhesie, Muskelschwäche, Myasthenia gravis, periphere Neuropathie, Parästhesie, Radikulopathie, Synkope, Gesichtslähmung, Aspirationspneumonie, Dyspnoe, Bronchospasmen, Atemdepression, respiratorische Insuffizienz, Alopezie, psoriasisartige Dermatitis, Erythema multiforme, Hyperhidrose, Madarosis, Juckreiz und Exanthem. Nebenwirkungen, die möglicherweise mit der Ausbreitung des Toxins an vom Applikationsort entfernten Stellen in Zusammenhang stehen, wurden mit Botulinumtoxin sehr selten berichtet (z. B. Muskelschwäche, Dysphagie, oder Aspirationspneumonie, die tödlich verlaufen kann).
Hinweis: VISTABEL® darf nur von Ärzten mit geeigneter Qualifikation verabreicht werden, die die entsprechende Erfahrung mit dieser Behandlung haben und über die erforderliche Ausstattung verfügen. VISTABEL® darf nur für eine Behandlung pro Patient verwendet werden. Besondere Vorsichtsmaßnahmen sollten für die Vorbereitung und Verabreichung sowie für die Inaktivierung und Entsorgung der nicht verwendeten Lösung getroffen werden (siehe Packungsbeilage).

Verschreibungspflichtig
Stand: März 2015

Weitere Hinweise enthalten die Fach- bzw. die Gebrauchsinformationen, deren aufmerksame Durchsicht wir empfehlen.
Pharmazeutischer Unternehmer: Allergan Pharmaceuticals Ireland, Castlebar Road, Westport, County Mayo, Irland

Hauptmuskeln für die einzelnen Bewegungsmöglichkeiten – Gelenke der oberen und unteren Extremität

Obere Extremität

Zervikale Dystonie*

Laterocollis

M. levator scapulae 214
M. semispinalis cervicis 202
M. scalenus medius 198
M. longissimus cervicis
→ *ipsilateral*

Torticollis

M. semispinalis cervicis 202
M. levator scapulae 214
M. splenius cervicis 206
M. longissimus cervicis
→ *ipsilateral*

Anterocollis

M. scalenus medius 198
M. levator scapulae 214
M. longus colli 210
→ *bilateral*

Retrocollis

M. semispinalis cervicis 202
→ *bilateral*

Laterocaput

M. sternocleidomastoideus 196
M. trapezius, Pars descendens 12
→ *ipsilateral*

M. splenius capitis 204
M. semispinalis capitis 200
M. longissimus capitis 208
M. levator scapulae 214
→ *ipsilateral*

Torticaput

M. trapezius, Pars descendens 12
M. sternocleidomastoideus 196
M. semispinalis capitis, Pars medialis 200
→ *kontralateral*

M. obliquus capitis inferior 212
M. longissimus capitis 208
M. splenius capitis 204
→ *ipsilateral*

Antecaput

M. longus capitis 210
M. levator scapulae 214
M. sternocleidomastoideus 196
→ *bilateral*

Retrocaput

M. obliquus capitis inferior 212
M. semispinalis capitis 200
M. trapezius, Pars descendens 12
M. splenius capitis 204
→ *bilateral*

**nach: Jost WH, Tatu L. Selection of muscles for botulinum toxin injections in cervical dystonia. Mov Disord Clin Pract 2015; 2: 224–226. Muskeln von geringer Relevanz sind kursiviert.*

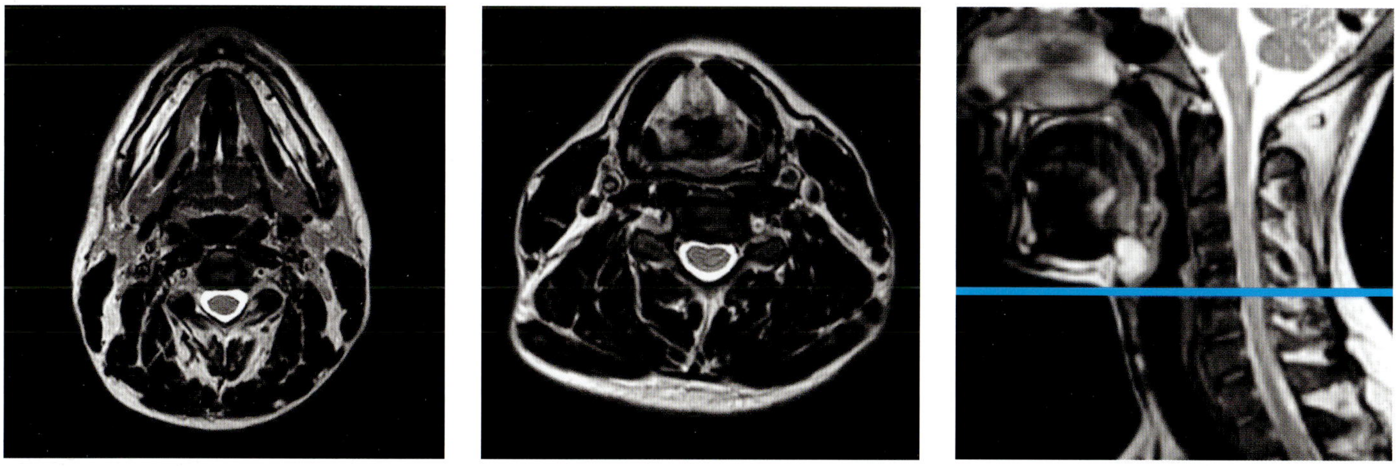

Die beiden wichtigsten Ebenen bei der Injektion von Botulinumtoxin zur Behandlung der zervikalen Dystonie sind C2 und C5: Links MRT in Höhe C2 (axial), mittig in Höhe C5 (axial) und rechts in der Sagittalebene.

Schultergelenk

Flexion/Anteversion

M. pectoralis major, Pars sternocostalis 20
M. deltoideus, Pars clavicularis 26
M. biceps brachaii, Caput longum 38
M. coracobrachialis

Extension/Retroversion

M. latissimus dorsi 34
M. triceps brachii, Caput longum 44
M. teres major 36
M. deltoideus, Pars spinalis 26

Abduktion
M. deltoideus, Pars acromialis 26
M. biceps brachii, Caput longum 38
M. deltoideus, Pars clavicularis 26

Adduktion
M. pectoralis major 20
M. latissimus dorsi 34
M. teres major 36
M. coracobrachialis

Innenrotation
M. subscapularis 24
M. pectoralis major, Pars clavicularis 20
M. deltoideus, Pars clavicularis 26
M. latissimus dorsi 34
M. teres major 36

Außenrotation
M. infraspinatus 30
M. teres minor 32
M. deltoideus, Pars spinalis 26

Ellbogengelenk

Flexion
M. brachialis 40
M. biceps brachii 38
M. brachioradialis 42
M. pronator teres 48

Extension
M. triceps brachii 44

Unterarm

Supination
M. supinator 46
M. biceps brachii 38
M. brachioradialis 42

Pronation
M. pronator quadratus 50
M. pronator teres 48
M. brachioradialis 42
M. flexor carpi radialis 56

Handgelenk

Extension
M. extensor digitorum 62
M. extensor carpi radialis longus 52
M. extensor carpi radialis brevis 52
M. extensor carpi ulnaris 54
M. extensor indicis 64

Flexion
M. flexor digitorum superficialis 74
M. flexor digitorum profundus 76
M. flexor carpi ulnaris 60
M. flexor carpi radialis 56
M. flexor pollicis longus 80

Ulnarabduktion
M. flexor carpi ulnaris 60
M. extensor carpi ulnaris 54
M. flexor digitorum profundus 76

Radialabduktion
M. flexor carpi radialis 56
M. extensor carpi radialis longus 52
M. extensor carpi radialis brevis 52
M. flexor pollicis longus 80
M. abductor pollicis longus 82

Mittelhand- und Fingergelenke

Flexion
M. flexor digitorum superficialis 74
M. flexor digitorum profundus 76
Mm. interossei palmares 90
Mm. interossei dorsales manus 88
M. flexor pollicis brevis 94
M. abductor digiti minimi manus 86
M. flexor digiti minimi brevis manus 78

Extension
M. extensor digitorum 62
M. extensor indicis 64
M. extensor digiti minimi 66

Fingergelenke

Flexion
M. flexor digitorum profundus 76
M. flexor digitorum superficialis 74

Extension
M. extensor digitorum 62
M. extensor indicis 64
M. extensor digiti minimi 66
Mm. lumbricales manus 72
Mm. interossei dorsales manus 88
Mm. interossei palmares 90
M. extensor pollicis longus 70

Daumensattelgelenk

Flexion
M. flexor pollicis longus 80
M. flexor pollicis brevis 94
M. adductor pollicis 92

Extension
M. extensor pollicis longus 70
M. extensor pollicis brevis 68
M. abductor pollicis brevis 84

Abduktion
M. abductor pollicis brevis 84
M. abductor pollicis longus 82
M. extensor pollicis brevis 68
M. interosseus dorsalis manus 88
M. adductor pollicis 92

Opposition
M. opponens pollicis 96
M. flexor pollicis longus 80
M. flexor pollicis brevis 94
M. adductor pollicis 92

Flexion
M. flexor pollicis longus 80
M. flexor pollicis brevis 94
M. adductor pollicis 92

Extension
M. extensor pollicis longus 70
M. extensor pollicis brevis 68
M. abductor pollicis longus 82

Untere Extremität

Hüftgelenk

Flexion
M. iliopsoas 108
M. rectus femoris 128
M. tensor fasciae latae 116
M. gluteus medius 112
M. sartorius 110

Extension
M. gluteus maximus 104
M. semimembranosus 138
M. semitendinosus 140
M. biceps femoris, Caput longum 136
M. gluteus medius 112

Abduktion
M. gluteus medius 112
M. gluteus minimus 114
M. piriformis 106
M. tensor fasciae latae 116
M. gluteus maximus 104

Adduktion
M. adductor longus 120
M. adductor brevis 122
M. adductor magnus 126
M. pectineus 118
M. gracilis 124

Innenrotation
M. gluteus medius 112
M. gluteus minimus 114
M. tensor fasciae latae 116

Außenrotation
M. gluteus maximus 104
M. gluteus medius 112
M. quadratus femoris
M. piriformis 106
Mm. obturatorii und gemelli
M. biceps femoris, Caput longum 136

Kniegelenk

Flexion
M. biceps femoris 136
M. semitendinosus 140
M. semimembranosus 138
M. sartorius 110
M. gracilis 124
M. gastrocnemius 142

Extension
M. quadriceps femoris 128
M. gluteus maximus 104

Innenrotation
M. semimembranosus 138
M. semitendinosus 140
M. sartorius 110
M. popliteus
M. gracilis 124

Außenrotation
M. biceps femoris 136
M. gluteus maximus 104
M. tensor fasciae latae 116
M. vastus lateralis 134

Oberes Sprunggelenk

Extension
M. extensor digitorum longus 156
M. extensor hallucis longus 154
M. peroneus tertius
M. tibialis anterior 148

Flexion
M. gastrocnemius 142
M. soleus 144
M. flexor hallucis longus 160
M. peroneus longus 150

M. peroneus brevis
M. flexor digitorum longus 164

Unteres Sprunggelenk

Supination
M. gastrocnemius 142
M. soleus 144
M. tibialis posterior 146
M. flexor digitorum longus 164
M. flexor hallucis longus 160
M. tibialis anterior 148

Pronation
M. peroneus longus 150
M. peroneus brevis
M. peroneus tertius
M. extensor digitorum longus 156

Zehengelenke

Flexion
M. flexor digitorum longus 164
M. flexor digitorum brevis 162
Mm. interossei dorsales pedis 170
Mm. interossei plantares 178
Mm. lumbricales pedis 180

Extension
M. extensor digitorum longus 156
M. extensor digitorum brevis 152

Großzehengelenke

Flexion
M. flexor hallucis longus 160
M. flexor hallucis brevis 158
M. abductor hallucis 172

Extension
M. extensor hallucis longus 154
M. extensor hallucis brevis 152

Literatur

Aldo O, Perotto MD, Delagi EF, et al. (2011): Anatomical Guide for the Electromyographer: The Limbs and Trunk. 5th Edition, Charles C. Thomas Publisher, Springfield

Aurora SK, Dodick DW, Turkel CC, et al. (2010): Onabotulinum toxin A for treatment of chronic migraine: results from the double-blind, randomized, placebo-controlled phase of the PREEMPT 1 trial. Cephalalgia 30: 793–803

Benninger MS, Gardner G, Grywalski C (2001): Outcomes of botulinum toxin treatment for patients with spasmodic dysphonia. Arch Otolaryngol Head Neck Surg 127: 1083–1085

Benninghoff A (1994): Anatomie – Makroskopische Anatomie, Embryologie und Histologie des Menschen. Band 1, Urban & Fischer, München

Burbaud P, Wiart L, Dubos JL, et al. (1996): A randomised, double-blind, placebo-controlled trial of botulinum toxin in the treatment of spastic foot in hemiparetic patients. J Neurol Neurosurg Psychiatry 61: 256–269

Clarijs JP, et al.: Compendium topografische en kinesiologische Ontleekunde. Vrije Universiteit Brussel (unveröffentlicht)

Cody J (1991): Visualizing muscles – A new ecorche approach to surface anatomy, University press of Kansas, Lawrence, KS

Cole R, Hallett M, Cohen LG (1995): Double-blind trial of botulinum toxin for treatment of focal hand dystonia. Mov Disord 10: 466–471

Comella CL, Shannon KM, Jaglin J (1998): Extensor truncal dystonia: successful treatment with botulinum toxin injections. Mov Disord 13: 552–555

Deutsche Gesellschaft für Neurologie (2012). Leitlinie „Spastisches Syndrom". http://www.dgn.org

Deutsche Gesellschaft für Neurologie (2012): Leitlinie „Dystonie". http://www.dgn.org

Drake L (2011): Terminologia Anatomica. Thieme, Stuttgart

Field D (2001): Anatomy, Palpation and Surface Markings: Palpation and Surface Markings. 3rd Edition, Butterworth-Heinemann, Oxford

Geiringer SR (2001): Elektromyographie – Atlas zur präzisen Muskellokalisation. 2. Auflage, Urban & Fischer, München

Genet F, Schnitzler A, Droz-Bartholet F, et al. (2017): Successive motor nerve blocks to identify the muscles causing a spasticity pattern: example of the arm flexion pattern. J Anat 230: 106–116

Gracies JM, Brashear A, Jech R, et al. (2015): Safety and efficacy of abobotulinumtoxinA for hemiparesis in adults with upper limb spasticity after stroke or traumatic brain injury: a double-blind randomised controlled trial. Lancet Neurol 14: 992–1001

Gracies JM, Esquenazi A, Brashear A, et al. (2017) Efficacy and safety of abobotulinumtoxinA in spastic lower limb: Randomized trial and extension. Neurology 89: 2245–2253

Hefter H, Jost WH, Reissig A, et al. (2012): Classification of posture in poststroke upper limb spasticity: a potential decision tool for botulinum toxin A treatment? Int J Rehabil Res 35: 227–233

Hyman N, Barnes M, Bhaka B, et al. (2000): Botulinum toxin (Dysport®) treatment of hip adductor spasticity in multiple sclerosis; a prospective, randomised, double-blind, placebo-controlled, dose ranging study. J Neurol Neurosurg Psychiat 68: 707–712

Jost WH, Hefter H, Reißig A, Kollewe K, Wissel J (2013): Efficacy and safety of botulinum toxin A (Dysport®) for the treatment of post-stroke arm spasticity – Results of the German-Austrian open-label post-marketing surveillance prospective study. J Neurol Sci 2014; 337: 86–90

Jost WH, Kohl A (2001): Botulinum toxin: evidence-based medicine criteria in rare indications. J Neurol 248 (Suppl 1): 39–44

Jost WH, Naumann M (2004): Botulinum toxin in neuro-urological disorders. Mov Disord 19: 142–145

Jost WH, Tatu L (2015): Selection of muscles for botulinum toxin injections in cervical dystonia. Mov Disord Clin Pract 2015; 2: 224–226

Jost WH (2016): The option of sonographic guidance in botulinum toxin injection for drooling in Parkinson's disease. J Neural Transm 123: 51–55

Jost WH, Laskawi R, Palmowski-Wolfe A, Urban PP (2017): Therapie des Spasmus hemifacialis mit Botulinumtoxin. Fortschr Neurol Psych 85: 194–198

Leonhardt H, Tillmann B, Töndury G, Zilles K (1998): Rauber/Kopsch, Anatomie des Menschen, in 4 Bänden. Thieme, Stuttgart

Moore AP (2002): Botulinum toxin A (BoNT-A) for spasticity in adults. What is the evidence? Eur J Neurol 9 (Suppl 1): 42–47; 53–61

Naumann M, Lowe NJ (2001): Botulinum toxin type A in the treatment of bilateral primary axillary hyperhidrosis: randomised, parallel group, double-blind, placebo-controlled trial. BMJ 323: 596–599

Naumann M, Jost WH, Toyka KV (1999): Botulinum toxin in the treatment of neurological disorders of the autonomic nervous system. Arch Neurol 56: 914–916

Olthoff A, Grosheva M, Reichel G, Volk GF, Laskawi R (2017): Die Behandlung der laryngealen Dystonie mit Botulinumtoxin. Fortschr Neurol Psychiatr 85: 450–462

Pal PK, Calne DB, Calne S, et al. (2000): Botulinum toxin A as treatment for drooling saliva in PD. Neurology 54: 244–247

Palastanga N, Field D, Soames R (2011): Anatomy and Human Movement. 6th Edition, Butterworth-Heinemann, Oxford

Palmar Saadia D, Voustianiouk A, Wang AK, et al. (2001): Botulinum toxin type A in primary palmar hyperhidrosis: randomized, single-blind, two-dose study. Neurology 57: 2095–2099

Pavesi G, Brianti R, Medici D, et al. (1998): Botulinum toxin type A in the treatment of upper limb spasticity among patients with traumatic brain injury. J Neurol Neurosurg Psychiatry 64: 419–420

Platzer W (2013): Taschenatlas Anatomie. Band 1: Bewegungsapparat. 11. Auflage, Thieme, Stuttgart

Reichel G (2011): Cervical dystonia: A new phenomenological classification for botulinum toxin therapy. Basal Ganglia 1: 5–12

Rössler H, Rüther W (2005): Orthopädie und Unfallchirurgie. 19. Auflage, Urban & Fischer, München

Schünke M, Schulte E, Schumacher U, et al. (2014): Prometheus Lern-Atlas der Anatomie – Allgemeine Anatomie und Bewegungssystem. 4. Auflage, Thieme, Stuttgart

Schramm A, Bäumer T, Fietzek U, et al (2015): Relevance of sonography for botulinum toxin treatment of cervical dystonia – an expert recommendation. J Neural Transm 122: 1457–1463

Schünke M, Schulte E, Schumacher U, et al. (2015): Prometheus Lern-Atlas der Anatomie – Kopf und Neuroanatomie. 4. Auflage, Thieme, Stuttgart

Schurch B, de Seze M, Denys P, et al.; Botox Detrusor Hyperreflexia Study Team (2005): Botulinum toxin type a is a safe and effective treatment for neurogenic urinary incontinence: results of a single treatment, randomized, placebo controlled 6-month study. J Urol 174: 196–200

Simpson DM (1997): Clinical trials of botulinum toxin in the treatment of spasticity. Muscle Nerve Suppl 6 (S1): 69–75

Smith SJ, Ellis E, White S, et al. (2000): A double-blind placebo-controlled study of botulinum toxin in upper limb spasticity after stroke or head injury. Clin Rehabil 14: 5–13

Sobotta J (2005): Atlas der Anatomie des Menschen, Band 1 und 2. 21. Auflage, Urban & Fischer, München

Sommer B, Sattler G (Hrsg.) (2015): Botulinumtoxin in der ästhetischen Medizin. 5. Auflage, Thieme, Stuttgart

Steffen A, Beutner D, Hakim SG, et al. (2013): Hypersalivation – Erst-erstellung der S2k-Leitlinie (AWMF) in gekürzter Darstellung. Laryngo-Rhino-Otol 92: 515–522

Tan EK, Jankovic J (1999): Botulinum toxin A in patients with oromandibular dystonia: long-term follow-up. Neurology 53: 2102–2107

Tatu L, Jost W (2017): Anatomy and cervical dystonia: "Dysfunction follows form" J Neural Transm 124: 237–243

Tsui JKC, Bhatt M, Calne S, Calne DB (1993): Botulinum in the treatment of writer´s cramp: a double-blind study. Neurology 43: 183–185

Trepel M (2017): Neuroanatomie: Struktur und Funktion. 7. Auflage, Urban & Fischer, München

Valerius K-P, Frank A, Kolster BC, Hamilton C, Alejandre-Lafont E, Kreutzer R (2014): Das Muskelbuch – Anatomie, Untersuchung, Bewegung. 7. Auflage, KVM – Der Medizinverlag, Berlin

Wein T, Esquenazi A, Jost WH, et al. (2018): OnabotulinumtoxinA for the treatment of poststroke lower limb spasticity: a randomized trial. PM R; doi: 10.1016/j.pmrj.2017.12.006

Wissel J, Kabus C, Wenzel R, et al. (1996): Botulinum toxin in writer's cramp: objective response evaluation in 31 patients. J Neurol Neurosurg Psychiatry 61: 172–175

Wissel J, Bensmail D, Ferreira JJ, et al. (2017): Safety and efficacy of incobotulinumtoxinA doses up to 800 U in limb spasticity: The TOWER study. Neurology 88: 1321–1328

Yablon SA, Agana BT, Ivanhoe CB, Boake C (1996): Botulinum toxin in severe upper extremity spasticity among patients with traumatic brain injury: an open-labelled trial. Neurology 47: 939–944

Internetlinks

www.allergan.de	Fachinformationen der Firma Allergan zu Botox® und Vistabel®
www.botulinum.at	Österreichische Dystonie- und Botulinumtoxin-Arbeitsgruppe
www.botulinumtoxin.de	Arbeitskreis Botulinumtoxin e. V. der Deutschen Gesellschaft für Neurologie
www.dgaepc.de	Deutsche Gesellschaft für Ästhetisch-Plastische Chirurgie
www.dgbt.de	Deutsche Gesellschaft für Ästhetische Botulinumtoxin-Therapie
www.dgn.org	Deutsche Gesellschaft für Neurologie e. V.
www.dystonie.de	Deutsche Dystonie Gesellschaft e. V.
www.galderma.de	Fachinformationen der Firma Galderma zu Azzalure®
www.ipsen-pharma.de	Fachinformationen der Firma Ipsen zu Dysport®
www.merz-aesthetics.de	Fachinformationen der Firma Merz zu Bocouture®
www.vdaepc.de	Vereinigung der Deutschen Ästhetisch-Plastischen Chirurgen
www.xeomin.de	Fachinformationen der Firma Merz zu XEOMIN® für Fachkreise

Index